Coordenação
Renata Armas

Vou ser mãe

1ª edição | Brasil | 2020
Lafonte

Vou ser mãe Copyright © Editora Lafonte Ltda, 2020.
Todos os direitos reservados.

Nenhuma parte deste livro pode ser reproduzida sob quaisquer meios existentes sem autorização por escrito dos editores

Edição brasileira

Direção editorial
Ethel Santaella

Realização
Bem-estar Conteúdo

Coordenação editorial Renata Armas
Edição e redação Priscila Pegatin
Revisão Marcela Fregonezi de Almeida
Projeto Gráfico e diagramação Estúdio Dupla Ideia
Foto de capa Shutterstock
Tratamento de imagem Edson Minoru

Dados Internacionais de Catalogação na Publicação (CIP)
(Câmara Brasileira do Livro, SP, Brasil)

```
Vou ser mãe : quarenta semanas para uma nova vida /
[coordenação editorial Renata Armas]. --
São Paulo : Lafonte, 2020.

ISBN 978-65-86096-77-4

1. Gravidez - Obras de divulgação 2. Maternidade
3. Nascimento I. Armas, Renata.

20-36626                                    CDD-618.2
```

Índices para catálogo sistemático:

1. Gravidez : Obras de divulgação   618.2

Cibele Maria Dias - Bibliotecária - CRB-8/9427

Editora Lafonte
Av. Profa Ida Kolb, 551, Casa Verde, CEP 02518-000, São Paulo-SP, Brasil – Tel.: (+55) 11 3855-2100
Atendimento ao leitor (+55) 11 3855-2216 / 11 3855-2213 – atendimento@editoralafonte.com.br
Venda de livros avulsos (+55) 11 3855-2216 – vendas@editoralafonte.com.br
Venda de livros no atacado (+55) 11 3855-2275 – atacado@escala.com.br

Impressão e acabamento: **Gráfica Oceano**

Vou ser mãe

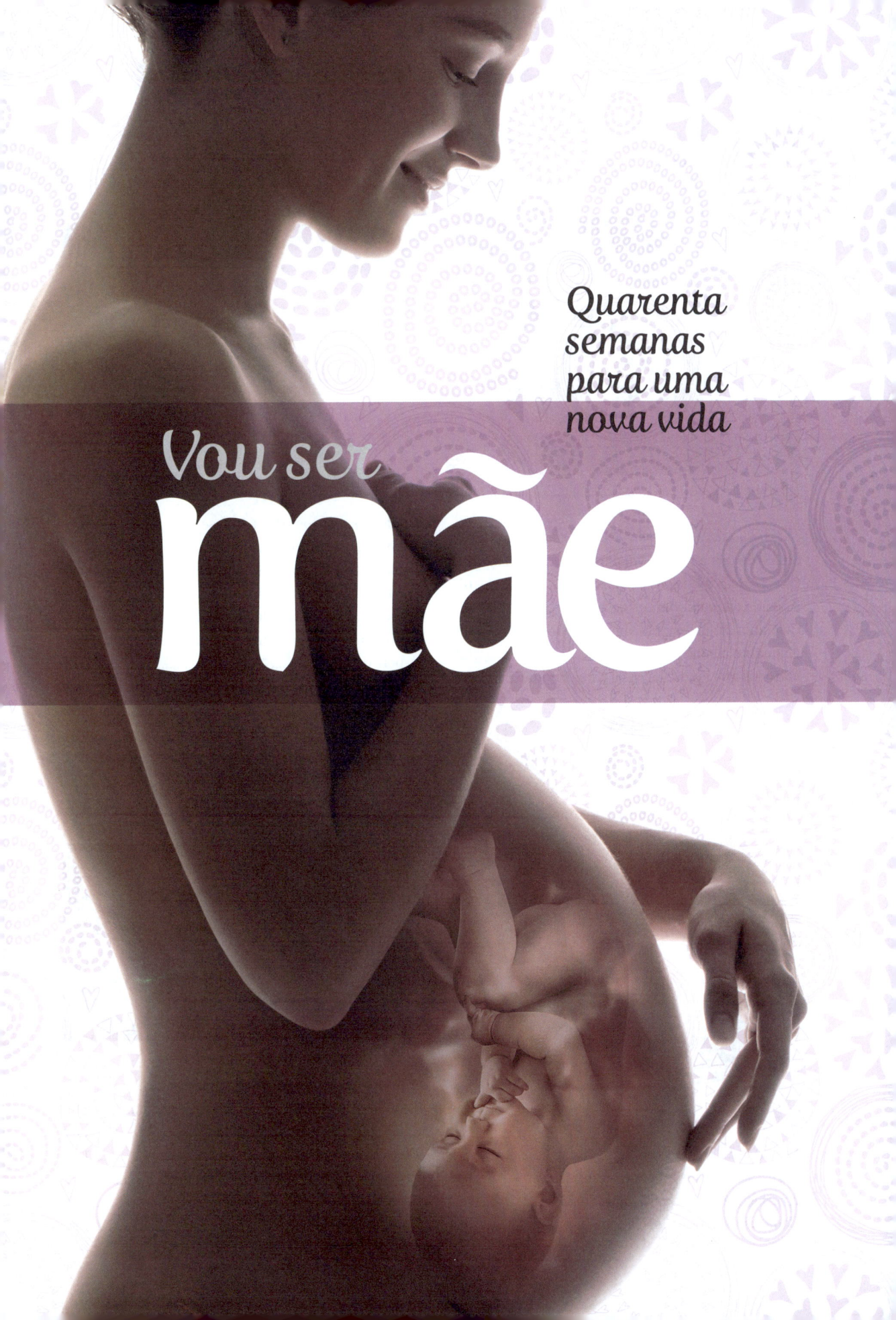

Quarenta semanas para uma nova vida

Índice

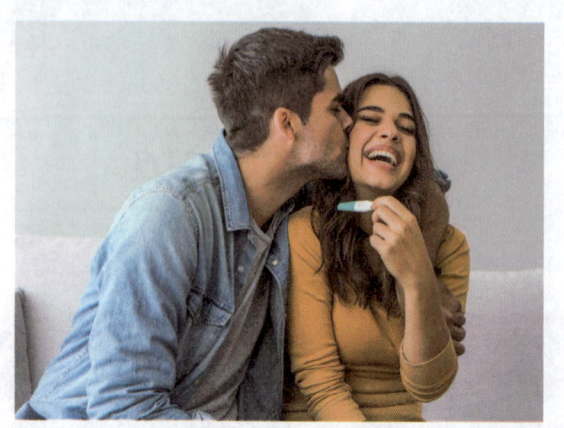

Introdução 008

Antes da Gravidez 010
Sinais de que a família vai aumentar 012
O teste de gravidez 016
A saúde da mulher antes de ser mãe 018
Crie uma rotina para se alimentar bem 024
Enquanto o bebê não vem 028
Métodos que ajudam o casal a engravidar 034

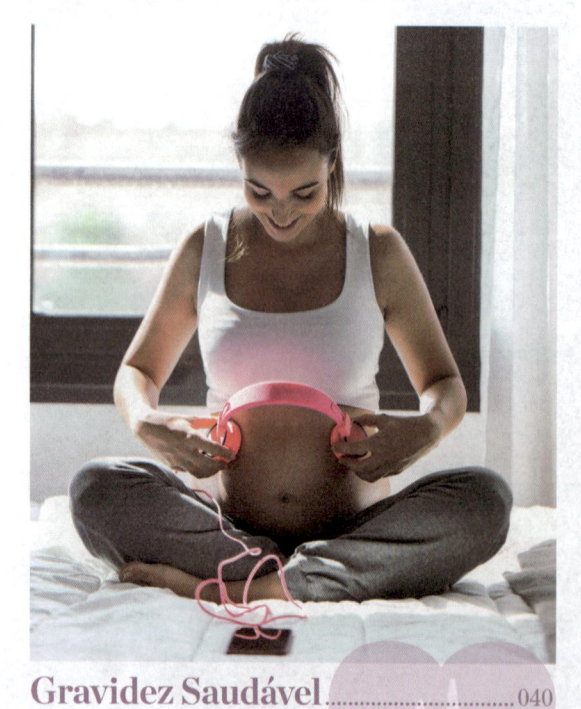

Gravidez Saudável 040
A gestação e suas mudanças 042
Exercício é garantia de saúde 050
Cada trimestre com seu exercício 054

Vida de Gestante 058
Cuide das emoções de cada fase 060
Depressão durante a gravidez 062
Exercícios e massagens contra a dor 066
A circulação da futura mamãe 070
De salto alto na gravidez 074
Embarcar grávida ou não? 076
A pele da gestante 078
Probióticos: parceiros da gravidez 082
De bem com a asma 086
A intimidade do casal na gestação 090
Coisas que toda mãe de primeira viagem pensa ..092
O que muda na segunda gravidez 098
Crenças e verdades desvendadas 102

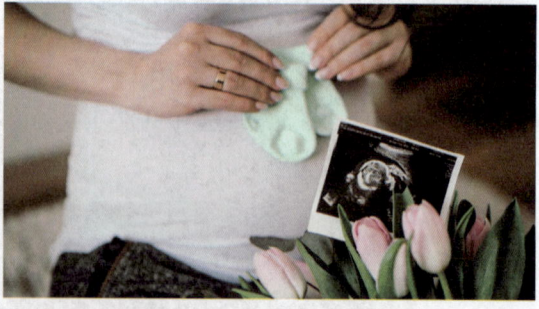

Primeiro Trimestre 106
A mãe e o feto no primeiro trimestre 108
Tudo multiplicado 116
Saúde que começa no prato 118
Dieta balanceada todo dia 122
Pré-natal: os exames do início da gestação 126
Saem os vícios, entra a saúde 132
Quando algo dá errado 136

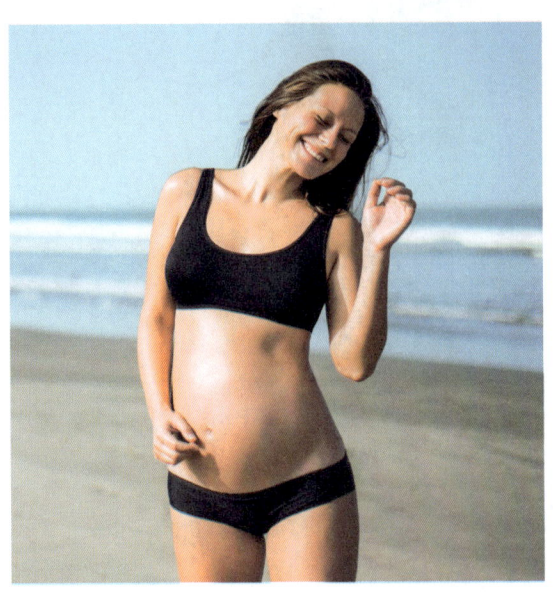

Segundo Trimestre 140
A gravidez no segundo trimestre 142
As consultas e a rotina de exames 148
Como escolher o melhor cardápio 152
Diabetes gestacional 156
Pré-eclâmpsia e seus riscos 162
Placenta prévia sem medo 166

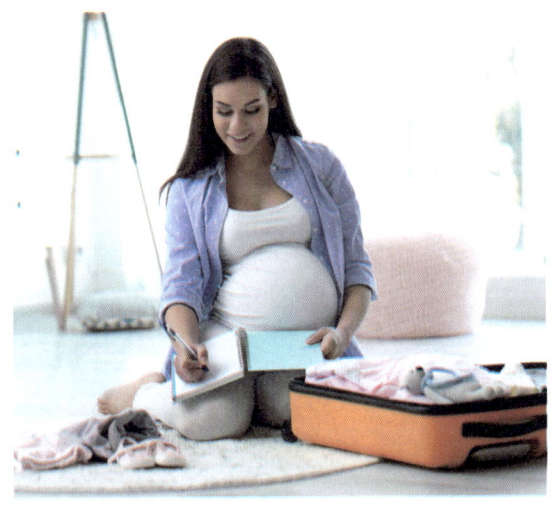

Terceiro Trimestre 168
A reta final da gestação 170
Os últimos exames 176
Dieta saudável: o cardápio ideal 180
A azia na gestação 184

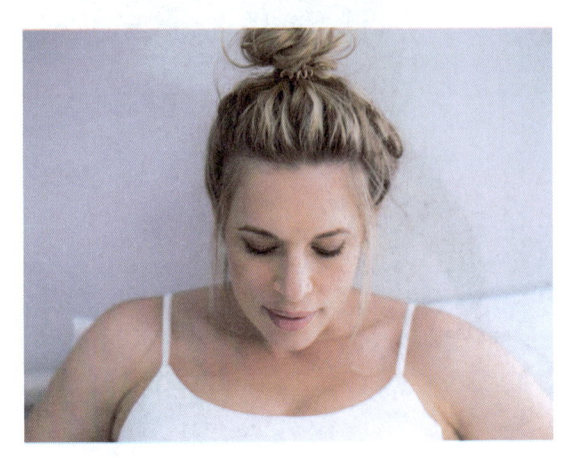

Desafios do parto 186
Sem medo na hora do parto 188
Parto normal ou cesariano 192
O que é um parto humanizado 198
Imprevistos na hora do bebê nascer 200
Hemorragia no pós-parto 202
Mais conforto durante o trabalho de parto 204
Guia do dia do nascimento 208
Bebês a termo e prematuros 212

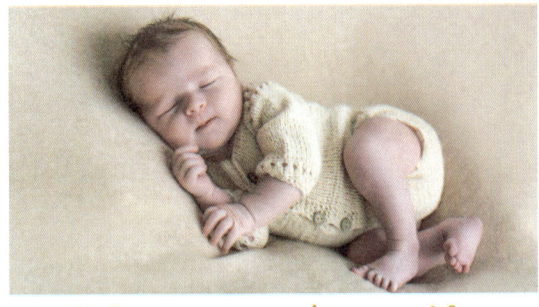

Cuidados com o recém-nascido 214
Amamentação sem dor 216
O que fazer após o parto 220
A saúde do bebê nos primeiros dias 222
É hora de dar banho 226
Cuidados com o cordão umbilical 228
O leite do recém-nascido 230
O ritual do sono infantil 234
Guia de massagem para bebês 238
A vida dos pais após a chegada do filho 242
As primeiras consultas do pequeno 246
Bebês com cuidados especiais 250
11 dicas para a melhor introdução alimentar 252

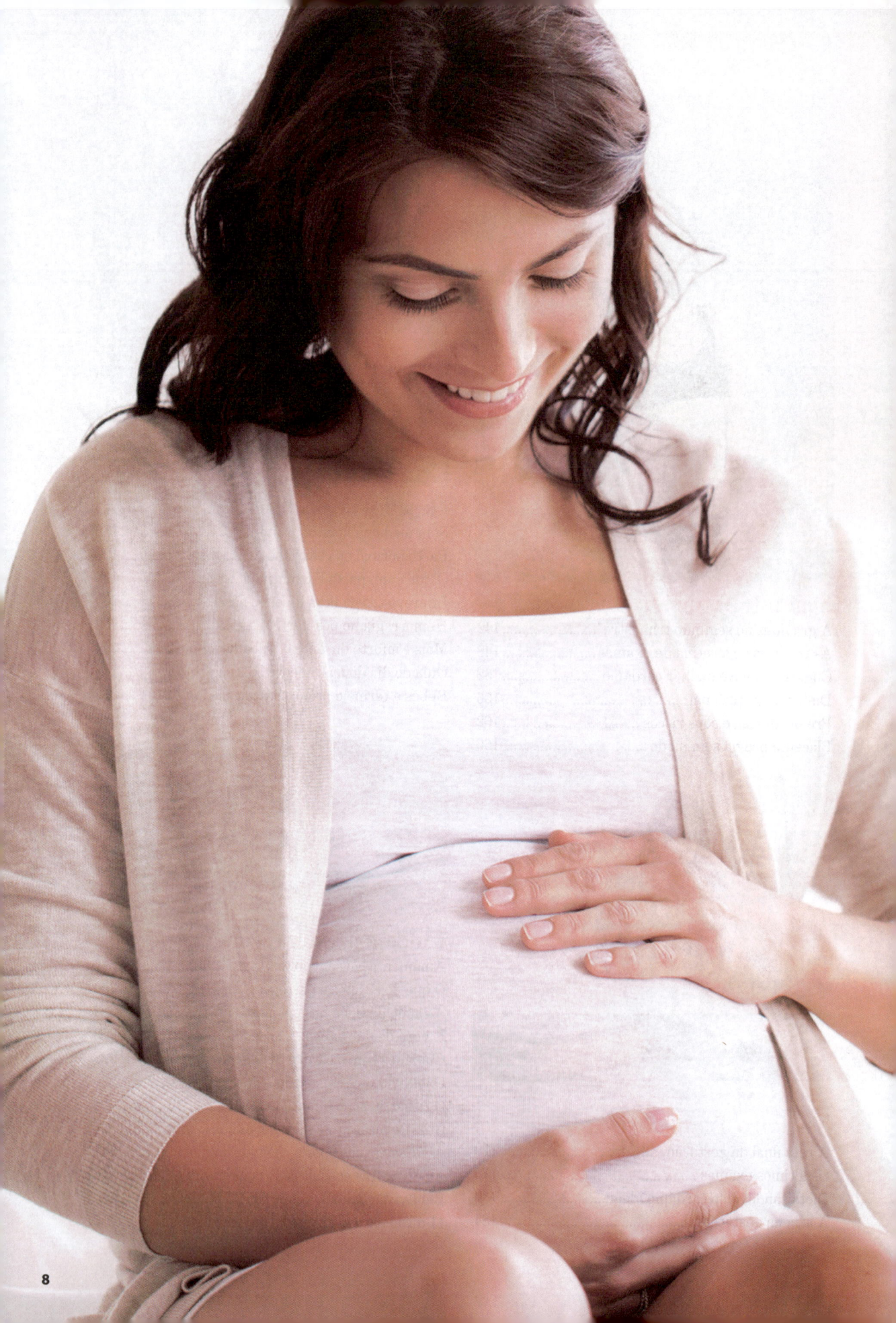

Introdução

Ser mãe

A gravidez é um momento único na vida das mulheres.
O período envolve mudanças no corpo e alterações psicológicas.
É importante a gestante conhecer e entender o que acontece com ela
e com o bebê, e quais cuidados ter para um parto saudável

Da concepção até o parto a mulher vive nove meses intensos de transformações. O corpo se adapta a toda semana para oferecer conforto e os nutrientes necessários para o desenvolvimento do embrião – que na primeira semana mede aproximadamente 9 mm e pesa 0,5 g e antes do parto chega a medir 50 cm e pesar 3 kg. As emoções ficam à flor da pele, consequência das alterações hormonais que, assim como a ansiedade e o medo, são comuns à todas.

Apesar de as mudanças impressionarem mais as mamães de primeira viagem, a segunda ou terceira concepção está longe de ser igual, afinal, cada gravidez é única!

Para viver o melhor da gestação, os médicos indicam que os cuidados com a saúde comecem antes mesmo de se pensar em aumentar a família, mas, quando a notícia da chegada de um bebê vem sem avisar, a atenção se volta para dar início ao pré-natal. Na rotina, consultas e exames acompanham mês a mês a evolução do bebê e a resposta do corpo da mãe para cada fase. Como suporte para o crescimento do filho, tudo que é saudável é liberado. A recomendação é adotar uma dieta equilibrada, praticar exercícios – desde que liberados e com ressalvas – e manter o convívio social. Com essas atitudes benéficas e indicadas até mesmo após o parto, a mulher garante a boa saúde e consegue driblar desconfortos típicos da gestação, como enjoos, azia e a pré-eclâmpsia. Mas o bom é que tudo isso passa assim que o bebê nasce. E então, do parto até os primeiros dias com o filho nos braços, a maternidade se torna real.

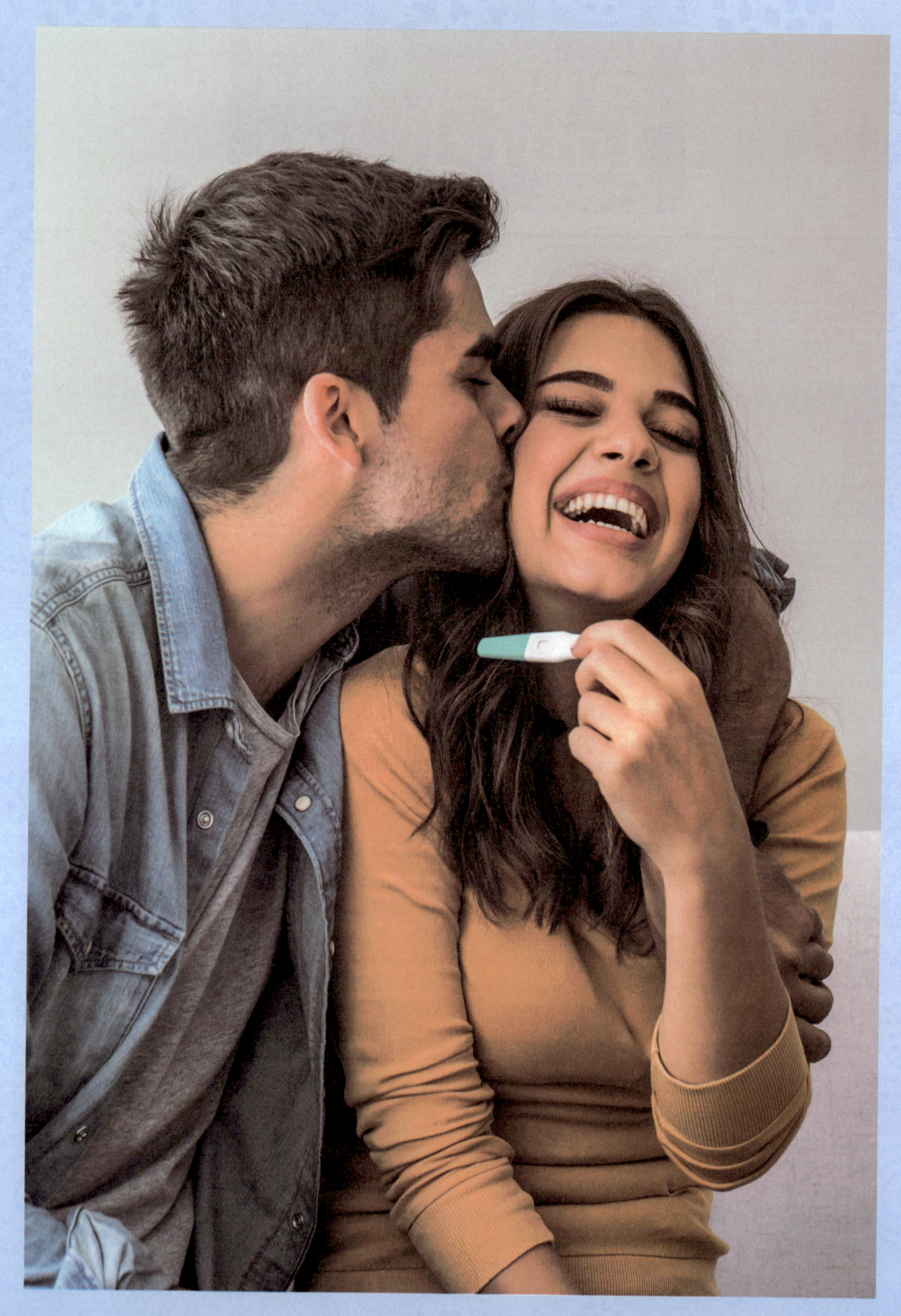

Capítulo 1

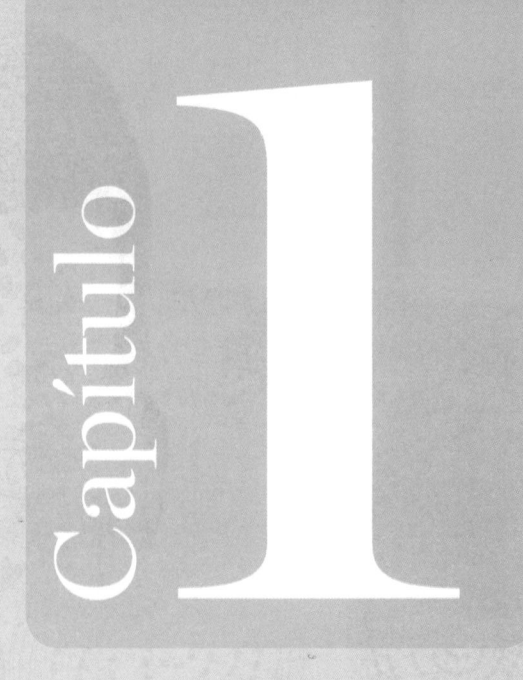

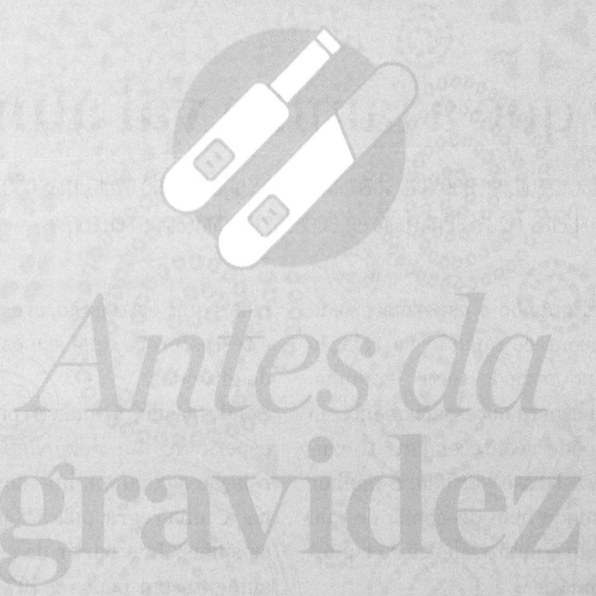

Antes da gravidez

Atitudes simples, adotadas antes da concepção, garantem saúde em dobro para a mãe e o bebê. Conheça a lista de exames indicada por especialistas para homens e mulheres. É preciso descartar ou tratar problemas que impeçam a chegada de um filho saudável

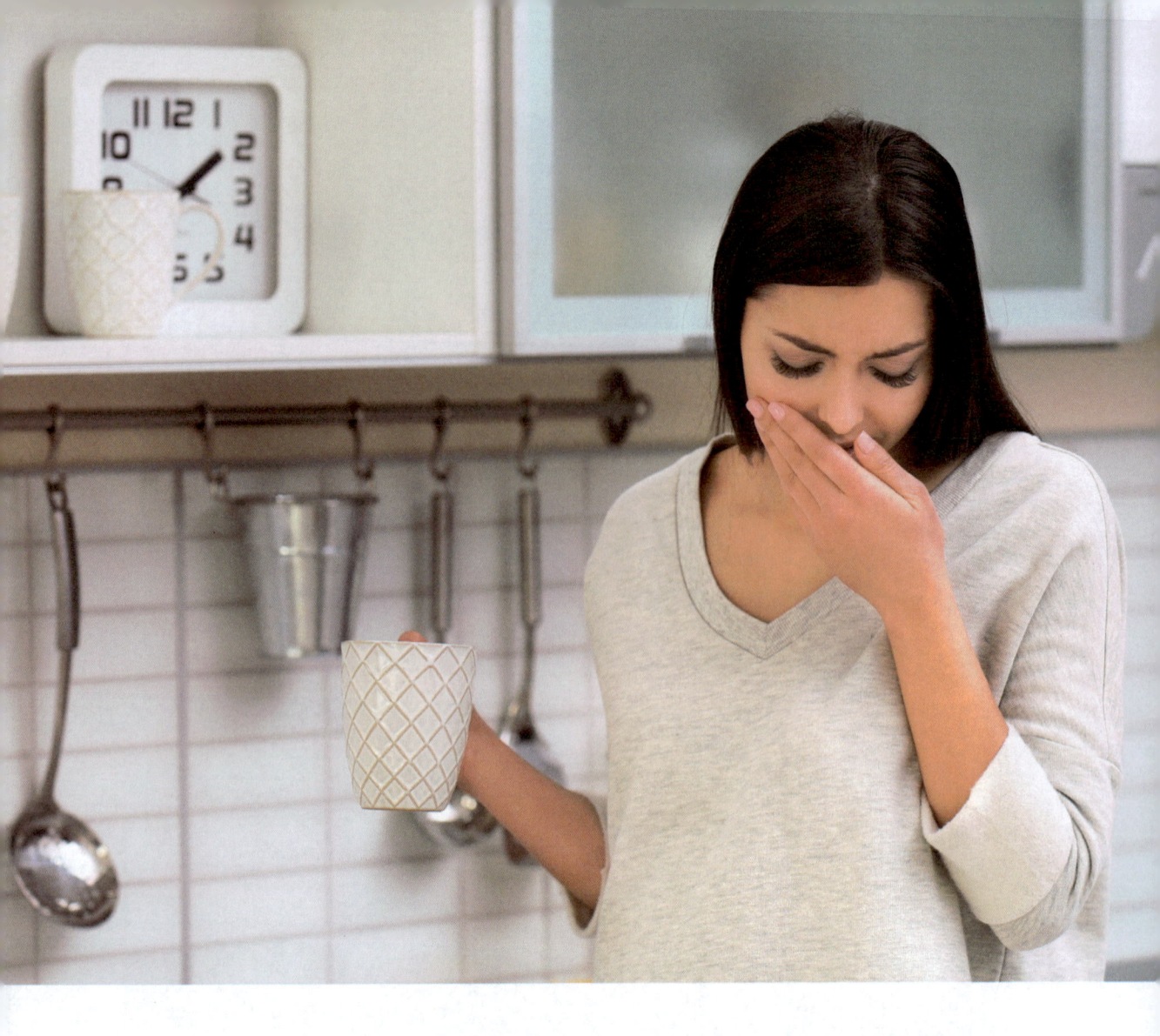

Sinais de que a família **vai aumentar**

Os primeiros indícios da gestação surgem após duas semanas da fecundação do óvulo, mas não aparecem de forma igual para todas as mulheres. Fique atenta para entender as mudanças no seu corpo

A gravidez só é possível quando o espermatozóide fecunda o óvulo. Isso acontece quando há relação sexual, sem proteção, no período fértil feminino. Só que a fecundação não ocorre necessariamente no dia do ato sexual. Ela pode acontecer em até cinco dias depois da relação. Nesse período, a mulher não sente nenhum incômodo nem desconfia de que ficará grávida, já que tudo é muito silencioso e a fecundação em si é assintomática.

Mas quando o embrião se implanta no útero, o que deve acontecer entre uma a duas semanas depois, aí sim, há aumento na produção de diversos hormônios, como estrógeno, progesterona, prolactina, hCG e testosterona, que são os responsáveis pelos sinais de gravidez.

Sendo assim, a mulher pode desconfiar que está a espera de um bebê depois de duas semanas da relação sexual em que houve fecundação. Mas esta não é uma regra, pois só 50% das grávidas irão notar os sinais. Já a partir da sexta semana esse número aumenta um pouco e 70% delas podem apresentar um ou mais indícios de gravidez. Na oitava semana, 90% delas terão relatos de sintomas para contar.

Dos sinais de gestação, o atraso no ciclo menstrual

é o primeiro a ser notado por 30% das mulheres e é quando ele aparece que deve-se realizar um teste de gravidez. Na sequência há enjoo, alterações na mama e sono excessivo, entre outros.

Para entender qual a relação de cada sintoma com a chegada de um bebê, confira a seguir seis dos sinais mais comuns e importantes que alertam que é preciso procurar um médico para confirmar a gestação e dar início ao pré-natal.

A MENSTRUAÇÃO NÃO VEM

Este é o alerta mais comum para confirmar a gravidez. Se a mulher com ciclo regular notar que depois de quatro semanas da última menstruação a próxima não acontecer, atenção! Isso acontece porque todos os meses o endométrio, aquela camada interna do útero, se prepara para receber o óvulo fecundado. Quando ele não vem, essa mesma camada é supervascularizada e descartada, por meio da menstruação. Em contrapartida, quando há gravidez, por causa do hormônio chamado hCG, o endométrio fica ali à espera do bebê. Porém, mesmo que seja confirmada a gravidez, podem ocorrer sangramentos no mesmo período em que viria a menstruação, é a implantação do óvulo no útero. Esse sinal pode durar até três dias e causar uma cólica leve. Diferente de uma menstruação normal, na implantação do óvulo o sangramento é bem discreto e vai de um vermelho escuro até um leve corrimento rosado e espesso.

No entanto, nem toda mulher consegue reconhecer uma menstruação atrasada ou a implantação do óvulo. Algumas têm o ciclo menstrual muito irregular e até com períodos de anovulação – em que não ovulam. Isso leva a uma demora um pouco maior na identificação da gravidez.

DESCONFORTO ESTOMACAL

Aqui o desconforto pode começar duas semanas após a fecundação e seguir até os três meses de gestação, ou dar sinais só entre a sexta e a oitava semana, também seguindo até o final do primeiro trimestre, mas não é uma regra.

O enjoo, acompanhado de náuseas, é um sintoma clássico da gestação e tem relação com o aumento nos níveis do hormônio gonadotrofina coriônica humana, o hCG, o mesmo pelo qual é diagnosticada a gravidez.

Em mulheres com ciclo menstrual regular, o atraso na menstruação, mesmo com a presença de sangramentos leves, é o primeiro indício de que possa estar grávida

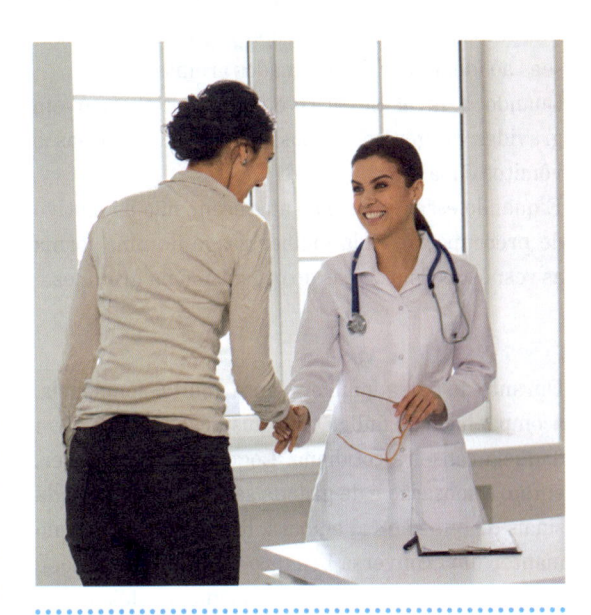

Um médico para chamar de seu

O ginecologista obstetra será o melhor amigo da mulher antes e durante toda a gestação. Encontrar um profissional com o qual se identifique e seja de confiança, para que sempre que possível possa ter uma boa conversa, é vantajoso para a saúde da mãe e do futuro bebê. Antes mesmo de engravidar, o profissional pode investigar causas que possam ser prevenidas ou revertidas visando à qualidade de vida. No consultório, o exame físico observa se há alterações anatômicas e pelo relato da paciente, identifica irregularidade no ciclo menstrual, motivo que pode retardar um diagnóstico positivo. Quando um dos sintomas de gravidez for identificado pela mulher e anunciado ao médico, ele irá solicitar o exame de sangue para confirmar a gestação. Depois, exames laboratorias investigam e confirmam a boa saúde para seguir com uma gestação tranquila e saudável.

Esse hormônio pode aumentar a produção de saliva e ser responsável pelo desconforto estomacal, sendo que o mal-estar costuma ser mais intenso ao acordar e diminui ao longo da manhã. Assim como a saliva, outras secreções aumentam, entre elas o suor, as lágrimas e o corrimento. Outra conexão entre o hormônio e o enjoo é que ao atuar no sistema digestório ele deixaria o estômago mais preguiçoso. Mas há mais uma razão, e essa diz respeito ao olfato e ao paladar que ficam mais apurados, causando náuseas ao identificar determinados aromas.

Quando o nível de hCG é muito alto, como em gravidez de gêmeos, a possibilidade de náuseas e vômitos é maior.

E quando esses sinais não aparecem, não há motivo de preocupação, cada mulher reage de uma forma as respostas fisiológicas do organismo na gravidez.

O SONO NÃO PASSA

Durante o dia a mulher sente muita sonolência, acompanhada de fadiga ou exaustação que vão além daquela canseira cotidiana. Logo após as refeições, então, a sensação é de grande saciedade e o sono dá sinais de que não vai embora, fica difícil até mesmo manter uma conversa bem acordada. Além disso, o intestino fica mais preguiçoso, já que o bolo alimentar demora bem mais tempo para fazer todo seu caminho até ser excretado pelas fezes, o que pode ter relação com um inchaço abdominal.

Esses sinais, comuns na gestação, acontecem graças a ação da progesterona no organismo. O mesmo hormônio responsável por reduzir os reflexos e influenciar na memória. O pico na produção é durante a oitava e a décima semanas, porém esses sintomas podem ser constantes em toda a gestação.

Se ao longo do dia a mulher vai perdendo forças e quer dormir, o aposto acontece ao anoitecer, onde a sonolência pode até desaparecer. E a culta também é da progesterona que atrapalha o sono da futura mamãe, principalmente no início da gestação.

Para contornar a situação, o indicado é que a gestante, sempre que possível, tire um cochilo durante o dia ou descanse um pouco ao se sentir exausta. Já à noite, deixe o ambiente aconchegante e tranquilo para driblar a insônia.

As mudanças sentidas no início da gravidez são consequências da ação do hormônio chamado hCG. Mas a falta de um ou mais sintomas não é motivo de alerta, afinal, cada mulher reage de um jeito à gestação

A VONTADE DE FAZER XIXI AUMENTOU

As idas ao banheiro se tornam frequentes entre a quinta e a sexta semana. Essa vontade acontece porque o útero fica amolecido em razão dos hormônios, principalmente a progesterona, e acaba comprimindo a bexiga, que diminui sua capacidade como reservatório. Por isso, é comum no início, ter que levantar à noite com muita vontade de fazer xixi, mesmo que haja pouco líquido. Com o passar dos meses a urgência diminui. No segundo trimestre não é preciso ir tanto ao banheiro, mas tão logo ocorre o crescimento do útero e do feto, nos últimos três meses de gestação, o sintoma volta, ainda mais na fase de encaixe do bebê, onde novamente o órgão se comprime para o nascimento.

Para driblar o incômodo, evite beber muita água antes de dormir, para não interromper o sono. A prática de exercícios de Kegel ajuda a fortalecer os músculos do assoalho pélvico e prevenir vazamentos ao tossir ou espirrar. Ao sair de casa, sempre dê uma passadinha no banheiro antes, e ao chegar ao local de destino identifique, mesmo antes de sentir a necessidade, onde tem sanitário disponível.

A frequência na vontade de fazer xixi só deve ser investigada quando a mulher sentir dor ou expelir sangue ao urinar.

O HUMOR MUDA

Lembra da progesterona? Esse hormônio também tem sua parcela de culpa aqui. Devido ao seu aumento, a mulher fica mais sensível e com choro fácil. Porém, no outro extremo há maior irritação. A explicação se dá pela ação da progesterona e do estrogênio e o aumento da retenção de líquido que pode pressionar o cérebro e mudar a área do humor.

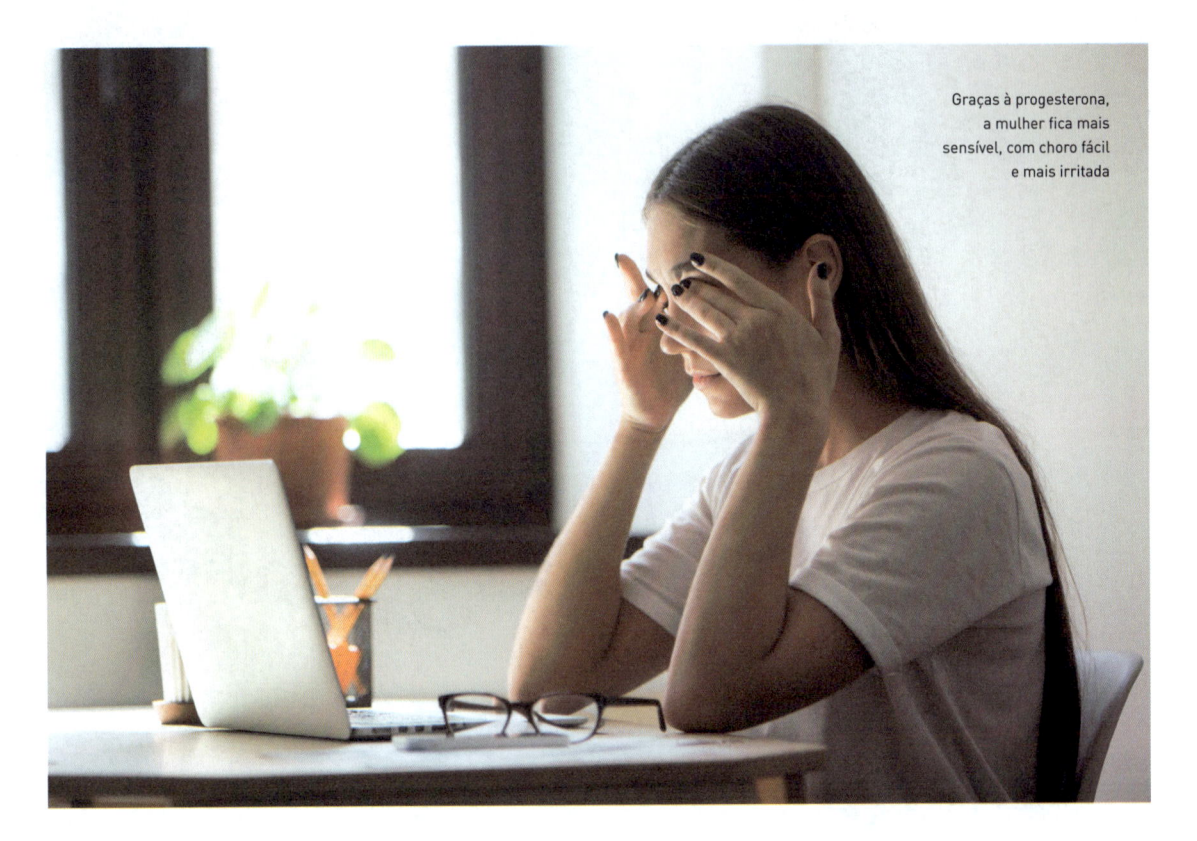

Graças à progesterona, a mulher fica mais sensível, com choro fácil e mais irritada

Essas alterações dão sinais por volta da oitava e da décima semanas. Nesse período é preciso compreensão e uma atenção especial por parte da família e de amigos. Acompanhando a ação dos hormônios, a mulher ainda pode sentir um turbilhão de emoções, estas relacionadas ao medo e às expectativas da nova experiência que vai viver: a de ser mãe.

MANCHAS NA PELE

Já nos primeiros dias de fecundação há aumento na produção de melanina – proteína que dá coloração principalmente à pele. O resultado da alteração se dá especialmente na coloração dos mamilos, que ficam mais escuros. A pigmentação fica mais intensa ao longo das gestação e pode ter relação ainda com o aparecimento daquela linha mais escura que corta o abdome. Já nas áreas de exposição solar é preciso cuidado durante toda a gestação, em especial no rosto, devido ao aparecimento de manchas. Ainda sobre os seios, eles têm um leve aumento e ficam mais sensíveis, graças à vascularização da região. As aréolas desenvolvem uma pequena protuberância e podem ter um reflexo mais suave que o resto da auréola.

Primeiros dias de gestação

Depois da relação sexual que deu origem ao embrião, a mulher só irá sentir os sinais que indicam uma gestação entre a 2ª e 3ª semanas. Entre os sintomas mais frequentes estão: ausência da menstruação, enjoo, sonolência, aumento na vontade de fazer xixi, alterações de humor e manchas na pele. No entanto, há outros sinais que podem surgir e até passar despercebidos pela mulher, mas que têm relação com as mudanças hormonais desta fase. Entre eles a futura mamãe pode notar: cólicas ou dor abdominal acompanhada de pequenos sangramentos – o que confunde a grávida por ser semelhante ao início de menstruação – , desconforto nas mamas que ficam maiores, com mamilos mais escurecidos e aparecimento de veias ao redor dos seios, prisão de ventre e barriga inchada, intolerância a odores de perfumes – tanto de novos fragrâncias quanto daquelas já conhecidas –, dor de cabeça, tontura, corrimento vaginal, desejos por alimentos específicos e alteração no paladar, com aversão a certos ingredientes.

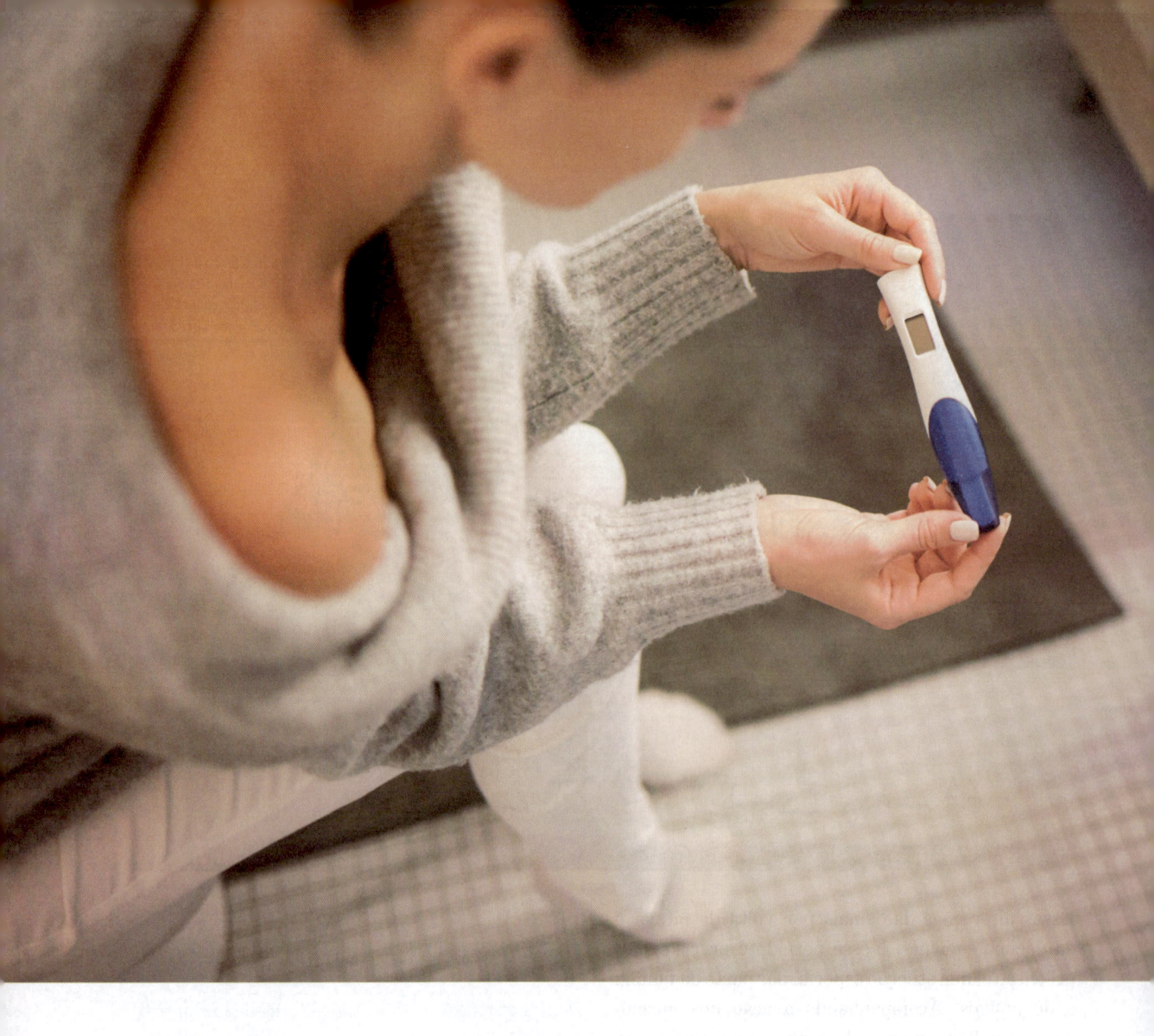

O teste de gravidez

Ter certeza de que um bebê está por vir é um momento e tanto na vida do casal.
E isso pode acontecer em sua casa. Conheça o processo de confirmação

Quando a mulher suspeita que está grávida – seja esta uma gestação planejada ou não – a primeira coisa que muitas buscam fazer é um teste de gravidez, daqueles vendidos em farmácia. O método é bastante simples e velho conhecido, mesmo de quem nunca precisou usar. Para saber se é gravidez basta seguir as orientações do fabricante do teste que de forma geral indica avaliar a composição da urina, feita no máximo em cinco minutos. Os laboratórios responsáveis pelos testes garantem eficácia de 95% a 99% e chegam a confirmação medindo o hormônio beta HCG. O processo envolve a realização de dosagem do hormônio gonadotrófico coriônico (HCG) que é produzido pelo trofoblasto, uma estrutura desenvolvida no começo da gestação que depois dá origem à placenta e a outros componentes.

Os níveis de beta HCG mudam cinco dias depois da fecundação e podem dobrar de quantidade a cada 48 horas, sendo que a quantidade varia entre cada mulher, o que facilita identificá-lo ou não. O HCG pode ser encontrado na urina e no sangue.

ENTENDA COMO FUNCIONA

Entre os testes para se fazer em casa existem duas formas. A primeira é coletando a urina em um potinho ou colocando uma caneta em contato direto com o jato de urina. Nos dois casos o mecanismo é o mesmo: por meio de anticorpos presentes no teste e em contato com a urina, detecta-se o beta HCG e se forma um novo composto.

O resultado se apresenta em duas listras – para testes positivos – símbolos de + ou - ou, no caso das versões digitais, o escrito de GRÁVIDA ou NÃO GRÁVIDA. Há ainda exames que funcionam da mesma forma, mas relatam as semanas de concepção, por exemplo, de 1 a 2 semanas, acima de 3 semanas ou mais. Apesar de o resultado deste último ser interessante para a futura mamãe, a idade gestacional identificada no consultório tende a ser diferente, já que o teste é calculado a partir do primeiro e não do último dia da menstruação, como deve ser. No entanto, independentemente da escolha do teste, o aconselhável é realizá-lo com a primeira urina do dia, ou esperar até quatro horas depois do último xixi, períodos em que a concentração do hormônio está mais alta.

Além do resultado positivo ou negativo, existem ainda o falso negativo e o falso positivo. Isso significa que um teste negativo não exclui uma gestação inicial. Diante desta situação, quando houver falso negativo e a persistência dos sintomas é indicado repetir o teste entre dois a sete dias, ou realizar o exame de sangue, em laboratório.

Sobre o falso positivo, ele é bastante raro, mas pode ter relação com a identificação do hormônio associado a métodos injetáveis de emagrecimento, por exemplo.

A COLETA DO SANGUE

Apesar da praticidade e tecnologia dos testes de farmácia, alguns médicos preferem o tradicional teste de sangue para então comemorar a notícia da chegada de um filho. O exame de sangue possui melhor capacidade de confirmar a presença de HCG e ainda consegue detectar aumentos precoces. Dessa forma, o teste de farmácia é confiável, mas o sanguíneo detecta uma gravidez mais cedo.

Para fazer o exame basta ir em a laboratório de confiança e coletar o sangue. Não é preciso estar em jejum. E, diferente do resultado, praticamente imediato, do teste de farmácia, aqui é preciso aguardar o prazo do laboratório. A boa notícia é que na maior parte das vezes quando o resultado dá acima de 5 UI/L significa que o exame deu positivo e a família pode comemorar, pois a mulher está grávida.

E uma coisa é verdade, toda gestante terá que passar por este exame de sangue, pois só ele é capaz de quantificar o HCG de maneira precisa e apontar a idade gestacional verdadeira, informação fundamental para seguir com o pré-natal e planejar um parto mais seguro para a mãe e o bebê.

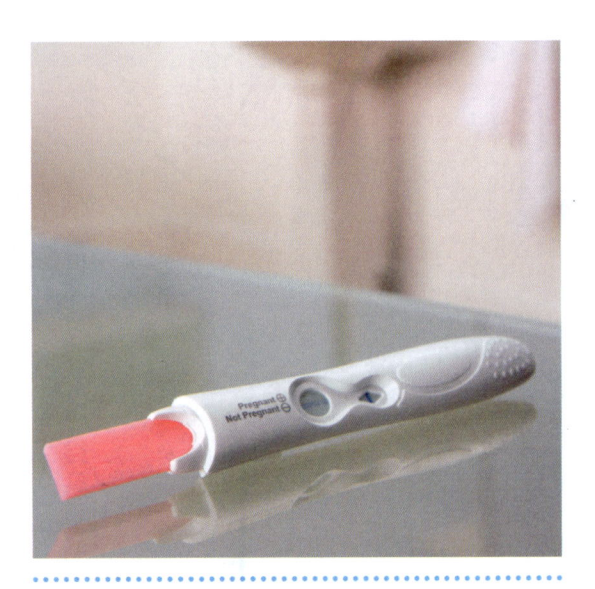

O mistério do teste de farmácia desvendado

O HCG é um hormônio que possui na sua estrutura química duas cadeias de moléculas: alfa e beta, que são ligadas a carboidratos.

A subunidade alfa é semelhante a outros hormônios da mesma categoria, como o LH e o FSH (hormônios do crescimento). No entanto, a beta é diferente.

Em mulheres saudáveis não grávidas, as concentrações de beta-HCG no soro são menores ou iguais a 5 mUI/ml, o que é tido como valor limite.

1 A amostra de urina é aplicada no local indicado do teste ou da caneta.

2 Se a mulher estiver grávida, o beta-HCG reage com o anticorpo anti-HCG colorido. Essa reação forma uma linha colorida na região da membrana.

3 A outra linha, que fica aparente independente do caso, serve para mostrar que foi adicionado o volume suficiente de amostra e que ocorreu absorção pela membrana.

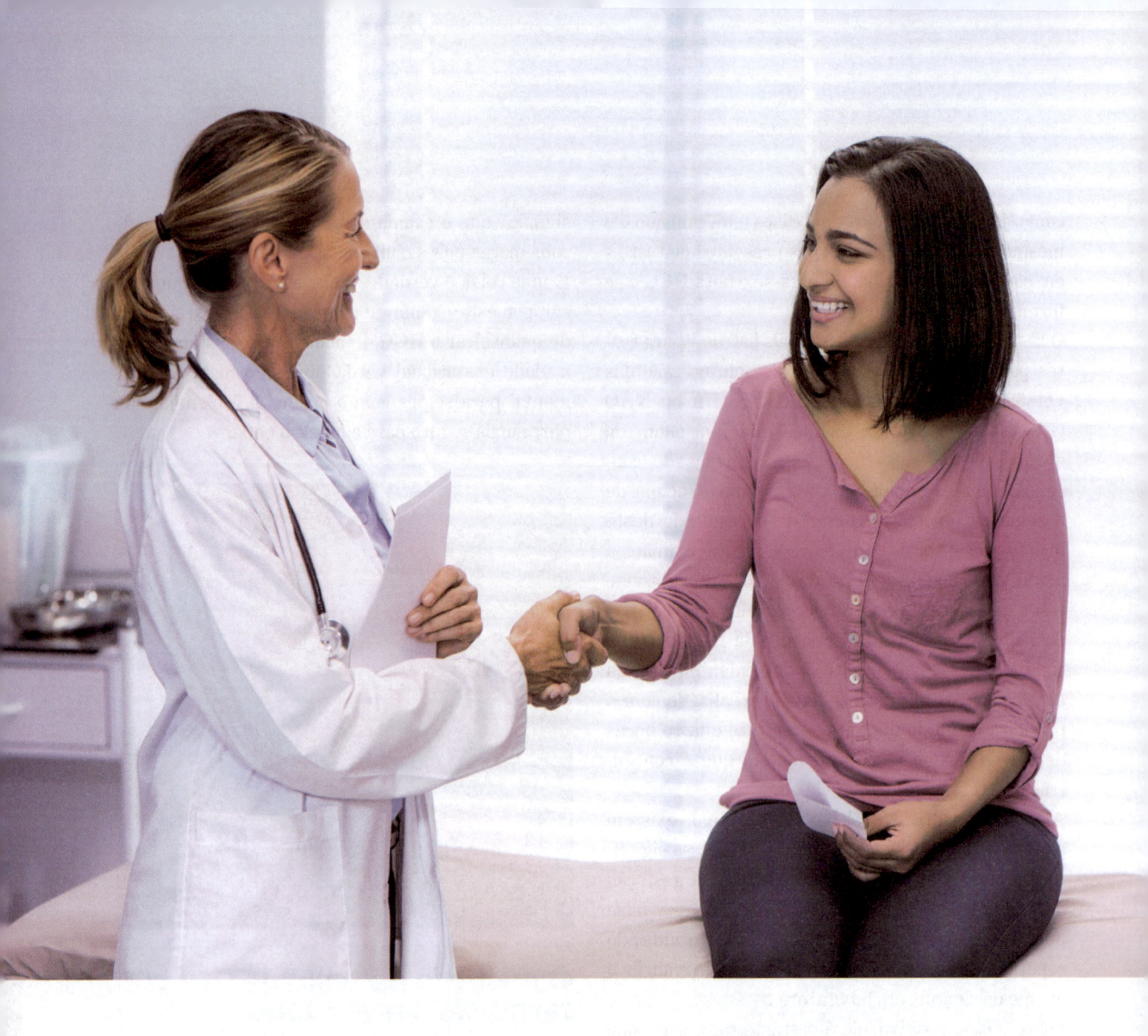

A saúde da mulher **antes de ser mãe**

Uma gestação segura requer que o organismo feminino esteja em suas melhores condições; verifique quais são os exames mais pedidos no pré-natal

Segundo o Ministério da Saúde, a mulher vai muito mais ao médico do que o homem. Entre as consultas têm aquelas relacionadas a algum tipo de queixa, mas também as pensando na prevenção. E é justamente essa última que deve ser agendada quando o casal decide aumentar a família.

Quando uma mulher cogita engravidar, é possível que uma das primeiras perguntas que lhe passam pela cabeça seja – será que meu corpo está pronto para passar por todo esse processo? E mesmo que não exista algum problema aparente, o melhor a fazer é buscar ajuda especializada para avaliar o estado geral da saúde. Essa iniciativa deve ser colocada em prática, no mínimo, três meses antes da data prevista para a concepção. Tem-se início aí o pré-natal.

O pré-natal é o acompanhamento feito entre o médico-obstetra durante toda a gestação, que inclui o período antes da concepção até o puerpério, que são os 45 dias depois do nascimento do bebê.

O principal objetivo do pré-natal é avaliar a saúde da mulher com base no seu histórico médico e novas situações que possam surgir.

Na consulta, o médico realiza exames físicos, ouve o relato da paciente e solicita testes laboratoriais.

Esses exames pré-concepcionais indicados pelos profissionais de saúde são preventivos e buscam identificar enfermidades capazes de prejudicar a gestação, a mãe e o bebê, além de avaliar os principais órgãos da futura gestante, como os rins e o fígado. Nessa consulta, é comum o médico orientar sobre o consumo prévio de ácido fólico que, diferentemente das crenças populares, se possível, deve acontecer antes da concepção para prevenir defeitos no tubo neural. A medida também se justifica para detectar alguma situação clínica que poderá ser corrigida com tratamentos específicos.

Em contrapartida, se a gravidez não foi planejada, os testes realizados durante o pré-natal, igualmente buscarão tirar dúvidas sobre o perfeito funcionamento do organismo materno. Todavia, eventuais terapias poderão ser mais complexas durante a gestação.

CRIE UMA ROTINA DE CONSULTAS

Ir ao médico antes de engravidar já é o primeiro passo para a nova rotina da futura mamãe, afinal, o Programa de Humanização no Pré-Natal e Nascimento (PHPN), do Ministério da Saúde, recomenda que a gestante agende, no mínimo, seis consultas de pré-natal, distribuídas uma no primeiro trimestre, duas no segundo trimestre e três no terceiro trimestre. Mas, sempre que possível essa rotina pode ser alterada para uma consulta por mês, sendo que no final da gestação o intervalo tende a ser menor, de até uma semana ou menos, especialmente em casos de risco de parto prematuro ou pré-eclâmpsia, por exemplo.

O QUE ACONTECE NO CONSULTÓRIO

A primeira consulta é a mais demorada, principalmente quando é o contato inicial entre o médico e a paciente. O profissional de saúde deve captar aqui o máximo de informação que conseguir sobre a saúde da mulher: se já é mãe, o número de cirurgias que passou, o histórico de doenças crônicas ou não, os hábitos alimentares e a rotina de exercícios, estão na lista das principais. Depois, com tudo em mãos, é a hora de fazer a lista de exames que ajuda a diagnosticar ou descartar situações. Confira, a seguir, quais são os principais exames solicitados antes ou no início da gestação, e garanta mais saúde para você e seu bebê:

Avaliar a saúde da futura mamãe é uma forma de diagnosticar situações, antes mesmo de seus sintomas

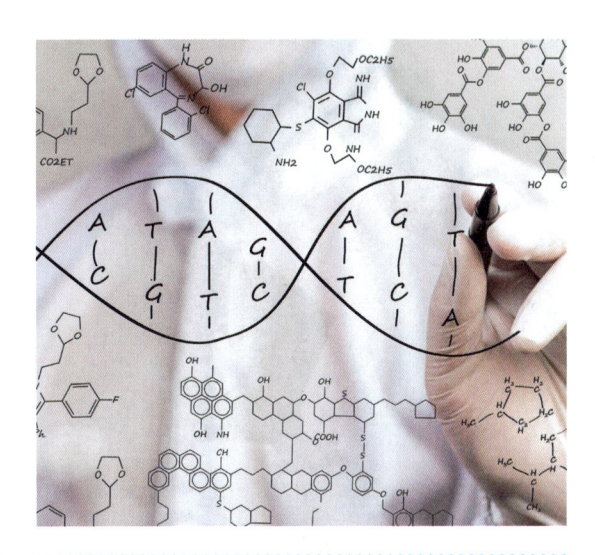

Pesquisa genética

O avanço tecnológico possibilitou a investigação prévia de doenças antes mesmo da concepção, o que é conhecido como aconselhamento genético. Essa abordagem é considerada útil em algumas situações, como quando existe histórico de enfermidades hereditárias. Imagine uma mulher que deseja engravidar, mas possui dois irmãos hemofílicos. Ela poderá querer saber se seu filho pode vir a ter o problema. Se o resultado do teste for positivo, essa estratégia permitirá discutir detalhadamente os prós e contras de cada uma das alternativas que essa futura mãe possui: não ter filhos, adotar, arriscar, optar pela doação de gametas, entre outras possibilidades. Além disso, existem outros tipos de exames que podem ser indicados por um especialista e capazes de detectar mais de 180 enfermidades, bem como anomalias cromossômicas numéricas, como a Síndrome de Down (como os testes RECOMBINE e PGD). Os testes são importantes para saber detalhes da saúde do bebê e em alguns casos até poderão ajudar os pais a tomar a decisão de selecionar um embrião que não seja portador da doença.

EXAMES

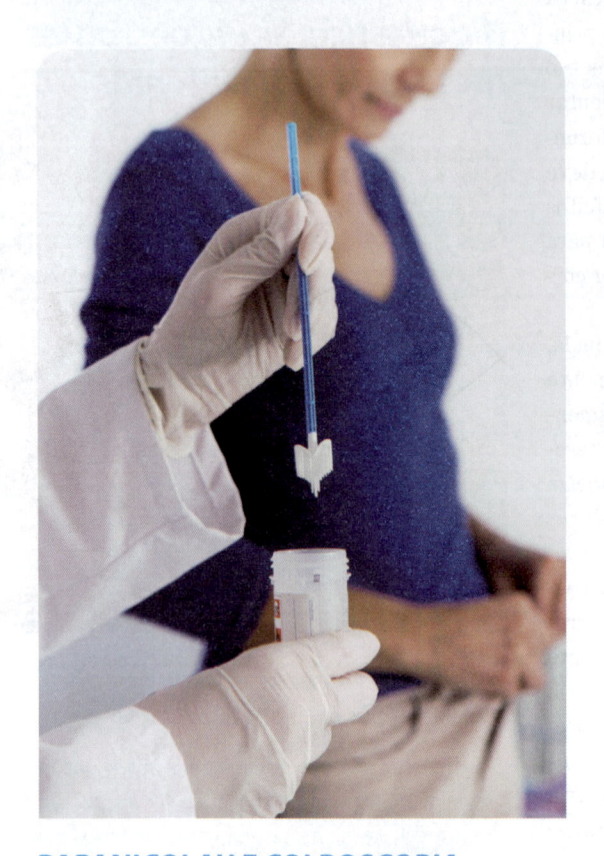

PAPANICOLAU E COLPOSCOPIA

O papanicolau identifica lesões e alterações nas células do colo do útero por meio da coleta de material da superfície externa e interna do próprio colo do útero. O exame deve ser feito anualmente por mulheres que tenham ou já tiveram vida sexualmente ativa. Passados três anos de resultados negativos, o ginecologista pode solicitar o exame com intervalo de três anos. As mulheres que desejam engravidar devem se submeter ao papanicolau para garantir uma gestação saudável. Já a colposcopia faz uma análise detalhada da vulva da vagina e do colo do útero. Por meio dela é possível identificar lesões na região e sua extensão. O exame pode complementar ou descartar qualquer dúvida que tenha surgido no papanicolau. O teste também pode ser feito pela gestante, desde que o médico seja avisado da condição.

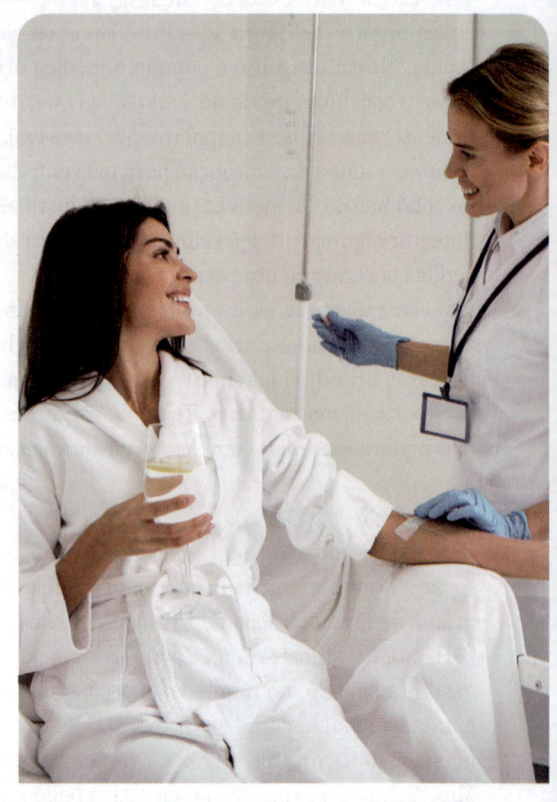

GLICOSE EM JEJUM

O exame mede a taxa de glicose na circulação sanguínea, indicando hipoglicemia ou hiperglicemia. Na gravidez, o teste deve ser feito antes e também durante a gestação, sendo que ao estar grávida a interpretação do resultado é diferente. Para a glicose em jejum é preciso ficar sem ingerir alimentos ou líquidos, exceto água, de 8 a 12 horas, conforme orientação médica. As gestantes que tiverem valor diferenciado na glicemia de jejum – limite superior para a suspeita de diabetes aqui é 85 mg/dL – precisam realizar um teste de administração de curva glicêmica com a ingestão de 75g de glicose, entre a 24ª e a 28ª semana. Identificado o diabetes ou diabetes gestacional – este que volta aos índices considerados normais após o parto – a mulher precisa de um acompanhamento médico e nutricional.

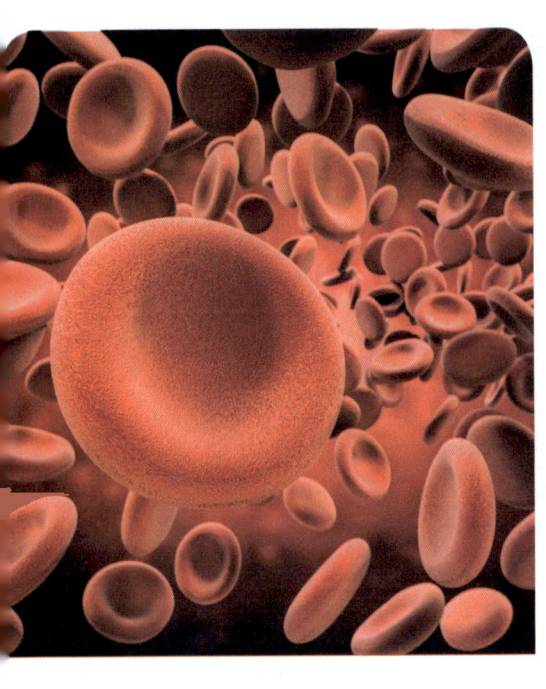

SOROLOGIA PARA SÍFILIS

A sífilis é uma infecção sexualmente transmissível que apresenta sintomas específicos para cada fase – primária, secundária e terciária – intercalados pelo período latente, em que não há qualquer sinal da doença. Também existem os pacientes que apesar de infectados não irão apresentar nenhuma fase dos sintomas em toda a vida. No entanto, a mulher grávida pode transmitir a sífilis para o bebê, caso não seja feito o tratamento adequado. A sífilis congênita se dá pela placenta ou pelo canal do parto. Sem sinal da doença, o recém-nascido pode desenvolver, ao longo do tempo, problemas neurológicos. Por isso, mesmo sem sintomas é indicado a gestante fazer o exame VDRL (*Venereal Disease Research Laboratory*, sigla em inglês). Por meio de um teste de sangue é possível diagnosticar ou acompanhar a sífilis. O VDRL deve ser realizado antes de engravidar e repetido no segundo trimestre, mesmo que o primeiro resultado tenha sido negativo. Caso o teste de sífilis dê positivo é preciso dar início ao tratamento e acompanhamento mensal para confirmar se a bactéria causadora da doença foi ou não eliminada.

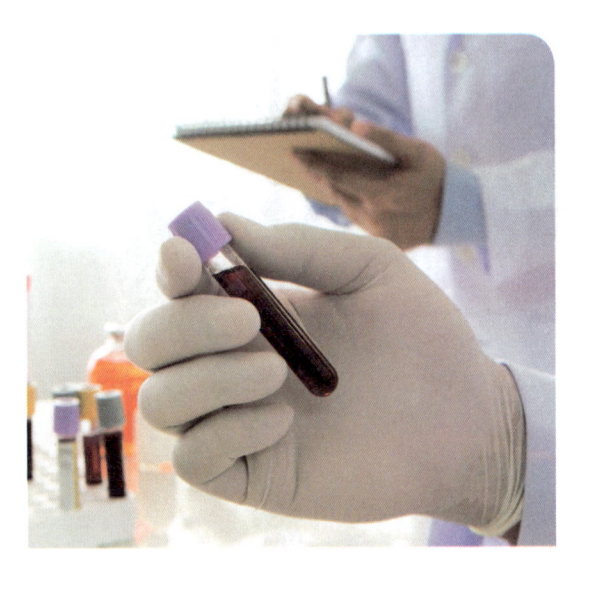

SOROLOGIA PARA HEPATITE B

Entre as hepatites, a B é a com maior prevalência dentre as hepatites virais crônicas, especialmente quando contraída por transmissão vertical – no parto, da mãe para o bebê. A maior concentração do vírus se dá no sangue, o que facilita o diagnóstico. No pré-natal o rastreamento da hepatite B é pedido logo na primeira consulta. Se o resultado der negativo, um novo teste é realizado só no terceiro trimestre. Caso o paciente tenha alto risco de ter o vírus, o exame é feito a cada novo trimestre. A preocupação com a doença na gestação existe já que a transmissão vertical corresponde de 2% a 85% conforme o status sorológico da futura mamãe. Na gestação, a hepatite B não traz nenhum risco para o bebê, a infecção só ocorre com a exposição ao sangue, secreções e líquido amniótico, no parto. Só que a grande maioria das infecções acontece depois do nascimento. Como forma de proteção, os recém-nascidos de mães com hepatite B recebem nas primeiras 12 horas de vida a imunoglobulina e a primeira dose da vacina, esta repetida com 30 dias e depois com seis meses. Os demais recém-nascidos também são protegidos, porém só com a vacina, não sendo necessária a imunoglobulina.

EXAMES

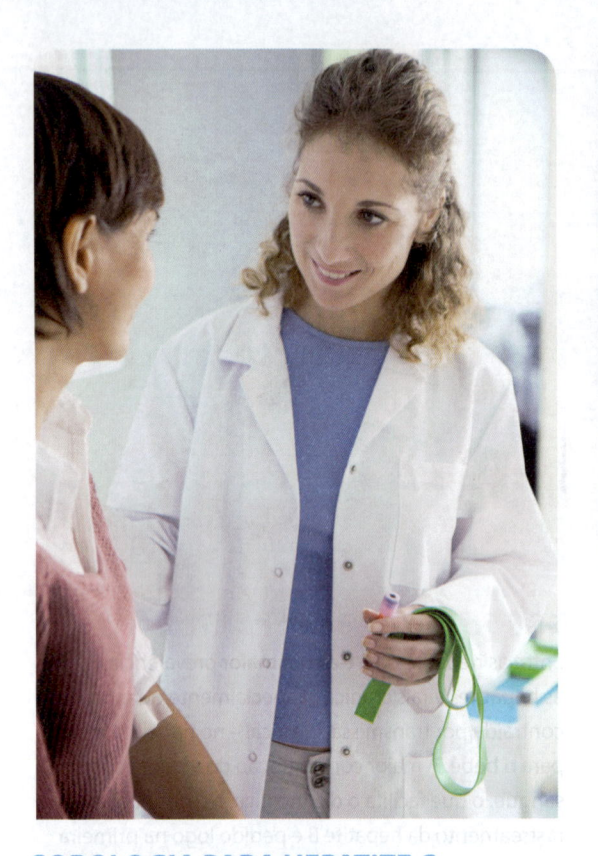

SOROLOGIA PARA HEPATITE C

A hepatite C é causada pelo vírus VHC e pode ser diagnosticada por pesquisa de anticorpos anti-VHC. Se o resultado der positivo, a pessoa é encaminhada para exames complementares. Se não tratada, a hepatite C tende a evoluir para cirrose, câncer no fígado ou insuficiência hepática. Na grávida com a sorologia positiva há a preocupação da transmissão da doença para o bebê na hora do parto, através do sangue contaminado. As maiores taxas de transmissão se dão em pacientes com elevadas cargas virais ou pacientes soropositivos com HIV. Ter hepatite C não é motivo para não engravidar e nem deixar de amamentar – não há transmissão pelo leite materno –, só é preciso ter mais cuidado. Depois do parto a doença deve ser avaliada tam-bém no bebê. Com um ano de idade é pedido o teste de sorologia, que será repetido ao longo da vida.

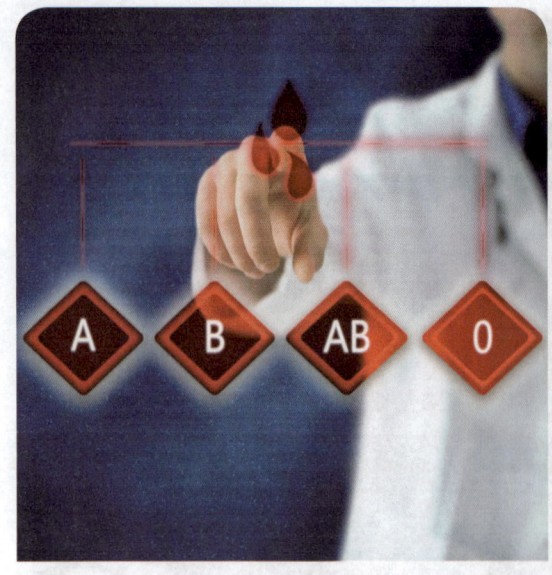

TIPAGEM SANGUÍNEA

Toda mulher precisa saber qual seu fator Rh e o do parceiro antes de engravidar. Pela amostra de sangue é possível descobrir o tipo – A, AB, B ou O – e o anticorpo anti-A e anti-B. Junto ao Coombs indireto, o exame revela o risco de anticorpos contra o sangue do bebê, caso que acontece quando a mulher tem tipo sanguíneo Rh negativo e o homem, positivo. O nome dessa incompatibilidade entre o sangue da mãe e do bebê, é eritroblastose fetal. Ela acontece quando o fator Rh da mãe é negativo e o do feto, positivo, vindo do pai. Na prática, a gestante produz anticorpos anti-Rh contra o Rh do feto, como se ele fosse um intruso no organismo. Na primeira gestação, a situação não apresenta riscos, já na segunda, esses anticorpos desde então ficam ali à espera para destruir as hemácias no novo feto. A importância em descobrir incompatibilidade se dá porque em caso positivo é preciso uma dose de gamaglobulina anti-Rh em até 72 horas depois do primeiro parto, aborto espontâneo ou gravidez ectópica, para combater os antígenos Rh. A medida garante que na gestação seguinte o feto não desenvolva eritroblastose.

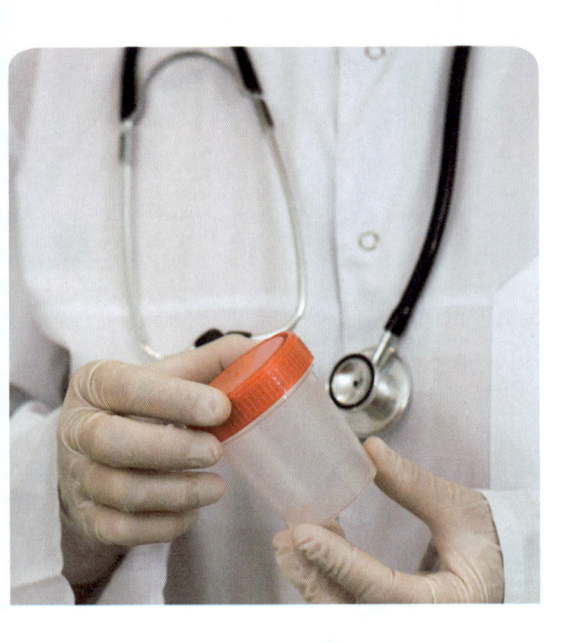

EXAME DE SANGUE E DE URINA

Por meio da coleta de sangue, que pode ser feita antes, no início ou ao longa da gestação, é possível avaliar a saúde de modo geral e identificar alterações, como anemias, infecções, deficiência de plaquetas ou mudanças na coagulação sanguínea e alterações hormonais. Entre os hormônios que os níveis devem ser investigados estão: estradiol e progesterona – que preparam o útero para receber o embrião – FSH (Hormônio Folículo-Estimulante) e o LH (Hormônio Luteinizante) que estimulam o funcionamento do ovário, e por fim o TSH (da tireoide), a prolactina e a testosterona. Durante a gravidez, o resultado do hemograma completo pode apresentar valores sanguíneos diferentes de uma paciente que não está a espera de um bebê, por isso é importante conversar com o médico sobre as faixas normais para cada fase da gestação.

Já pelo exame de urina, é possível identificar infecções no trato urinário que tem relação com abortos espontâneos, parto prematuro e até desnutrição do bebê e podem ser tratadas em nome de uma gestação mais saudável.

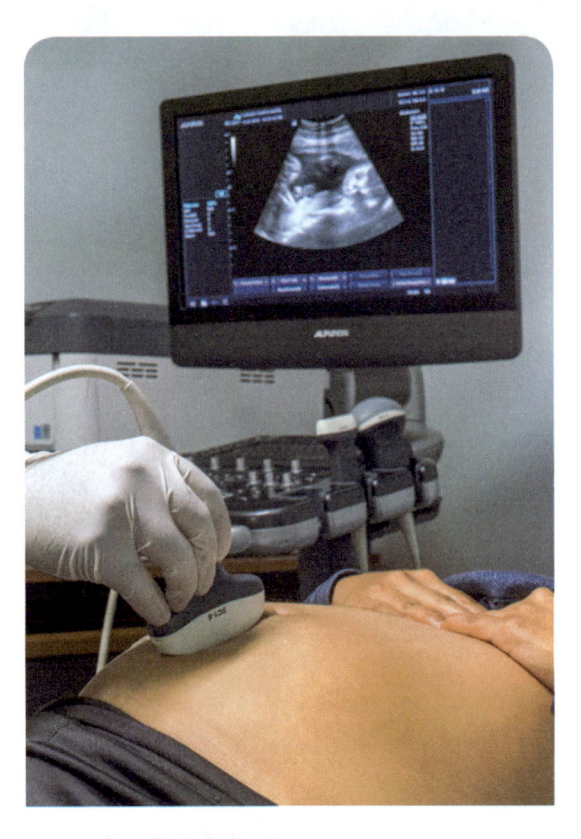

ULTRASSONOGRAFIA

Chamado também de ecografia, o ultrassom é um exame de imagem em que por meio de um transdutor, encostado na pele da paciente, emite e capta ondas sonoras em que é possível avaliar os órgãos internos em imagens em 2D e 3D. Na mulher, o exame é indicado como forma de prevenção de algumas doenças e indispensável no pré-natal. Ele tem, entre suas funções, a de verificar o tamanho do útero e dos ovários, a presença ou não de miomas e sinais de endometrioses – situações responsáveis pela demora na chegada da gravidez – e ajuda a avaliar a quantidade de folículos nos ovários, os precursores dos óvulos. A ultrassonografia pedida pelo médico pode ser feita da forma tradicional ou transvaginal. A escolha leva em consideração a melhor qualidade de imagem de acordo com a posição do útero.

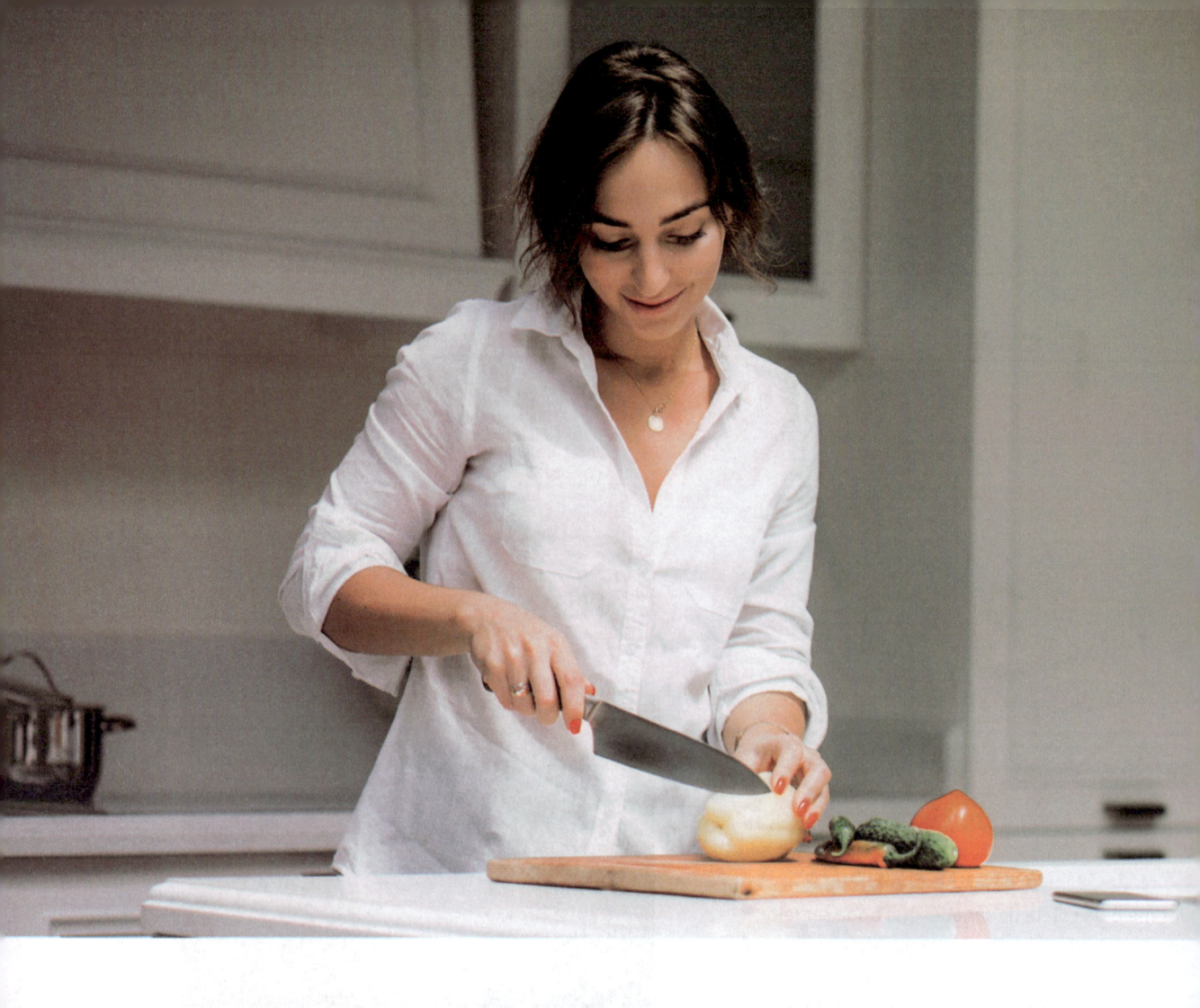

Crie uma rotina para se alimentar bem

Existem alguns nutrientes que podem colaborar diretamente com a saúde da mulher para garantir uma gravidez saudável. Saiba o que incluir na sua dieta diária e o que evitar na hora de montar o cardápio

O casal que deseja engravidar nem sempre entende a alimentação como um fator fundamental nesta empreitada. Mas a relação entre nutrição e fertilidade, contudo, é bastante simples: o corpo humano depende dos nutrientes obtidos por meio da ingestão dos alimentos para um funcionamento perfeito. Assim, da produção de hormônios sexuais, passando pelo ciclo menstrual e a qualidade dos espermatozoides, tudo depende e está relacionado aos alimentos que o homem e a mulher adicionam em seus cardápios.

Um organismo desequilibrado nutricionalmente não será estéril, mas tem chances de ser classificado como subfértil, situação que pode ser revertida dando uma atenção extra ao prato.

INVISTA NOS ALIMENTOS QUE IMPORTAM

Embora existam nutrientes diretamente relacionados com a fertilidade, como zinco, vitaminas do complexo B, selênio, vitamina E, vitamina A, colesterol, magnésio, ômega 3, entre outros, os nutrientes só agem em conjunto. São reações químicas, onde os reagentes são os nutrientes. A carência ou o excesso de qualquer um deles irá interferir na ação dos outros, desequilibrando suas funções.

Uma publicação da Universidade de Harvard (EUA) que relaciona nutrição e fertilidade, aponta que a deficiência da proteína globulina, por exemplo, influência diretamente na ovulação feminina dificultando uma gravidez.

O corpo humano depende de nutrientes obtidos por meio da ingestão dos alimentos para um funcionamento perfeito, inclusive dos hormônios relacionados à sexualidade e à fertilidade

OBESIDADE É UM FATOR DE RISCO

A globulina é uma proteína sintetizada no fígado e funciona como um transporte para alguns hormônios relacionados à fertilização. Sua concentração diminui por diversos fatores, como devido a obesidade e a resistência à insulina.

Tanto dietas restritivas como um cardápio recheado de gorduras saturadas e carboidratos simples (doces e massas) podem atrapalhar o sonho de se ter um filho. Pouca gordura no prato pode interromper a menstruação – fenômeno que acontece em mulheres que sofrem de anorexia nervosa.

ESPERMATOZÓIDES SAUDÁVEIS

No polo oposto, o tecido adiposo secreta hormônios inflamatórios que interferem na fertilidade – caso da insulina. Em excesso, ela causa alterações no funcionamento dos ovários e na ovulação. Quando o peso é corrigido de forma saudável, ocorre a melhora tanto da frequência ovulatória quanto da qualidade do sêmen, aumentando a possibilidade de fertilização.

Homens obesos, por sua vez, têm mais chances de terem alterações seminais. Isso porque o excesso de gordura, principalmente gordura periférica, diminui a conversão da testosterona na sua forma ativa (testosterona livre), além de aumentar a concentração de estrógenos que, em excesso, podem ser prejudiciais para a formação dos espermatozoides. Nas próximas páginas, veja seis nutrientes essenciais para melhorar a fertilidade de homens e mulheres e ajudá-los a ter uma gestação mais saudável.

Confira o que não pode faltar no cardápio dos futuros papais e saiba como priorizar esses alimentos na hora de montar a próxima refeição.

CARDÁPIO DA FERTILIDADE

CAFÉ DA MANHÃ
- 1 copo de suco de laranja batido com 1 folha de couve e 1 colher (sopa) de linhaça
- 1 a 2 ovos cozidos
- 1 fatia de pão integral com requeijão ou queijo minas
- 1 xícara de chá ou café

LANCHE DA MANHÃ
- 1 copo de água de coco
- 2 castanhas-do-pará

ALMOÇO
- Salada de alface – americana, tomate, palmito, pimentão amarelo – à vontade
- 1 concha de feijão
- 2 colheres (sopa) de arroz integral
- 3 colheres (sopa) de carne moída refogada
- floretes de brócolis e couve-flor – à vontade

LANCHE DA TARDE
- 1 iogurte natural integral batido com ½ banana e 1 colher (sopa) de amêndoas

JANTAR
- Salada de rúcula, alface roxa, tomatinho e cenoura ralada – à vontade
- 1 posta de peixe grelhado
- 2 a 3 rodelas de batata-doce
- bertalha ou agrião refogado – à vontade

CEIA
- 1 copo de leite misturado com 1 pote de leite fermentado

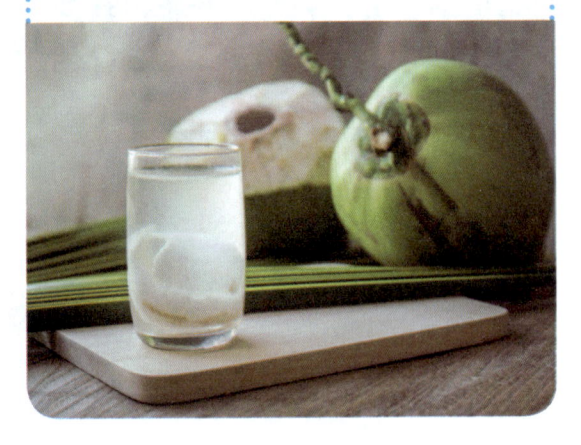

ÁCIDO FÓLICO (VITAMINA B9)

Influencia desde a fecundação até o final da gestação no desenvolvimento do tubo neural do bebê. A sua ingestão reduz o risco de malformação no sistema nervoso central (SNC) do feto.

Quando a gravidez é planejada, a mulher deve tomar ácido fólico três meses antes de engravidar. E não é só para as mulheres que o nutriente traz benefícios. Para os homens, a vitamina reduz o risco de problemas com os espermatozoides que podem até facilitar o nascimento de um bebê com Síndrome de Down. Invista em fígado, levedo de cerveja, espinafre, agrião e couve.

ÔMEGA 3

Presente em linhaça, chia, óleo de oliva, óleo de canola, sardinha, atum e salmão, o ômega 3 influencia na produção de hormônios sexuais. Ele também melhora a ação da insulina que, em excesso, atrapalha a produção da testosterona nos homens e pode levar a um ciclo menstrual irregular nas mulheres. Além de combater a obesidade – conhecida vilã da fertilidade. Devido às suas propriedades anti-inflamatórias, o ômega 3 tende a colaborar para a redução de peso, já que a obesidade é caracterizada na medicina por um processo de inflamação crônica.

FERRO

Mulheres com níveis adequados de ferro têm de 40% a 60% menos risco de incapacidade de produzir óvulos. E o nutriente é ainda importante durante o ciclo menstrual, afinal, quando sua perda é em excesso, através da menstruação, pode ocasionar uma anemia. Já durante a gestação, o mineral é essencial para o desenvolvimento da placenta e do cérebro do feto.

Deficiência de ferro está relacionada à infertilidade, aborto e nascimento de bebês com baixo peso.

Para isso evitar a falta de ferro, faça escolhas certas na hora da refeição. Investir em feijão, lentinha e leguminosas é uma boa pedida para a saúde da mãe e do futuro filho.

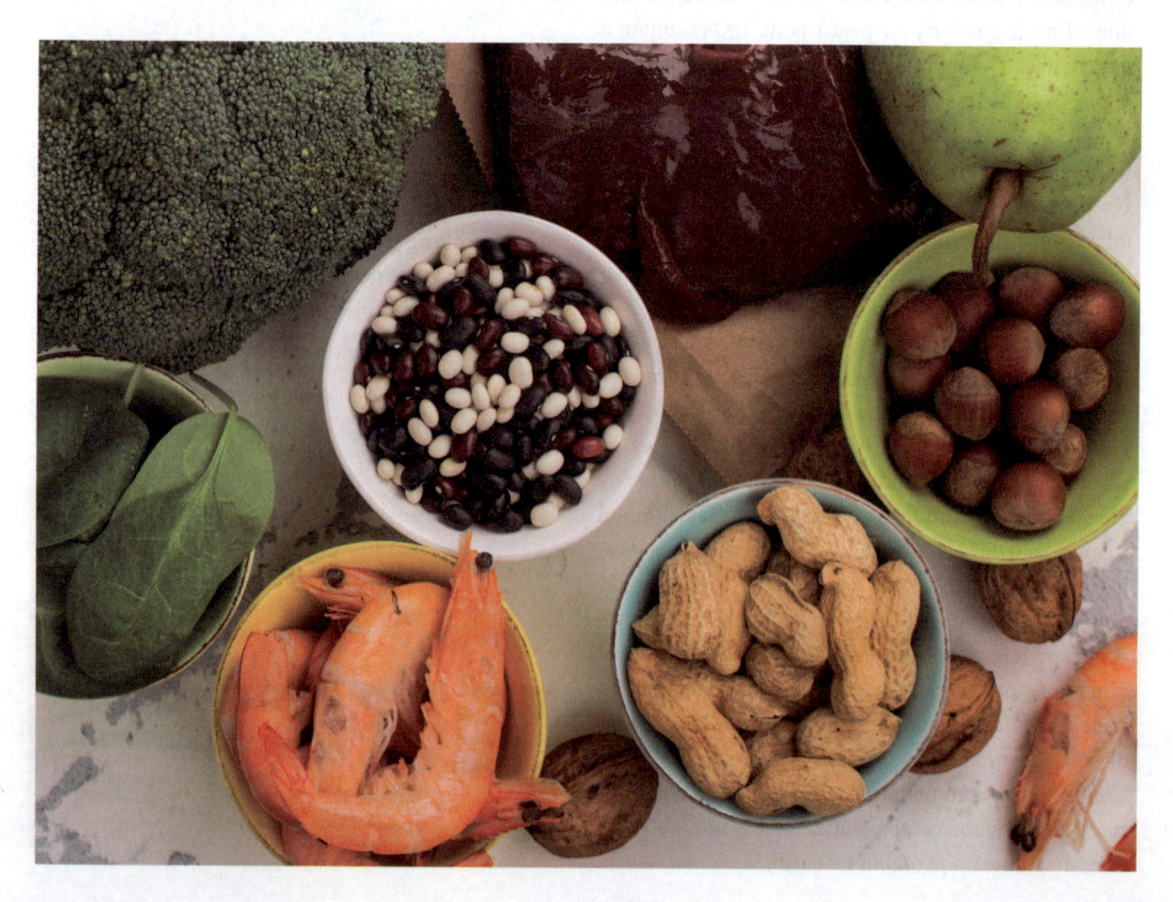

VITAMINA E
O nutriente é essencial para a fertilidade de homens e mulheres. Ele é importante para a mobilidade de espermatozoides, fortalece a placenta, estabiliza a membrana celular e protege a parede do útero. Caprice nesses alimentos: grãos de cereais, germe de trigo, óleo de milho, soja e amendoim; ovos, fígado, carnes, peixes, leite e derivados, castanha-do-pará, avelã, nozes e amêndoas.

ZINCO
Este não pode faltar, pois é o mineral mais importante para a concepção e está relacionado à saúde dos espermatozoides e óvulos, principalmente quando associado à vitamina B6.
Nas mulheres, quando há deficiência, o óvulo não amadurecerá adequadamente e a ovulação será impedida. Os alimentos ricos em zinco são carnes vermelhas, fígado, algas, ostras, grãos, leite e derivados. Já a vitamina B6 é encontrada em fígado, carne vermelha, germe de trigo, ovo e leite.

SELÊNIO
Grãos integrais, castanha-do-pará, nozes, alho, tomate, milho, soja, lentilha, aves, atum, carne vermelha e vísceras, cogumelos, sementes de girassol, linhaça e crustáceos são ricos nesse mineral. O selênio protege os ovários dos radicais livres e sua proteção se estende à prevenção da ruptura de cromossomos, uma causa conhecida de defeitos congênitos e abortos.
Níveis de selênio são baixos em mulheres com síndrome do ovário policístico, por isso é importante observar antes da gestação.

O ômega 3 é um aliado da fertilidade. O nutriente controla a ação da insulina que, em excesso, pode atrapalhar a produção de testosterona e deixar o ciclo menstrual irregular

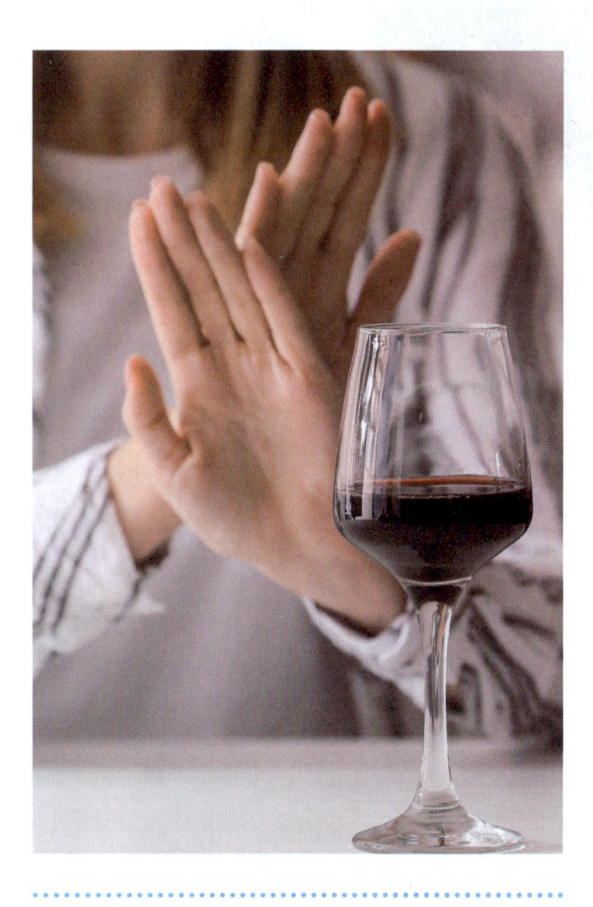

Os vilões da fertilidade do casal

ÁLCOOL
A ingestão a longo prazo de bebida alcoólica pode atrapalhar o desejo de aumentar a família.
Em homens, a produção de espermatozoides é prejudicada, a libido torna-se diminuída, além de provocar danos aos tecidos e funcionamento dos órgãos do sistema reprodutivo.
Nas mulheres, o álcool interfere o funcionamento do ovário, desregulando o ciclo menstrual.

CAFEÍNA
Outro vilão é o alto consumo da cafeína – encontrada no café, chás, bebidas energéticas e em produtos que contenham cacau ou chocolate – afinal, há associação deles com problemas reprodutivos.
A hipótese é que a substância altera o metabolismo das células de Sertoli humanas (hSCs), que são relacionadas à espermatogênese masculina.

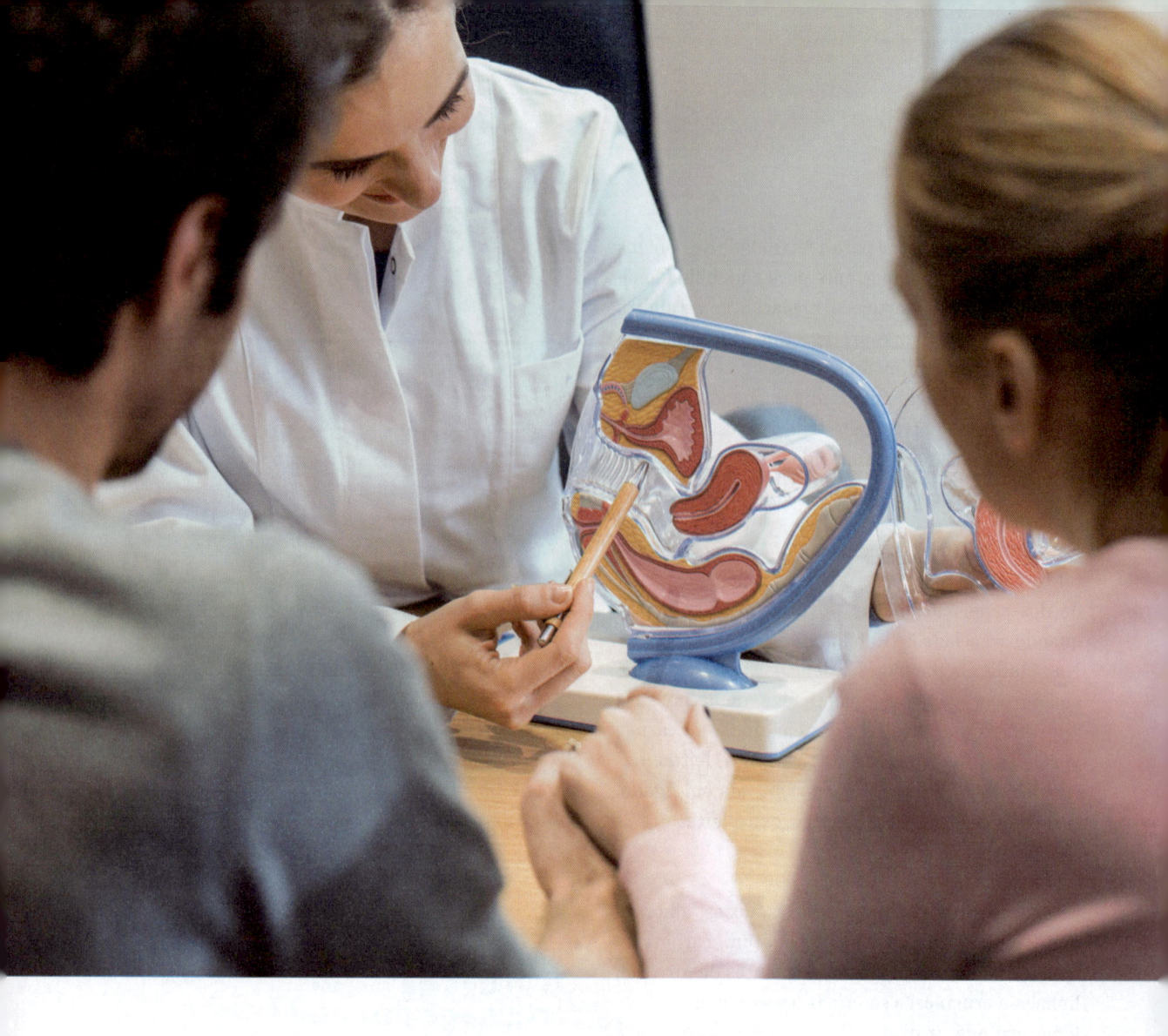

Enquanto o **bebê não vem...**

Descubra quais sintomas indicam que é preciso dar atenção à saúde e que estão impendindo a tão sonhoda gestação. As causas podem ser tanto femininas quanto masculinas

O casal decide ter filhos, abandona os métodos anticoncepcionais e depois de pouco tempo recebe a visita da cegonha com um bebê saudável e muito desejado. A história parece simples, mas não é. Calcula-se que 15% dos casais em idade reprodutiva encontrem dificuldades para obter uma gravidez natural, necessitando de ajuda especializada.

Deste total, a boa notícia é que 80% conseguirão engravidar no primeiro ano de novas tentativas, 5% apenas após dois anos e a taxa de gravidez entre o restante cai verticalmente, com apenas 2% de gestação a cada 12 meses. Portanto, para realizar o sonho de ser mãe, é preciso ter paciência, uma vez que os médicos só consideram que há algum problema após o período de um ano de tentativas, considerando mulheres com até 35 anos, ou seis meses, para aquelas acima de 36 anos, sem contraceptivos.

Além disso, a fecundação – junção do espermatozóide com o óvulo que forma o embrião – só acontece quando a mulher está no período fértil, e do total de espermatozóides ejaculados, apenas 1% consegue entrar no útero e somente uns poucos chegarão até as trompas, local onde acontecerá a concepção. Um caminho que nem sempre é simples, mas na maioria das vezes é possível.

A PRIMEIRA CONSULTA

O primeiro passo após as tentativas frustradas é procurar um especialista para que seja identificado se há algum problema de saúde e qual o tratamento é indicado. Recomenda-se consultar um urologista, no caso dos homens, e o ginecologista, para as mulheres. Poderá ser necessário também o acompanhamento com um especialista em reprodução humana. A avaliação completa consiste em exame físico do casal, exames laboratoriais, como o de sangue, análise da função ovariana e do ciclo, exames de imagem para estudar o trato reprodutivo feminino e análise do sêmen (espermograma). Em alguns casos, após exaustiva pesquisa de todos os fatores envolvidos na área da saúde, infelizmente não se consegue chegar ao diagnóstico. Esses problemas são definidos como esterilidade sem causa aparente (ESCA) ou infertilidade sem causa aparente (ISCA).

MÚLTIPLAS CAUSAS

Durante muito tempo, os problemas de fertilidade eram atribuídos às mulheres. Mas atualmente, sabe-se que são vários os fatores que levam o casal a se deparar com a dificuldade de engravidar. E a origem da infertilidade é distribuída assim: 30% são causas femininas, 30% são causas masculinas e 40% têm causa mista, ou seja, tanto a mulher quanto o homem apresentam simultaneamente alterações que levam ao quadro de infertilidade.

Entre elas, os responsáveis pelo atraso na maternidade podem ter relação com a ovulação, fator tubário e endometriose. Já nos homens, esta ligada a impotência com casos de ausência total de espermatozóides no sêmen. Além do fator genético ou mesmo idiopático, ou seja, desconhecido pela medicina.

Independentemente de onde estiver o problema, os médicos são unânimes em indicar que o casal procure uma clínica especializada em reprodução humana, com uma equipe multidisciplinar, para investigar o motivo e conhecer as opções de tratamentos. Se antes esse tipo de atendimento era restrito a uma faixa social, hoje se tornou mais acessível. Isso porque o desenvolvimento socioeconômico do País na última década tem modificado o perfil dos casais que buscam ajuda para engravidar. Os tratamentos da área de reprodução humana, antes tidos como pouco acessíveis à população, devido aos altos valores envolvidos, agora estão ao alcance de grande parte dos brasileiros e com a garantia de profissionais capacitados e especializados no assunto. Para o casal ir à consulta mais bem preparado, a seguir, conheça possíveis diagnósticos de infertilidade masculina e, na sequência, feminina que podem ser discutidos com um especialista.

Formas de tratamento

Depois dos exames, o médico indicará o tratamento mais apropriado para o casal. Nos casos mais simples, como mulheres que não ovulam mensalmente ou homens com infecções, o tratamento pode ser realizado por meio de medicamentos. Indutores de ovulação aqui atuam em níveis diferentes do controle ovulatório, desde a hipófise até o ovário ou sistemas endócrinos. É importante saber que os especialistas indicam os métodos de acordo com o perfil e a necessidade de cada casal.

As técnicas de reprodução são classificadas conforme o grau de complexidade ou com o local em que ocorre a ovulação.

Apesar do grande número de técnicas diferentes e do avanço da tecnologia em prol da medicina e da reprodução assistida, atualmente a preferência deve recair sobre os métodos simples, de menor custo, com facilidade de repetição, que apresentem bons resultados e possam ser realizados em nível ambulatorial. As técnicas de reprodução estão cada vez mais seguras. Há 30% de chances de uma gravidez múltipla (com dois ou mais bebês), já que é transferido mais de um embrião para o útero.

Com a nova legislação brasileira, o número de embriões transferidos corresponde à idade materna. Mulheres de até 35 anos podem receber no máximo dois embriões; três embriões até 39 anos, e quatro embriões após 40 anos.

Quanto a taxa de abortamento, esta é a mesma de uma gestação natural (20%), mas como a gravidez assistida é acompanhada desde o início, surge a impressão de que há mais abortos durante o tratamento, no entanto, não, a maioria dos casais obtêm sucesso no sonho de aumentar a família.

CAUSAS MASCULINAS

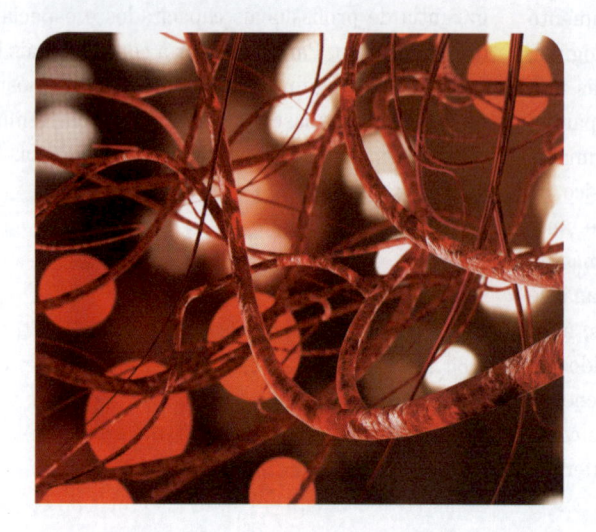

VARICOCELE

O QUE É?
Também chamada de varizes do testículo, consiste na dilatação anormal das veias testiculares que podem dificultar o retorno venoso, provocando disfunção testicular e piora da qualidade do sêmen.

SINTOMAS
Dor no testículo ou na região da virilha e dilatação das veias da bolsa escrotal, especialmente durante esforço físico. De forma associada, o testículo afetado poderá reduzir de tamanho.

DIAGNÓSTICO
É feita uma avaliação clínica minuciosa e exames complementares, como o Doppler estetoscópio.

TRATAMENTO
As principais indicações são a cirurgia convencional e a embolização endovascular. Esta última é uma técnica minimamente invasiva na qual, por meio de uma pequeno incisão na virilha, se insere um cateter para injetar materiais para a oclusão da veia comprometida. Esse é um procedimento sem cortes ou cicatrizes e o sucesso técnico se aproxima de 100% e, além de aumentar as chances de fertilidade, a cirurgia reduz o volume dos testículos e o desconforto testicular devido a presença das varizes.

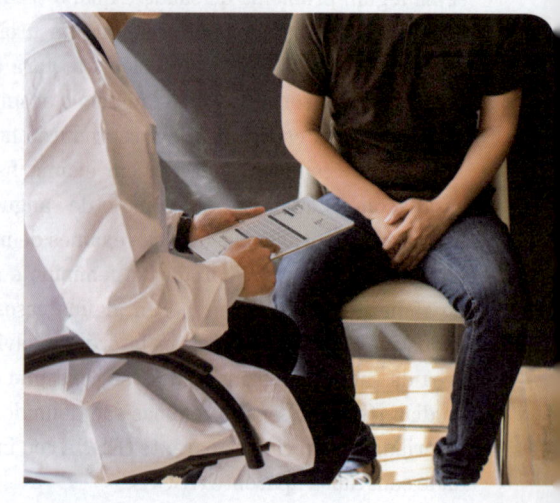

CRIPTORQUIDIA

O QUE É?
Ausência de um ou dois testículos na bolsa testicular. Essa alteração é muito comum e pode ser congênita - identificada desde o nascimento, principalmente em bebês prematuros - ou adquirida, observada logo após o nascimento. A situação compromete a capacidade de produzir espermatozoides em quantidade e qualidade suficientes durante a ejaculação.

SINTOMAS
O sinal mais comum é a ausência de um ou ambos testículos na bolsa escrotal ou a presença do testículo ao longo do trajeto do canal inguinal na virilha.

DIAGNÓSTICO
Inicialmente clínico, ele é feito por meio de exame físico com o paciente em pé. O urologista avalia a posição, mobilidade e volume testicular.

TRATAMENTO
Como é uma condição perceptível no bebê, é indicada a correção cirúrgica entre os 6 e 12 meses de idade, já que antes disso pode haver a descida espontânea do testículo. Quando feita, a cirurgia libera o testículo das aderências que se formaram dentro do abdome a fim de permitir que o cordão espermático o conduza para a bolsa escrotal.

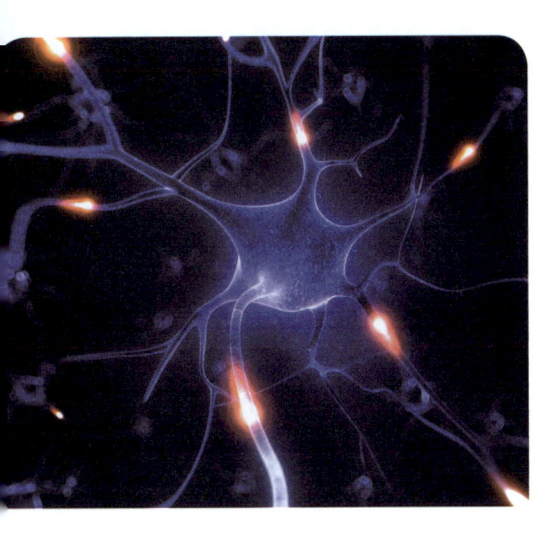

ALTERAÇÕES HORMONAIS

O QUE É?
Os hormônios orientam todo o funcionamento do corpo, assim como o sistema reprodutor. A falta ou excesso de um determinado hormônio pode comprometer a fertilidade. Entre os motivos que levam ao problema um deles é o uso de anabolizantes – medicamento ou suplemento – que tem relação com o bloqueio do funcionamento da hipófise e mudanças na fabricação regular de espermatozoides.

SINTOMAS
Cansaço, aumento de gordura visceral, comprometimento da memória, falta de desejo sexual ou disfunção erétil e até depressão.

DIAGNÓSTICO
Exames laboratoriais ajudam a identificar o problema. Estão na lista dosagem de testosterona, de testosterona livre, de prolactina, de hormônio luteinizante, foliculoestimulante, entre outros.

TRATAMENTO
Identificado o problema é preciso direcionar os cuidados. Se tiver relação com a testosterona, é indicado uso de medicamento injetável ou loções em gel aplicadas sobre a pele, já que remédios orais são tóxicos ao fígado.

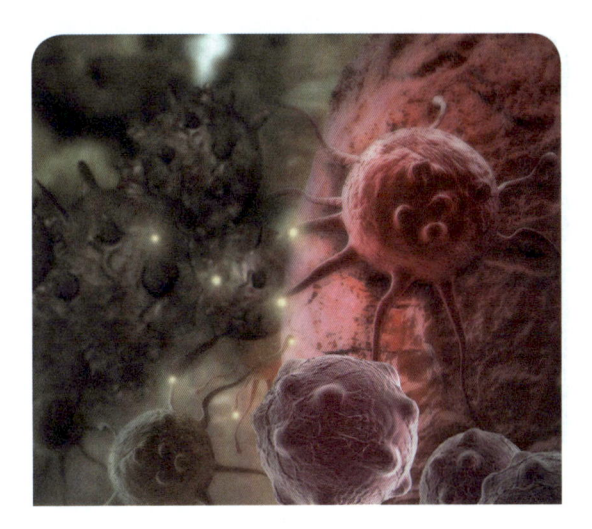

CÂNCER

O QUE É?
A relação da doença com a infertilidade masculina varia de acordo com o tipo, grau e a localização do tumor. Quando indicado o tratamento cirúrgico, a remoção do tumor pode lesar partes anatômicas importantes do aparelho reprodutor.

SINTOMAS
Dependendo do tumor pode haver alteração na vontade e fluxo do xixi, sangue na urina ou no sêmen, disfunção erétil, dor no quadril, costas, coxas ou ombros, fraqueza ou dormência nas pernas ou pés.

DIAGNÓSTICO
A partir do relato do paciente é feito um exame físico completo e a solicitação de exames de imagem, de laboratório ou biópsia.

TRATAMENTO
Casos de câncer de testículo, de próstata e linfoma de Hodgkin, por exemplo, podem precisar de cirurgia para remover o tumor. Quimioterapia ou radioterapia, se indicadas, completam o quadro de cuidados, no entanto é preciso conversar com o médico, pois esses tratamentos tendem a comprometer a função reprodutora e a produção de espermatozoide, danificando o material genético.

CAUSAS FEMININAS

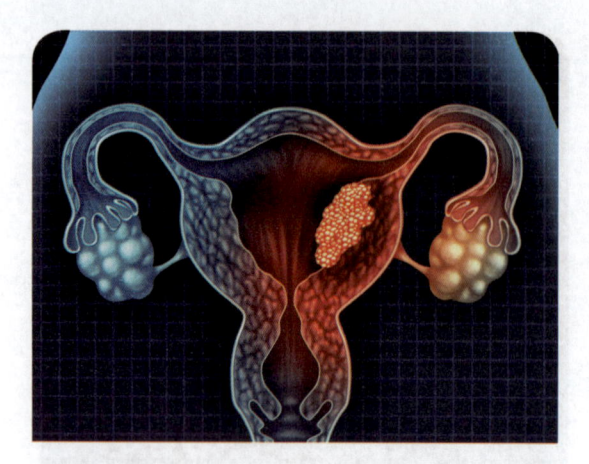

MIOMA

O QUE É?
Tumores uterinos benignos, formados por tecido muscular, que ocorrem em até 70% das mulheres no período reprodutivo.

SINTOMAS
Embora a doença possa não apresentar sintomas, algumas mulheres sentem dor, há aumento do volume do abdome, do fluxo menstrual, casos de infertilidade e histórico de aborto.

DIAGNÓSTICO
O exame mais comum é a ultrassonografia transvaginal.

TRATAMENTO
É possível tratar os miomas por meio de cirurgias menos invasivas que preservam os órgãos e a fertilidade.
No caso de miomas submucosos, localizados dentro da cavidade uterina, o tratamento pode ser realizado por meio vídeo-histeroscopia cirúrgica, sem grandes incisões. Já no caso de miomas intramurais, transmurais e subserosos, a videolaparoscopia pode ser realizada para a remoção dos miomas, incluindo os muito grandes. A embolização – injeção de partículas diretamente nas artérias uterinas – é outra opção, porém os miomas permanecem no útero.
Vale lembrar que nem todo mioma esta relacionado a infertilidade, quando pequenos eles não impedem a gestação e não aumentam as chances de aborto.

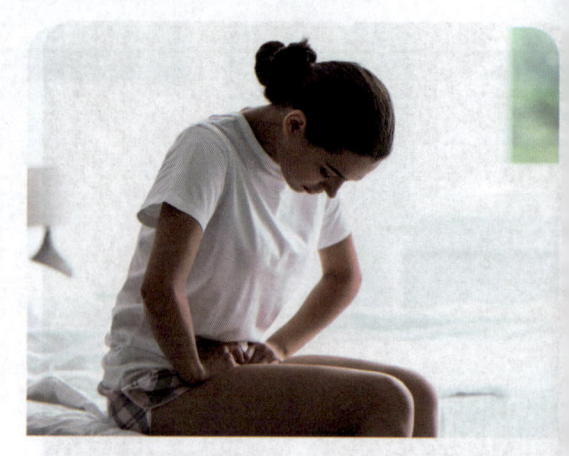

ENDOMETRIOSE

O QUE É?
Quando o endométrio – região que reveste a parede interna do útero – cresce em outras regiões, como nos ovários, intestino ou bexiga, é caso de endometriose.

SINTOMAS
Dor menstrual intensa, dor na relação sexual, desconforto e sangramento ao urinar e evacuar, dificuldade em engravidar.

DIAGNÓSTICO
A confirmação do quadro pode ser feita por meio de ultrassom transvaginal com preparo intestinal e de ressonância magnética da pelve. Um exame mais invasivo é a videolaparoscopia, procedimento cirúrgico que permite observar os focos da endometriose.
O diagnóstico pode identificar até três tipos de classificação: a endometriose superficial, que são pequenas lesões na região pélvica; a ovariana, com formação de pequenos cistos que se alojam nos ovários a cada ciclo menstrual, e a profunda, que se caracteriza por lesões infiltrativas com maior profundidade.

TRATAMENTO
No caso das mulheres que pretendem ser mães no futuro, os cuidados inclui uso de remédios específicos que simulam a ação da progesterona no controle do endométrio ou a laparoscopia, procedimento cirúrgico para remover todas as lesões possíveis.

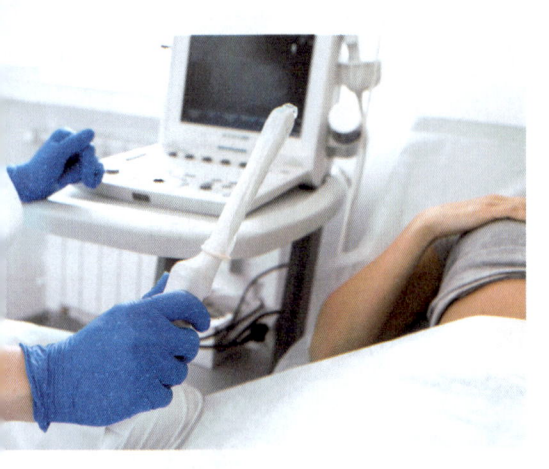

OVÁRIO POLICÍSTICO

O QUE É?
A síndrome do ovário policístico (SOP) provoca a formação de cistos e edema nos ovários e afeta de 5% a 15% das mulheres que desejam engravidar.

SINTOMAS
Menstruação irregular, aumento de peso, aparecimento de pelos pelo corpo, aumento de acne e infertilidade.

DIAGNÓSTICO
Com o ultrassom é possível identificar a formação de cistos nos ovários. No entanto, a síndrome só é confirmada se houver aumento de hormônios masculinos no corpo da mulher e menstruação irregular. Outros exames podem completar o quadro, como ultrassom com infusão de solução salina, histerossalpingografia e histeroscopia. A SOP não tem uma causa definida, mas pode ter origem genética e conexão com desequilíbrio hormonal.

TRATAMENTO
A primeira linha de tratamento inclui mudança de hábitos: atividade física regular, alimentação balanceada, diminuição de peso (quando há sobrepeso e obesidade presentes), mas também há casos em que pode ser indicado o uso de medicações. As grávidas com ovário policístico precisam de um monitoramento de perto.

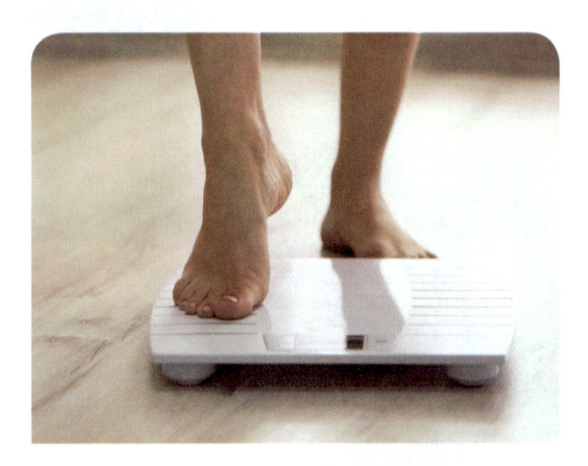

PROBLEMAS HORMONAIS

O QUE É?
Os hormônios são responsáveis por reger o bom funcionamento do organismo, mas nem sempre eles conseguem executar essa função e alterações hormonais podem dificultar um diagnóstico positivo para gravidez. Entre as principais causas estão aumento de prolactina ou doenças da tireoide que podem produzir os hormônios T3 e T4 em excesso, hipertireodismo, ou faltando a produção, hipotireoidismo. Ambos os casos afetam a o ciclo menstrual e ovariano.

SINTOMAS
Metabolismo acelerado, mudanças no peso – para mais ou para menos – sem motivo aparente, sonolência, alterações no aspecto da pele e até sinais psicológicos, como depressão.

DIAGNÓSTICO
O relato da paciente referente às alterações que sente e a dosagem hormonal no sangue podem apontar qual a alteração responsável pelos sintomas acima. O diagnóstico preciso e o uso de medicamentos específicos tendem a reverter o quadro, aumentar as chances de fertilidade e diminuir os riscos de aborto.

TRATAMENTO
Na maioria das vezes os cuidados são feitos por medicações orais e apresentam bons resultados.

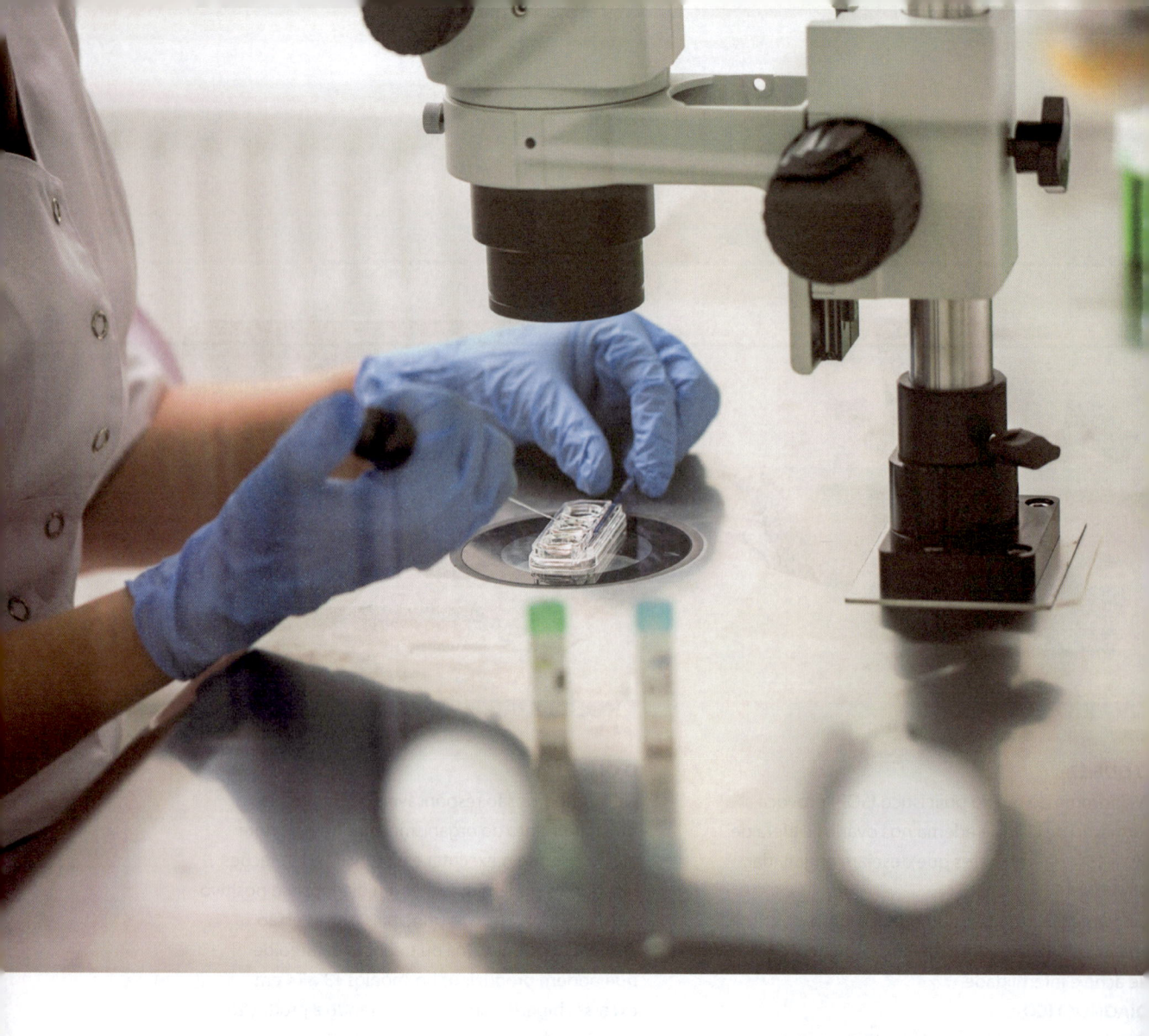

Métodos que ajudam o casal a engravidar

A demora na chegada de um filho não deve ser encarada como um problema grave nos dias de hoje. Graças à evolução da medicina, aumentar a família está cada vez mais fácil

Pensar na árvore genealógica das famílias modernas pode ser um pouco mais simples do que antigamente. É comum que os jovens tenham apenas um ou nenhum irmão, ao mesmo tempo em que eles podem ter oito ou até dez tios. Há também casais que não pretendem ter filhos. Por outro lado, muitas pessoas sonham com uma família numerosa, mas têm dificuldades de conceber. Para esses casos, antigamente, a única solução era a adoção. Mas, com o avanço da medicina e o nascimento do primeiro bebê de proveta, em 1978, o cenário mudou. Existem técnicas de reprodução assistida e métodos de fertilização artificial que ajudam o casal a alcançar o sonho de serem pais. Tratando de questões biológicas, a infertilidade é o maior empecilho para quem quer engravidar.

Infertilidade é descrita pela medicina como a incapacidade de se ter uma fertilização natural após um ano de tentativas regulares, sem a utilização de métodos anticoncepcionais. Investigar o motivo da demora da fecundação é o primeiro passo para qualquer tentativa de reprodução humana.

E saiba que as causas de infertilidade variam muito.

Obesidade, diabetes, estresse, ingestão de álcool, uso do cigarro e outras drogas, alimentação rica em gordura são apenas alguns pontos a considerar.
Pode haver ainda empecilhos que são consequências de doenças no testículo, como a varicocele, que afeta os homens, e a endometriose e as disfunções hormonais, que atingem as mulheres.

VÁRIAS SAÍDAS

Para averiguar o porquê da dificuldade de conseguir a gestação é preciso uma avaliação profunda. Nos homens, o espermograma testa o sêmen do paciente e aponta ou descarta uma das razões da demora na chegada do filho. Nas mulheres, são indicados exames como ultrassonografia e radiografia das trompas para tentar entender melhor por que a gravidez não vem. Se identificada a causa, com o tratamento adequado, as chances da chegada de um filho aumentam muito. Mas às vezes é preciso uma ajuda extra da medicina, e é aí que entram em cena os métodos de reprodução humana.

Em caso de ausência de um dos gametas, por exemplo, pode-se 'emprestar' sêmen de um doador e óvulos de uma doadora; e se não houver útero em condições, pode-se 'emprestar' o útero (gestação de substituição). São muitos os recursos existentes na medicina. A seguir, conheça as principais técnicas utilizadas para driblar a infertilidade do casal. Na dúvida de qual é a mais indicada para cada situação, converse com o seu ginecologista ou obstetra e busque informações com um profissional especialista em reprodução humana.

FERTILIZAÇÃO IN VITRO (FIV)

Conhecido como bebê de proveta, na Fertilização in vitro a fecundação acontece no laboratório e depois o embrião é transferido para o útero. A técnica engloba algumas fases, sendo a primeira a coleta de gametas. No homem, o gameta é obtido pelo espermatozoide por meio da masturbação e na mulher através do óvulo pela indução de ovulação feita com medicamentos orais ou injeções. Quando ele ou ela não tem mais produção de gametas, é possível optar por gametas doados.

A fertilização ocorre fora do corpo da mulher, já que os embriões são colocados em uma estufa que simula

A avaliação da fertilidade masculina é feita, principalmente, pelo espermograma, que testa o sêmen. Pode ser identificada a azoospermia: ausência de espermatozoides na ejaculação

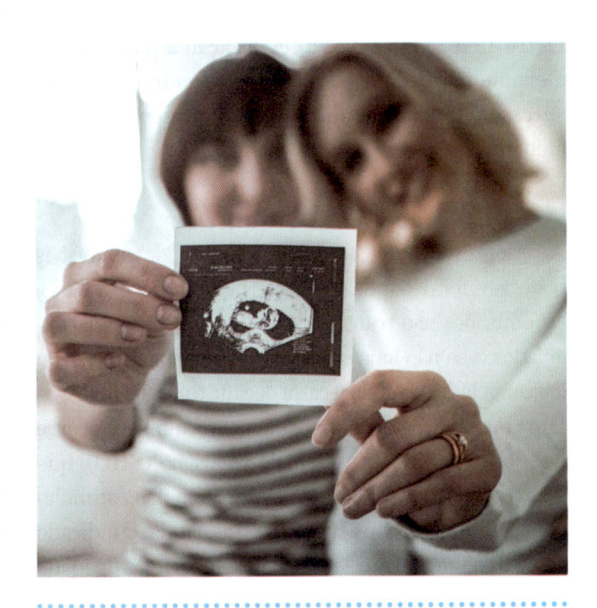

Especificações para casais homoafetivos

Casais homoafetivos podem escolher por métodos de reprodução assistida para formar a própria família. Formado por homens, o casal pode procurar um banco de óvulos para a formação do embrião com o sêmen de um deles, ou dos dois. É preciso de um útero temporário. Nesse caso, é indicado que a mulher seja parente de até terceiro grau de um dos dois.
Caso não seja possível, o Conselho Federal de Medicina (CFM) deve avaliar o caso e autorizar uma pessoa sem grau de parentesco para que aceite e possa engravidar.
Para casais femininos, deve-se recorrer ao banco de sêmen para escolher um perfil compatível com o desejo do casal e, depois, decidir qual das mulheres irá fecundar, pela técnica de inseminação.

as condições da tuba uterina, e os que apresentarem os melhores índices de qualidade são transferidos para o útero materno ou são criopreservados. O procedimento de inserir o embrião é similar a um exame ginecológico, mas com o acompanhamento de um ultrassom para orientar o médico sobre o local exato. A quantidade de embriões depende de fatores como a idade da mulher. Quanto mais idade, mais embriões podem ser inseridos, sendo o máximo quatro para aquelas com mais de 40 anos, segundo o Conselho Federal de Medicina.

Entre 12 e 25 dias após a fertilização a paciente faz o exame para confirmar se o método obteve ou não sucesso. As chances de um resultado positivo vão além dos 50%.

CONGELAMENTO DE EMBRIÕES

A criopreservação ou congelamento de embriões pode ser feito paralelo à fertilização in vitro (FIV). Os embriões não transferidos na FIV podem ser congelados caso não haja sucesso na primeira tentativa ou descongelados quando o casal decidir ter mais filhos.

Uma das indicações de congelamento também ocorre na Síndrome de Hiperestímulo Ovariano (SHO), que é uma resposta excessiva do ovário a quatro estimulações para processos de reprodução assistida. O indicado é que o congelamento seha feito até os 35 anos de idade devido a boa qualidade dos óvulos e menor risco de doenças congênitas no bebê ligadas à idade da mãe, como a Síndrome de Down.

INSEMINAÇÃO INTRAUTERINA (IIU)

É indicada para mulheres com distúrbios ovulatórios, homens com concentração e mobilidade baixa nos espermatozóides e para casos sem causa específica.

Quem precisa fazer quimioterapia e deseja prevenir a infertilidade, pode congelar os gametas. Não há data de validade para eles. Quando a mulher decidir, poderá usá-los

O procedimento é considerado de baixa complexidade e realizado após a indução de ovulação, por meio de acompanhamento ultrassonográfico. Depois da coleta e do processamento do sêmen em laboratório, ele é introduzido no interior do útero, no período fértil da mulher. No procedimento é como se o espermatozóides tivesse um campo livre para correr até o óvulo, sem problemas. A técnica pode ser feita com o sêmen do parceiro ou de doador.

COITO PROGRAMADO

Esse é o método mais simples de estímulo da fertilidade. Consiste em estimular o ovário ao recrutamento de um folículo e acompanhar o seu crescimento até a ovulação. Com isso, o casal é orientado a manter relações sexuais no período fértil.

Para estimular a indução do óvulo são usados medicamentos a partir do início do ciclo menstrual. A dosagem dos remédios varia conforme as características físicas da mulher e idade. De modo geral, é interessante estimular no máximo três folículos. Quando eles estiverem em um tamanho adequado, se injeta o hormônio hCG e em até 40 horas há ovulação. A partir de então, o casal deve ter relações sexuais. Depois de 15 dias a mulher já pode realizar o teste de gravidez.

Os casais que se beneficiam são aqueles em que a mulher tem menos de 35 anos e que não consigam engravidar por problemas de ovulação. Para o procedimento é preciso comprovar a qualidade do sêmen com o espermograma.

ESTIMULAÇÃO OVARIANA

O procedimento visa a aumentar as chances de fertilidade através do número de óvulos disponíveis para a fecundação.

Na técnica, com medicamentos específicos que variam de acordo com a resposta do organismo de cada paciente, o médico faz com que vários folículos, que seriam perdidos, cresçam e tenha óvulos que possam levar a formação de embriões. O processo é feito com hormônios semelhantes aos já produzidos pelo ciclo natural da mulher, no entanto, em doses bem maiores. A estimulação ovariana costuma ser utilizada nas técnicas do coito programado, fertilização in vitro e inseminação intraUterina.

Os óvulos podem ficar congelados por até dez anos. Mas para garantir a boa qualidade, o ideal é coletar antes dos 35 anos de idade

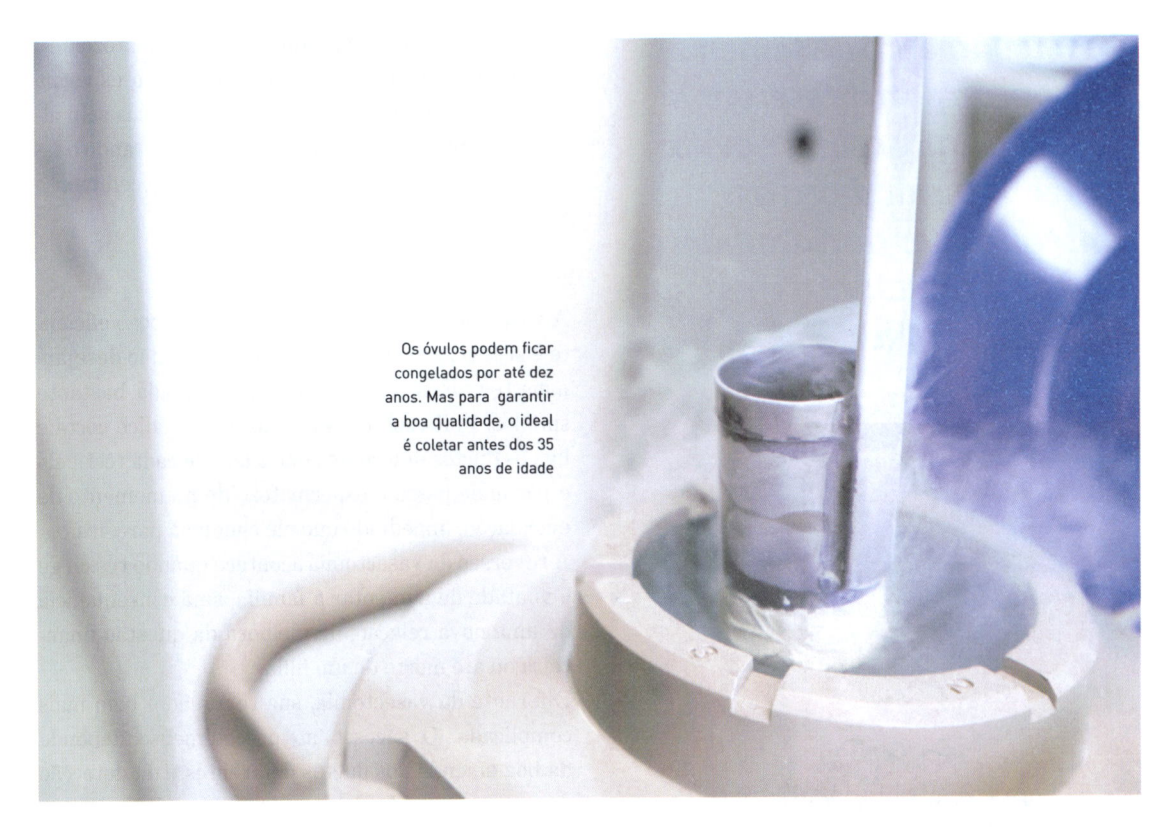

CONGELAMENTO DE ÓVULOS

É indicado para pacientes que querem engravidar, porém apenas futuramente. A técnica permite guardar os óvulos para utilizá-los quando for conveniente. O procedimento também beneficia mulheres que passarão por quimioterapia ou precisam retirar os ovários por alguma doença, afetando a fertilidade.

A técnica consiste em avaliar a qualidade dos óvulos e aumentar seu número por meio de remédios injetáveis. A estimulação pode durar cerca de duas semanas. A coleta dos óvulos é feita sob sedação, no centro cirúrgico, e eles são enviados para laboratório. Por duas horas eles passam pela maturação e então são mergulhados em uma substância congelante. Os óvulos podem ficar congelados por até dez anos. Para garantir a boa qualidade deles, o ideal é fazer a coleta antes dos 35 anos.

REPOSIÇÃO HORMONAL

O equilíbrio hormonal antes mesmo da fecundação é fundamental para confirmar e ter uma gestação saudável. No entanto, sabe-se que algumas doenças afetam diretamente certos hormônios e levam a demora no resultado positivo de gravidez. Dois casos de alterações hormonais comuns são a síndrome do ovários policístico e o diagnóstico de hipertireoidismo ou hipotireoidismo. Neles as chances de sucesso de mulheres com até 34 anos engravidar é de 50%, o que diminui para 45% na faixa dos 35 aos 38 anos e para 20% após os 40 anos. Tratar o problema é importante e uma saída pode ser a terapia de reposição hormonal, conforme indicação médica.

CONGELAMENTO DE SÊMEN

Não é só a fertilidade feminina que pode ser preservar, a masculina também. Entre os motivos para optar pelo congelamento de sêmen existem o risco de comprometer a capacidade reprodutiva devido a tratamentos de quimioterapia, vasectomia ou cirurgias. A paternidade tardia é outro fator a considerar. Estudos apontam que após os 50 anos a taxa de fertilidade é 28% mais baixa quando comparada aos 20 anos. A própria mobilidade do esperma diminui 5% a cada ano. Questões como estresse, estilo de vida, alimentação e pratica de atividade física de impacto na região genital

O congelamento de sêmen é uma opção para preservar a fertilidade masculina e evitar os efeitos da idade ou as consequências de tratamentos que comprometam a chegada de um novo filho

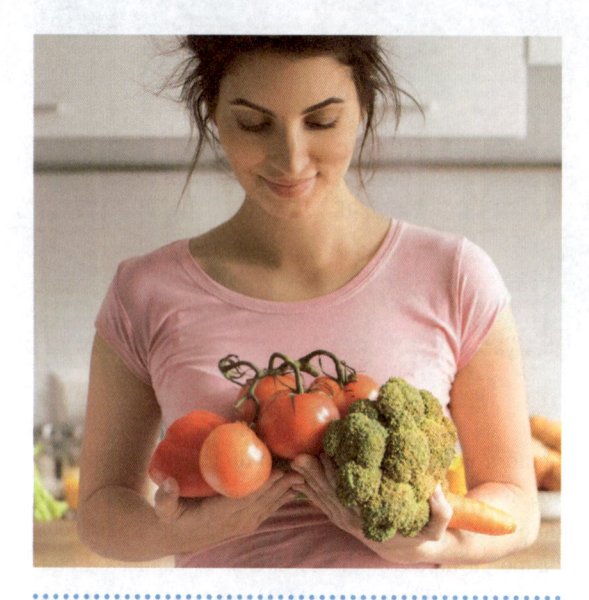

Mudança no estilo de vida

Diversos fatores influenciam a fertilidade de homens e mulheres. Cigarro e tabaco são exemplos negativos, já que há alta concentração de substâncias tóxicas. Drogas e medicamentos anti-hipertensivos, corticoides e anabolizantes, também não fazem nada bem a saúde sexual.

Manter uma dieta saudável é essencial, porque o sobrepeso causa alterações hormonais.

Atente-se a produtos com formaldeído, tolueno e éter, substâncias associadas ao aborto espontâneo e malformação fetal. Elas fazem parte da composição de produtos de limpeza, tinta e esmaltes. Sempre que manuseá-las, use luvas e evite sua inalação.

A saída, nestes casos, é adotar novos hábitos de vida, levando em conta a boa alimentação, prática de atividade física e estilo saudável.

também prejudicam a produção de espermatozoides. Ao optar pelo congelamento de sêmen, o esperma fica no nitrogênio líquido a 196°C negativos sem alterar as características do DNA. Considerando o fator idade, o homem pode decidir pelo procedimento antes mesmo dos 35 anos.

REVERSÃO DA VASECTOMIA

A vasectomia é um método de contracepção eficiente e seguro, procurado por homens que não desejam mais ter filhos. A cirurgia é considerada bastante simples. Feita sob anestesia local, o médico corta e liga os ductos deferentes que saem de cada testículo e por onde passa o espermatozoide no momento da ejaculação, impedindo que ele chegue à parceira.

A reversão da vasectomia acontece quando ressurge a vontade de aumentar a família, seja consequência de uma nova relação, de melhora da questão financeira ou até morte de um filho.

Diferente da vasectomia, sua reversão é bem mais complicada. O sucesso no procedimento depende da boa emenda dos ductos deferentes e da detecção de espermatozoides – esta feita por meio de exame após 40 dias da operação. As taxas de sucesso da reversão da vasectomia variam de 90% a 30%. Quando a cirurgia é recente, isto é, há menos de cinco anos, a chance de reversão é de 50%. Com o passar dos anos, a indicação é evitar o procedimento e pensar em métodos de reprodução assistida para a chegada do novo filho, como as técnicas de fertilização e punção de epidídimo (estrutura que preserva o sêmen) ou do testículo, estas são mais simples de fazer do que a reversão da vasectomia.

INJEÇÃO INTRACITOPLASMÁTICA DE ESPERMATOZOIDES (ICSI)

Esse método tem como objetivo injetar um espermatozoide por óvulo. No geral, a ICSI é indicada para homens com baixa contagem de espermatozoides, e o tratamento varia de acordo com a idade, a causa, a necessidade, entre outros fatores.

O procedimento consiste em coletar gametas do homem e da mulher – neles pela masturbação, punção ou biópsia e nelas pela indução da ovulação.

No laboratório é feita a seleção dos espermatozoides mais capacitados e estes são injetados dentro do óvulo maduro. Após 18 horas é possível verificar se houve ou não a fertilização. Em caso positivo, os melhores embriões são inseridos no útero da mulher. Todo o tratamento pode levar de 15 a 40 dias. Em caso de insucesso, pode-se repetir o procedimento no próximo ciclo menstrual.

ASPIRAÇÃO PERCUTÂNEA DE ESPERMATOZOIDES DO TESTÍCULO (TESA)

É uma das técnicas para driblar a dificuldade de homens com azoospermia, ou seja, ausência de espermatozoides na ejaculação. Aqui, o médico faz uma punção no testículo para obter as células de reprodução. O procedimento é realizado com anestesia local ou sedação leve e é considerando simples, sendo que o paciente tem alta poucas horas depois e pode retornar ao trabalho no dia seguinte. Mas, antes de optar pela técnica é necessário uma investigação prévia, esta feita com exame físico testicular, ultrassonografia dos testículos, dosagens hormonais e estudos genéticos. Os exames são necessários para avaliar as chances de sucesso da TESA.

ASPIRAÇÃO PERCUTÂNEA DE ESPERMATOZOIDES DO EPIDÍDIMO (PESA)

É um procedimento de coleta de espermatozoides por meio de punção e a aspiração do epidídimo, estrutura que os armazena antes de serem ejaculados. A aspiração é indicada para casos em que há obstrução no caminho que o espermatozóide faz, ou quando há alterações em decorrência da produção dessas células reprodutivas.

EXTRAÇÃO TESTICULAR DE ESPERMATOZÓIDES (TESE)

Nesse caso, para obtenção da célula reprodutora, é necessária uma biópsia testicular. Assim, é possível ter uma maior quantidade de espermatozoides em comparação às aspirações. Também para homens com azoospermia, a TESE consiste em uma pequena incisão no testículo para retirar o tecido testicular e encontrar locais que contêm espermatozoides. O procedimento é feito com anestesia local ou sedação leve. A taxa de sucesso da técnica é importante para a concepção e pode chegar a 64%.

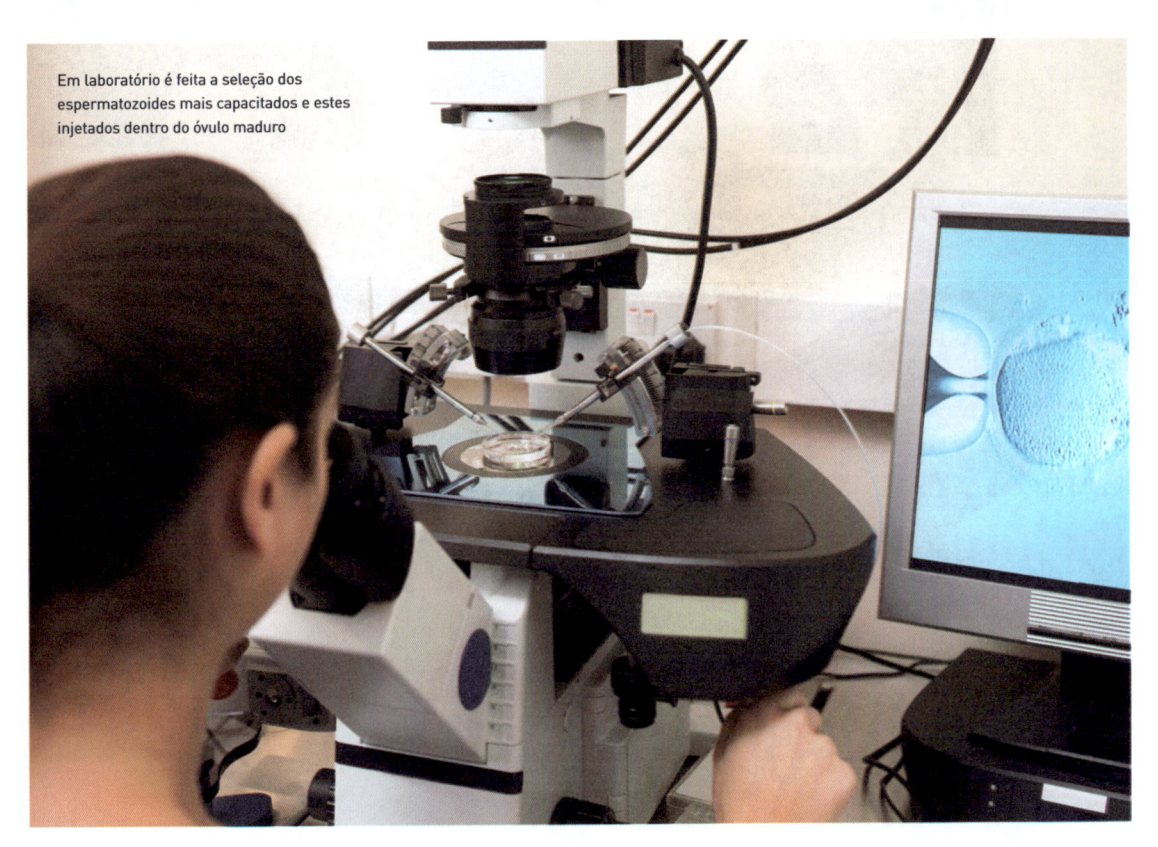

Em laboratório é feita a seleção dos espermatozoides mais capacitados e estes injetados dentro do óvulo maduro

40

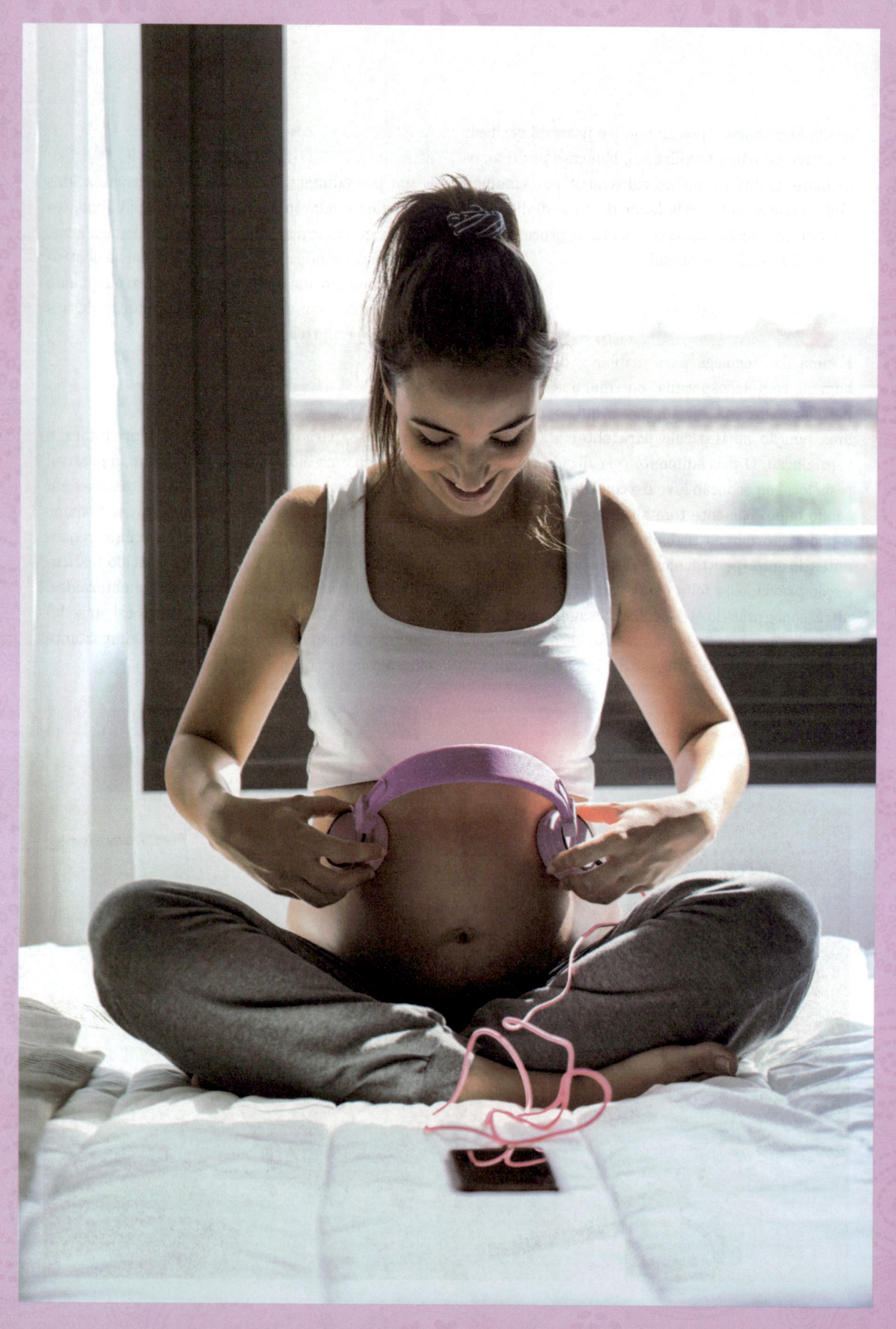

Capítulo 2

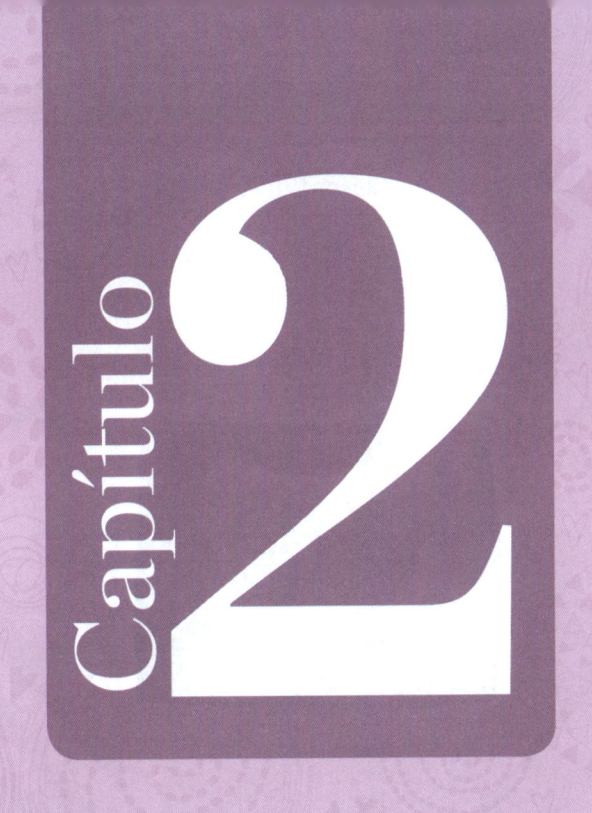

Gravidez Saudável

Cuidar melhor do corpo e da mente é essencial para a mulher vivenciar sua gestação com menos dúvidas e medos. Acompanhe nas páginas a seguir dicas de alimentação, exercícios e técnicas de relaxamento específicas para o pré-natal

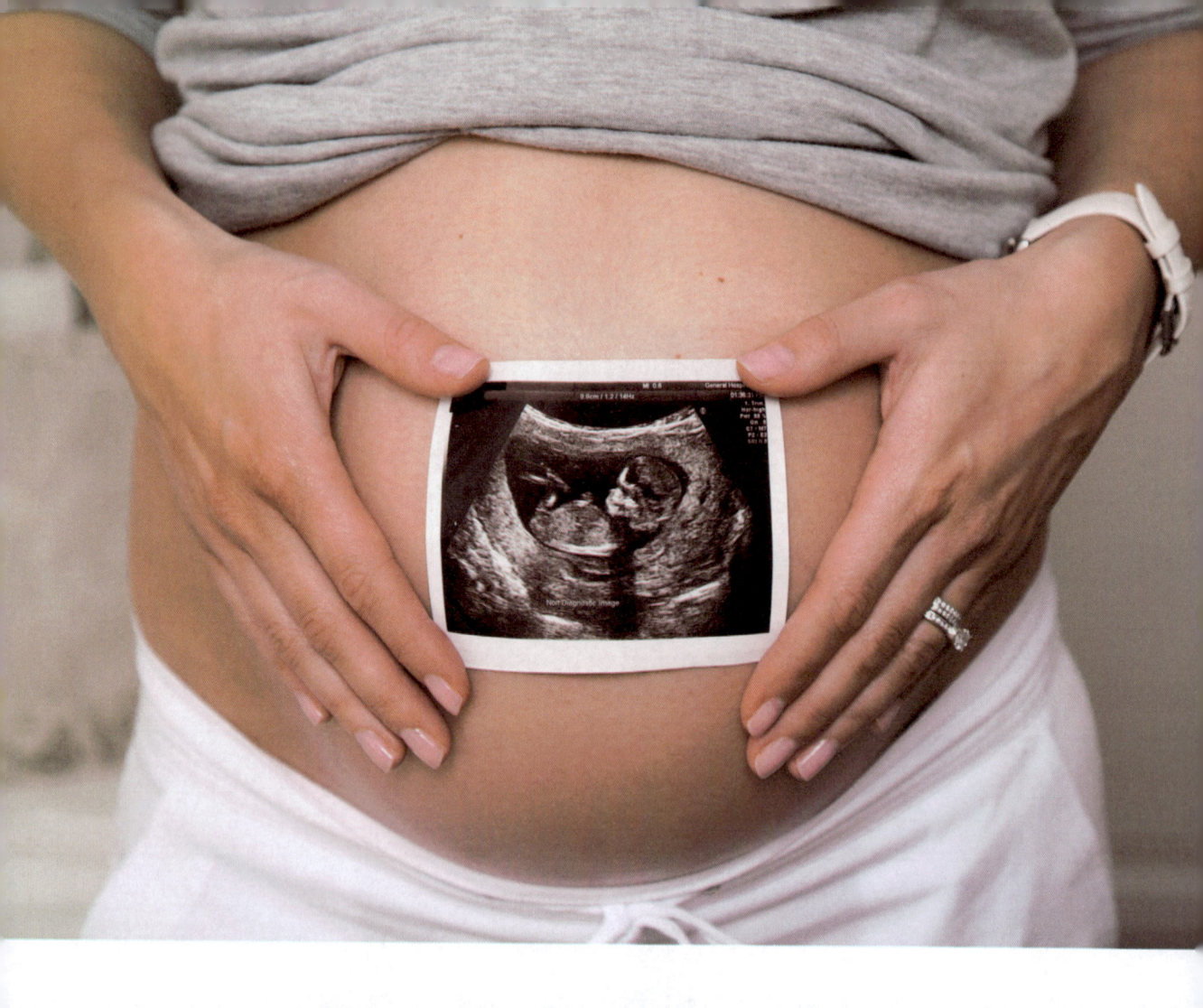

A gestação e suas mudanças

De forma lenta e constante, o corpo passa por inúmeras transformações até o parto

Receber a notícia de que a família vai aumentar provoca uma mistura de emoções – esperadas ou não – e mudanças que vão muito além de alterar a rotina do casal. Isso porque, desde a fecundação do óvulo pelo espermatozoide, que normalmente ocorre dentro do útero, o corpo da mulher dá início a uma série de transformações lentas, se preparando para o parto e a maternidade.

Como a gravidez é um fenômeno fisiológico, todas essas modificações acontecem de forma natural e gradativa. No entanto, é fundamental que a gestante, desde o início, faça o acompanhamento médico com um ginecologista obstetra. É o chamado pré-natal. Por meio da rotina de consultas, o médico especialista avalia a saúde da grávida e do bebê e esclarece dúvidas que surjam durante os noves meses a seguir.

Afinal, cada gestação e cada mulher são únicas! Assim, é preciso ter um apoio capaz de atender a suas necessidades. É importante saber que as transformações físicas ocorrerão de forma quase imperceptível até que se note a falta da menstruação, o principal sinal de gravidez.

RESULTADO POSITIVO!

Confirmada a gestação, a futura mamãe precisa conhecer e se adaptar à nova realidade que se aproxima. Dentro do corpo, os hormônios sempre estão no comando, e na gravidez não poderia ser diferente. As substâncias ligadas à gestação, basicamente, são constantes desde o início da gravidez. Nos três primeiros meses elas vêm dos ovários. Depois desse período e até o final, a placenta se encarrega dessa produção e os ovários param de trabalhar. Além disso, dentro da barriga o bebê vai se desenvolvendo e o corpo da gestante precisa se adaptar a essa novidade. E todas essas mudanças acontecem semana a semana. Isso mesmo, para entender o que realmente acontece no processo de gestação é preciso dividir os tradicionais nove meses em até 40 semanas.

CONTE EM SEMANAS E NÃO MESES

Sim, por mais comum que seja perguntar de quantos meses está uma grávida, o método mais indicado e usado pelos médicos para saber a idade gestacional é as semanas. Isso é muito importante, por exemplo, para a realização dos exames nos períodos corretos, além de avaliar o risco de prematuridade. Em contrapartida, ao se contar a gestação em meses, fica mais difícil saber como está a saúde do bebê como um todo, principalmente quando se trata de prematuro, em que o risco muda consideravelmente se o parto for no começo ou no fim do oitavo mês. Outro risco de se considerar a gestação somente em meses e ultrapassar o tempo de nove meses de gestação, o que deixar a grávida preocupada e poderia colocar o bebê em risco.

Além do que, a gestação começa a ser contada na data de início da última menstruação. Mas, quando não há certeza do dia ou da semana, o médico avalia

A gestação começa a ser contada na data da última menstruação. Dessa forma, o parto é previsto quando se completa 40 semanas

a partir do exame de ultrassom. E o parto é previsto para quando a gestante completar 40 semanas. Abaixo, confira como os ginecologistas e obstetras veem uma gestação e como compartilhar essa notícia com a família, na tabela de conversão de meses em semanas.

O QUE ESPERAR DE CADA ETAPA

A cada sete dias, mãe e feto se transformam; nela as mudanças são tanto físicas quantos psicológicas. O corpo se prepara para o parto e o instinto materno fica mais evidente para cuidar do filho assim que ele estiver no braço da mãe. Nele há formação e desenvolvimento dos órgãos. Dividida em semanas, meses ou trimestres, a gestação só se completa ao final de 40 semanas. Esse é o prazo para a formação saudável do bebê e o preparo natural do corpo da mulher para a hora do parto. Mas tudo acontece aos poucos e cada fase tem sua importância crucial para uma gravidez tranquila e saudável.

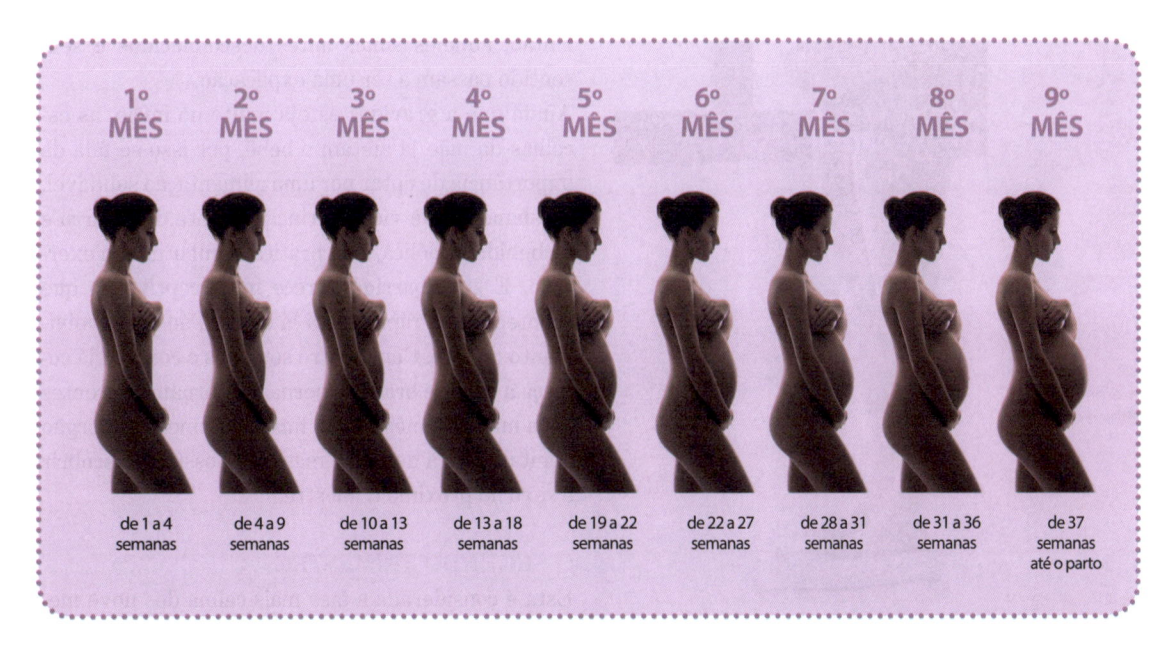

1º MÊS	2º MÊS	3º MÊS	4º MÊS	5º MÊS	6º MÊS	7º MÊS	8º MÊS	9º MÊS
de 1 a 4 semanas	de 4 a 9 semanas	de 10 a 13 semanas	de 13 a 18 semanas	de 19 a 22 semanas	de 22 a 27 semanas	de 28 a 31 semanas	de 31 a 36 semanas	de 37 semanas até o parto

Olho no peso!

Bebê, líquido amniótico, placenta e edema levam ao aumento de peso, mas tudo isso costuma ser perdido após o parto. No entanto, mulheres que engordam mais de 14 kg acumulam gordura, que pode ser difícil de perder depois.

Para saber qual a quantidade de peso certa a ser ganha fique atenta aos trimestres. Nos três primeiros meses de gravidez é considerado ideal ganhar até 200 g por semana; a partir do terceiro mês, 250 g, 350 g e, ao final, 400 g por semana. No total, a mulher pode ganhar de 12 a 14 kg. Aquelas que ganharem um pouco mais que isso, não se desesperem: a amamentação ajuda a perder peso. É importante ficar de olho na balança, pois o excesso de peso eleva as chances de diabetes, hipertensão, problemas que afetam o feto e a gestante.

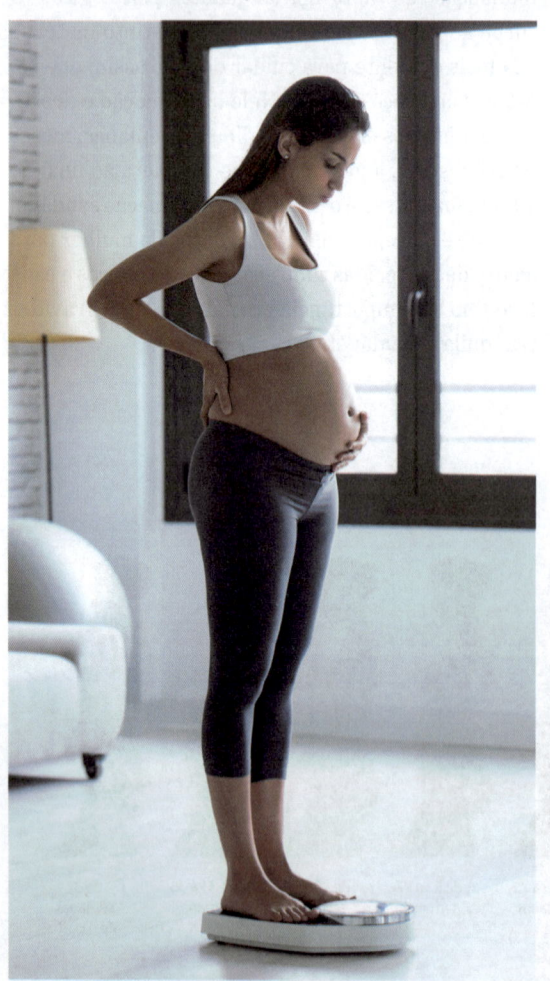

Apesar de saber da importância em se contar a gestação em semana pode ser comum o especialista falar também sobre os três trimestres de gravidez, isso porque alguns sinais ficam mais evidentes a cada três meses, facilitando o acompanhamento e desenvolvimento da gestação.

De modo geral, o primeiro trimestre, por exemplo, é marcado pela atenção a saúde, tanto para lidar com os sintomas que algumas gestante sentem, quanto para aderir a um estilo de vida mais saudável, já pensando em deixar uma herança familiar positiva. Já o segundo trimestre é o tempo de curtir, é a fase mais tranquila da gestação, afinal os incômodos praticamente desaparecem. E nos últimos três meses a preocupação se volta para o parto e tudo que envolve este momento. Mas, afinal, o que mais acontece a cada três meses?

O PRIMEIRO TRIMESTRE

Depois da fecundação do óvulo, na quarta semana o embrião já tem o tamanho de um grão de arroz. E é aqui que o atraso na menstruação desperta o alerta de que pode ser gravidez. Acompanhado da dúvida é comum sintomas como náuseas, enjoos, vontade constante de ir ao banheiro, seios doloridos, desejos por alimentos específicos, além de um sono e fadiga incomuns. A confirmação da chegada de um bebê normalmente vem por meio de testes de farmácia e depois de uma consulta médica detalhada. Então, aqueles sinais antes desconhecidos e sem sentido passam a ter uma explicação.

Ainda que a gravidez esteja muito no início, as escolhas da mãe já afetam o bebê, por isso se fala da importância de optar por uma alimentação saudável, do abandono de vícios, principalmente do cigarro e da bebida alcoólica, e da prática regular de um exercício. E se a barriga parece imperceptível, o que acontece mais rápido está lá dentro, no desenvolvimento do feto. Com quatro semanas o coração já começa a bater e braços e pernas se tornam aparentes após mais um mês. Até o final do trimestre o órgão genital já está definido, mas só é possível descobrir o sexo no próximo trimestre.

O SEGUNDO TRIMESTRE

Esta é considerada a fase mais calma dos nove me-

No final do primeiro mês o embrião mede aproximadamente 9 mm e pesa apenas 0,5 grama

ses de gestação, isso porque os sintomas do início da gravidez não têm mais vez. A barriga começa a ficar mais saliente e os seios, ainda mais fartos. Alegria das mamães que esperavam ansiosas para mostrar a barriguinha de grávida. No bebê a evolução não para, muito pelo contrário, é função respiratória, auditiva e muscular em desenvolvimento. Os vínculos com os pais ficam mais fortes e dá até para sentir alguns chutes.

O exame de ultrassom ajuda a matar a curiosidade daqueles que preferem saber o sexo do filho antes do nascimento, e apesar do tamanho ainda pequeno, capacidades como sugar, engolir e piscar começam a ser treinadas para entrar em ação tão logo ele chegue ao mundo do lado de fora.

O TERCEIRO TRIMESTRE

Nas últimas semanas alguns desconfortos podem surgir, geralmente devido ao tamanho da barriga e o peso do bebê. A maior carga sobre as articulações favorece a sensação de pernas pesadas e cansadas. Algumas gestantes iniciam a produção do colostro – líquido que antecede o leite materno – já no final da gravidez. No bebê, todo o sistema está formado é só hora de crescer. Entre 27 e 32 semanas é comum o feto dobrar de tamanho. A cabeça e o corpo ficam mais proporcionais. E, aos poucos, ele se prepara para nascer, se encaixando e ficando com a cabeça para baixo.

Enquanto tudo isso acontece lá dentro, do lado de fora os pais preparam a mala da maternidade, montam o quarto, escolhem o nome, tiram dúvidas e decidem qual a forma de nascimento. Com 40 semanas tudo está pronto para o grande dia, podendo ele ser estendido por mais duas semanas, dependendo de cada criança e da saúde da mãe.

Se conhecer e imaginar as mudanças da mãe e do bebê a cada três meses já é um mundo de descobertas, confira a seguir, com mais detalhes, a evolução e as principais mudanças mês a mês.

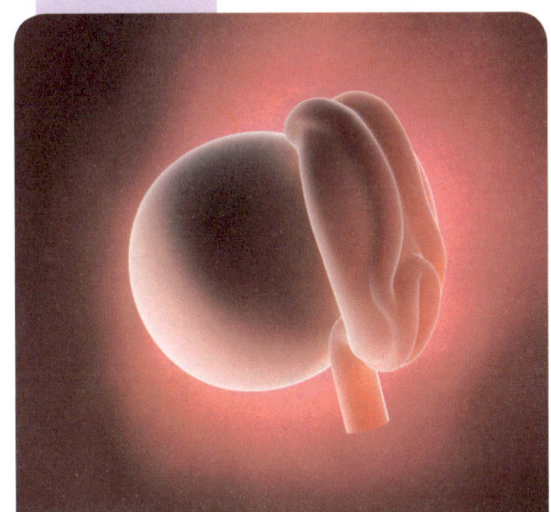

1º mês

OS PRIMEIROS MOMENTOS DO ESTÁGIO EMBRIONÁRIO

SEU CORPO
A data da última menstruação sinaliza o início da idade gestacional. Neste período, a mulher pode sentir os primeiros sintomas de gravidez. Enjoos, sonolência, dores nas mamas, dor de cabeça e no baixo ventre são comuns. Junto dos sinais físicos podem vir alterações emocionais, causadas pelos hormônios. Calma, elas também são normais e a maioria passageiras.

EVOLUÇÃO DO BEBÊ
Já no início da gestação, é imperceptível sentir o crescimento do bebê, mas a partir da 3ª semana, o embrião começa a desenvolver os rudimentos do que serão os sistemas respiratório, circulatório, digestivo, além da coluna e do tubo neural. No final do primeiro mês o embrião mede aproximadamente 9 mm e pesa 0,5 g.

4ª SEMANA - a menstruação não veio
A quarta semana é marcada pela percepção da ausência da menstruação e a desconfiança da gravidez.

2º mês

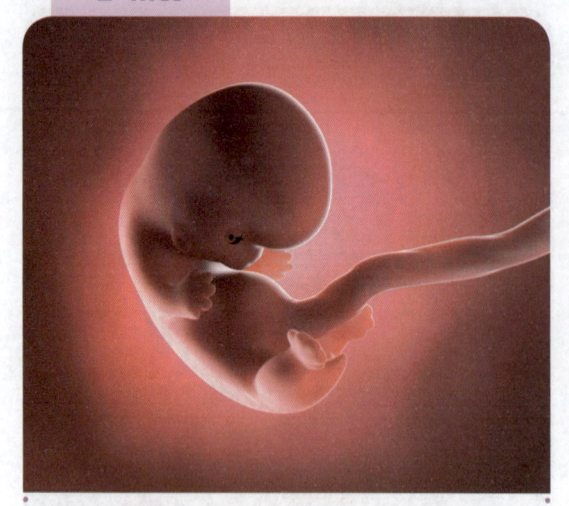

DAQUI A POUCO SERÁ POSSÍVEL OUVIR O CORAÇÃO DO BEBÊ

SEU CORPO
Com sintomas ainda inespecíficos, a futura mamãe sente enjoo matinal, sonolência, tontura, fadiga e dores nas mamas. Na quinta semana inicia-se a compressão da bexiga e o aumento da frequência urinária. Aqui, a barriga começa a ter uma pequena saliência, crescendo cerca de 4 centímetros.

EVOLUÇÃO DO BEBÊ
As características faciais começam a se desenvolver, como boca, língua e nariz. Outras partes do corpo também ganham forma perceptível, entre elas dedos, mãos, pés e orelhas. O embrião, no segundo mês, mede cerca de 3 cm e pesa aproximadamente 10 g. E até o final deste período os órgãos, esqueleto e membros serão formados. Assim como a placenta, que irá garantir a nutrição do bebê até o nascimento.

NA 6ª SEMANA o coração é forte
Lá pela 6ª semana, já é possível ouvir o coração do bebê no ultrassom, um dos primeiros sinais da gravidez.

3º mês

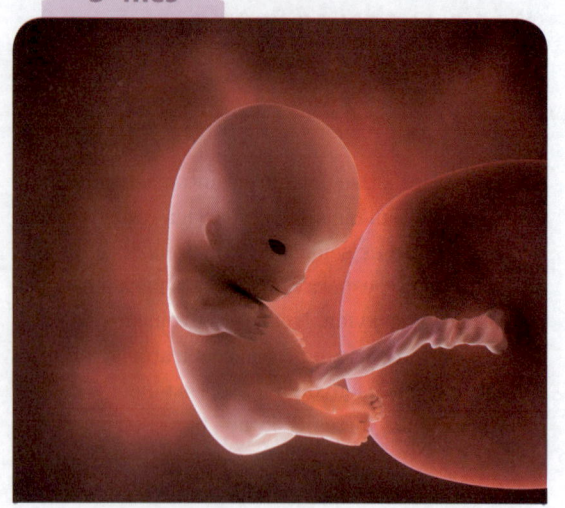

ELE JÁ PODE SER CHAMADO DE FETO

SEU CORPO
Os enjoos persistem, mas, aos poucos, dão lugar a fome. A barriga começa a aparecer e cresce mais 4 cm, os seios ficam mais inchados. A mudança na pigmentação da pele pode levar ao aparecimento da linha negra no abdome ou manchas mais escuras no rosto. Devido a todas as transformações do corpo, é comum a mulher ter mais desconforto nas costas.

EVOLUÇÃO DO BEBÊ
Todos os sistemas estão em evolução e crescimento. O coração já funciona normalmente, assim como bexiga e intestino. Os ossos ficam mais robustos, a área genital do bebê começa a se formar e o feto ganha pelos ultrafinos e macios, e cabelo. Há os primeiros sinais de reflexos de sucção. Aqui o embrião passa a ter aparência humana e já pode ser considerado um feto.

10ª SEMANA com barriga
A partir da 10ª semana o corpo começa a ter formas mais arredondadas, com aumento dos seios e ligeiro aumento da barriga.

4º mês

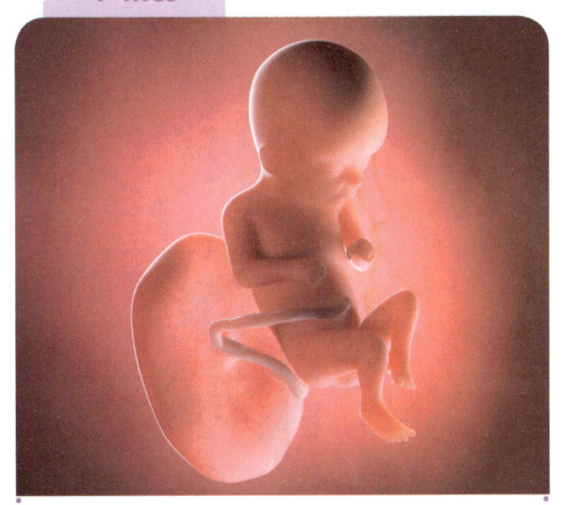

É MENINO OU MENINA?

SEU CORPO

São poucos os sintomas que incomodam, por isso, esta fase é chamada de "lua de mel" da gravidez. Com mais disposição e energia, este é o melhor período para viagens. No corpo, a barriga pode crescer 10 cm até o final do mês – relação com o aparecimento de estrias – e os seios dão início a produção do colostro, uma secreção inicial da qual, a partir dela, terá o leite após o nascimento.

EVOLUÇÃO DO BEBÊ

O bebê passa a ter ciclos de sono e se movimenta, podendo até ter soluços e bocejar. É possível identificar o sexo da criança pelo ultrassom morfológico, exame no qual o médico avalia a saúde da mãe e do filho como um todo. Até o final deste período a evolução não para e o feto consegue identificar sons, o sistema imunológico se desenvolve e ele já apresenta a impressão digital.

Pulos e cambalhotas na 16ª SEMANA
Aqui começa a emoção de sentir que há mesmo um bebê em sua barriga, dando chutes e mudando de posição.

5º mês

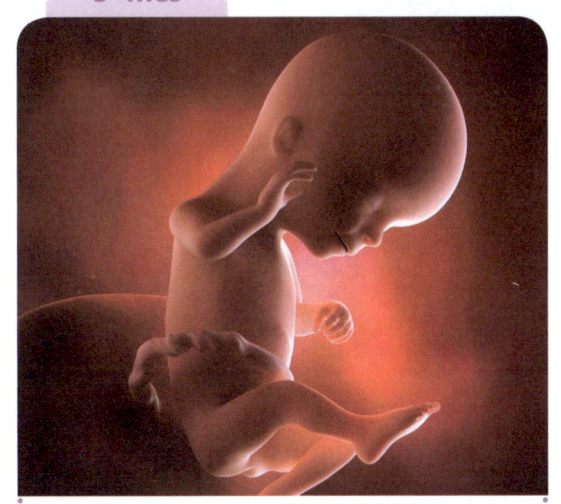

A LINHA NIGRA É NORMAL E COMUM

SEU CORPO

A barriga aumenta, chegando a 20 cm de distância entre o púbis e o umbigo, o que pode gerar dificuldade em encontrar uma posição confortável para dormir. Aquela mudança na pigmentação da pele que começou meses atrás, fica mais evidente. Pode aparecer uma linha mais escura na altura do umbigo, a linha nigra, que desaparece após o nascimento. O bebê precisa de mais nutrientes vindos da mãe, o que aumenta o apetite da gestante.

EVOLUÇÃO DO BEBÊ

O feto cresce cerca de 1 cm por semana, mas há bastante espaço para se mexer, dar pequenos chutes e mudar de posição. Há ganho de peso e as células crescem, o cérebro e o coração estão formados, assim como as características do rosto.

Pele cuidada na 19ª SEMANA
O crescimento da barriga aumenta e os cuidados com as eventuais estrias devem ser intensificados.

6º mês

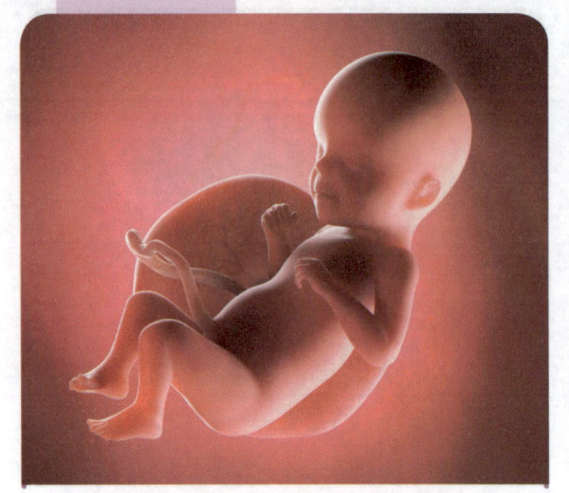

ELE TEM UMA CARINHA, MAS VOCÊ NÃO CONSEGUE DORMIR

SEU CORPO
Ao subir na balança é possível notar um aumento de peso, conforme o crescimento do bebê. Percebe-se um inchaço discreto em mãos, pés, tornozelos e rosto. Devido às estrias, pode haver coceira na barriga, nos seios e nas nádegas.

EVOLUÇÃO DO BEBÊ
As papilas gustativas garantem que o bebê sinta o gosto do que a mãe está comendo que chega pelo líquido amniótico. Por isso ele pode ficar agitado com certos alimentos. As características faciais estão formadas. As pálpebras se abrirão. As unhas dos pés e das mãos, assim como os pelos, cílios e sobrancelhas se tornam perceptíveis. O batimento do bebê pode ser escutado ao colocar o ouvido sobre a barriga. Ele pesa aproximadamente 310 gramas.

26ª SEMANA acelerada
A partir daqui a barriga cresce muito rápido e a gestante pode conversar com o seu médico e pensar sobre o plano de parto.

7º mês

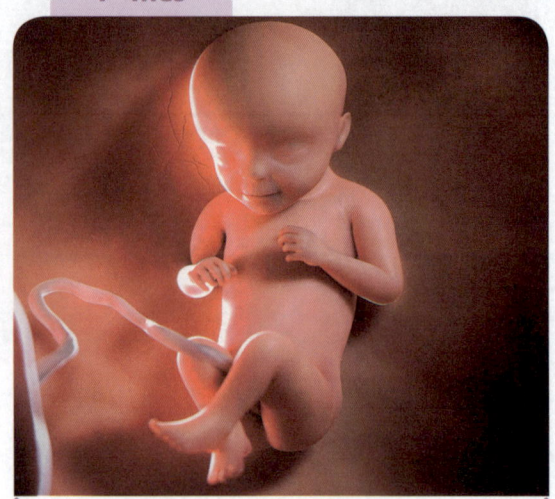

A VONTADE DE FAZER XIXI AUMENTA

SEU CORPO
O começo do terceiro trimestre é marcado pelos desconfortos. As atividades comuns, como abaixar e levantar, ficam mais difíceis. O aumento da barriga leva também à maior compressão da bexiga, ou seja, as visitas ao banheiro ficam ainda mais comuns. Ainda há um cansaço maior das pernas, devido ao acúmulo de líquidos e ao peso do corpo.

EVOLUÇÃO DO BEBÊ
O bebê chega a 25 cm. A pele muda. O sistema endócrino inicia seu trabalho. Os movimentos respiratórios começam. Os ossos ficam mais rígidos, porém o crânio ainda é macio para que possa passar pelo canal vaginal com maior facilidade, depois o formato volta ao normal. Nesse mês o feto se encaixa na posição cefálica.

Contrações na 29ª SEMANA
A partir dessa fase, algumas contrações curtas e que não provocam dor ou secreções começam a aparecer.

8º mês

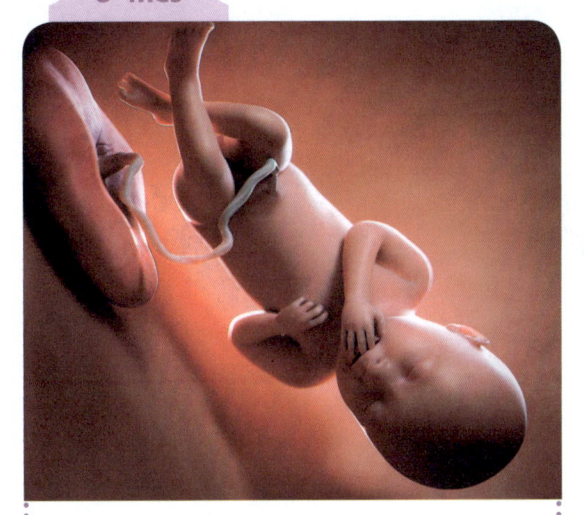

HORA DE O BEBÊ CRESCER E GANHAR MAIS PESO

SEU CORPO
Aqui o principal desconforto é em relação ao tamanho da barriga. O ideal é dormir voltada para o lado esquerdo. Assim o útero não comprime as veias que levam o retorno venoso do sangue dos membros inferiores para o coração. Há necessidade de fazer xixi com mais frequência e pode haver falta de ar. A ansiedade para o parto aumenta, assim como sentimentos de sobrecarga, irritação e nervosismo.

EVOLUÇÃO DO BEBÊ
O bebê chega a quase 30 cm e continua a ganhar peso. O bebê já está "descido" e ainda cresce, porém, mais devagar. Está ficando mais apertado ficar na barriga, por isso os movimentos diminuem.
Ele tem os cincos sentidos bem apurados, com exceção da parte respiratória que segue em desenvolvimento.

30ª SEMANA e a barriga incomoda
Na 36ª semana, a barriga começa a endurecer e contrações mais doloridas podem aparecer. As consultas médicas são mais frequentes.

9º mês

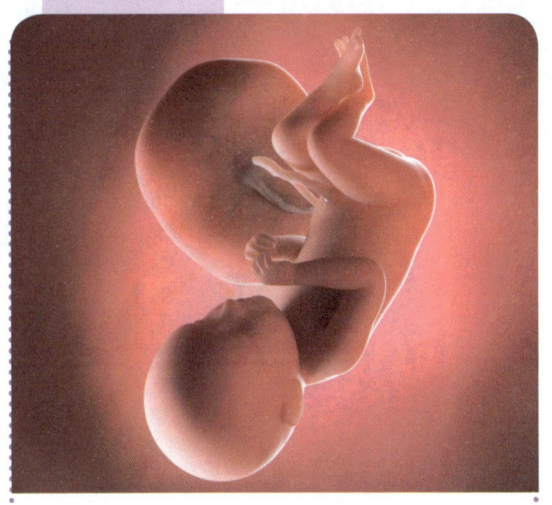

CONTAGEM REGRESSIVA PARA O PARTO

SEU CORPO
A barriga continua crescendo e a gestação está cada vez mais próxima. O peso torna a locomoção um pouco mais difícil para algumas mulheres. As contrações aumentam e a preocupação com o parto se torna mais intensa. Aumenta a contração vaginal e os seios vazam leite.

EVOLUÇÃO DO BEBÊ
Os pulmões estão em desenvolvimento até a hora de nascer, se preparando para a primeira respiração ao ar livre, assim como o primeiro choro. Nessa fase o bebê chega a ter entre 40 e 45 cm, pode ter cabelos na cabeça, pode ouvir, sentir, tocar e ver e está pronto para vir ao mundo. O monitoramento da equipe médica fica mais minucioso da 41ª a 42ª semanas até chegar o momento mais esperado: o parto.

Maturidade fetal na 39ª SEMANA
O bebê nasce "a termo", ou seja, no tempo certo, na 39ª semana. Mas há casos do nascimento ser com 41 semanas de gravidez.

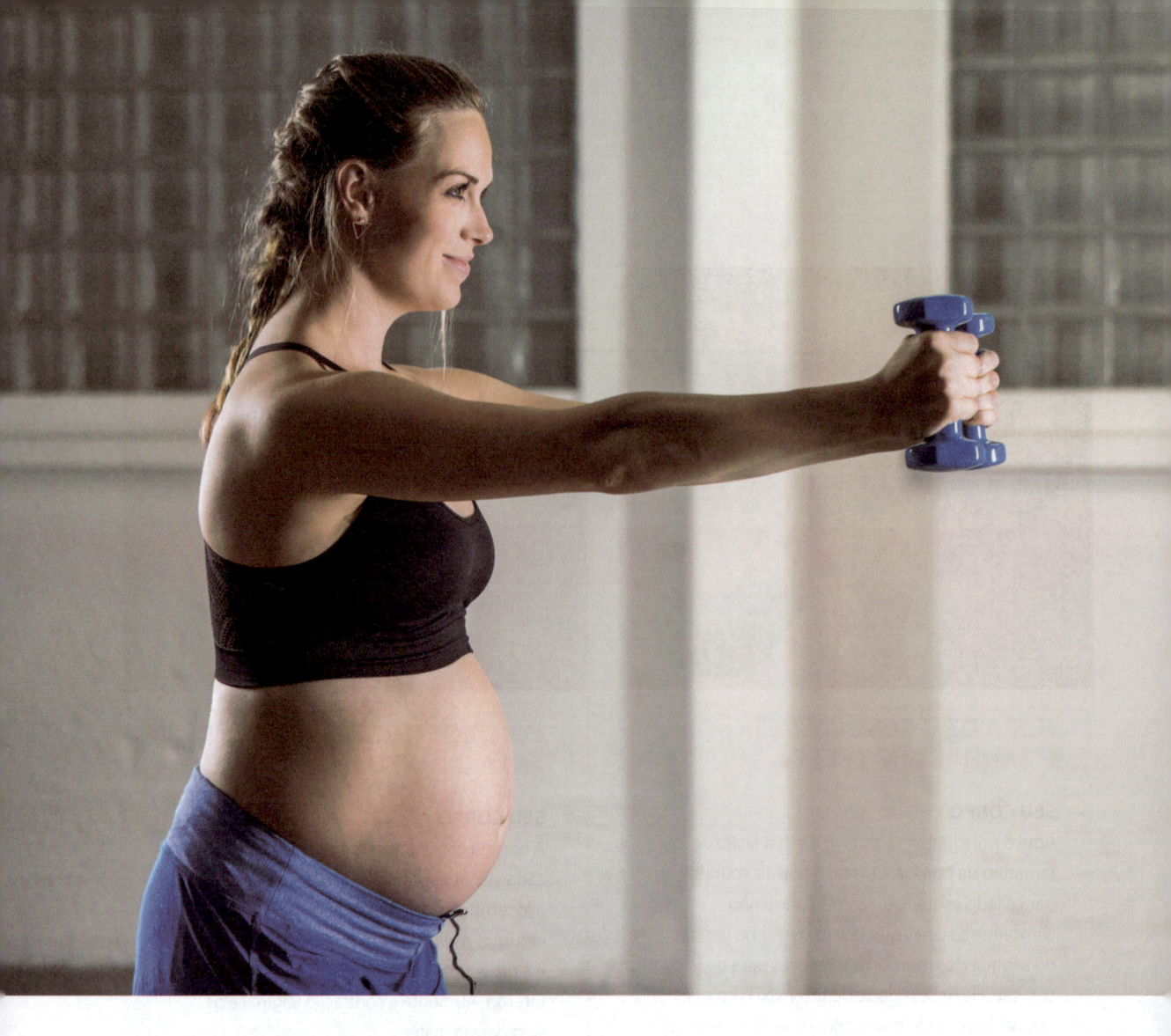

Exercício é garantia de saúde

No passado, a prática de exercícios físicos na gravidez não era indicada.
Hoje, a recomendação mudou e ela é considerada essencial e benéfica para a saúde da mulher e do bebê

Quando se fala em um treino idealizado para grávida ele está longe de ser focado só na forma física. Afinal, os benefícios da atividade física nesse período vão além da garantia de uma silhueta elegante. Durante o pré-natal, se exercitar é sinônimo de melhora da flexibilidade, aumento da tolerância à dor (lombar, devido à mudança postural e periférica), e ainda aprimoramento da musculatura da região do períneo. E não é só. Há evidências científicas de que manter-se em movimento colabora para índices menores de cesarianas e prematuridade. Além de todos esses ganhos, há que se lembrar do bem-estar físico e psíquico que os exercícios proporcionam. Pensou que a lista acabou? Mero engano. Se exercitar previne a depressão pós-parto, ajuda a controlar a ansiedade, melhora a autoestima, disposição e aptidão física, auxilia no controle do diabetes e hipertensão gestacional, além de promover a redução de edemas.

POR ONDE COMEÇAR
Quem já inclui em sua rotina visitas periódicas à academia, em geral, poderá manter suas atividades. Elas passarão por ligeiras adaptações ao longo do período gestacional. E mesmo quem leva uma vida se-

A frequência ideal na gravidez é praticar atividade física, no mínimo, três vezes por semana

dentária poderá dar início a um plano de exercícios. As opções podem abranger trabalhos aeróbicos, para controle do peso - caminhada, hidroginástica, bicicleta estacionária; musculares – ginástica localizada para gestantes, musculação adaptada e exercícios de alongamento e relaxamento, combinados com os do tipo respiratórios, para aliviar o estresse. Outras atividades interessantes e liberadas são a ioga e o pilates. Através delas se observa uma melhora de corpo e mente, além de ajudar a manter a elasticidade das articulações, o que favorece o parto.

Quanto às modalidades contraindicadas, devem ser evitados exercícios que envolvam jogar bola, artes marciais e lutas, saltos, flexões ou extensões intensas e práticas que exijam equilíbrio. Quem nunca correu, por exemplo, não iniciará essa atividade na gravidez. Além do que, exercícios feitos na postura deitada (decúbito dorsal) comprimem a veia cava e a artéria aorta, reduzindo o suprimento sanguíneo para a mãe e para o bebê, por isso não devem ser praticados.

EQUILÍBRIO NA ACADEMIA

A maioria dos especialistas indica que a frequência ideal para praticar uma atividade física é de no mínimo três vezes por semana. A intensidade deve ser leve e moderada, com duração de 30 a 60 minutos. A recomendação do Colégio Americano de Obstetrícia e Ginecologia, é a realização de sessões de 30 minutos de atividade moderada, cinco vezes por semana. Mas cuidado com os exageros. As ações corporais devem ser prazerosas e tranquilas. Ao primeiro sintoma de que se está passando do limite, é preciso comunicar o profissional que esteja acompanhando a gestante. E os sinais podem se manifestar por meio de dores intensas, contrações, sangramento vaginal e perda de líquido amniótico. Algumas condições clínicas, como doenças cardíacas, pulmonares e anemias graves, também podem ser agravadas com a atividade física.

DE VOLTA À ROTINA

Passado o parto, algumas mães não veem a hora de retomar a rotina de treinos. Mas, quando é seguro voltar? A verdade é que há divergência entre a opinião dos especialistas. Alguns seguem a risca a tradição da quarentena, ou seja, ficar quarenta dias de repouso, outros são menos rigorosos e indicam o período de 15 dias de espera para o início de ações leves, como a caminhada. No entanto, para se ter uma média, a partir de 30 dias da data do parto, a mulher poderá voltar às práticas habituais, desde que liberada pelo médico que acompanha a gestante.

De modo geral, o que difere essa data de volta pode ser o tipo de parto. Depois de um parto normal, o ideal é esperar 30 a 40 dias para praticar uma atividade física; se o parto for cesárea, esse período é mais longo, de 45 a 60 dias. Lembre-se que o corpo da mulher leva de seis meses a um ano para voltar ao normal e o exercício deve ser um aliado para ajudar a acelerar o processo, especialmente nos aspectos de postura e flacidez.

Mas, antes de pensar na volta, que tal começar?

A seguir, conheça algumas atividades, e os seus benefícios, e inspire-se a dar o primeiro passo ainda durante a gestação.

Será que estou exagerando?

Excessos podem prejudicar a mãe e o bebê. Para ela, há o risco de lesões, dores e parto prematuro e problemas cardíacos. Para ele, poderá ocorrer suprimento sanguíneo e desenvolvimento inadequados.

Veja os sinais de que se está passando dos limites:
- dores musculares ou lesões articulares;
- cansaço extremo;
- taquicardia e falta de ar;
- dor de cabeça ou dor lombar;
- contrações frequentes e perda de líquido amniótico;
- vertigens e fraqueza muscular;
- dificuldade de respirar (dispneia) anterior ao esforço;
- dor peitoral;
- dor na perna ou inchaço.

Pilates

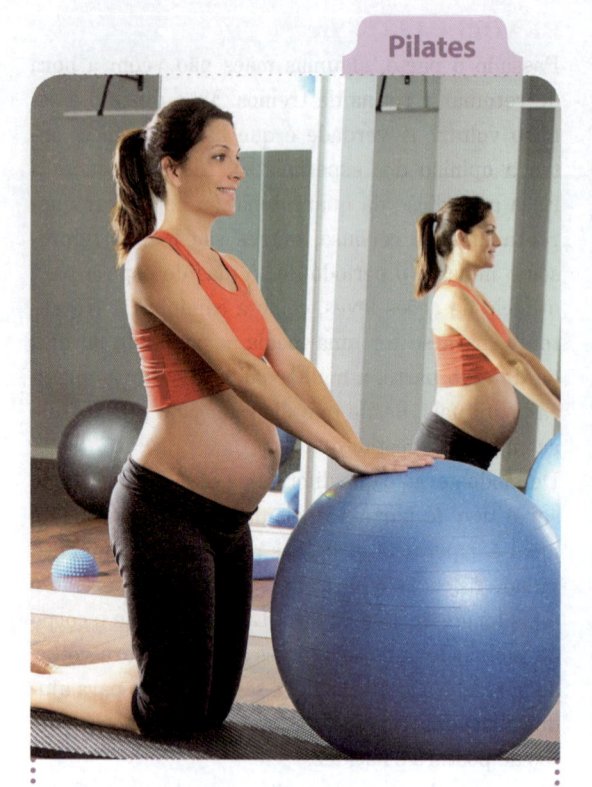

A prática é recomendada às gestantes por ser uma atividade física considerada calma, fluida, precisa e que permite diversas adaptações com respeito às alterações fisiológicas e musculoesqueléticas da fase gestacional. Um dos benefícios da atividade é a diminuição dos incômodos causados na gravidez.
Contudo, apesar de liberada, alguns cuidados devem ser tomados.
A partir do segundo trimestre, por exemplo, a gestante deve evitar a posição de barriga para cima, para não comprimir a veia cava, diminuindo a oxigenação entre a mãe e o bebê.
Além disso, os exercícios devem ter menor amplitude e menos sobrecarga ao longo da gestação para evitar lesões. Por isso, o pilates deve ser feito sempre com a supervisão de um instrutor capacitado para orientar a grávida.

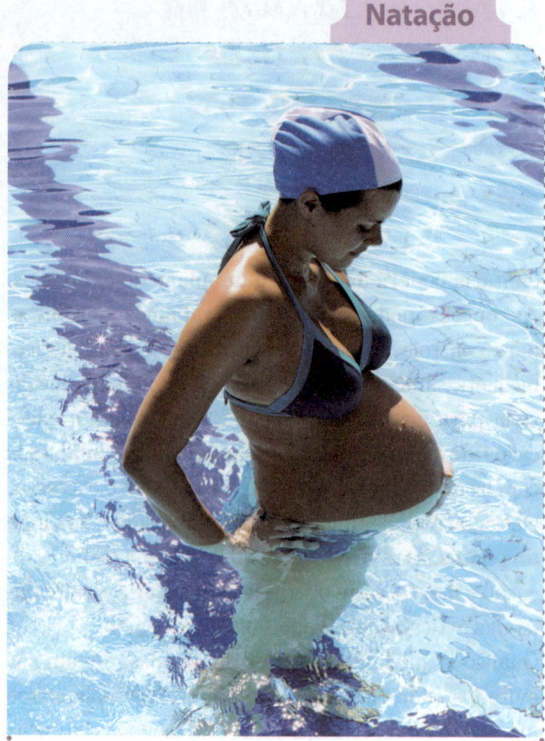

Natação

As atividades aquáticas são muito indicadas. O motivo disso é que são de baixo impacto e proporcionam leveza ao corpo que vem ganhando peso a cada mês.
Por ser uma atividade aeróbica, a natação pode substituir a caminhada quando o corpo estiver muito pesado e com mais dificuldade de locomoção e mobilidade, por exemplo. A prática diminui o risco de doenças relacionadas ao ganho de peso nesta fase.
Mas atenção, o esporte deve ser praticado com intensidade leve a moderada e com exercícios mais curtos do que o indicado para alunas não-gestantes.
Outro alerta se dá àquelas que já passaram do sétimo mês. Nesse momento, o canal de parto já está sendo formado. A modalidade pode proporcionar eventual contaminação interna e deve ser evitada. Na dúvida, converse com o médico para adotar outra atividade neste período.

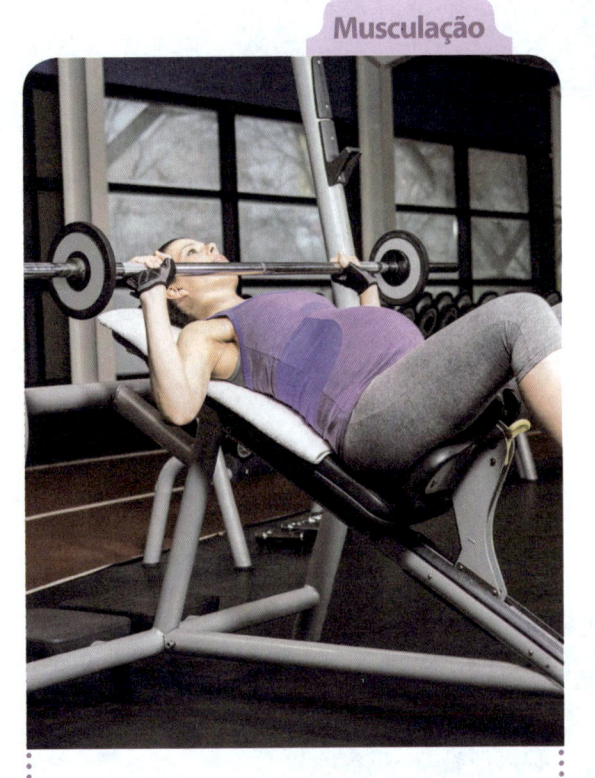

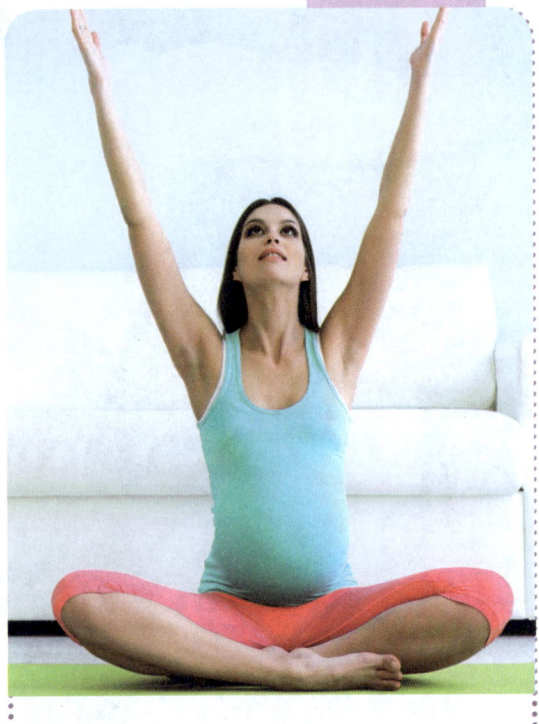

Musculação

Quem não dispensa a agitação de uma academia deve saber que ela está liberada mesmo durante a gravidez. Contudo, o ambiente deve ser frequentado com ressalvas, claro, sendo que entre elas inclui a prática de exercícios em que se tenha que usar o abdome como apoio ou a hiperextensão da coluna. Exercícios que comprimam a região da barriga, como os abdominais, não devem ser executados em especial nos segundo e terceiro semestres da gestação. Mas, de modo geral, os movimentos da musculação são excelentes para fortalecimento.
Entre a modalidade, os treinos chamados funcionais, são aliados da gestante, eles trabalham com o peso do próprio corpo, respeitando as mudanças posturais.
Vale recordar que, trabalhando os músculos certos, o parto fica até mais fácil de ser executado.

Ioga

Se você já tem conhecimento da prática, fique tranquila. A dica é se adaptar aos novos limites e não forçar nenhuma parte do corpo. Deve-se tomar cuidado, por exemplo, com o excesso de força abdominal que se faz em alguns exercícios. Agora, se é novata na técnica, saiba que o cuidado com as posturas deve ser redobrado. Elas exigem alongamento e resistência muscular. Por esse motivo a ioga é uma boa opção para as gestante, pois traz conforto e alívio para as alterações posturais que ocorrem ao longo das 40 semanas. Além disso, a modalidade indiana conta com as meditações que ajudam a controlar a ansiedade e as alterações de humor comuns da gestação. E ainda, com o auxílio e conhecimento correto, a gestante pode praticar a atividade na sua própria casa.

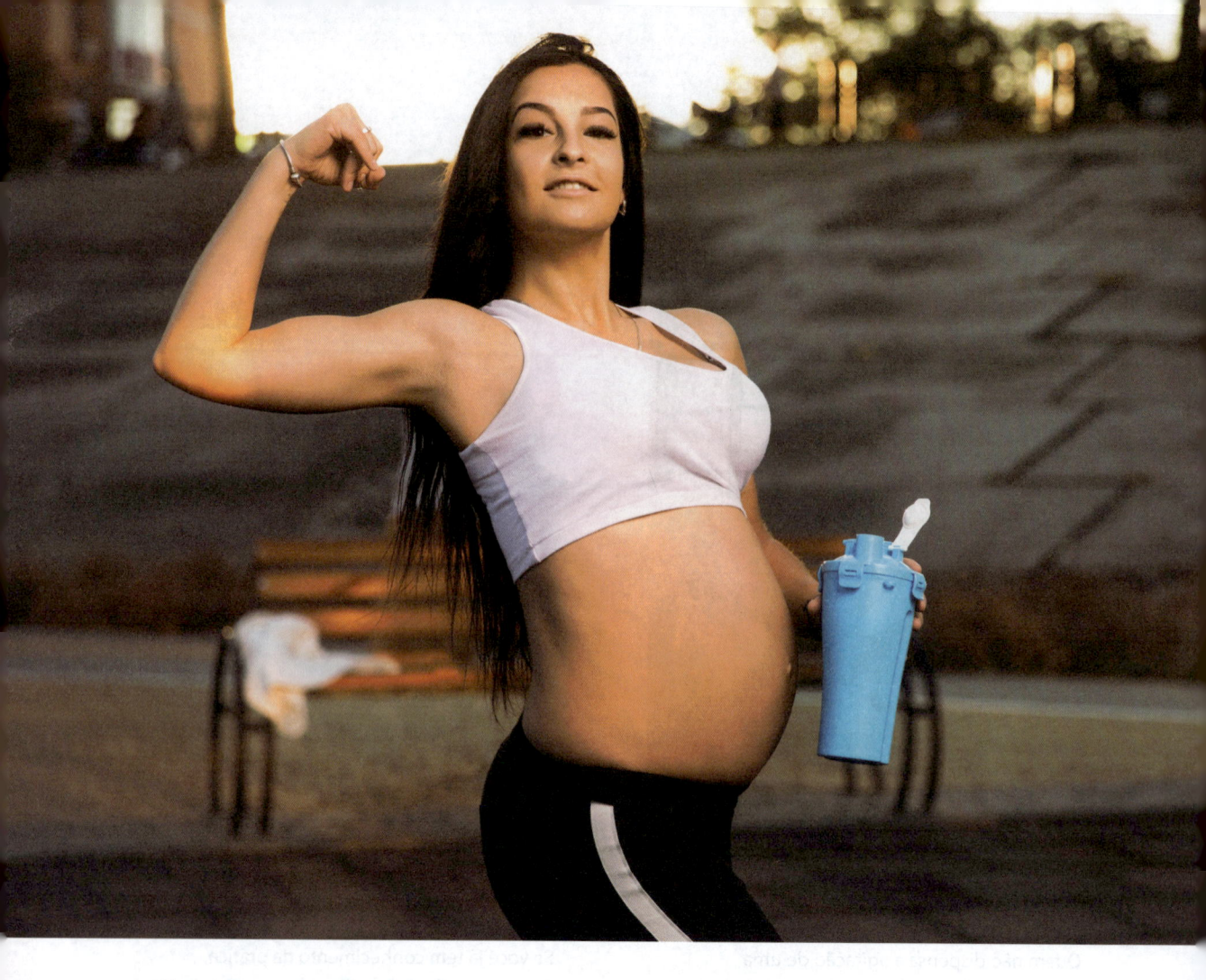

Cada trimestre com seu exercício

O treino certo ajuda a alongar e a condicionar os músculos em cada fase.
Acompanhe os movimentos indicados para cada trimestre

Lembra que é tempo de aprender a ouvir o seu corpo? Não só porque há uma vida lá dentro, mas porque o organismo está diferente e mudando cada vez mais durante essas 40 semanas. Que você não pode deixar de se exercitar durante esse período é fato. Mas, dar uma atenção extra a cada movimento nesta fase nunca é demais. As mulheres que são sedentárias e decidem se exercitar durante a gravidez devem procurar uma atividade leve.
E aqui vale até adotar uma prática esportiva em casa mesmo. Existem treinos específicos para gestantes, como os separados a seguir. O treino é simples, funcional e seguro, tendo um específico para cada trimestre. Mas e se fazer disposição para se mexer? Calma, em cada fase a mulher pode, sim, se sentir mais ou menos comprometida em praticar exercício. Isso faz parte daquelas mudanças todas que acontecem no corpo, não há nada de errado, o importante é respeitar o seu corpo.
No primeiro trimestre, por exemplo, é comum se sentir cansada, relação esta com o aumento de progesterona. Este é um sinal de que a gestação está evoluindo bem, então procure desacelerar e não exagerar.
Já no segundo trimestre é hora de deixar a preguiça de lado. Até porque aqui a disposição está em alta e deve-se praticar atividades que mantenham a forma. No final da gestação, o terceiro trimestre, os dias ficam mais cansativos e a gestante deve optar por movimentos que não forcem tanto.
Quando for preciso driblar a preguiça e focar na saúde, confira e coloque em prática o seguinte treino.

1º trimestre

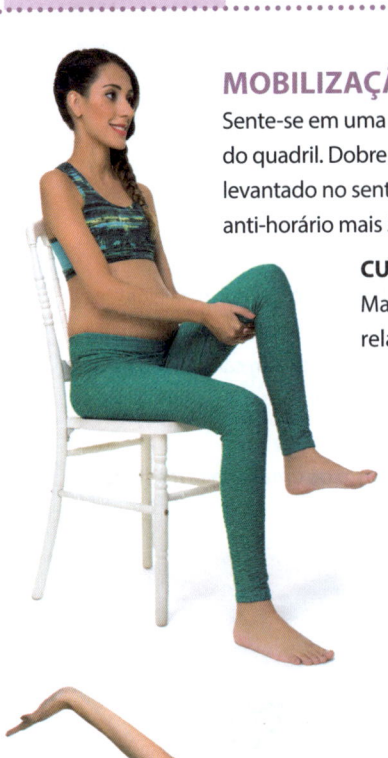

MOBILIZAÇÃO DO TORNOZELO

Sente-se em uma cadeira firme, com os pés apoiados no chão e afastados na largura do quadril. Dobre um joelho para cima, segurando por baixo. Movimente o pé levantado no sentido horário 5 vezes, fazendo um círculo completo, depois no sentido anti-horário mais 5 vezes. Faça com a outra perna.

CUIDADOS
Mantenha a boa postura, deixando sempre os ombros e o pescoço relaxados. A respiração deve ser natural.

ROSCA

Em pé, com os pés afastados na largura dos quadris e os joelhos levemente flexionados, segure um peso de 1 quilo em cada uma das mãos, com as palmas voltadas para a frente e os braços na lateral do corpo. Inspire pelo nariz e, na expiração, solte o ar pela boca, dobre os cotovelos, elevando os pesos. Expire e baixe os braços novamente. Repita 8 a 10 vezes.

CUIDADOS
Evite curvar os ombros para a frente durante o exercício.

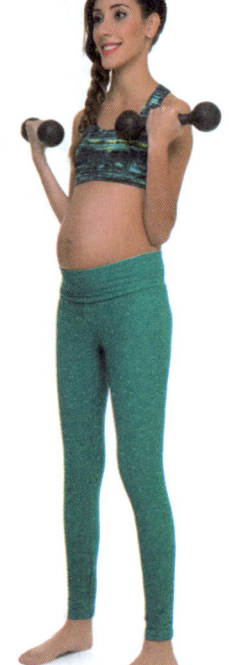

ALONGAMENTO LATERAL DO TRONCO

Sente-se no chão com as pernas cruzadas e a coluna reta. Eleve um dos braços acima da cabeça, em direção ao teto. A outra mão fica apoiada no chão. Leve o braço por cima da cabeça até onde for confortável. Incline o tronco. Mantenha por dez segundos. Repita para o outro lado.

CUIDADOS
Mantenha os ombros relaxados.

2º trimestre

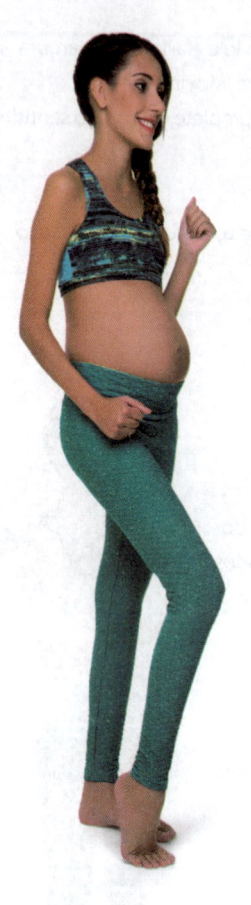

CAMINHADA ESTACIONÁRIA

Fique em pé, com os pés afastados na largura do quadril, paralelos. Olhe reto para a frente. Levante o calcanhar esquerdo do chão e force para baixo o calcanhar direito. Transfira o peso de um calcanhar para outro, sem mover o quadril. Faça 20 repetições.

CUIDADOS

A gestante pode apoiar as mãos no encosto de uma cadeira resistente para equilibrar-se.

ALONGAMENTO DE PANTURRILHA

Fique de frente para uma parede. Dobre os cotovelos e apoie as mãos e os antebraços na parede. Pressione o calcanhar direito no chão, deixando o peso cair para a frente, sobre os braços. Dobre ligeiramente o joelho esquerdo. Mantenha por 20 segundos e faça com a outra perna.

CUIDADOS

Mantenha a respiração pausada.

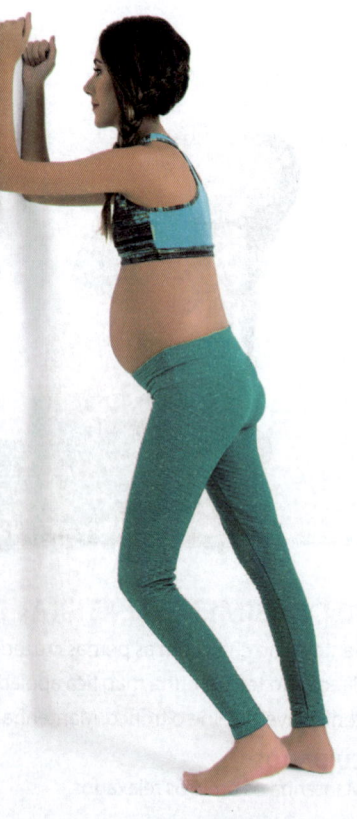

3º trimestre

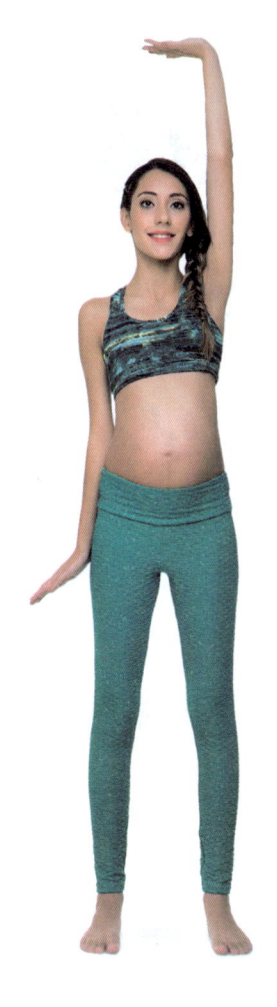

ELEVAÇÃO DOS BRAÇOS

Em pé com os pés afastados na largura dos quadris. Relaxe os braços na lateral do corpo, com as palmas voltadas para trás. Levante o braço esquerdo em direção ao teto, com a palma voltada para cima. O outro braço deve ficar esticado ao longo do corpo, com a palma voltada para baixo. Mantenha por 20 segundos e inverta a posição dos braços.

CUIDADOS
Mantenha o pescoço relaxado.

AGACHAMENTO NA PAREDE

Em pé, com as costas apoiadas na parede. O calcanhar deve ficar a 15 cm dela. Não encoste a cabeça. Dobre os joelhos e deslize um pouco para baixo contra a parede. Volte para a posição inicial, deslizando novamente. Faça 6 a 10 repetições.

CUIDADOS
Os joelhos não devem ultrapassar a ponta dos pés na hora de abaixar.

RELAXAMENTO DA COLUNA

Ajoelhe em uma almofada, no chão, mantendo os joelhos levemente separados e os pés próximos ao bumbum. Incline as costas e apoie as mãos cerca de 30 centímetros à frente. Os braços devem ficar apoiados no chão ou, se possível, sob uma almofada. Mantenha a posição por 1 minuto.

CUIDADOS
Relaxe os músculos e todas as suas articulações.

58

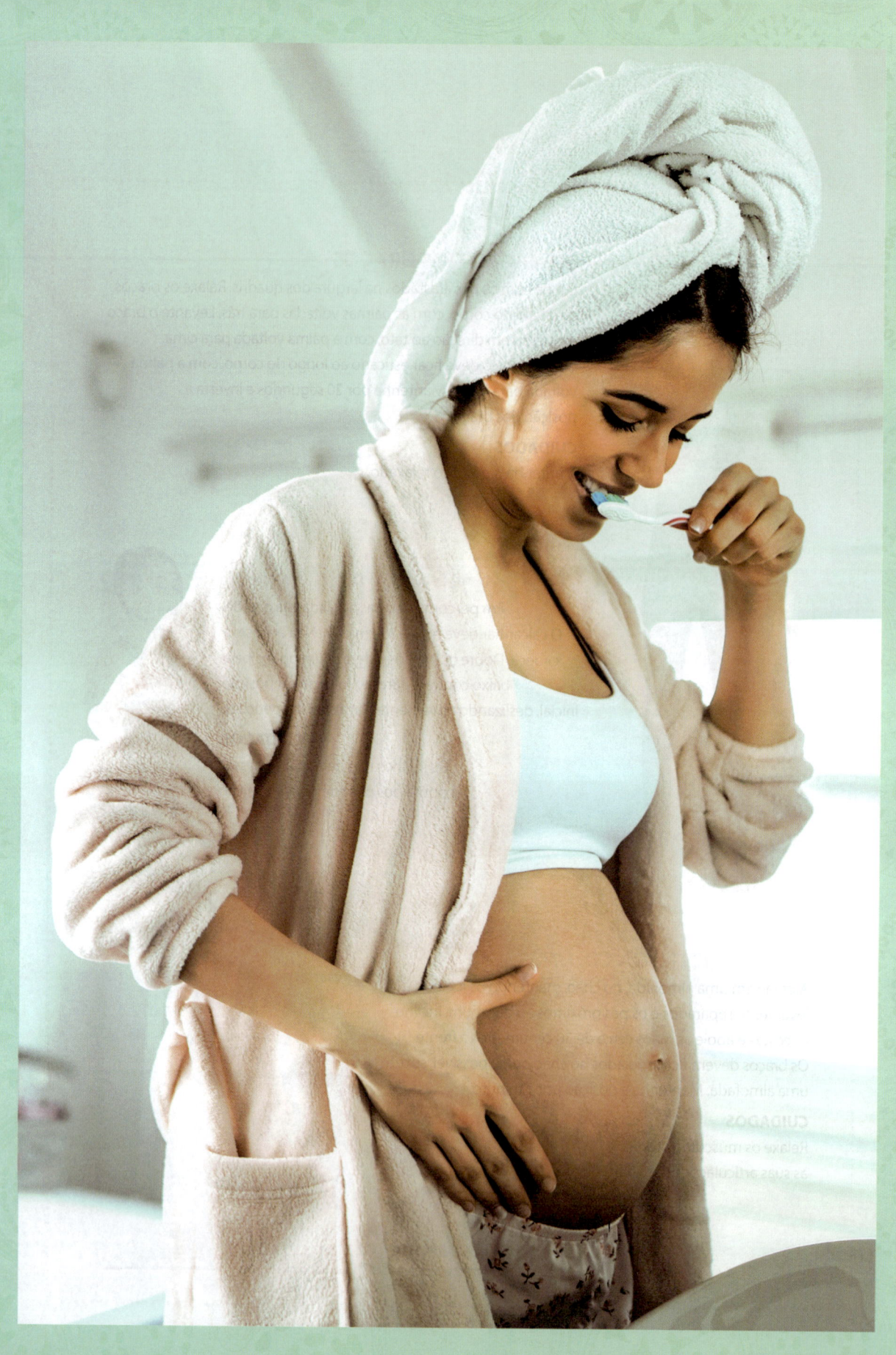

Capítulo 3

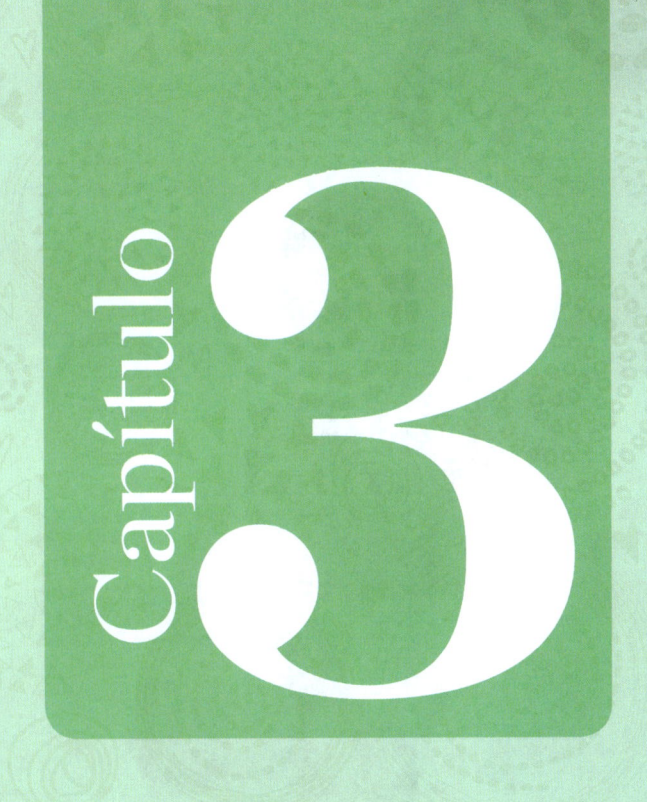

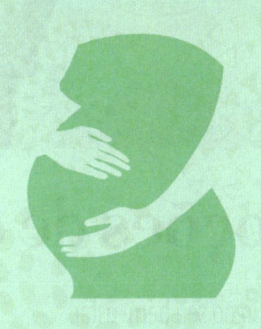

Vida de Gestante

A gravidez é um momento único na vida de uma mulher, são modificações no corpo e alterações psicológicas. Diante de tantas mudanças é importante saber o que acontece até a chegada do filho.

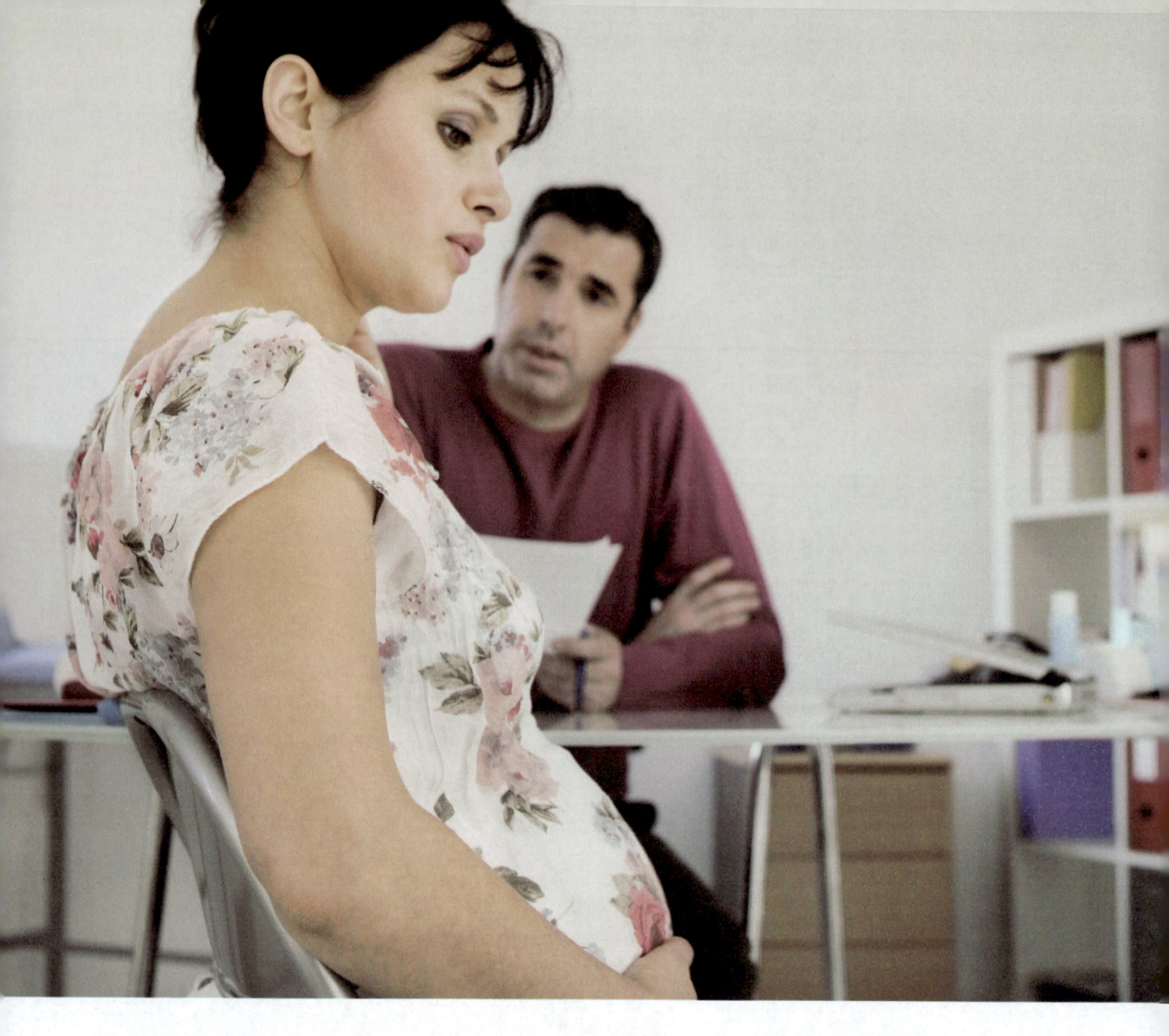

Cuide das emoções de cada fase

O que acontece no corpo da mulher tem reflexo no seu bem-estar.
O pré-natal psicológico ajuda a entender e lidar com as sensações

Todas as mudanças durante os nove meses de gestação podem ser vistas e especialmente sentidas pela futura mamãe. Além das transformações físicas, um turbilhão de emoções começam a fazer parte da rotina da mulher. É comum sentimentos como medo, alegria, insegurança e ansiedade, para listar apenas alguns. Apesar dos hormônios terem sua parcela de culpa - o nível de estrógeno aumenta na gravidez e a progesterona se equilibra para receber o embrião - nem tudo é responsabilidade só deles. E é justamente para entender e saber lidar com essa nova função: de ser mãe, que a terapia é uma aliada da grávida, seja ela de primeira viagem ou não.

PRÉ-NATAL PSICOLÓGICO

Se é preciso fazer acompanhamento regular com um obstetra, por que não fazê-lo também com um psicólogo? É muito interessante começar o acompanhamento psicológico antes do nascimento do filho, uma vez que durante a gestação e logo após o parto muitas mudanças ocorrem na vida da mulher.

A terapia é indicada para ajudar a futura mamãe a criar novas dinâmicas, entender melhor seu novo papel – ela deixa de ser filha e profissional para se tornar mãe – e lidar com as dificuldades que possam surgir e gerar estresse e principalmente frustração. Vale lembrar que existe uma grande cobrança, tanto pessoal quanto da sociedade, pelo perfeito, tanto no corpo, quanto em atitudes. Tudo pode se tornar um fator de angústia nesta fase.

A psicoterapia, nessa situação, não trabalha só o que aconteceu no passado, ela vem ao encontro da evolução que a grávida vai passar. É interessante a gestante realizar o tratamento para se sentir mais preparada para lidar com a situação atual, com autoconhecimento e futuros medos, além de saber conviver com as pessoas ao redor, que podem compartilhar vários sentimentos, inclusive os negativos, casos esses de comparações entre grávidas da família ou do mesmo círculo de amizade, por exemplo. A frequência das sessões depende de uma série de fatores, entre eles como a grávida tem lidado com sua nova posição e a técnica que será utilizada pelo terapeuta. Normalmente, a visita tende a ser semanal ou quinzenal.

CUIDADOS SE ESTENDEM NO PÓS-PARTO

Tão importante quanto entender e vivenciar da melhor forma possível essas mudanças dos nove meses de gestação é encarar a nova realidade que está por vir, que nem sempre é a esperada.

Longe dos holofotes das redes sociais, a maternidade, na vida real, pode ser cansativa, estressante e ir na contramão da expectativa da mãe tão logo o nascimento do filho. Depois do período de gestação existem transtornos, como o *baby blues* e a depressão pós-parto, importante de serem tratados.

No primeiro caso, o *baby blues*, ele é passageiro e pode durar de 15 a 20 dias logo após o parto. O principal sintoma é a tristeza da mãe, mesmo vendo que o bebê e a família estão bem. Com forte relação a causas hormonais, não é preciso tratamento, além da atenção e cuidados familiares. Mas uma boa sessão de terapia tende a fazer com que a mãe entenda o quadro e se acalme até que os hormônios voltem ao normal.

Já casos mais graves estão relacionados à depressão pós-parto, diagnóstico feito com maior frequência em quem já teve depressão ou outras doenças psiquiátricas. Aqui, atenção e carinho vindo dos amigos e da família são importantes, mas não podem ser o único recurso, é preciso um acompanhamento médico e psicológico de perto. Tudo pelo bem-estar da mãe e do bebê.

Os sentimentos mais comuns a cada trimestre

PRIMEIRO TRIMESTRE
A emoção fala mais alto

Lembra que as taxas de estrógeno e progesterona, no começo da gestação, vão para as alturas? Não tem psicológico que passe ileso a essa mudança. Apesar da felicidade em receber a notícia da chegada de um filho, outras sensações rondam a cabeça da mulher, entre elas é comum o medo e a angústia. Sentimentos bem diferentes dos vistos nas redes sociais.

Por falar em redes sociais, a cobrança pelo perfeito e muitas comparações com a vida dos outros (via Instagram, por exemplo) levam a negatividade em relação a si mesmo. É importante olhar para si, não se comparar e entender as mudanças.

SEGUNDO TRIMESTRE
A calmaria passa a habitar

Com desconfortos físicos mais brandos e a barriga tomando forma, a mulher passa a aproveitar mais a gestação, sem tantas preocupações que afetam a saúde psicológica. Inclusive, a ansiedade e o nervosismo dão lugar a tranquilidade e à satisfação com a atual situação. Talvez só uma questão pese mais aqui, e é justamente a briga com a balança. As alterações no peso afetam principalmente as mais vaidosas, no entanto, é possível encontrar um ponto de equilíbrio em nome da saúde física e emocional.

TERCEIRO TRIMESTRE
Em foco, a ansiedade

Cansaço físico, desconforto em relação ao tamanho da barriga, dúvidas sobre o tipo de parto, insegurança sobre a saúde e bem-estar do bebê, distanciamento na vida sexual com o parceiro e preocupação em organizar tudo que falta para a chegada do filho deixam qualquer emocional mais fragilizado. É comum a gestante ficar irritada e ansiosa em meio a tantas transformações. Mesmo com a falta de tempo e cansaço frequente é preciso seguir na terapia. É necessário entender e aprender a lidar com o que está por vir, inclusive com frustações que possam ocorrer.

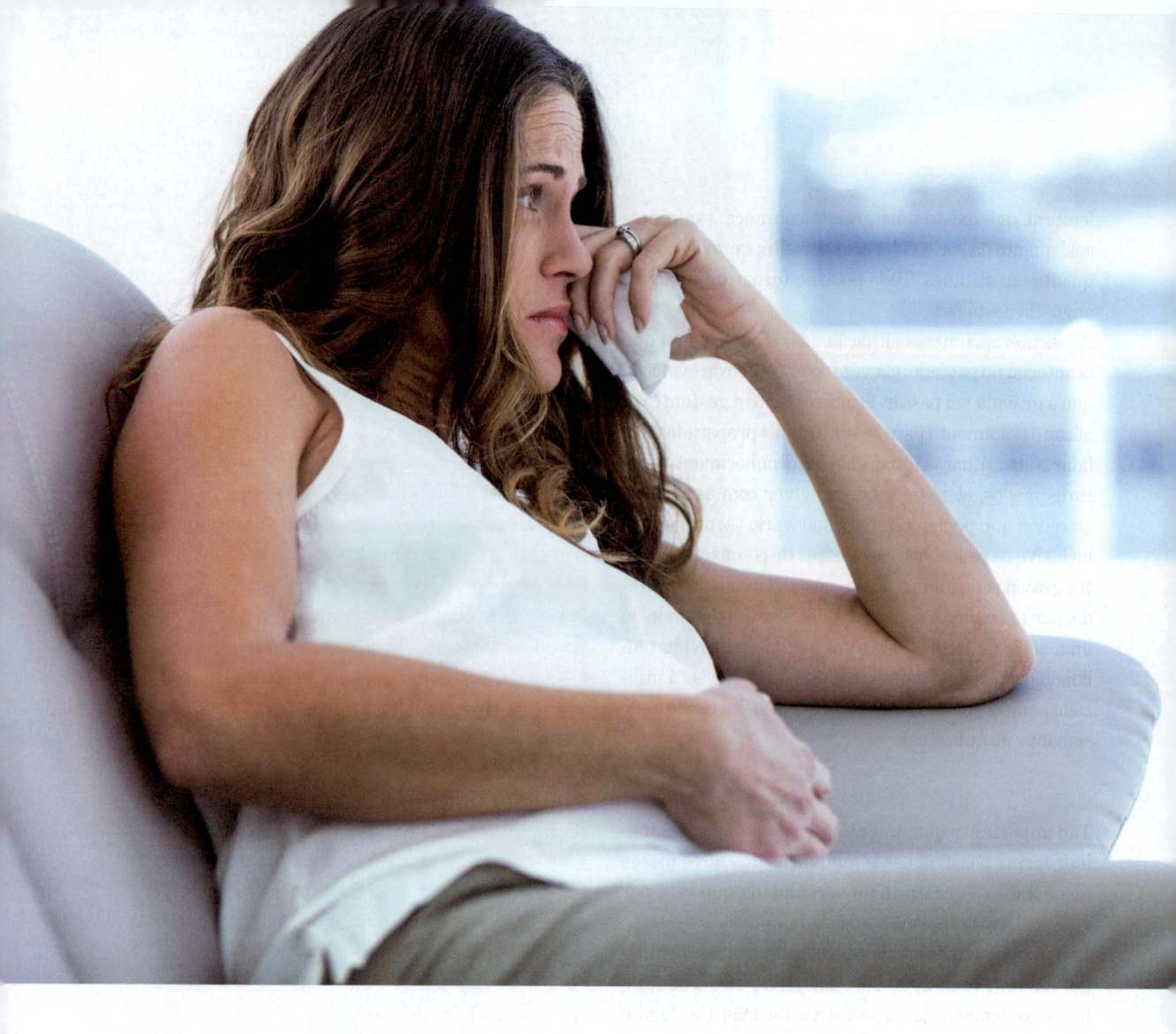

Depressão durante a gravidez

O momento era para ser de alegria, mas a tristeza insiste em ficar. Desafio é proteger a saúde mental da mãe e amenizar o sentimento de culpa para fortalecer ainda mais o vínculo entre ela e o bebê

Esperar um bebê é um momento especial na vida de toda mulher. E ao contrário do que se compartilha nas redes sociais, essa fase não é feita só de momentos felizes, não. As alterações de humor, choros repentinos e sensibilidade à flor da pele são comuns, é verdade, graças à montanha-russa de mudanças hormonais. Mas o excesso desses sentimentos ou sua persistência é sinal de depressão, chamada também de depressão pré-parto.

O primeiro sinal da existência do problema é se ao invés da alegria, a tristeza e o desânimo fizerem parte da rotina da futura mamãe, acompanhado da culpa por não se sentir feliz.

Acredita-se que a depressão antes do nascimento atinja cerca de 10% a 20% das grávidas, sendo mais frequente no primeiro e terceiro trimestres.

Além da tristeza, outros sintomas são identificados, como perda de apetite, redução da capacidade de concentração, insônia, crises de choro sem motivo, cansaço e sensação de fracasso. Também não é incomum ocorrer a diminuição da libido, irritabilidade e pensamentos de morte e até suicídio.

As causas da depressão pré-parto são muitas e variam de acordo com cada mulher, mas destacam-se principalmente uma possível gestação indesejada, estresse, crises familiares, dificuldades financeiras, baixa autoestima e preocupação com as modificações no corpo. Há também a predisposição genética e as transformações hormonais, psicológicas e até da nova rotina dessas mulheres. Porém, algumas grávidas desenvolvem esse tipo de depressão sem qualquer um desses fatores ou explicação aparente.

A SAÚDE DO BEBÊ

O tratamento para amenizar os desconfortos decorrentes da depressão varia conforme a gravidade do estado da gestante. É possível que os cuidados sejam compostos por terapia, com sessões agendadas com um psicólogo e o uso de medicamentos específicos, esses prescritos por um psiquiatra. No entanto, no que diz respeito aos remédios, nem sempre eles trazem os benefícios esperados ou são liberados para a gestante. De acordo com uma pesquisa divulgada pelo *Archives of General Psychiatry*, grávidas que usam antidepressivos aumentam as chances de o filho ter problemas no desenvolvimento cerebral. Para se chegar a esse resultado foram analisadas, por meio de questionário e ultrassom, mais de 7 mil grávidas e concluiu-se que os bebês das mulheres que usavam antidepressivos eram os que tinham o crescimento craniano mais lento, apesar do corpo se desenvolver normalmente. Sabe-se que o uso de antidepressivo durante a gestação deve ser criteriosamente avaliado. Pesquisas mostram aumento de partos prematuros e até de cesáreas nessas mulheres. Atualmente, o dilema de usar ou não antidepressivos na gestação parece pender mais para a manutenção do medicamento, porém é importante apontar a possibilidade para o médico que acompanha a gestante.

Outro estudo, este publicado pelo periódico americano *Epidemiology*, comprovou que os antidepressivos ocasionam partos prematuros tardios (após a 34ª semana). Tal fato pode influenciar no nascimento de bebês abaixo do peso e outras complicações, como pulmões pouco desenvolvidos. Sabe-se também que as alterações hormonais que afetam o humor interferem no equilíbrio químico da placenta, o que leva a antecipar a chegada do filho ao mundo.

Já outra pesquisa, esta do Instituto de Psiquiatria e Neurociência do King's College London, no Reino Unido, aponta que os bebês de mães que tiveram depressão durante a gravidez são mais hiperativos,

Em casos mais leves, a psicoterapia ajuda as mães a passarem por esse momento, melhorando a qualidade de vida e aumentando a autoconfiança

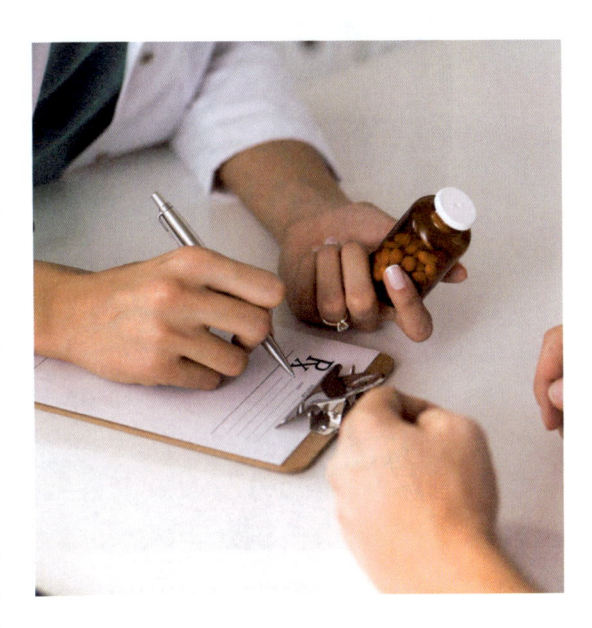

E quando ocorre antes da gravidez

Quando a mulher tem depressão e decide engravidar, é necessário diminuir as dosagens dos antidepressivos para evitar que o feto seja exposto a riscos. No início da gravidez é recomendada uma pausa na medicação, mas sempre com acompanhamento médico. Alguns antidepressivos são particularmente mais complicados para o período gestacional do que outros, podendo até mesmo causar malformação cardiovascular. Mas o risco para cada paciente deverá ser avaliado individualmente. Além disso, algumas mulheres não conseguem parar com a medicação e, assim, aumentam os riscos de abortos, logo nos primeiros meses de gravidez. Geralmente, o feto recebe uma alta carga de hormônios de estresse da mãe. O processo pode ter como resultado problemas no seu desenvolvimento emocional.

chorosos e produziram cortisol – hormônio relacionado ao estresse – em circunstância que as demais crianças encaravam como normais. Essa sensibilidade, no dia a dia, tem relação com a maior incidência da criança desenvolver problemas psicológicos ou até mesmo depressão no futuro. Além de dificuldade para lidar com sofrimentos, frustrações, perda de familiares ou *bullying* em idade escolar, por exemplo.

COMO SUPERAR O PROBLEMA?

Quanto mais cedo a depressão for identificada, mais rápido a futura mamãe volta a aproveitar todas as fases e descobertas da gestação.

Em casos mais leves, só a psicoterapia ajuda a entender o conflito e melhorar a qualidade de vida e autoconfiança para continuar com a gravidez. Além disso, o apoio do parceiro, da família e dos amigos é um remédio natural extra para o tratamento. As consultas de rotina de pré-natal com o médico de confiança ajudarão a reforçar a relação médico-paciente, melhorando, assim, os transtornos causados pela depressão.

Outro fator que contribui para lidar com os sintomas da depressão é a atividade física. A recomendação dos especialistas é que as grávidas pratiquem um esporte ou uma atividade que dê prazer, sem grandes esforços ou atritos. A estratégia ajuda a liberar endorfinas, o que melhora a transmissão nervosa e ameniza todos aqueles sintomas da depressão.

Fazer uma boa escolha alimentar completa os cuidados, com a saúde física e mental. As intervenções nutricionais, como suplemento de ômega 3, são bem-vindas. O importante é tratar a doença logo no início para que a depressão não se prolongue até o nascimento do bebê. Isso poderia afetar o relacionamento entre mãe e filho. Além de que, quando é necessário fazer uso de medicamento ele demora em média dez dias para surtir efeito e na gravidez as doses são mais baixas para não prejudicar o feto.

OS PERIGOS DA NEGLIGÊNCIA

A depressão é consequência de alterações químicas no cérebro que levam aos sentimentos negativos, por isso, o paciente precisa de tratamento médico.

Deixar o problema de lado à espera que os dias voltem a ser felizes, pode ser arriscado para a mãe e o bebê.

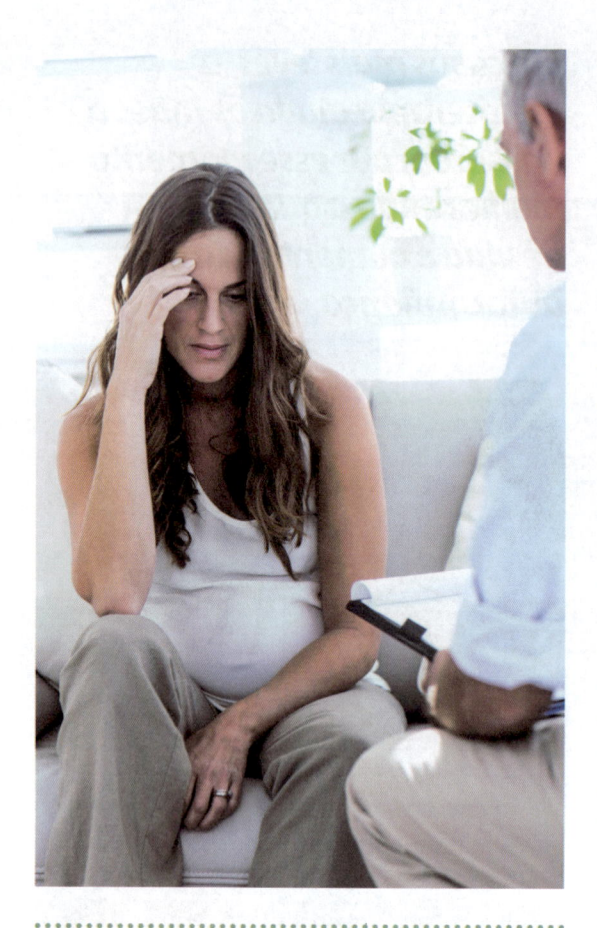

Causa da depressão

Há um tempo acreditava-se que os hormônios da gravidez poderiam proteger a gestante da depressão, devido ao bem-estar que muitas sentem no período. Mas a realidade tem sido bem oposta. As mudanças e o estresse ao longo dos noves meses, tem tornado as mães mais vulneráveis ao problema. Algumas situações, é verdade, aumentam as chances de a gestante ficar depressiva, sendo elas: histórico familiar ou pessoal de depressão, histórico de outros transtornos psicológicos, como ansiedade; dificuldades na vida professional; falta de um parceiro ou problemas no casamento; falta de afeto, carinho e assistência de amigos e familiares; gravidez anterior complicada ou até mesmo lembrança da perda de um filho; insegurança financeira; separação; gestação acompanhada de complicações e riscos antes não imaginados; morte de pessoa próxima; abuso sexual ou agressão física. Mas, a depressão pode ser diagnosticada sem causa aparente.

Atenção redobrada

Se mais de um desses sintomas durarem dias ou semanas, converse com o seu ginecologista obstetra ou procura ajuda psiquiátrica ou psicológica.

- Tristeza (aparentemente sem razão)
- Sentimento depressivo
- Perda de interesse por atividades cotidianas
- Desânimo em atividades que antes davam prazer
- Fadiga (sem ter relação com aumento de tarefa)
- Falta de energia
- Diminuição na libido
- Sentimento de culpa ou de inutilidade
- Distúrbios do sono, tanto com a falta ou excesso dele
- Distúrbios de apetite – vontade de comer ou falta de apetite
- Inquietação
- Dificuldade de concentração
- Pensamento de morte ou de suicídio

O apoio familiar é tão importante quanto os cuidados médicos. Julgamentos e banalizações devem dar lugar a empatia e ao companheirismo de amigos e parentes

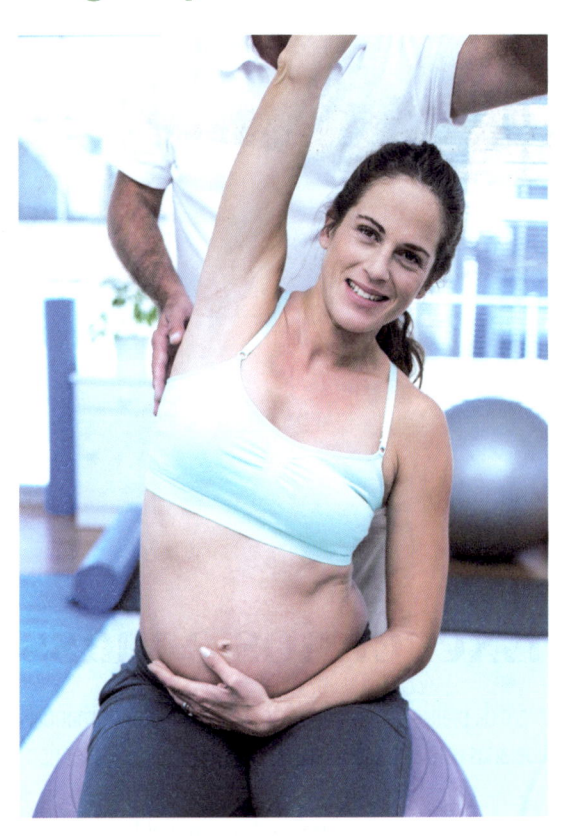

Entre as consequências negativas de não tratar a depressão estão: negligência por parte da mãe de fazer o pré-natal, o que dificulta o diagnóstico precoce de doenças que podem influenciar no desenvolvimento emocional, da linguagem e da cognição da criança. Outra consequência negativa é a dificuldade em formar um vínculo materno-fetal saudável tanto ao longo da gestação quanto após o parto. Já para a gestante em si, pode haver descuido com a saúde física, o que ocasiona aumento excessivo de peso, alterações nutricionais, diabetes gestacional e pré-eclâmpsia. Casos mais sérios levam a gestante a ter pensamentos suicidas.

SUPORTE FAMILIAR

O apoio profissional é indispensável, e paralelo a ele a gestante deve se sentir acolhida e compreendida pelos amigos e familiares. Aqueles que convivem com a gestante podem se revezar para acompanhá-la nas consultas, nas atividades ao ar livre e até propor novos passeios. Sempre respeitando a disposição e desejo da grávida. Julgamentos e banalizações devem ser evitados, dando lugar à empatia e ao companheirismo. Os parentes, assim como a própria gestante, precisam entender que a depressão é uma doença, ninguém se sente triste voluntariamente, assim como não há apenas romantismo durante os nove meses de gestação. Há momentos de alegrias e também aqueles de dificuldades. E está tudo normal. Sendo que cada gestação é única, independente de ser o primeiro filho ou não, assim como cada gestante terá sentimentos, sensações e evoluções diferentes ao longo da gravidez. O importante é buscar ajuda sempre que necessário.

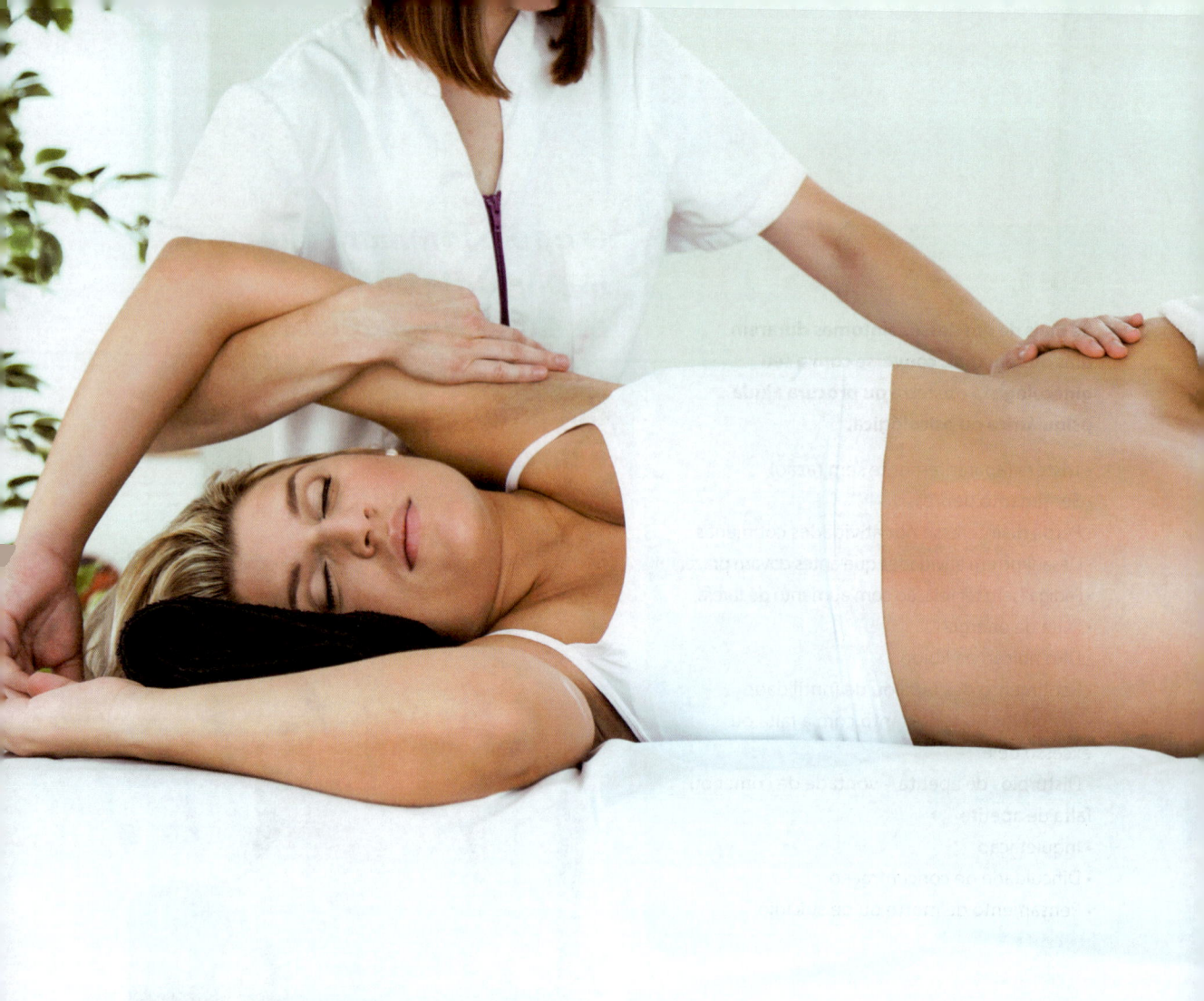

Exercícios e massagens contra a dor

Além da prática de atividade física regular, métodos manuais ajudam a desinchar e relaxar. Saiba quais grávidas estão liberadas para as sessões e quais devem evitar qualquer tipo de técnica

O exercício físico é um velho conhecido de quem busca manter a saúde em dia e tratar, de forma não farmacológica, certos desconfortos físicos e mentais. Na gravidez, a prática oferece tantos benefícios quanto para as mulheres não gestantes. Os profissionais da área da saúde encorajam as gestantes a praticar exercícios físicos supervisionados, pois se beneficiam deles. Considerando o alívio das dores na gestante, uma atividade de intesidade moderada é capaz de liberar diversos hormônios que promovem o bem-estar e aliviam as dores, como a beta-endorfina, anandamida, serotonina e o fator de crescimento derivado do cérebro (BDNF).

Atividades de alta intensidade também produzem e liberam essas mesmas substâncias, porém não são indicados para as gestantes devido aos riscos que grandes esforços podem causar.
Sabe-se que a atividade física aumenta a consciência corporal e recruta fibras musculares que geralmente são menos utilizadas, contribuindo para a estabilidade articular. Mas, na gestação é preciso atenção a alguns detalhes. Esses exercícios precisam ser realizados em um ambiente calmo, silencioso e orientado por um profissional habilitado, que possa utilizar recursos como bolas, bastões, faixas e até mesmo música ambiente.

Com o objetivo de amenizar os desconfortos da gestação, algumas práticas são indicadas. O pilates, por exemplo, é muito utilizado para esse fim. Para as mulheres sedentárias que vão iniciar os exercícios durante a gestação, além dos exercícios de conscientização corporal, a caminhada é uma estratégia bastante segura para obter benefícios. A hidroginástica ou a natação são formas de minimizar os efeitos das alterações anatômicas da gestante e facilitar a mobilidade corporal, porém água com altas temperaturas (acima de 35ºC) deve ser evitada.

ALÍVIO QUE VEM DAS MÃOS

Paralela a prática de um exercício, é aconselhado complementar os cuidados com massagens a partir do segundo trimestre de gestação. As massagens são altamente indicadas, pois são capazes de aumentar a circulação sanguínea nos tecidos manipulados e promover a liberação de ocitocina, um peptídeo que promove o bem-estar e alivia o estresse.

Há estudos que demonstram que a ocitocina é liberada não só no paciente, mas também no terapeuta, portanto, os companheiros e companheiras podem aprender a fazer massagem com um profissional, pois essa interação irá gerar um ambiente harmonioso durante a gestação.

Estão na lista de benefícios proporcionados pela massagem na gestação: alívio nas dores e diminuição de enjoos e cansaço, prevenção de azias e fortalecimento da musculatura.

Em geral, qualquer tipo de massagem está liberada para elas com algumas ressalvas, é verdade. Desde que não se aplique altas pressões no abdome nem no corpo, podendo causar hematomas, e que as pressões respeitem o sentido do fluxo sanguíneo.

É PRECISO CUIDADO!

Apesar dos benefícios que a massagem pode oferecer, assim como a atividade física, há casos que precisam de mais atenção.

Sobre o exercício é fundamental a presença de um profissional habilitado para praticar qualquer modalidade. Cabe ressaltar que a gestante deve a qualquer momento evitar esportes de grande contato corporal, buscando sempre modalidades com baixo risco de traumas mecânicos.

Como contraindicações absolutas dos exercícios físicos estão as doenças cardíacas descompensadas, doença pulmonar restritiva, incompetência istmo-cervical, gestação múltipla (após 30 semanas), sangramento durante a gestação, placenta prévia, trabalho de parto prematuro, ruptura prematura da membrana, pré-eclâmpsia ou qualquer hipertensão arterial descontrolada. Há contraindicações relativas que devem ser consideradas pelos profissionais, como anemia, algumas arritmias cardíacas, bronquite, entre outras.

Já as massagens que utilizam altas pressões, que muitas vezes chegam a causar hematomas, não podem ser utilizadas, principalmente na região abdominal durante o último trimestre. O procedimento deve ser agradável durante a aplicação para que a gestante tenha os benefícios da técnica.

Por falar em período gestacional, devido ao processo de formação do embrião e adaptação do corpo da mulher, as técnicas de massagens são proibidas no primeiro trimestre de gestação. Quando praticadas, nesse período colocam em risco a vida e o desenvolvimento do embrião.

Grávidas com lesões de pele e a presença de trombose não devem se submeter a nenhum tipo de massagem. Na trombose, coágulos de sangue se formam na parede interna dos vasos sanguíneos. Ao receber a massagem, eles podem se soltar e andar na corrente sanguínea provocando ataque cardíaco, acidente vascular cerebral, por exemplo. Gestantes com pressão alta descontrolada e insuficiência renal também estão proibidas de receber qualquer tipo de massagem. Excluindo as excessões acima, as demais gestante podem usufruir de todas as vantagens que o toque das mãos proporciona. A seguir, confira quais as técnicas mais usadas de massagem e os seus benefícios para trazer o alívio esperado pela mãe sem comprometer a saúde do bebê.

Movimentos suaves ajudam a gestante a relaxar e contribuem para a perda de líquido. Prática deve evitar altas pressões na região abdominal

MASSAGENS PARA GESTANTES

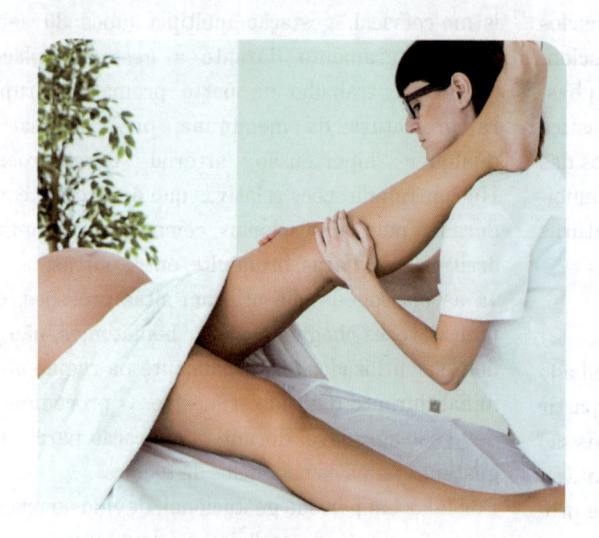

DRENAGEM LINFÁTICA

A drenagem é indicada a partir do terceiro trimestre de gestação. Seu principal objetivo é drenar o líquido do corpo, auxiliando a condição de resíduos pelo sistema linfático até o sistema venoso, agindo contra o inchaço, especialmente das pernas.

A massagem é manual e deve ser feita em velocidade lenta, com movimentos suaves. Em geral, a técnica é aliada com algum óleo corporal.

Os dois métodos mais reconhecidos, de Vodder e de Leduc, possuem a melhor base científica, dos quais utilizam-se de movimentos circulares, que provocam o deslocamento da pele, sem haver o deslizamento das mãos sobre a superfície da pele, com uma pressão constante (cerca de 40 mmHg), promovendo a captação, o deslocamento e o bombeamento da linfa para o sistema venoso.

Para ter um efeito prolongado da drenagem linfática, é interessante o uso de meias compressivas ¾ após a aplicação da técnica. As meias estimulam a circulação nos membros inferiores e facilitam a remoção de resíduos pelo sistema linfático.

A drenagem só é contraindicada em casos de hipertensão sem controle, alterações linfáticas e infecção. Mesmo liberada, a técnica não deve ser feita na região do abdome.

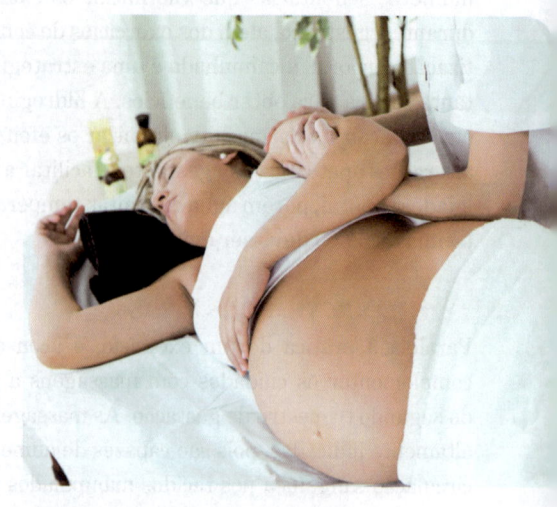

MASSAGEM RELAXANTE

Na gravidez, os músculos da gestante ficam sobrecarregados devido as alterações e mudanças anatômicas sentidas ao longo dos noves meses, sendo que os desconfortos são maiores no terceiro trimestre. Promover o relaxamento muscular pela terapia manual é muito benéfica para o alívio de dor. Novamente, deve-se evitar altas pressões abdominais, principalmente no terceiro trimestre da gestação, e pressões que causam hematomas.

O bem-estar gerado pela massagem deve iniciar já no momento do contato entre o terapeuta e o paciente.

Na prática, os movimentos devem ser leves, mas ao contrário da drenagem linfática, não têm uma direção específica. Pode-se usar um óleo ou hidratante da preferência da gestante e liberado para elas. Para garantir o conforto da gestante, o ideal é que ela receba a técnica sentada em cadeiras específicas de massagem, especialmente no final da gestação, em que não é recomendado ficar muito tempo deitada com a barriga para cima.

Cada sessão de massagem relaxante dura em média de 45 a 60 minutos e se a mulher se sentir mais confortável, pode agendar uma vez na semana ou a cada 15 dias, sempre com liberação médica.

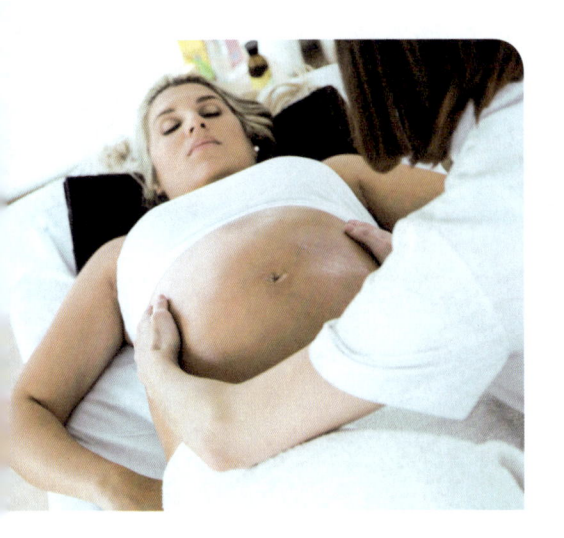

SHIATSU

O shiatsu é uma técnica de massagem terapêutica que propõe o equilíbrio entre o corpo e a mente por meio da pressão dos dedos ou palmas das mãos, em determinadas áreas do corpo. As gestantes podem se beneficiar do shiatsu tanto quanto qualquer outra pessoa, e não há contraindicações, isso porque apenas o contato manual pode ser o suficiente para liberar ocitocina e promover o bem-estar, visto que é uma técnica de contato.

Para reduzir as dores no corpo, diminuir a ansiedade e estresse o aconselhado é associar o shiatsu a outros fatores, como um ambiente silencioso, luz mais baixa e música. Alguns estudos sugerem que as mulheres que foram submetidas a essa técnica em partos pós-termo obtiveram maior taxa de sucesso para entrar no trabalho de parto espontâneo, comparado às gestantes que seguiram a rotina normal do hospital.

O shiatsu, na gestação, ainda esta associado a devolver a vitalidade do corpo, facilitar os movimentos, diminuir desconfortos nas costas no ciático, melhorar a digestão, evitar a prisão de ventre, melhorar a circulação sanguínea, diminuir o inchaço e proporcionar uma boa noite de sono.

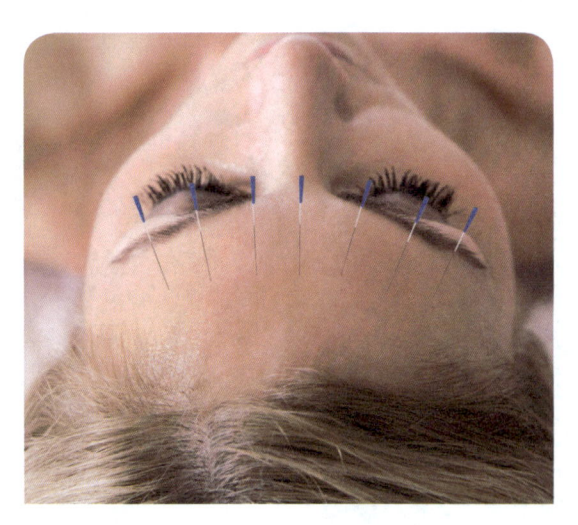

ACUPUNTURA E ACUPRESSÃO

As duas técnicas usufruem os mesmos pontos, mas enquanto a acupuntura é feita com o uso de agulhas, na acupressão os estímulos dependem da imposição dos dedos polegares ou de dispositivos. De modo geral, a acupressão proporciona alívio de dores, ajuda a reduzir a tensão muscular, melhora a circulação e relaxa. Na gestação, os benefícios podem ir um pouco além e contribuir contra os desconfortos das mudanças do corpo. Estudos têm sugerido que a acupressão, por exemplo, pode aumentar a satisfação do trabalho de parto, promover a analgesia, reduzir a intensidade das náuseas, vômitos e ansiedade.

Já a acupuntura possui um corpo de evidências mais completo. Ela pode ser benéfica na analgesia e aumentar a segurança em complicações de alto risco para o parto, como a pré-eclâmpsia e a síndrome de HELLP (problema de saúde caracterizado pela presença de hemólise, enzimas hepáticas elevadas, baixa contagem de plaquetas). Em ambos os casos o indicado é que a gestante busque um profissional com experiência no atendimento das futuras mamães para não estimular pontos que induzem ao trabalho de parto.

Em grávidas, não se pode ultrapassar o período de 30 minutos de agulhamento.

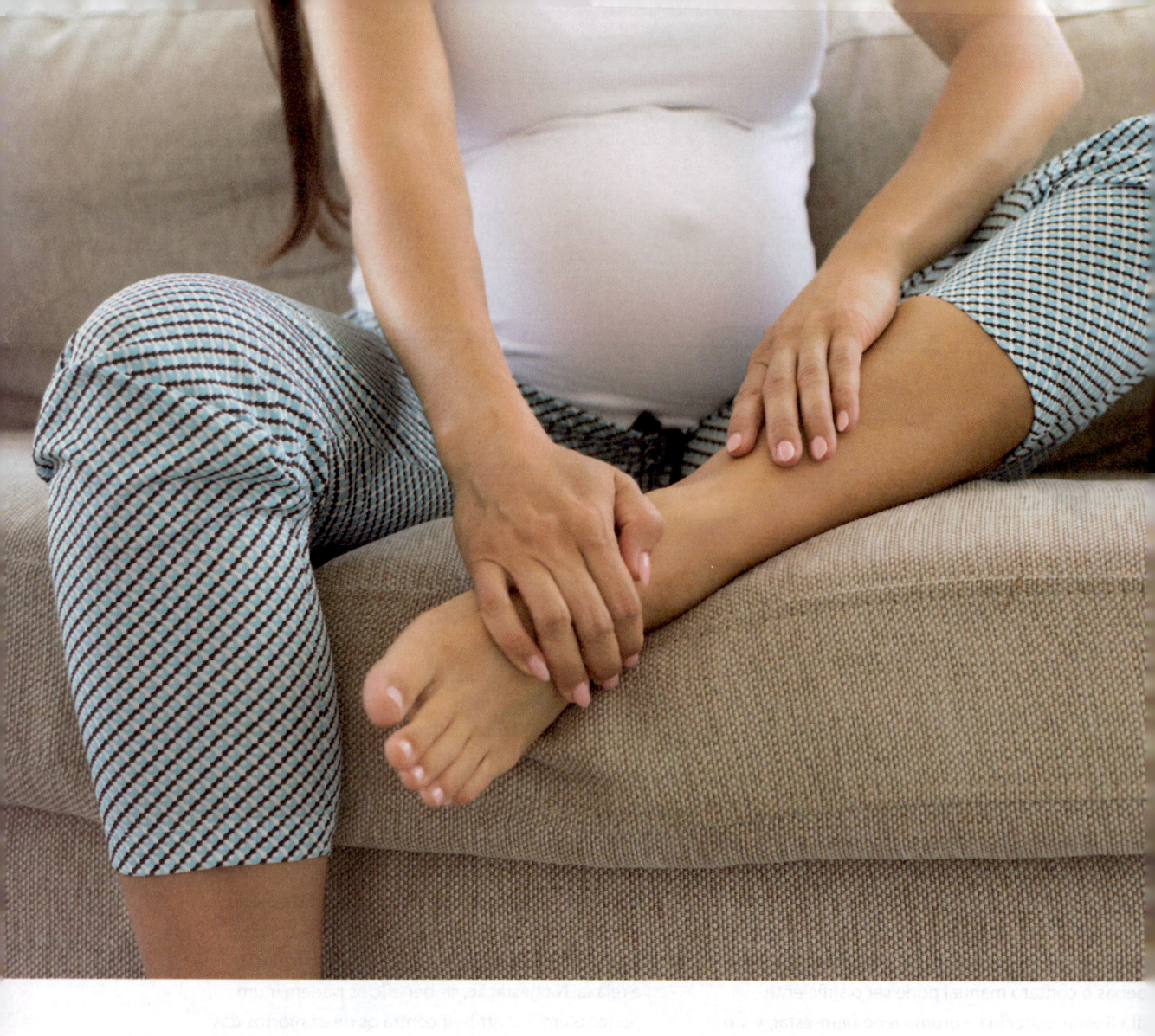

A circulação da futura mamãe

Varizes, inchaço e hemorroidas podem afetar a mulher na gravidez. Conheça as estratégias para evitar e tratar esses incômodos

Durante a gravidez, o sistema circulatório passa por mudanças significativas que podem resultar no aparecimento de distúrbios de saúde considerados benignos, porém incômodos. São os sintomas da má circulação. Pés e mãos frios, inchaço das pernas, dor e cansaço nos membros inferiores, pele seca e escamosa, sensação de formigamento e varizes podem ser diagnosticados nessa fase. A gestação cursa com alterações hemodinâmicas na mulher, aumento do volume de sangue, maior retenção de líquido e aumento do débito cardíaco (bombeamento do coração). Isso tudo pode resultar nestes problemas.

É a partir do segundo mês de gravidez que os desconfortos aparecem. O fator genético tem sua parcela de culpa, mas o ganho de peso excessivo, sedentarismo e tabagismo antes da gravidez também contam. O aparecimento de problemas de circulação tem como principal responsável o aumento do volume de sangue, necessário para que o feto receba oxigênio suficiente ao longo da gravidez. A adição na produção de líquidos para manter a irrigação da placenta também dificulta o trabalho das veias, além da produção de relaxina, hormônio que provoca a dilatação das veias, o que dificulta o retorno sanguíneo para o sangue.

Desde que tratados e controlados, os desconfortos que surgem nessa fase desaparecem depois do parto sem maior incômodos para a mãe ou o bebê.

A seguir, conheça cada reação esperada e o que pode ser feito para aliviar o incômodo.

INCHAÇO

Conforme o feto se desenvolve, o útero cresce criando uma pressão sobre as veias. O corpo, que tem aumento de 25% a 35% durante a gestação, começa a reter mais líquido extravasado dos vasos e atinge os tecidos. Consequência? Os edemas indolores, comuns da metade da gravidez para a frente.

Os pés e os tornozelos são as regiões com maior acúmulo de líquido nos tecidos, mas as mãos também não escapam do problema. No final do dia fica difícil manter os sapatos nos pés, assim como os aneis e pulseiras nas mãos. Grávidas de gêmeos são as que mais sentem o desconforto e ele é mais evidente.

O inchaço é considerado normal desde que seja simétrico, ou seja, atinge de maneira igual os dois lados do corpo – os dois pés ficam inchados ou as duas mãos. Geralmente, com o volume vem a sensação de peso e cansaço. Nos dias quentes o desconforto é bem pior. Apesar de não colocar em risco a saúde da mãe ou do bebê, o primeiro cuidado é agendar uma consulta com o obstetra. O médico avalia a extensão do inchaço e se há doenças ou distúrbios, como doença renal, diabetes ou insuficiência cardíaca, associados.

Casos de inchaço de um só membro ou do rosto, sem sinais de melhora após o repouso ou uma noite de sono, merecem uma consulta com mais urgência. Trombose e pressão alta são as principais suspeitas. Quando o inchaço é comum, é difícil evitar, mas dá para controlar. Mudar o cardápio é fundamental para driblar a retenção de líquido. Em vez de alimentos embutidos e ricos em sódio, prefira frutas, verduras e legumes. Faça uma refeição a cada três horas e nos intervalos intensifique o consumo de água e sucos naturais. A prática de atividade física alivia o inchaço. Caminhar de duas a três vezes por semana ou se inscrever na hidroginástica são opções bem-vindas. Ao longo do dia reserve um tempo para descansar e colocar as pernas para o ar. Se a agenda estiver lotada, faça isso à noite. Antes de sair de casa, escolha roupas e calçados confortáveis.

O transporte do sangue pelas veias e artérias fica mais difícil do meio para o fim da gestação. Desconfortos, na maioria das vezes, não colocam em risco o bebê, mas incomodam as mães

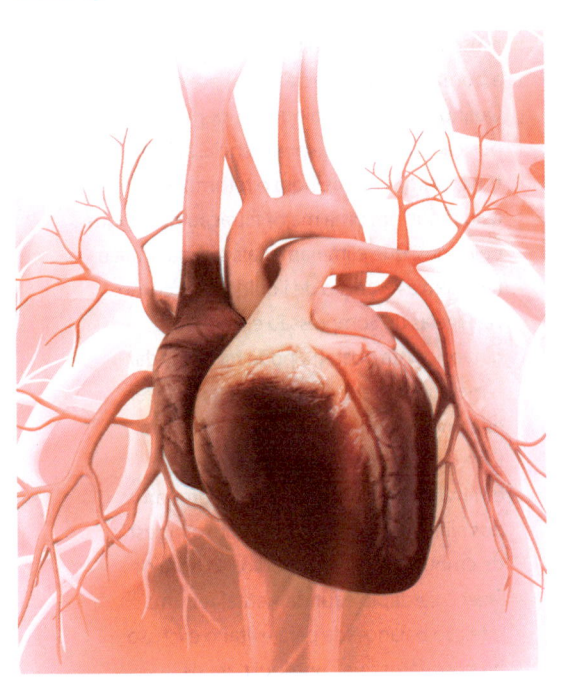

Como fica o coração durante a gravidez

O volume de sangue bombeado pelo coração tende a aumentar ao longo dos nove meses. É por volta da 6ª semana que há alteração, que segue até seu pico na 30ª semana, caindo levemente a partir de então até o parto. Essa mudança representa de 30% a 50% a mais de sangue bombeado.

Depois do nascimento, o débito cardíaco segue de 15% a 20% acima do normal e tem redução lenta nas semanas seguintes. Todo esse fluxo volta aos padrões normais só depois da 6ª semana pós-parto.

As modificações referentes ao volume de sangue bombeado têm ligação com as necessidades da pele de regular a temperatura e a dos rins para excreção de resíduos fetais.

A ordem é se mexer!

Evite ficar muito tempo em uma postura estática, em especial, sentada. Além de dificultar ainda mais o retorno do sangue, este hábito faz que o útero exerça mais pressão sobre as veias. O ideal é intercalar o repouso com caminhadas. Esta atividade coloca os músculos da panturrilha para trabalhar e ajuda a bombear o sangue de volta para o coração. Quando for deitar, coloque as pernas em uma posição mais alta (de preferência, sobre um travesseiro). Isso melhora o retorno venoso, resultando em uma maior filtração do sangue pelos rins, que eliminam mais sais na urina e reduzem a retenção de líquido pelo corpo. Use meias de compressão elástica, o ginecologista obstetra pode recomendar o melhor modelo, ou, se necessário, fazer encaminhamento para um angiologista.
É preciso ter atenção à comida, diminuir a quantidade de sal no preparo dos alimentos e ter cuidado com a ingestão de embutidos ricos em sódio. Na hora de fazer o cardápio é fundamental ter uma refeição balanceada para evitar o excesso de peso, fator que contribui para os problemas circulatórios.

VARIZES

Segundo a Sociedade Brasileira de Angiologia e de Cirurgia Vascular, 45% das mulheres brasileiras sofrem de varizes, porém durante a gestação elas ganham destaque. Além do incômodo pela aparência, as varizes provocam dor, inchaço e a sensação de canseira nas pernas devido aos coágulos que se formam em seu interior. Como há um aumento de volume sanguíneo circulante, o coração fica sobrecarregado e passa a trabalhar em um ritmo mais forçado. Sendo assim, as veias das pernas, que irrigam as extremidades do corpo, podem apresentar uma insuficiência na hora de retornar o fluido ao coração, dando origem à doença varicosa. O quadro fica mais complicado no final da gestação, quando os níveis de progesterona relaxam as paredes dos vasos. Se for a segunda gestação é comum o número de veias varicosas ser ainda maior.
A gestação tem sua parcela de culpa em relação às varizes, mas outros fatores associados aumentam a incidência, sendo eles obesidade, sedentarismo e histórico familiar do problema.
Não há tratamento liberado contra as varizes na gravidez, o principal cuidado é o uso de meia elástica, indicada pelo médico. Antes mesmo de se levantar da cama pela manhã a meia deve ser colocada e tirada só no final do dia. Elas apertam os vasos e ajudam a empurrar o sangue para o coração. Quanto aos cremes, eles trazem alívio imediato na sensação de ardor, hidratam a pele e contribuem para a boa circulação, mas não evitam o problema. Lidar com o desconforto é a melhor forma de tratar, afinal, normalmente as varizes não têm riscos maiores para a mãe ou o bebê e o problema tende a melhorar após o parto. Quanto aos vasinhos, aqueles com aspecto de teia de aranha, é preciso ficar de olho para que não se transformem em varizes.
A boa notícia aqui é que após o parto, sem compressão da veia cava inferior, diminui a pressão venosa nas pernas e o quadro tende a melhorar. O tom azulado e a dilatação dão sinais de alívio especialmente três meses após a mulher dar à luz.

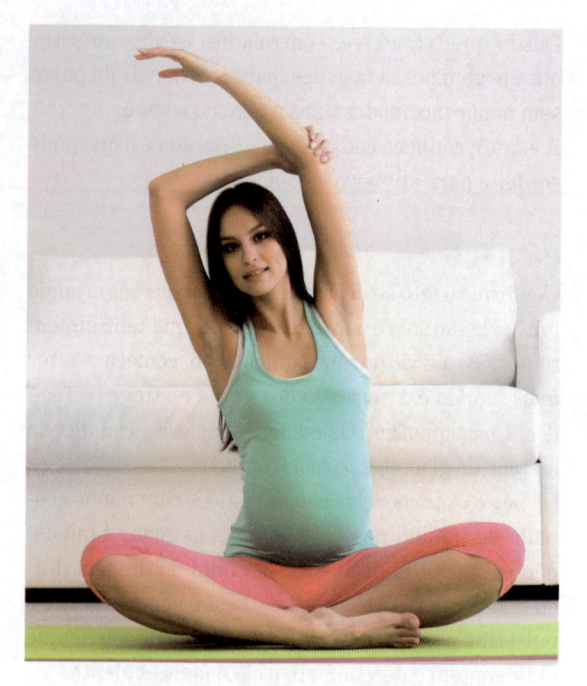

HEMORROIDAS

Caracterizada pela inflamação das veias do ânus, a reclamação é bastante comum na gestação. No geral, as hemorroidas surgem do meio para o fim da gravidez – que é quando o útero exerce mais peso nas veias do abdome. Nas mulheres que já sofrem do problema, a incidência de crises aumenta, assim como as dores. Quando a dilatação é leve, o desconforto se caracteriza por uma coceira sutil. Em situação de crise, como pontua o médico, pode haver ardor e queimação na região anal, e sangramento durante a evacuação.

A melhor maneira de tentar evitar o desconforto é fazer uma dieta rica em fibras – como consumo regular de verduras, legumes e grãos – e beber bastante líquido para que o intestino possa funcionar diariamente, evitando o ressecamento das fezes. É importante, ainda, evitar alimentos condimentados e picantes, pois favorecem a ardência.

Até a prática esportiva pode ser uma aliada nestas horas. Ela melhora a circulação e o movimento do intestino, favorecendo as idas ao banheiro.

Mas quando a hemorroida aparece, para amenizar o desconforto é aconselhável lavar a região íntima depois de ir ao banheiro, em vez de usar o papel higiênico. Durante o dia, evitar ficar por muito tempo sentada ou em pé. Quando sentar, usar uma daquelas almofadas com abertura no centro, desta forma, o incômodo será menor.

Em casos mais graves, pomadas anestésicas ou anti-inflamatórias e banho de assento trazem o alívio esperado. A cirurgia para hemorroida é uma alternativa para situações em que está insuportável viver com o problema, sendo bem mais raras. O bom é que nas semanas seguintes ao nascimento do bebê a dilatação diminui, a circulação volta ao normal e a hemorroida para de incomodar.

O uso de meias elásticas ajuda o organismo a empurrar o sangue para o coração, diminuindo as incidências de varizes. A orientação é colocar as meias antes mesmo de se levantar da cama

TROMBOSE

De todos os quadros já indicados, ela é a que mais preocupa. Quando um coágulo de sangue se forma e obstrui parte de uma veia ou artéria, impedindo que o sangue passe no local, é trombose. As chances de ter essa complicação na gravidez são de 5 a 20 vezes maiores do que em outras fases da vida. O caso é similar aos demais problemas circulatórios e tem relação com a compressão do útero sobre os vasos sanguíneos e alterações hormonais. Existem vários tipos de trombose, sendo a mais comum a venosa profunda, que acomete com frequência as pernas. Há também a trombose na placenta, cordão umbilical e a cerebral, que provoca coágulo na região com sintomas de acidente vascular cerebral. Bem mais raras, essas situações precisam de acompanhamento médico de perto devido ao risco para a gestante e o bebê.

De modo geral, a trombose não é um veredicto ao longo dos nove meses, mas tem mais chances de acontecer quando a mulher tem mais de 35 anos, já teve episódios anteriores da doença, está acima do peso ou grávida de mais de um bebê. As principais características do quadro são dor na perna, que piora em movimento, vermelhidão e inchaço nos membros inferiores, pele quente e aumento das veias locais. O diagnóstico é feito com base no relato da paciente, da avaliação clínica e do ultrassom com doppler que identifica o fluxo de sangue e a presença de coágulos. A preocupação quanto a doença existe devido às chances de o coágulo se deslocar para outras regiões do corpo, como os pulmões, por exemplo, colocando em risco a vida da mãe e do bebê. Quando os sintomas parecem piorar ao longo do dia, é preciso uma consulta de emergência.

Durante os nove meses o tratamento contra a trombose pode ser feito com injeções que dissolvem os coágulos, tende continuidade até 40 dias depois do parto para evitar novas formações de coágulos nas veias abdominais e pélvicas. Para lidar com o desconforto – além do medicamento que pode ou não ser indicado conforme o quadro – toda grávida deve usar meias de compressão. Novamente em cena, as meias devem fazer parte do dia a dia da gestante desde o início da gravidez. Movimentar-se e comer bem encerram as indicações para ficar distante da trombose e suas complicações.

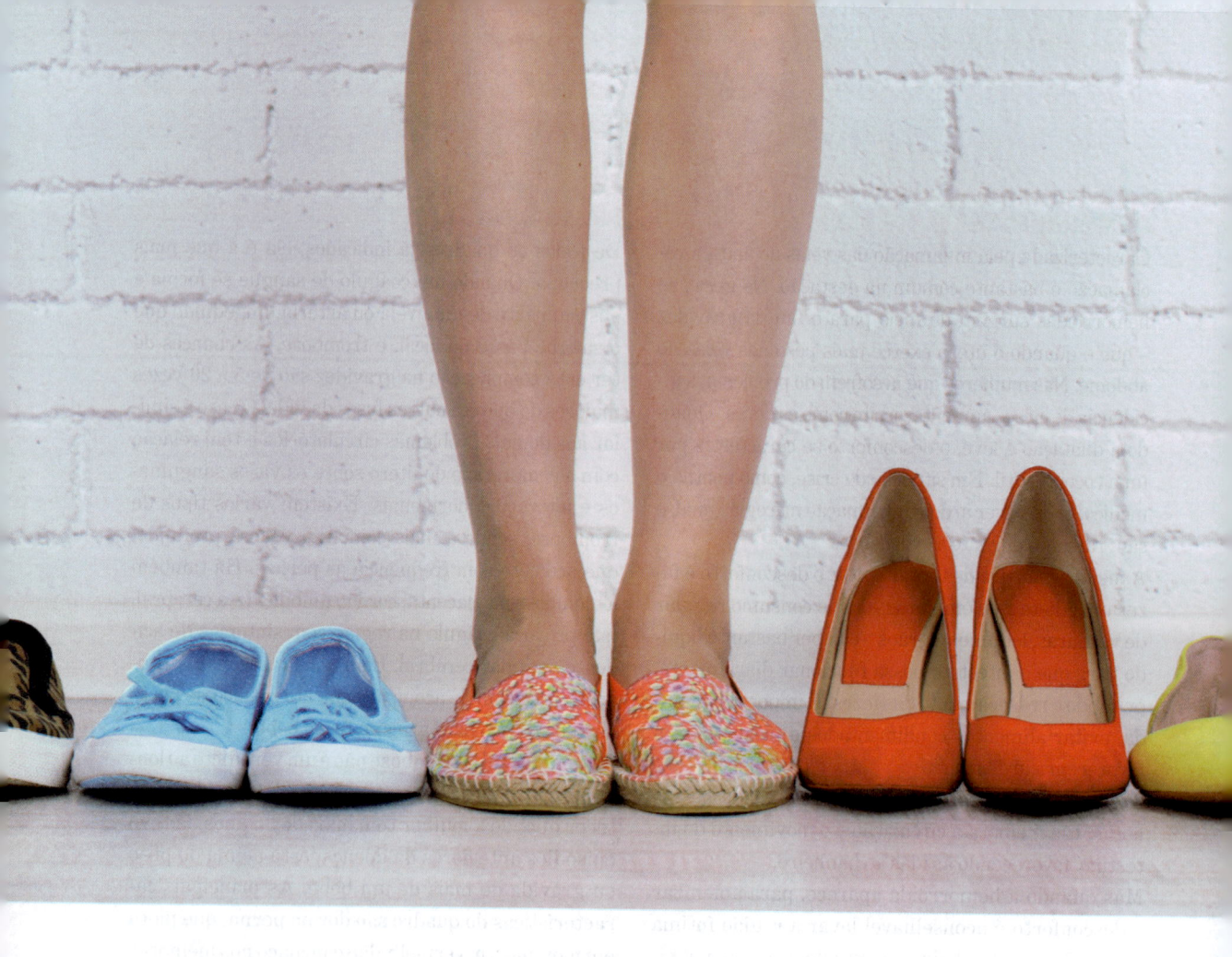

O sapato ideal na gravidez

Ao escolher um calçado, a preocupação deve ser distribuir o peso sobre os pés, o conforto e a segurança, critérios que nem todo sapato oferece

Alguns centímetros a mais, corpo alongado, bumbum para cima, peitos para a frente. Para muitas mulheres, deixar de usar salto alto – e, consequentemente, "perder" todos esses atributos – está fora de cogitação. Mas, e como fica durante a gravidez? Você estaria disposta a trocar o salto agulha por tênis e sapatilhas? Calma, se você está habituada a andar nas alturas, a mudança não precisa ser assim tão radical, mas o uso do calçado deve estar entre os assuntos a serem debatidos com o seu obstetra. Na verdade, esse assunto é bastante controverso. Alguns profissionais falam que é possível usar salto alto na gravidez. Outros não aconselham e têm alguns que até proíbem. Cada situação é única. O que vale aqui é o bom senso, a prática e a segurança que a gestante tem ao andar com esse tipo de calçado considerando as mudanças do seu corpo.

MUDANÇA NA POSTURA

Além de comprometer o equilíbrio de qualquer pessoa, o uso de salto alto implica mudanças na postura. Aumenta-se a flexão e diminui-se a articulação dos tornozelos. A musculatura da panturrilha fica contraída e os joelhos também têm a articulação reduzida. O quadril é projetado para trás, o que força a mulher a inclinar a coluna para trás para manter-se ereta. Por fim, o peso do corpo é concentrado na ponta dos pés. E, na gravidez, a situação torna-se mais complexa, já que a mulher projeta ainda mais o abdome para a frente, o que pode causar mais dores. Desta forma, de salto, todo o peso do corpo fica localizado só na parte da frente do sapato e não com maior apoio na parte de trás, como deveria ser. Quanto mais tempo de gestação mais projeção do peso.

A mulher só deve usar o salto (máximo de 3 cm) no momento em que realmente precisa usar. Até chegar ao local, deve ir de tênis

PONTO DE EQUILÍBRIO ALTERADO

No decorrer da gestação, o ponto de equilíbrio do corpo da mulher se altera. Com o aumento do útero, o abdome faz um deslocamento do corpo para a frente. Para ficar em pé, a grávida projeta o corpo para trás, o que faz com que a curvatura da coluna fique extremamente acentuada, provocando uma hiperlordose lombar e maior pressão sobre as vértebras. O centro de gravidade passa a ser a região do umbigo. Esse desvio no eixo anatômico do corpo pode levar à alteração da coluna e dos membros inferiores. Se o uso do salto alto for diário, aumenta-se o risco da grávida desenvolver patologias, principalmente na região dos pés, calcanhares, tornozelos, joelhos e costas. Até o sexto mês de gestação é possível usar o salto eventualmente desde que a mulher se sinta segura e não tenha desconfortos, no restante da gravidez, isso não deve ocorrer. A prevenção se faz necessária devido ao risco de queda.

QUANDO USAR SALTO?

O uso de salto alto depende do bom senso da gestante, que deve optar por um calçado que garanta conforto e segurança, e da orientação dada pelo médico que acompanha a gravidez. Lembre-se que o uso do calçado não pode intensificar nem desencadear desconfortos. O salto por sua vez, diminui a atividade muscular e a circulação sanguínea das pernas, o que pode agravar seu inchaço e também dos tornozelos, comum na gravidez. Evitar o calçado na gravidez e até em outras fases da vida é considerado como bom por muitos profissionais de saúde. Sendo neste caso que a recomendação é: usar o salto alto no momento em que realmente precisa usar. Até chegar ao local, deve ir de tênis. É importante ressaltar que quando se fala em alto, ele está bem longe de ser o agulha, pelo contrário, deve ter no máximo três centímetros de altura, seguindo a orientação da Sociedade Brasileira de Ortopedia (SBO).

ALTERNATIVAS

Os calçados indicados e considerados saudáveis são aqueles que distribuem o peso de forma equânime sobre os pés e que garantem maior conforto e mais equilíbrio. Entram na lista tênis, sapatilhas, rasteirinhas e saltos do tipo anabela e plataforma. A gestante pode alternar os tipos de calçados no dia a dia, mas o mais importante é que o peso do corpo seja distribuído sobre os pés e não cause incômodo. Para finalizar os cuidados, o ideal é intercalar os calçados, evitando o mesmo todo dia.

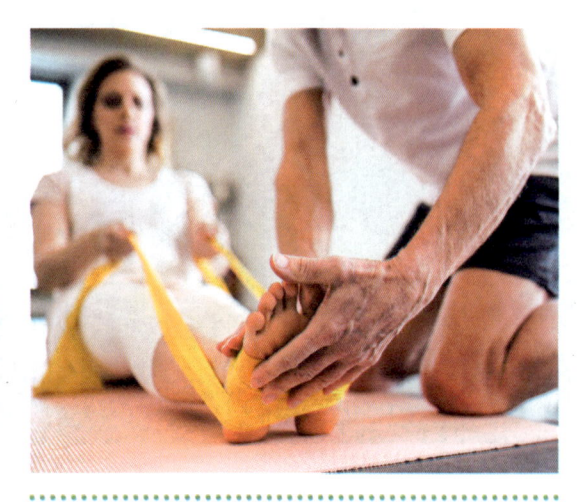

Como diminuir o inchaço e o desconforto de pernas e pés

ALONGAR A MUSCULATURA É A MELHOR ATITUDE. PARA ESSE FIM, COLOQUE EM PRÁTICA ESTES DOIS EXERCÍCIOS QUE PODEM SER FEITOS SEM DIFICULDADE PELAS FUTURAS MAMÃES:

Cruze a perna direita sobre a esquerda.
Segure a ponta do pé com a mão esquerda e a região do tornozelo com a mão direita. Com o auxílio das mãos, faça entre 20 e 30 rotações do tornozelo para cada lado. Repita o exercício com a outra perna.

Com o joelho esticado, flexione e estenda o tornozelo para cima e para baixo.
O exercício pode ser associado ao uso de uma toalha ou faixa elástica para ajudar a puxar a ponta do pé em direção ao corpo. Faça entre 10 e 15 vezes cada movimento, mantendo a posição por cerca de 30 segundos. Repita a atividade com a outra perna.

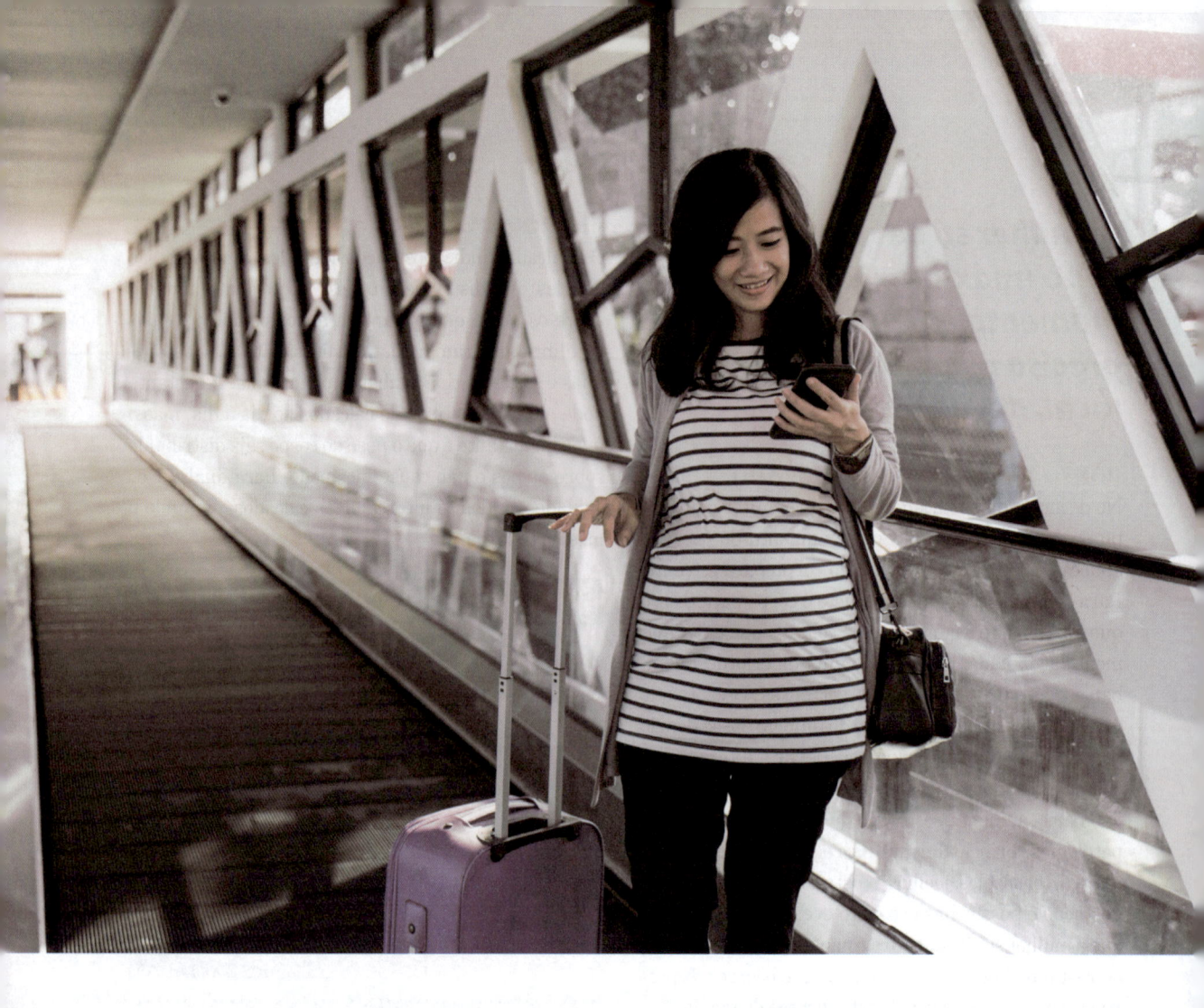

Embarcar grávida ou não?

Mulheres gestantes não precisam deixar de viajar. Porém, é preciso encontrar formas seguras e mais adequadas e tomar algumas precauções adicionais

Seja a trabalho ou para curtir as férias, a princípio, a gestante pode, sim, viajar de avião. Se puder planejar uma data, o mais conveniente é embarcar depois do terceiro mês, porém, desde que liberado pelo obstetra, não tem contraindicação viajar antes. Só há proibição no embarque, seja ele para voos nacionais ou internacionais, os casos de gravidez de risco. Isso vale para as grávidas com sangramento, diabetes gestacional e hipertensão, por exemplo.

Já nas últimas semanas de gestação, a maioria das companhias aéreas aceita grávidas somente até a 27ª semana. No entanto, como as regras não são padronizadas, e para evitar contratempo, é importante se informar sobre a política da empresa antes mesmo de comprar a passagem. As possíveis restrições não têm relação com sofrimento materno ou fetal, mas, sim, com a possibilidade de parto inesperado e também como proteção legal caso surja alguma complicação. Já quando a gestação está acima de 34 semanas, aqui realmente não é indicado que ela embarque.

Mas independentemente da idade gestacional, a mulher sempre deve informar à companhia sobre a gestação e, se preciso, apresentar os documentos exigidos. Pode ser comum, de 28 a 35 semanas de gravidez, a necessidade de atestado médico, já de 36 a 37 semanas, além do atestado, uma declaração de responsabilidade.

A partir da 38ª semana, todos esses documentos são

importantes, apesar de o embarque só ser permitido com o acompanhamento médico e em situação excepcional que devem ser avaliadas pela gestante. Mas de modo geral, para voos em que é pedido só o atestado, este deve ter a origem e o destino da viagem, data dos voos, tempo máximo de voo permitido, idade gestacional, possível data de nascimento do bebê e o parecer médico. Por isso, ao planejar a viagem não se esqueça de considerar com quantas semanas de gestação vai estar na volta para casa.

REGRAS MUDAM PARA CASOS DE GESTAÇÃO MÚLTIPLA

Quanto à gravidez de dois ou mais bebês, a viagem, na maioria das vezes, só é liberada até a 25ª semana. De 26 a 31 semanas é preciso o atestado médico nos mesmos padrões citados anteriormente. De 32 a 37 semanas a declaração de responsabilidade também faz parte dos documentos exigidos.

Outro detalhe que não deve ser deixado de lado é o seguro de saúde, em especial para viagem ao exterior. É de extrema importância ter seguro de saúde com cobertura internacional. Afinal, é sempre melhor prevenir do que remediar. Também é preciso levar alguns medicamentos para cólica, enjoo, azia e analgésicos comuns, pois comprar um remédio em outro país pode custar caro e ter acesso mais complicado.

Para viagens de longo período fora, é aconselhável pedir a indicação de outro profissional perto do local, em casos de emergência.

ESCOLHA O MELHOR LUGAR

No dia do embarque, devido à apresentação das declarações, é interessante a grávida chegar com antecedência para o *check-in*, sendo que tem prioridade no atendimento, despacho da bagagem, inspeção de segurança e embarque.

Ao escolher a poltrona, uma boa pedida são aquelas perto das asas ou na frente, locais onde se sente menos o movimento do avião. O cinto de segurança deve ser usado abaixo da barriga e pode haver desconforto, como enjoos, ouvidos tapados, dor de cabeça ou tontura, tanto na decolagem quanto na aterrissagem e não há nada de errado.

Quanto ao tipo de aeronave, as gestantes não devem voar em aviões pequenos e sem cabines pressurizadas. Essas condições, que podem não provocar nenhuma desconforto para um passageiro comum, aumentam os batimentos cardíacos e a pressão arterial da mulher grávida. Já depois do parto, as companhias aéreas permitem o embarque a partir do sétimo dia.

Durante o voo, adote atitudes para amenizar os desconfortos de estar nas alturas

• Antes de embarcar, descanse bem e faça refeições leves. Lembre-se de levar alimentos, como frutas e bolacha integral, para o voo;
• Use roupas e calçados confortáveis devido à possibilidade de inchaço de pés e pernas;
• Se possível, prefira sentar-se no corredor. O assento facilita a ida ao banheiro e as caminhadas;
• Atente-se a hidratação. Em geral, é recomendado um litro de água a cada 6 horas de voo;
• Evite ficar sentada por muito tempo. Faça caminhadas e alongamentos a cada hora;
• Quando não puder levantar, faça movimentos com os pés, como alongar, girar e mover os tornozelos;
• Desde que liberado pelo obstetra, leve medicamentos para casos de enjoo, azia, dor de cabeça ou muscular;
• Contra o aumento de varizes e a trombose, use meias de compressão orientadas pelo médico.

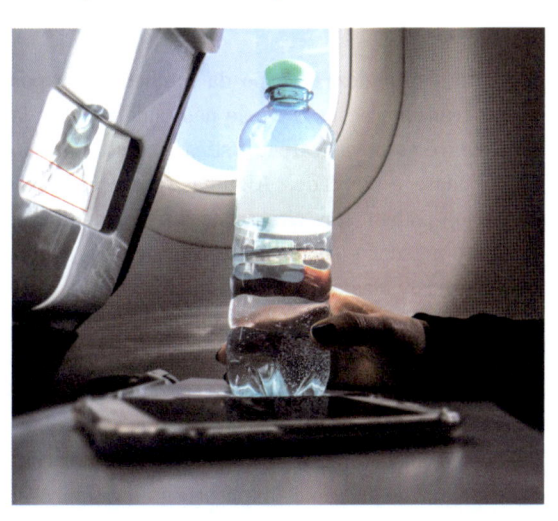

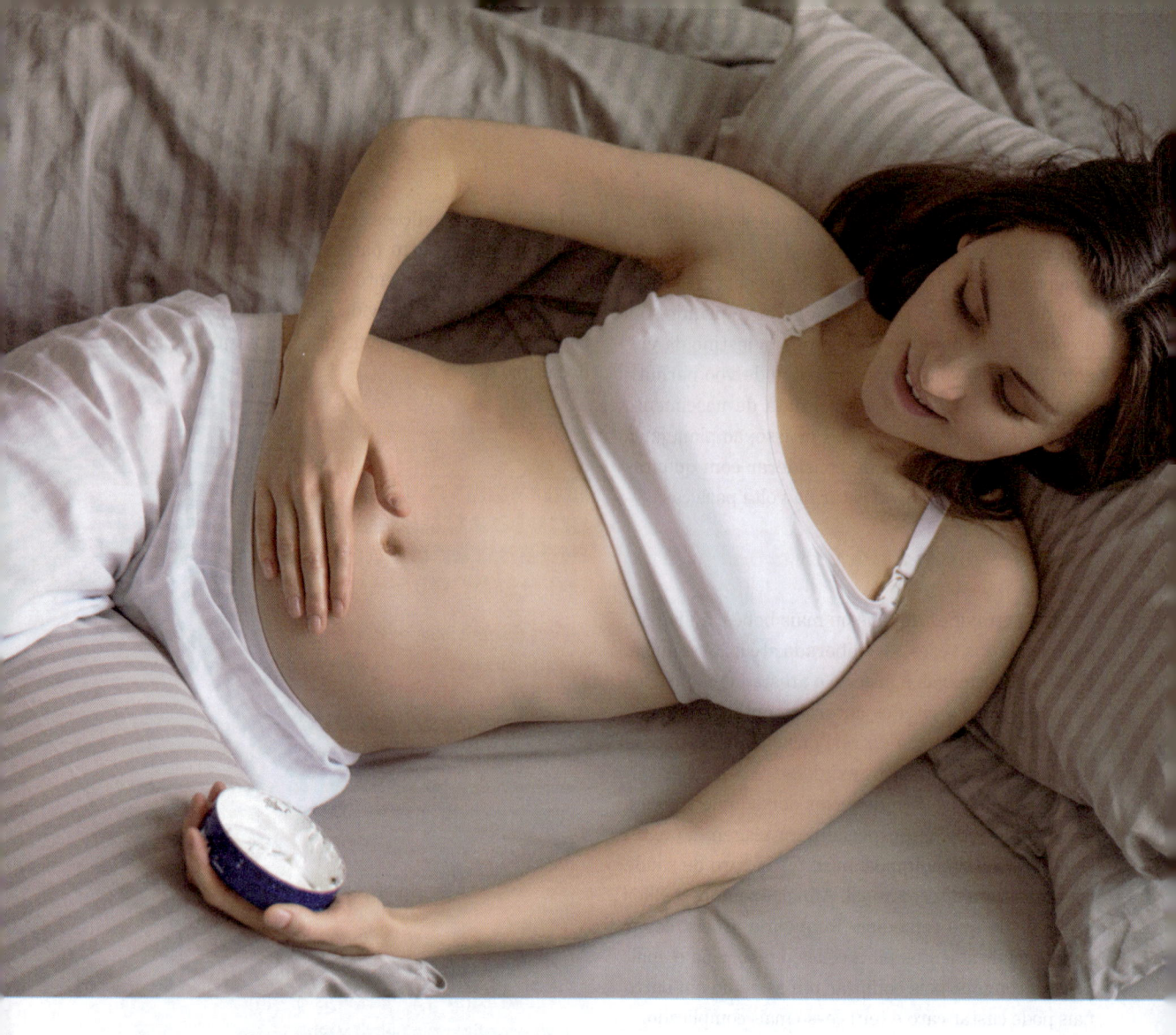

A pele da gestante

Melasma, estrias e acne estão entre as principais queixas ao longo dos noves meses; saiba qual ritual de beleza adotar e o que é proibido usar

Durante a gravidez, o corpo da mulher passa por várias transformações e a pele não poderia ficar de fora. Entre as novas características, nem todas são bem-vindas, é verdade. Algumas gestações, por exemplo, podem ter alterações na pigmentação, aumento no suor e secreções, coceira, acne e as temidas estrias. Mas calma que tem coisa boa aí também, o cabelo fica mais bonito e muitas das reações indesejadas têm tratamento - mesmo com o uso de medicações mais restritas - ou tendem a melhorar logo após o parto. Para explicar por que isso acontece e como cuidar da boa aparência na gravidez confira a seguir as principais explicações e orientações!

MANCHAS DE MELASMA

O melasma é uma disfunção na pigmentação da pele devido à concentração de melanina responsável pela cor da pele. A doença é multifatorial e está relacionada à genética, exposição solar e questões hormonais, que acontecem em especial durante a gestação. A explicação é que devido ao aumento de hormônios como o estrógeno e progesterona, há mais pigmentação e ocorre o melasma.

A região com maior risco para o aparecimento das manchas é a do rosto, na área centro-facial: testa, nariz e buço. Mas, além da face, regiões extrafaciais, como colo e braços, também são suscetíveis.

Como o tratamento é limitado, devido a diversas substâncias de uso proibido na gestação, a prevenção é indispensável. A principal é a proteção solar. Orienta-se que as gestantes se protejam muito bem, tanto com o uso do protetor solar pela manhã, reaplicando durante o dia, quanto com proteção mecânica, como ficar na sombra, usar boné, roupa com proteção ultravioleta e evitar sair em horário em que a incidência solar é mais forte.

Se mesmo assim as manchas insistirem em incomodar, há outras alternativas, bastante limitadas, mas liberadas. Existem alguns cremes clareadores, mas é muito importante o acompanhamento do dermatologista, porque muitos dos produtos não são indicados para mulheres grávidas.

Além do cuidado tópico, dependendo do tipo de mancha e da face da gestação, a microdermoabrasão – procedimento que realiza a esfoliação física da pele por meio de aparelhos ou manualmente para renovação celular e estímulo de colágeno – e *peelings* específicos podem ser usados. Já depois da amamentação a mulher consegue ter um tratamento mais amplo, com vários tipos de cremes clareadores, peelings mais fortes e técnicas a laser.

Ainda sobre a coloração da pele, regiões como axilas, virilhas, mamilos e o abdome tendem a ganhar tons mais escuros. No caso da barriga, é a famosa "linha nigra" que some após o parto.

SINAIS DE ESTRIAS

Elas se formam devido ao rompimento do colágeno na superfície da pele. Apesar de indolor, incomodam mais pela aparência das riscas esbranquiçadas ou avermelhadas. O surgimento da estria está relacionado a fatores como distensão da pele, fatores genéticos, hormonais e endócrinos.

Como na gestante há boa parte desses fatores, é comum o rompimento, afinamento e desestruturação das fibras elásticas e das de colágeno. Em geral, as áreas mais afetadas são abdome, bumbum, coxa e mamas. Mas também pode surgir nos braços.

Os tratamentos mais eficazes para combater o mal são o laser e o ácido retinóico, porém, ambos proibidos durante a gestação.

Em situações específicas e de muito incômodo, após avaliação dermatológica orienta-se o uso de outros ácidos, liberados, da microdermoabrasão e até do microagulhamento. Mas tudo depende da experiência do dermatologista com as técnicas.

A prevenção das estrias é algo bastante questionável, considerando que não existem estudos científicos que apontam real eficácia para determinadas escolhas. Em geral, entende-se que quanto maior a hidratação da pele, menor o risco de desenvolver estrias.

Na lista das substâncias liberadas e indicadas para o cuidado estão o uso de óleos de origem vegetal, como de amêndoas, de avelã ou de macadâmia, um hidratante convencional, aliado à ingestão frequente de água e uma alimentação balanceada e saudável.

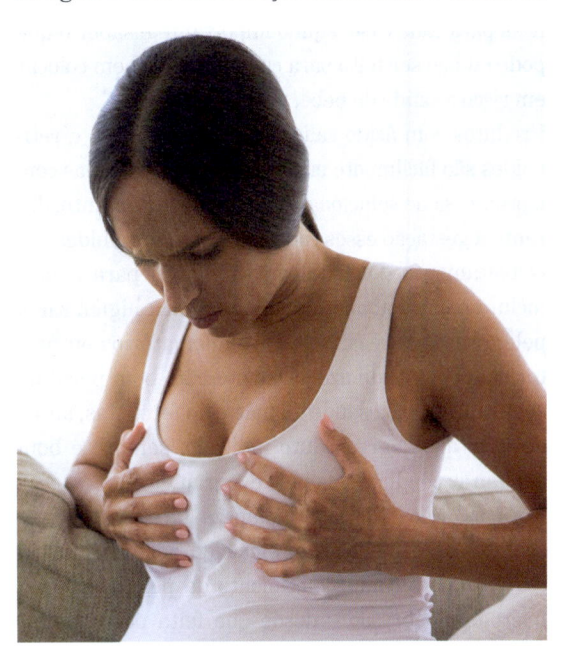

Seios na gravidez

Durante toda a gestação, os seios vão mudando, crescem e se tornam doloridos. Apesar de ter sua hidratação natural, através dos tubérculos de Montgomery, pequenas pontinhas que aparecem nas aréolas, é sempre bom reforçar os cuidados, especialmente no final da gravidez.

Esse reforço na hidratação evita o aparecimento de estrias, muito comuns pelo crescimento das mamas. Assim, na hora de higienizar, lave a região apenas com água, sem esfregar buchas ou toalhas, e passe o hidratante ou óleo da preferência apenas na pele ao redor das aréolas, e nunca nos mamilos.

Na gestação é preciso ficar de olho no rótulo dos produtos de beleza. Compostos com ureia, ácido salicílico e ácido retinóico devem ser evitados

A VOLTA (OU NÃO) DA ACNE

Essa mudança na pele é bem imprevisível. Existem paciente que relatam melhora da acne na gravidez, outras que não tinham a passam a ter e ainda aquelas em que a acne piora. Sem muitas explicações científicas para cada caso, aqui o importante é saber o que pode ou não ser feito para cuidar da pele sem colocar em risco a saúde do bebê.

Produtos com ácido salicílico, ácido retinóico e retinóides são facilmente encontrados em farmácias com a promessa de solucionar o incômodo, no entanto, durante a gestação esses compostos estão proibidos.

O tratamento dermatológico indicado para a fase inclui apenas sabonete adequado para higienizar a pele, produtos secativos, anti-inflamatórios ou bactericidas e o ácido azelaico, este com bom perfil de segurança para a saúde da mãe e do feto. Mas, antes de usar qualquer produto indicado, sempre é bom avaliar as condições da pele e o grau da acne.

Fora as ações tópicas, a limpeza de pele tende a acalmar as espinhas da região do rosto e em casos em que o comprometimento da pele é maior, a microdermoabrasão – desde que feita por um profissional com experiência – pode ser uma opção para amenizar a inflamação.

COCEIRA PERSISTENTE

O sintoma é típico do período de gestação. A coceira na pele tem relação com a sensibilidade comum do período. O prurido incomoda mais no final da gravidez deixando a pele mais irritada, principalmente na região da barriga, na parte genital e do couro cabeludo. Sem risco à saúde é possível controlar o quadro com hidratação, banhos mornos ou frios e evitando o uso de sabonete, esponjas ou buchas. Entretanto, se a coceira piorar e vier acompanhada de pequenas bolinhas, um dermatologista deve ser consultado. Entre as causas está a alteração dos sais biliares.

HÁ MAIS SUOR DO QUE ANTES

Apesar de algumas gestantes relatarem que a pele fica mais úmida durante a gravidez, na verdade é excesso de suor. As glândulas sudoríparas tendem a ficar mais ativas na gestação, então a mulher sua um pouco mais e tem até a sensação de maior hidratação. Entre as demais mudanças, os cabelos ficam mais densos e volumosos e tendem a crescer mais. Quadro que muda logo após o parto, com aumento na queda dos fios que em excesso deve ser acompanhado por um dermatologista.

Seguindo o crescimento do cabelo, está o das unhas que, em contrapartida, tendem a ficar mais amolecidas e frágeis, alterações naturais e passageiras.

PELE PERDE FIRMEZA

O estiramento demasiado das fibras de colágeno e elastina são os maiores responsáveis pela flacidez. O incômodo surge principalmente após o parto, quando o corpo tende a voltar a sua forma. Vários procedimentos estéticos auxiliam na melhora da textura da pele. Em algumas áreas do corpo os cuidados podem começar até 15 dias após o nascimento do bebê, mas caso o incômodo maior seja no abdômen, este deve estar bem cicatrizado para que seja possível realizar qualquer tipo de técnica. A prática de atividade física é outra aliada.

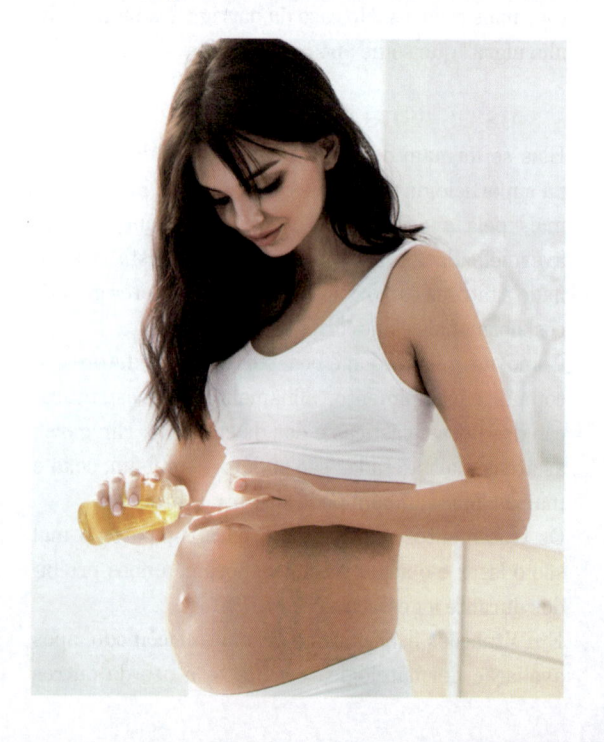

POR MAIS VAIDADE E SAÚDE NA GESTAÇÃO

CRIE BARREIRAS CONTRA O SOL
Proteção tópica
O uso do protetor solar previne manchas na pele

Use e abuse!
FPF acima de 30
Aplicar antes da exposição;
Reaplicar a cada 2 horas;
Os protetores mais seguros são os inorgânicos ou minerais, por terem menor absorção.

Evite
Ficar exposta muito tempo ao sol

O uso do protetor solar e do hidratante deve fazer parte da rotina de cuidados da futura mamãe. O primeiro protege contra manchas e o segundo controla o prurido que irrita a pele

PELE SEMPRE HIDRATADA
O hidratante corporal é um aliado da pele das gestantes. Na lista dos benefícios, controlam a coceira e ajudam a prevenir as estrias.

Use e abuse
Óleo de amêndoas;
Óleo de rosa-mosqueta;
Óleo de avelã.

Evite
Cremes ou hidratantes com mais de 3% de ureia;
O composto tem relação com prejuízos no desenvolvimento e crescimento do feto

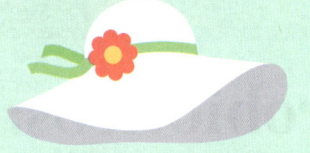

PROTEÇÃO MECÂNICA
O excesso de exposição direta ao sol pode danificar a pele da grávida

USE E ABUSE!
Chapéu;
Boné;
Roupa com proteção ultravioleta;
Guarda-sol

EVITE
Sair de casa sem nenhum desses acessórios

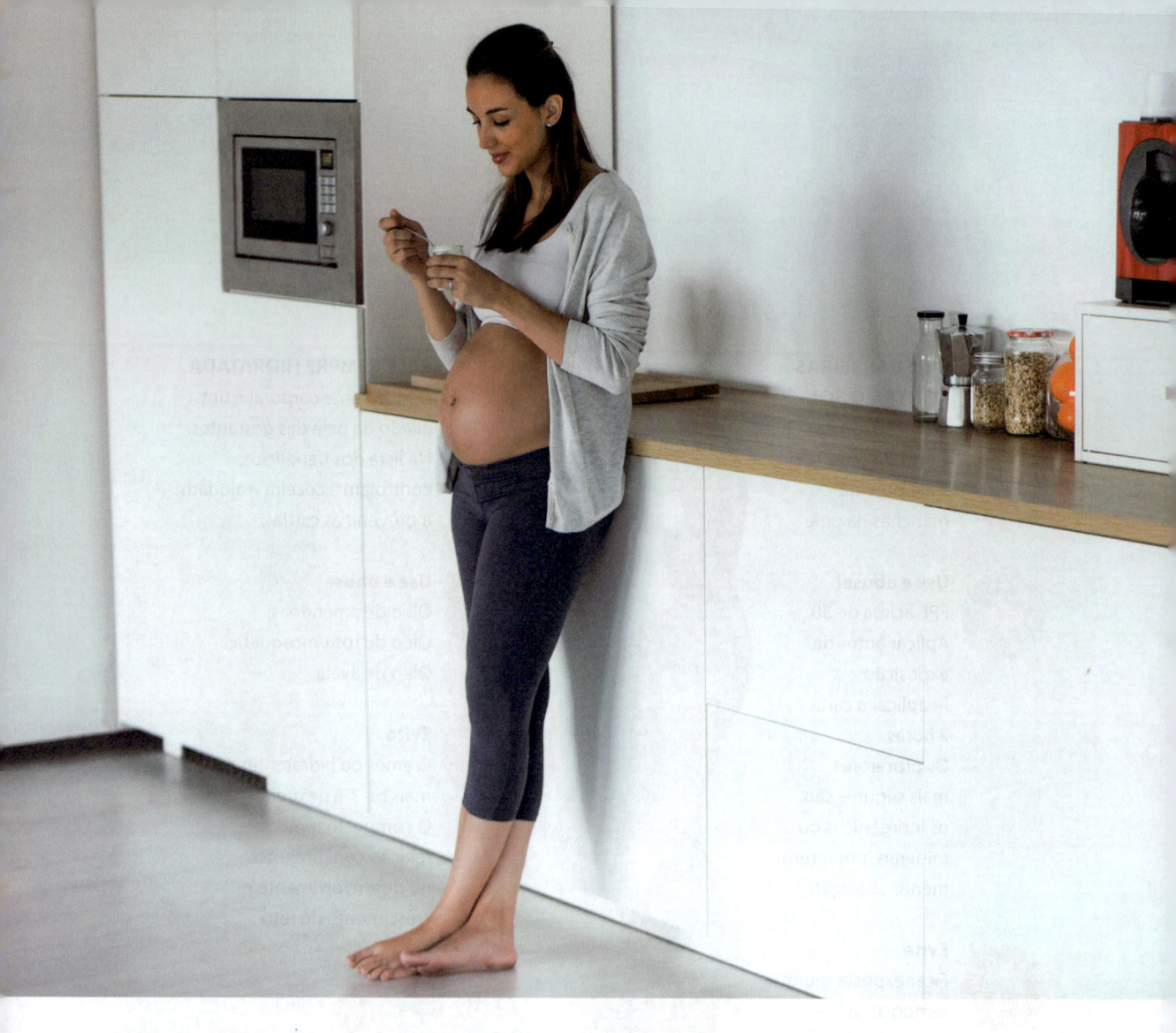

Probióticos: parceiros da gravidez

Conhecidas como bactérias do bem, elas regulam o trânsito intestinal, diminuindo desconfortos e afastando o diabetes gestacional e a cólica do recém-nascido

Não é raro o intestino virar uma bagunça durante os meses da gestação. Muitas grávidas têm diarreia, contudo, o comum mesmo é a prisão de ventre. A progesterona, que é o principal hormônio da gravidez, tem um efeito inibitório direto sobre as células da musculatura lisa do sistema gastrointestinal, reduzindo sua motilidade como um todo, motivo para tanta prisão de ventre.

Os opioides endógenos (OE) – substâncias produzidas pelos neurônios – também contribuem com esta motilidade arrastada do intestino da gestante. Assim como as modificações naturais que o sistema gastrointestinal sofre ao longo da gestação, com os órgãos intra-abdominais se movendo para acomodar o crescimento uterino, comprimindo o intestino e causando menor movimentação e maior acúmulo de gases. A dilatação do útero põe pressão sob o intestino e acaba dificultando a evacuação.

Por fim, o feto precisa de muito ferro para se desenvolver, o que pode acabar com as reservas da grávida. Isso faz com que os obstetras receitem a suplementação do mineral para alguns casos específicos. Porém, a suplementação de ferro pode ser um fator para a prisão de ventre, dependendo do organismo da mulher. Se este parece ser um desconforto sem solução, calma que é possível fazer o intestino funcionar.

UM INTESTINO REGULADO

A grávida deve ir ao banheiro defecar entre uma a duas vezes por dia, a mesma frequência considerada saudável para todas as mulheres. Caso a vontade surja dia sim, dia não, não há com o que se preocupar, desde que as fezes sejam pastosas e não tão endurecidas. Quanto a constipação, além do incômodo há o risco de hemorroidas, que são varizes internas e externas do ânus que ficam salientes e podem sangrar.

BACTÉRIAS DO BEM

Combater a prisão de ventre entre as grávidas não é fácil, mas tem caminhos que podem ser percorridos. A primeira opção receitada pelos médicos visa medidas comportamentais e dieta. A lista inclui aumentar a ingestão de frutas, verduras e alimentos integrais, assim como líquidos em geral. Vale praticar atividades físicas autorizadas pelo obstetra, sob supervisão.

Outra opção é o consumo dos alimentos probióticos. Esses produtos nada mais são do que suplementos alimentares à base de microrganismos vivos que trazem benefícios ao seu hospedeiro. O termo, que vem do grego, significa "para a vida". Assim, os probióticos possuem bactérias benéficas que, ao serem utilizadas em quantidades adequadas, promovem o equilíbrio da microbiota intestinal, trazendo um restabelecimento da saúde e alívio para o intestino.

Os principais probióticos são os lactobacilos e as bifidobactérias. Ambos produzem compostos orgânicos, obtidos após fermentação, que aumentam a acidez do intestino. Assim, impedem que bactérias patogênicas se multipliquem e provoquem doenças. O maior uso de probióticos em alimentos está no grupo dos laticínios: leites fermentados, iogurtes, sorvetes, queijos e alimentos de origem vegetal fermentados.

PREVENÇÃO DO DIABETES

Equilibrar a microbiota intestinal é apenas um dos benefícios dos probióticos para a saúde da mulher grávida. As evidências indicam que seu consumo também ajuda a prevenir o aparecimento do diabetes gestacional – problema no qual a grávida apresenta algum grau de intolerância à glicose ao longo dos noves meses, sendo que seu nível volta ao considerado saudável após o parto.

Uma pesquisa de 2017, liderada pela Universidade de Otago, na Finlândia, acompanhou dois grupos de mulheres durante 30 semanas de gestação. O primeiro time consumiu diariamente um tipo de lactobacilos, enquanto o segundo recebeu placebo. Segundo análise do pesquisador e líder da pesquisa, Julian Crane, 6,5% das mulheres apresentaram diabetes no grupo placebo, contra 2,1% no grupo probiótico.

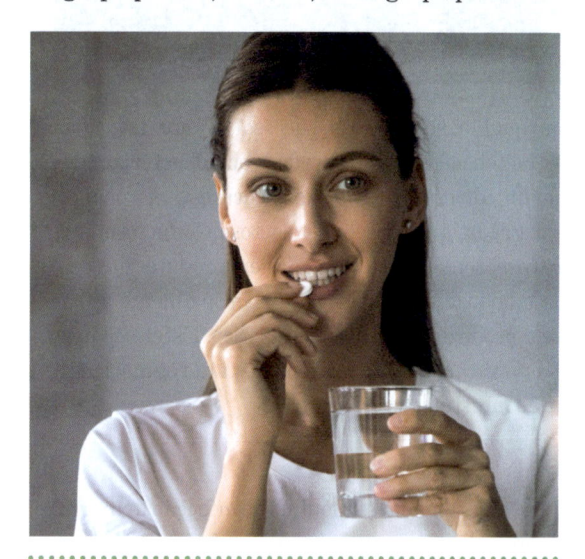

Cápsulas X Alimentos

Iogurtes e leites acrescidos com lactobacilos e bifidobactérias são formas práticas de incorporar os probióticos na alimentação. Contudo, a suplementação em cápsula pode ser mais eficiente. Nos alimentos, há menos cepas de bactérias é a justificativa de nutricionistas. Outro problema é que uma parte das bactérias consumidas via alimentos pode ser destruída pela ação dos ácidos do estômago, durante o processo de digestão. Já a proteção da cápsula garante que mais microrganismos cheguem sãos e salvos ao intestino.

Como escolher o iogurte

O processo de fermentação do iogurte envolve a presença de bactérias diversas. Contudo, para ser considerado probiótico, o alimento precisa ser acrescido de lactobacilos ou bifidobactérias após a sua elaboração.

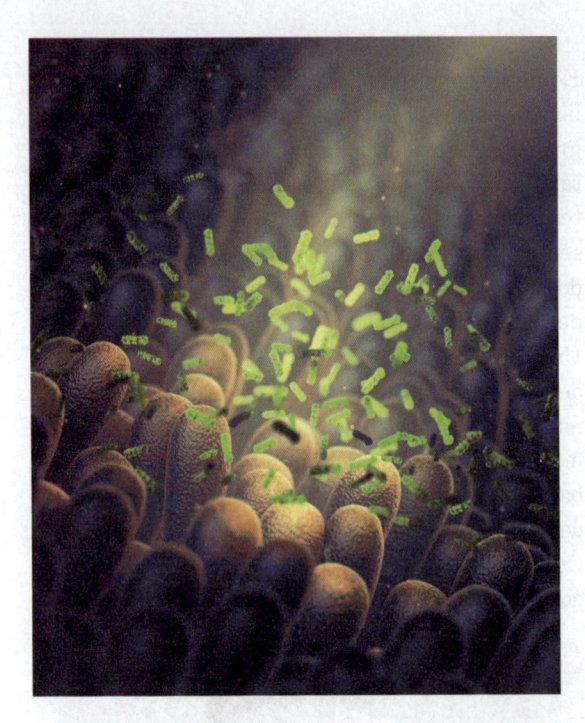

Mas qual o segredo do sucesso? Tanto as cepas dos lactobacilos como as das bifidobactérias degradam diversos tipos de açúcares. A primeira degrada a frutose, a galactose, a lactose e a sacarose, sendo muito utilizadas em produtos lácteos. Já a bifidobactérias degradam principalmente a frutose e produzem ácido acético e lático. Estes são usados em tratamentos, por exemplo, para regularizar a função intestinal de crianças.

COLONIZAÇÃO FELIZ

A gravidez também é sinônimo de infecção urinária. O problema é comum porque a progesterona promove um relaxamento da musculatura da uretra, fazendo que as bactérias ruins avancem da vagina para a bexiga. Além de colonizar o trato intestinal, as bactérias benéficas advindas dos probióticos também podem se instalar na região vaginal. Com isso, ajudam a equilibrar a flora local e impedem a proliferação das bactérias patogênicas que causariam cistite, candidíase e vaginose, desconfortos que incomodam gestante ou não.

Estudos com mulheres não grávidas mostraram o potencial dos lactobacilos contra o problema – caso do estudo de 2011 realizado pela Universidade de Washington, dos Estados Unidos, com pessoas que possuíam cistite de repetição. Para completar, tal colonização de bactérias do bem na vagina pode afetar os bebês. A mãe pode passar ao bebê, por meio do parto e da amamentação, bactérias fundamentais para a sua saúde. Os bebês que nascem de parto natural têm um microbioma com maior diversidade, relacionado com o microbioma vaginal materno; já bebês que nascem por cesariana possuem um microbioma associado ao ambiente.

PESO SOB CONTROLE

O consumo de probióticos e sua ação em prol do bom funcionamento do intestino também têm sido associados ao controle do peso. Um estudo da Universidade de Laval, do Canadá, mostrou que mulheres não-gestantes que consumiam um tipo de lactobacilos conseguiram emagrecer quase o dobro do que o grupo submetido a placebo: 4,4 kg contra 2,6 kg. Assim, as mulheres grávidas podem se beneficiar. O controle do ganho de peso é essencial, na gestação.

Por fim, probióticos deixam a imunidade das mães fortalecidas. Isso porque o tecido epitelial que reveste e protege o intestino tem o tamanho de uma quadra de tênis e é nossa principal barreira de proteção contra o meio externo. É por meio da mucosa intestinal que muitos microrganismos nocivos conseguem adentrar na corrente sanguínea – motivo pelo qual ela precisa estar fortalecida. Lactobacilos e bifidobactérias melhoram essa barreira, impedindo a passagem de toxinas e substâncias estranhas para a corrente sanguínea.

A dupla está sendo relacionada ainda a fazer com que o intestino assimile o colesterol, reduzindo seus níveis de absorção pelo corpo, além de induzir a produção de substâncias que regulam a pressão arterial, um alívio duplicado para o coração. Porém, nesses casos o probiótico não é sozinho a solução, ele seria um complemento, sendo essencial

Consumir probióticos duas vezes ao dia é suficiente para controlar o colesterol, manter o intestino funcionando corretamente e evitar excessivo ganho de peso

o uso contínuo do medicamento e tratamento desde que indicado pelo especialista.

Até a saúde bucal ganha um reforço nessa ingestão de probióticos. Ao chegar ao intestino, a bactéria do bem minimiza as inflamações que refletem lá na gengiva. De forma mais direta, os probióticos entram em ação com a microbiota da cavidade oral, diminuindo incidência de cárie e periodontite.

BENEFÍCIOS ALÉM DO PARTO

Os probióticos são bem-vindos durante e até depois do nascimento do bebê. As bactérias podem chegar à criança por meio do leite materno e continuar colonizando o intestino do recém-nascido, agindo contra as cólicas. Segundo um estudo do Instituto de Pesquisa Infantil Murdoch, na Austrália, as mães que ingeriram probiótico ao longo do período de amamentação tinham a chance de reduzir o choro da criança duas vezes mais que as demais. A hipótese é que o probiótico, na flora intestinal do bebê, diminui a inflamação e, consequentemente, os incômodos.

Outra pesquisa aponta que a ingestão de probióticos durante a gestação e no início da vida do bebê tem relação a menor risco de alergias. As crianças expostas às bactérias do bem ainda no útero tinham 12% menos chances de ter alergias nos primeiros meses e anos, quando comparadas às demais.

UMA CHAMADA DE PESO

Quando se fala em probióticos é comum ouvirmos outros nomes relacionados. Para entender o papel de cada um, todos são apresentados.

Os probióticos em si são bactérias do bem que ingeridas na dose certa colonizam e protegem a parede intestinal evitando as moléculas alergênicas e microrganismos que prejudicam a saúde.

O próximo da chamada são os prebióticos. Eles são alimentos para as bactérias do bem, os probióticos. São fontes de prebióticos a cebola, o alho, a aveia e a banana-verde.

O simbiótico segue a sequência completando os probióticos e os prebióticos, sem ter um único efeito definido no organismo. Ele pode ser encontrado em biscoitos, alguns lácteos e suplementos.

Quanto à bifidobactéria, ela faz parte das bactérias lácticas e está presente em queijos, iogurtes e alimentos fermentados. Consideradas probióticos elas crescem e se multiplicam no intestino, dando um reforço quando há morte dessas bactérias decorrente de alguma doença ou uso de antibiótico.

Para usufruir de seus benefícios, converse com o obstetra ou nutricionista sobre incluir alimentos probióticos no cardápio. O leite fermentado com lactobacilos, por exemplo, é considerado seguro para todas as idades.

Mas, nada de tomar suplemento sem indicação. Apesar de ter a venda liberada nas farmácias, nem toda gestante pode tomar. A automedicação pode agravar os desconfortos intestinais ou fazer com que eles persistam já que cada probiótico tem um tipo e uma dose específicos. Outro ponto ressaltado pelos médicos é que só ingerir o probiótico, sem complementar com uma dieta saudável, boa hidratação, a prática regular de atividade física e o abandono de vícios, como cigarro, não seria suficiente para obter os seus benefícios.

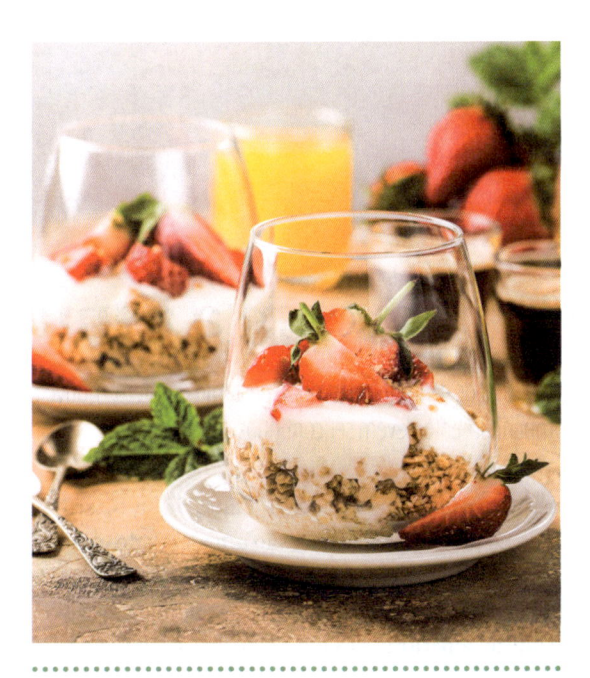

Ritmo certo

É indicado o consumo de duas porções de probióticos com fibras, além da ingestão de dois litros de água por dia. As solúveis são: aveia, frutas e leguminosas. Controlam o colesterol e o diabetes. Já as insolúveis regulam o movimento peristáltico e podem ser encontradas em folhas verdes, grãos integrais e farelo de trigo.

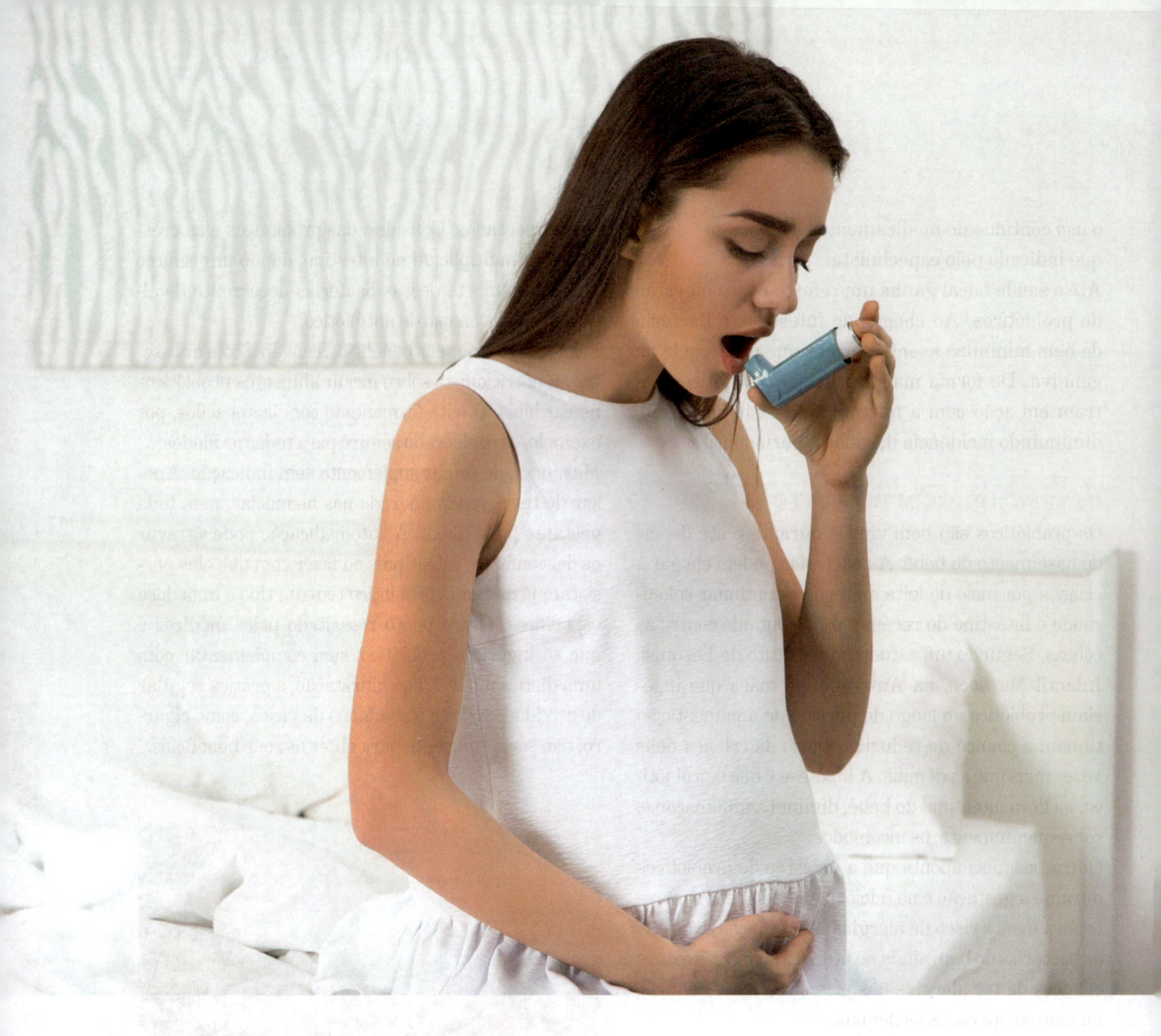

De bem com **a asma**

A doença pode causar transtornos à gestante e ao feto, motivo pelo qual tanto o tratamento quanto o acompanhamento devem ser contínuos

Quem tem asma está suscetível a falta de ar, tosse e chiado no peito. Os sintomas são um alerta de que a crise chegou. Os desconfortos indicam uma resposta do organismo à inflamação dos brônquios, os tubos que levam o ar até os pulmões, que se contraem, dificultando que essa passagem ocorra. Na lista de doenças crônicas, a solução é controlar o problema quando aparece e evitar novos episódios.

Infelizmente, não raro, a mulher não está livre de crises de asma durante a gravidez. De acordo com uma pesquisa realizada pelo serviço de saúde pública dos Estados Unidos, a prevalência da doença está estimada entre 3,7% e 8,4% nas pacientes grávidas. Mas como a asma vai se comportar ao longo dos nove meses ainda é um mistério. Um estudo da Universidade Federal de São Paulo (Unifesp) aponta que 35% das asmáticas relatam piora da doença durante a gestação, 33% dizem que a patologia permaneceu estável e 28% garantem que os sintomas melhoraram enquanto estavam a espera de um filho. No final das contas, há aproximadamente 1/3 de possibilidades para cada uma das situações, até o momento, sem explicações científicas.

Por ser uma doença respiratória inflamatória crônica, ou seja, sem cura, a preocupação da futura mamãe e dos médicos se dá nos casos de piora dos sintomas. Esse mesmo estudo da Unifesp concluiu que

Doença é crônica e deve ser tratada durante toda a vida. Caso contrário, novas crises podem ocorrer, colocando em risco a qualidade de vida da paciente

a asma materna aumenta o risco de óbito do feto, eleva a pressão arterial e ocasiona o nascimento de recém-nascidos de baixo peso e prematuros, quando se compara à gestação de mães não asmáticas. Por isso é preciso acompanhar a patologia de perto.

VOLUME ABDOMINAL

Os mecanismos relacionados à melhora da asma das gestantes ainda são pouco conhecidos, mas hipóteses apontam para os níveis das substâncias progesterona e cortisol livre durante a gravidez que poderiam evitar as crises por contribuir para a dilatação dos brônquios. Já a piora está vinculada a fatores como estresse, doença do refluxo gastroesofágico, infecções viróticas, rinite, sinusite e alterações na função pulmonar que diminui o volume de ar que cabe no pulmão e sua ventilação. Os hormônios também podem ser os vilões do quadro, estreitando o calibre dos brônquios. Os sintomas da asma da gestação, em geral, são os mesmos da paciente que não esteja grávida. Há sensação de falta de ar, muitas vezes ocasionada pelo aumento do consume de oxigênio durante a gravidez; tosse persistente e sensação de aperto no peito principalmente à noite. Segundo a Associação Brasileira de Asmáticos (ABRA), outro sintoma comum na gestação pode pesar contra as mamães asmáticas. É o aumento do volume abdominal decorrente do tamanho do útero, que empurra o diafragma para cima, comprime o tórax e limita a expansão dos pulmões durante a respiração. Muitas grávidas também reclamam do entupimento do nariz, levando a resistência respiratória.

VISITA MÉDICA PERIÓDICA

O principal objetivo do acompanhamento da grávida asmática por seu médico é prevenir crises e garantir bem-estar durante toda a gestação. Para isso, são indicadas avaliações periódicas das condições clínicas da mãe, incluindo aí exames da função pulmonar. Deve-se barrar a exposição da grávida aos fatores que causam alergia ou que podem desencadear crises, como pó e ácaros. Os medicamentos devem ser tomados durante toda a gravidez e a mulher, se possível, deve receber apoio psicológico para que as pressões tão comuns nesse momento especial não desencadeiem a piora dos sintomas.

De acordo com os médicos, quando o tratamento é bem conduzido e acompanhado por um especialista, seja um pneumologista, seja um alergista, é possível ter o controle da doença sem danos para a gestação, em especial, as grávidas do primeiro filho.

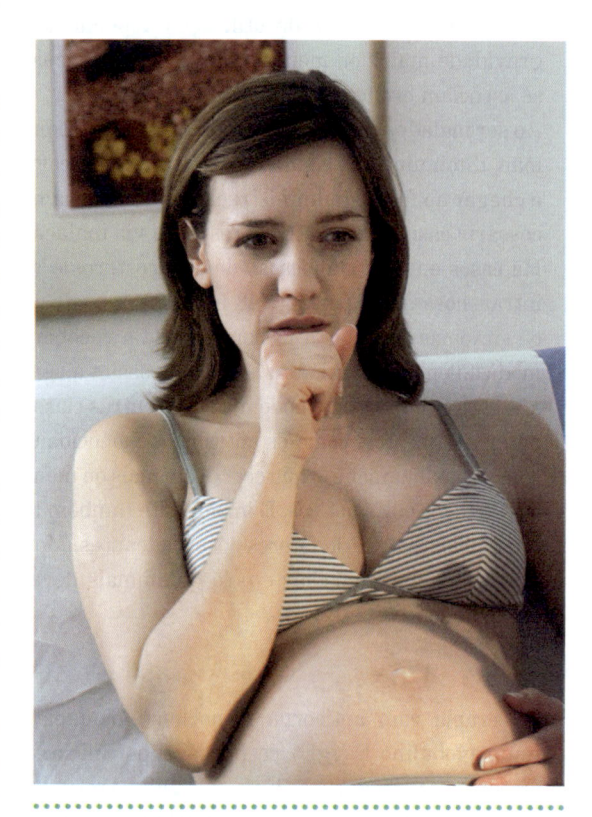

Os riscos da falta de ar

Na gravidez, a asma, quando grave ou não tratada, pode ter relação com:
- Parto prematuro
- Pré-eclâmpsia
- O feto pode apresentar dificuldade de crescimento e o tamanho dele não corresponder a idade gestacional
- Maiores chances do nascimento ser por cesariana

O BÉ-Á-BÁ DA ASMA

A asma é uma doença inflamatória que se desenvolve a partir de herança genética ao interagir com o meio ambiente – reação dos antígenos (ligados às respostas imunes) e anticorpos. O problema tem sintomas específicos. Tosse, aperto no peito, falta de ar (dispneia), caracteristicamente com chiado no peito. Com frequência, observa-se concomitantemente rinite alérgica.

O tratamento da asma se divide em dois momentos: na crise e entre as crises, também chamado de intercrítico ou de manutenção. Neste último caso, o objetivo é obter o controle, ou seja, ficar sem sintomas. Já o tratamento inicial é o corticoide inalado, em que dose e tempo de utilização dependem da gravidade maior ou menor da asma. Ao corticoide se associam broncodilatadores de longa ação.

Ao ser inalado, o medicamento vai direto para o pulmão, diminuindo as chances de afetar todo o corpo e chegar ao feto. A administração oral se torna necessária caso seja negativa a resposta via inalação. Há casos em que a aplicação de corticosteroide via intravenosa se dá por 24 a 48 horas para controlar os sintomas e depois a paciente passa a receber o medicamento via oral. Mas se mesmo assim a asma não estiver controlada, podem-se usar outras classes de medicamentos, como os anticorpos monoclonais, como o omalizumabe, o que ocorre em mais ou menos 5% de todos os asmáticos. É importante também ter um ambiente livre de fatores desencadeantes. Mofo, ácaros, poeira domiciliar e pelo de animais devem ser evitados.

CUIDADO MONOCLONAL

A terapia com anticorpo monoclonal bloqueia a imunoglobulina E (IgE), responsável por iniciar os sintomas inflamatórios. Este é o único tratamento capaz de ajudar os pacientes alérgicos que não conseguem o controle com os tratamentos convencionais. É um medicamento injetável administrado de acordo com a necessidade de cada paciente. A IgE é um anticorpo responsável por parte do que os médicos chamam de cascata inflamatória. Ela é considerada uma das causas da reação alérgica. O omalizumabe bloqueia essa ação. Os outros medicamentos têm outro mecanismo de atuação.

A vantagem do tratamento é que ele não interfere ou apresenta riscos na gravidez, nem no aleitamento. Os efeitos colaterais são considerados raros e quando acontecem são anafilaxia e doença do soro (hipersensibilidade). Em uma análise de mais de 10 mil aplicações, por exemplo, não há nenhum registro de caso. Com essa abordagem, consegue-se o controle dos sintomas e a gestação segue saudável tanto para mãe quanto para o filho.

Outro aliado contra as crises de asma é a vacina contra a gripe. Independentemente do tratamento e da crise, a gestante deve ser imunizada. Disponível na rede pública e particular, a indicação é recebê-la tão logo for liberada para evitar o contágio pela gripe, que pode sobrecarregar o sistema respiratório e resultar em mais uma crise asmática.

DA GESTAÇÃO AO PARTO

O tratamento, com um pneumologista ou alergista, visa controlar a doença sem danos à grávida e ao bebê. E os cuidados devem se estender também depois do nascimento. O problema deve ser tratado sempre até se obter o controle, a pessoa sendo gestante ou não. A asma é uma doença crônica e deve ser tratada durante toda a vida. Caso contrário, novas crises podem acontecer, colocando em risco a qualidade de vida da paciente.

Apesar de o parto não agravar os sinais da asma, desde que a gestante venha sendo assistida e esteja em

---

Adote medidas caseiras para respirar melhor

- evite ambientes com pessoas fumando
- mantenha a casa sempre limpa e arejada
- substitua carpetes e cortinas pesadas que possam acumular pó
- lave com frequência lençóis e cobertores e quando for usar os guardados, deixe-os um pouco ao ar livre
- use capas antialérgicas nos travesseiros e colchão
- cuidado com o cheiro forte de produtos de limpeza e até mesmo perfumes

> **O tratamento da asma se divide em dois momentos: na crise e entre as crises – período chamado também de intercrítico ou de manutenção**

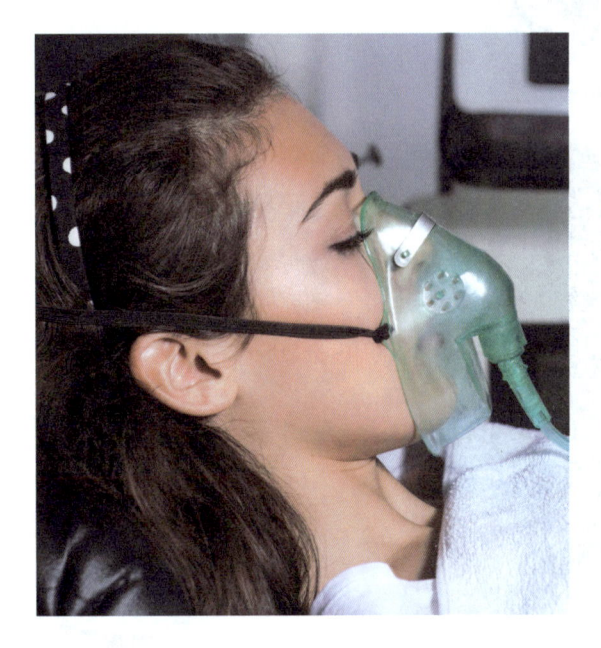

tratamento, é preciso controlar os novos sentimentos relacionados a chegada de um filho. As emoções podem influenciar o quadro, já as alterações hormonais (do parto) não têm relevância.

No entanto, mães asmáticas têm maior risco de ter filhos com o mesmo problema, já que a doença é causada por uma alteração genética. Na família, se só a mãe tem asma, o bebê tem 25% de nascer com o quadro. As chances aumentam e chegam a 50% quando o pai também é asmático. Filhos de mães fumantes também estão suscetíveis a desenvolver a doença.

AÇÕES PREVENTIVAS

Quando a asma está sob controle, a gestante pode manter uma rotina mensal de consulta com um especialista em doenças respiratórias.

Em casos de crises, as visitas ao médico devem ser menos espaçadas. Além de seguir as recomendações do especialista é preciso adotar cuidados extras.

Os mais indicados são: evitar ambientes ou o contato com pessoas que fumam, além de não fumar! Evitar ambientes de aglomeração. Não ter contato com mofo, poeira, ácaros ou pelos de animais – esses fatores são considerados alérgenos e responsáveis por muitas crises –, evitar a exposição a mudanças bruscas de temperatura, ter cuidado com a prática de exercício físico – esta deve ser sempre monitorada e respeitando os limites da gestante com asma.

O RECÉM-NASCIDO ASMÁTICO

De difícil diagnóstico antes dos 2 anos de idade, o chiado no peito pode ser um sinal da doença. E ao identificar, os pais devem informar ao médico para uma possível investigação. Mas, este está longe de ser um veredicto de que a criança tem ou terá asma no futuro, já que aquele barulhinho pode ter relação com outras infecções respiratórias, nem sempre crônicas.

No entanto, de 50% a 80% das crianças com chances de ter a patologia vão apresentar os sintomas antes dos 5 anos de idade. Os pais devem ficar atentos a alergias e dermatites frequentes, histórico familiar de asma, tosse, chiado no peito ou falta de ar, principalmente à noite.

É importante levar o bebê ao serviço de urgência e emergência se diante destes sinais a criança ficar com os dedos ou lábios arroxeados ou ficar irritado devido a dificuldade para respirar.

Sem cura, mesmo que diagnosticada na infância, há casos em que o chiado no peito tende a sumir ao longo da idade. Em muitas crianças os sintomas até vão embora ou eram indícios de outro tipo de alergia respiratória, sendo a mais comum a rinite alérgica.

No entanto, tão logo a confirmação ou chance de ter asma, os pais devem tomar alguns cuidados com relação ao filho. Além do uso de medicamento e da bombinha, conforme orientação médica, o quadro da criança merece atenção.

Entre os cuidados que podem evitar uma crise ou a piora dos sintomas é preciso usar capas antialérgicas em colchão, almofadas e travesseiros. A roupa de cama precisa ser trocada toda semana. O quarto deve ser aspirado pelo menos duas vezes por semana e permanecer arejado. Evite cortinas, carpetes e tapetes, principalmente durante o período de crise. Quanto ao contato com animais de estimação, o recomendado é que eles não visitem o quarto do bebê. Com medidas certas é possível controlar a asma de toda a família.

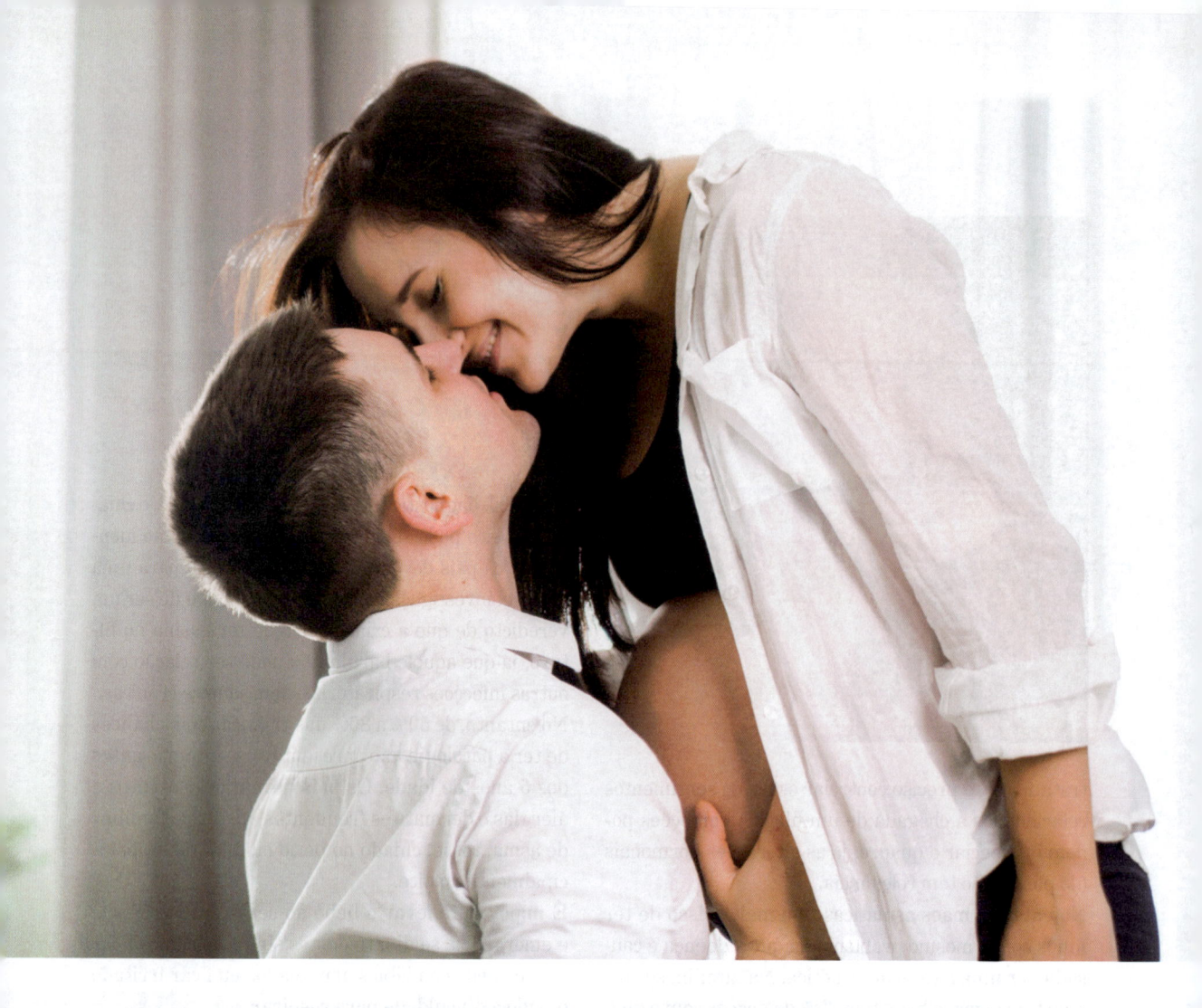

A intimidade do casal na gestação

Os médicos garantem: desde que a mulher esteja com a saúde em dia, o sexo não oferece riscos nem para ela, nem para o bebê; pelo contrário, faz até bem

Gravidez é sinônimo de mudanças não só na rotina e no relacionamento afetivo do casal, como também nos desejos sexuais de ambos. Isso porque a gestação implica em alterações hormonais que refletem diretamente na sexualidade da futura mamãe.

A produção de progesterona (hormônio feminino) é uma das principais mudanças, seu aumento acontece para manter a gravidez, o que faz com que a libido diminua, assim como a vontade de trabalhar ou de fazer qualquer atividade física.

O interesse da gestante em manter relações com seu parceiro pode sofrer uma baixa ainda mais acentuada nos primeiros três meses – período em que a progesterona é liberada pelo útero. Depois dessa fase, o hormônio passa a ser produzido pela placenta. Com essa mudança, a mulher ganha uma ligeira disposição física, a qual diminui conforme a barriga vai crescendo, visto que o ganho de peso pode fazer que tarefas simples tornem-se exaustivas. No entanto, o apetite sexual feminino durante a gravidez não depende apenas de reações bioquímicas. O início da gestação é acompanhado de uma série de medos, como o receio de o bebê não estar se formando, provocando redução na libido.

Mas têm as mulheres que sentem mais desejo. Como já estão esperando um bebê, aproveitam para namorar sem culpa e responsabilidade de prevenir uma gravidez. Por outro lado, outras se sentem desconfortáveis com a própria aparência e deixam de procurar o parceiro.

AFINAL, PODE OU NÃO PODE?

Os médicos concordam que, quando se trata de uma gravidez livre de riscos, a atividade sexual não compromete a saúde da gestante, tampouco oferece riscos ao bebê. Pelo contrário. Além do bem-estar natural que o sexo proporciona, o ato de um homem buscar a parceira para ter relações ajuda a melhorar a autoestima dela. Contudo, é imprescindível que a paciente peça orientações pelo profissional de saúde responsável pelo acompanhamento pré-natal, isso porque alguns quadros clínicos exigem cuidados específicos. Durante essa conversa, pode ser que o médico solicite a gestante que diminua a frequência ou se abstenha de atividades físicas – inclusive o sexo – nos primeiros três meses. Embora não tenha base científica, a medida é tomada com o intuito de prevenir lesões. Apesar disso, há casos em que a abstinência poderá ser obrigatória, como se verificada a existência de uma abertura no colo do útero. Neste caso, a indicação é interromper a prática da atividade sexual, bem como a da imersão (em piscinas, por exemplo). Bactérias podem entrar pela vagina e alcançar o útero, gerando uma infecção na membrana da bolsa amniótica e fazendo com que ela se rompa antes da hora do nascimento.

Nos primeiros meses, caso a paciente apresente dores ou sangramento que resultem em um processo de aborto, o especialista também sugeri a abstinência. Já no segundo trimestre, a presença de dores relacionadas a trabalho de parto prematuro podem exigir esta medida do distanciamento da vida íntima.

CUIDADOS ESPECIAIS

Quando o sexo estiver liberado recomenda que o casal dê preferência a posições sexuais que não façam pressão sobre o abdome e que sejam confortáveis para a mulher. Além disso, deve-se ter cuidados com o esforço físico empregado nessa prática. O ideal é partir para algo mais delicado e amoroso. Um excesso de força pode resultar em traumas e lesões. A gestante também deve ficar atenta às doenças sexualmente transmissíveis (DSTs) neste período, uma vez que seu organismo está mais vulnerável às mesmas infecções que atingem mulheres não grávidas. É o caso do herpes genital, da gonorreia, da hepatite B, além do vírus da aids. Por isso é importante o uso de preservativo, pois muito mais do que evitar uma gravidez, ele tem outras finalidades, afinal, todos esses males não prejudicam apenas a saúde da mulher, como também podem vir a ser a causa de sequelas no bebê resultando em complicações na hora do parto e nas primeiras horas de vida da criança.

Algumas grávidas sentem mais desejo e aproveitam o período para namorar sem culpa ou responsabilidade de prevenir a concepção

> ### DEMORA PARA VOLTAR À ROTINA?
>
> Para o casal que já pensa no sexo após o parto a resposta é: às vezes. O pós-parto é o período de menor libido na vida de uma mulher. A liberação do hormônio prolactina (responsável por estimular a produção de leite) inibe a produção de estrogênio, reduzindo o interesse por sexo. Soma-se a isso o estresse causado pelo parto, além da falta de sono decorrente da obrigação de amamentar o bebê. Logo após o parto, os médicos proíbem a atividade sexual por um período que vai de 30 (no caso de parto normal) a 40 dias (cesariana). Este tempo é necessário para que a ferida onde estava a placenta cicatrize. Nesta etapa, o casal fica sujeito a conflitos emocionais. Para ele, o pós-parto é o fim da abstinência, mas se trata de uma situação ainda mais delicada. Afinal, além de sua companheira estar exausta, ele vai ter de dividir a atenção dela com o bebê. É preciso entender que se trata de algo passageiro, e que a saída é participar desse processo sem atrapalhar.

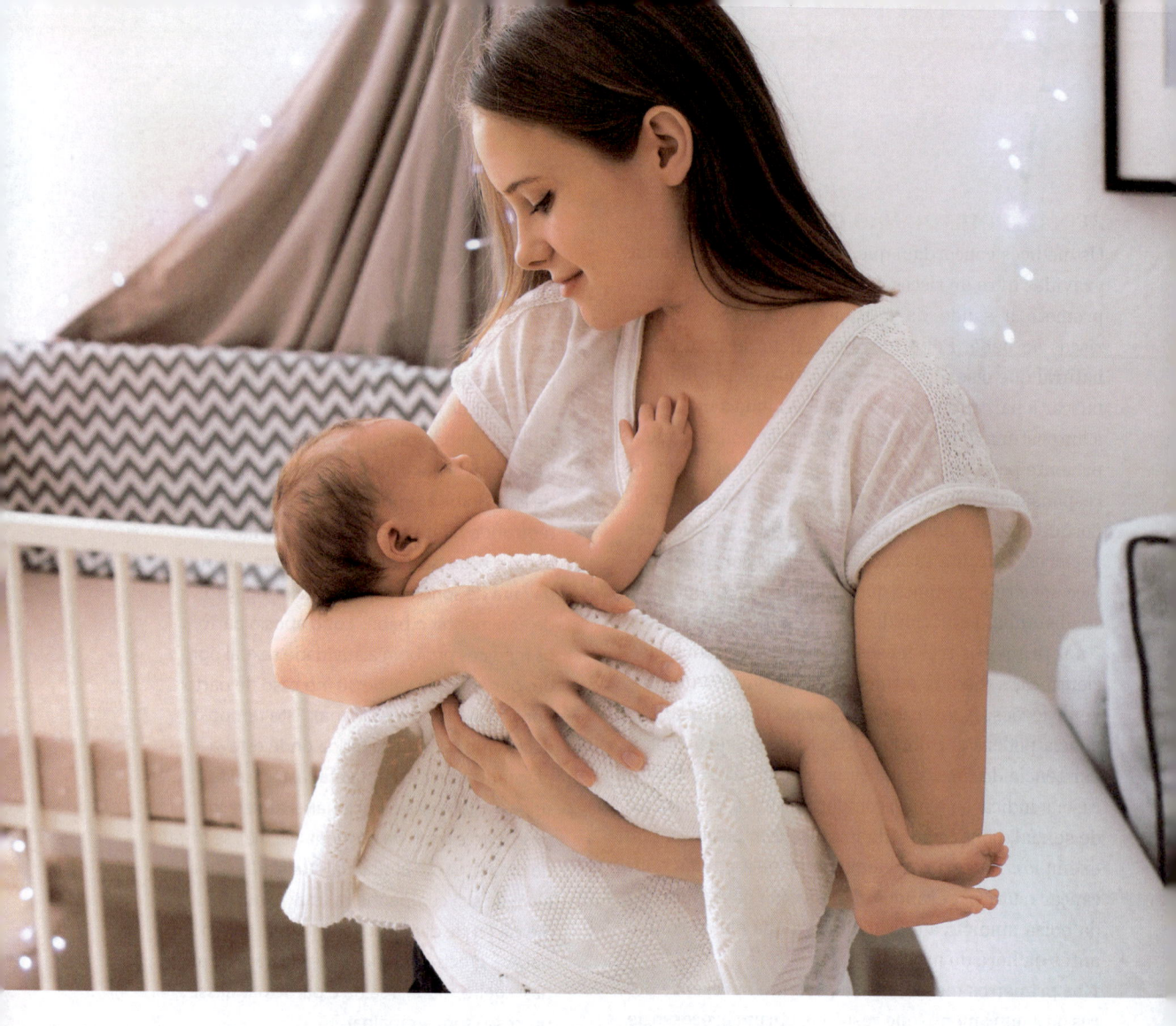

Coisas que toda **mãe de primeira viagem pensa**

Entender as necessidades e desejos do bebê pode levar um tempinho; mas saiba que a cada dia a relação com a criança fica mais estreita. Confira respostas para as principais questões que envolvem a maternidade

Se dá um frio na barriga só de pensar na chegada o bebê e como devem ser os cuidados com ele, fique calma, isso é normal, principalmente para aquelas grávidas do primeiro filho. Para diminuir as "encucações" e saber o que acontece de verdade, cerque-se de boa informação. Busque um pediatra que já possa começar o trabalho ainda na gravidez, fazendo uma consulta pré-natal. Faça leituras de livros bem selecionados. Procure saber o que esperar do desenvolvimento do bebê até a próxima consulta e verifique as situações que seu pediatra considera urgentes e preocupantes. Assim, em todas as outras situações, você terá tranquilidade para encontrar a melhor resolução do problema.

Em casos de dúvidas sobre a vercidade de conselhos vindos de amigas ou parentes, lembre-se de levá-los ao médico para que ele esclareça todos os pontos, afinal, nada mais seguro do que a posição do seu especialista. Conheça, a seguir, as principais dúvidas das novas mamães e suas respostas.

OS CUIDADOS COM O BEBÊ

COMO FAZER PARA QUE O BEBÊ DURMA A NOITE TODA?

Se o bebê estiver bem, passe-o para seu próprio quarto. Tente fazer essa adaptação durante o segundo ou terceiro mês de idade. Coloque o bebê em sua própria cama quando ele estiver com sono. Não o coloque muito cedo, espere estar com bastante sono. E evite adormecê-lo no colo, embalando-o ora no carrinho, ora na sala, ora na cozinha ou mamando. Lembre-se: eles gostam de rotina. Na hora de dormir, sente-se ao lado dele e o acalme na cama. Use esse recurso até que ele durma, mesmo que dure bastante tempo. Depois de alguns dias, ele estará acostumado e pegará no sono de forma mais fácil e sozinho. Se ainda assim ele estiver agitado, peça a ajuda do pediatra.

QUAL É A POSIÇÃO CERTA PARA O BEBÊ DORMIR?

De barriga para cima (decúbito dorsal). Antigamente, preconizava-se a posição de bruços, pois diminui a quantidade de regurgitação dos bebês. Porém, essa posição está associada ao maior risco de morte súbita, uma ocorrência abrupta que pode acometer bebês com menos de 1 ano de idade, sem causa aparente. Estudos também não comprovaram que dormir de barriga para cima é mais arriscado que dormir de lado, com a vantagem de não haver o risco de o bebê rolar e ficar de bruços.

SERÁ QUE MEU BEBÊ ESTÁ MAMANDO O SUFICIENTE?

Para certificar-se disso, é preciso prestar atenção em alguns comportamentos do bebê. O primeiro deles é o intervalo entre cada mamada. Nas primeiras duas semanas de vida, o ritmo da mamada pode ser bem variado e durar de uma a quatro horas. Atente-se ao tempo que ele permanece mamando – em média de 15 a 25 minutos – e se ele tem um sono tranquilo e evacua de forma regular. Leve em conta a idade do bebê: um recém-nascido de até 3 meses de idade é diferente de um bebê mais velho. Por fim, é a pesagem do bebê que traduz o quanto ele está engordando de fato.

A COR DA PELE DO BEBÊ ESTÁ AMARELADA. ISSO É SÉRIO?

Um bebê recém-nascido pode apresentar uma coloração amarelo-alaranjada, que começa pela parte branca dos olhos e, conforme vai aumentando no sangue, esse pigmento vai ficando mais intenso, descendo para o tórax, o abdome e membros inferiores. Chamado de icterícia do recém-nascido, essa situação pode ser fisiológica e normal. No entanto, também pode ser algo mais sério e que requeira tratamento. Um pediatra deve acompanhar esse bebê e tomar as decisões.

QUAL É A MÉDIA DE FRALDAS QUE SERÃO USADAS PELO BEBÊ AO DIA?

Não existe um número exato. O bebê deve urinar diversas vezes por dia, podendo variar de quatro até oito vezes. As evacuações nas primeiras quatro semanas variam de quatro a oito vezes por dia também. Entre os 2 a 5 meses de idade, a frequência de evacuações pode ser uma vez ao dia. Com frequência, eles evacuam a cada três e cinco dias, e com fezes normais, isto é, fezes pastosas.

QUANDO SAIR COM O BEBÊ PARA O PRIMEIRO PASSEIO?

Depende de onde ele vai. Desde o dia seguinte à alta da maternidade, os bebês podem e devem realizar pequenos passeios para tomar banho de sol ao ar livre, com duração de 15 a 20 minutos. Esta é a melhor forma de estimular a produção de vitamina D e evitar a icterícia. Porém, para passeios em locais onde há alguma aglomeração de pessoas – mesmo reuniões em casa de amigos – deve-se aguardar até 3 meses de idade. Nesse período, ele já recebeu as primeiras vacinas e seu sistema imunológico apresenta um amadurecimento capaz de reduzir bastante o risco de adquirir uma infecção grave e prejudiciais à saúde.

A melhor posição para o bebê dormir, ao contrário do que se pensava, não é de bruços e, sim, de barriga para cima

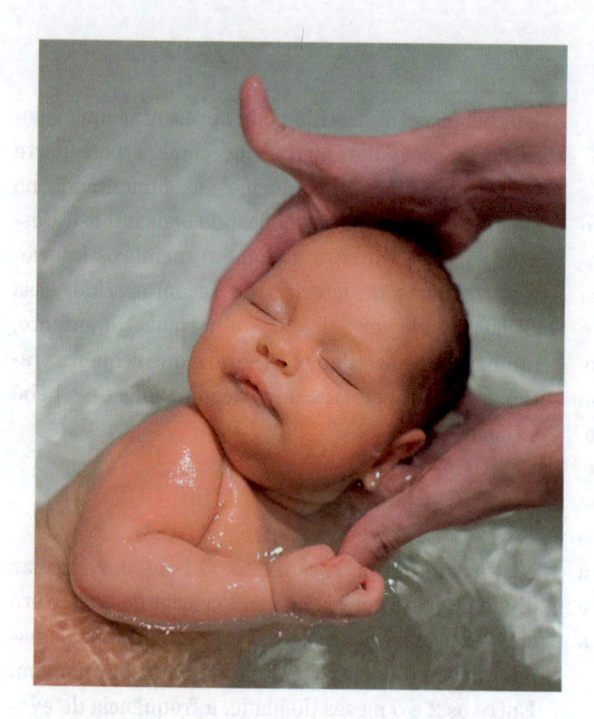

O BEBÊ RECÉM-NASCIDO PRECISA TOMAR BANHO TODOS OS DIAS?

Não precisa, mas pode. E pode tomar mais de uma vez caso estejamos num dia e num ambiente muito quente. Tanto na hora do banho quanto da higienização do bebê, é preciso ter alguns cuidados. O que é recomendado é uma higiene adequada, principalmente na região genital e em dobras, que pode ser feita com um pano embebido em água morna e um sabonete neutro, para facilitar a retirada de resíduos fecais e urinários de cima da pele. Esse cuidado deve ser tomado tanto antes do banho quanto antes de uma troca de fraldas comum.

É COMUM A RESPIRAÇÃO DO PEQUENO MUDAR?

Eles estão aprendendo a viver no mundo aqui de fora e respirar não é nada fácil para eles. Um bebê recém-nascido pode ter uma respiração oscilante, ora mais acelerada e profunda, ora mais calma e superficial. Só é motivo de preocupação para os pais quando a respiração fica muito rápida sem sinais de calmaria. Também é por meio da respiração que a mãe pode descobrir o que está acontecendo com a criança. Assustada, ela vai respirar em intervalos mais curtos. Em contrapartida, na hora da raiva o ritmo fica acelerado com choros e gritinhos. Para que ele acalme e recupere o fôlego, leve o bebê a um lugar mais calmo e o segure próximo do peito. Busque sincronizar a sua respiração e a dele até que ele se sinta mais tranquilo.

É NORMAL O BEBÊ CHORAR?

Para desespero dos pais, sim, o choro é comum. Nos primeiros meses de vida ele é uma alerta de necessidades fisiológicas, como fome, sono, frio, calor, necessidade de trocar a fralda, de ter uma companhia por perto. Com o amadurecimento infantil, a criança aprende a fazer alguns sons com a boca até chegar a fala. Aqui o choro tem mais relação psicológica. O que ele não consegue expressar se faz por meio das lágrimas. Criança do primeiro ao segundo ano pode chorar por raiva, angústia ou frustação por não ter sua vontade atendida.

COMO DEVE SER O RITMO DE SONO DO BEBÊ?

É preciso levar em consideração a idade do bebê. Nos primeiros três meses, é esperado que ele acorde duas a três vezes durante a noite, pois precisa mamar e ainda não está com ritmo de sono circadiano maduro, isto é, o ritmo "dia e noite". Dos 3 aos 10 meses de idade, o esperado é que eles consigam ter um ritmo de sono mais longo à noite, sem precisar acordar para mamar. Porém, nem todos conseguem isso. Dos 10 meses até um ano e meio, a tendência é eles terem uma insônia no meio da noite e dificuldade para adormecer.

COMO SABER SE O BEBÊ ESTÁ COM FEBRE?

Temperaturas acima de 37,5°C são consideradas febre. Antes de procurar o pediatra verifique se o calor tem relação com o excesso de agasalho do bebê. Caso não tenha, o estado febril pode vir acompanhado de rosto vermelho, respiração rápida, coração acelerado e aparência abatida. As mãos e os pés ficam mais frios.
A febre sozinha, não significa alguma doença, mas sim o combate a uma infecção, por exemplo. A medicação, sob orientação médica, só se faz necessária se a temperatura for igual ou superior a 37,8°C.

O QUE FAZER QUANDO O BEBÊ ENGASGAR?

Engasgos são comuns em recém-nascidos isso porque nos primeiros dias de vida eles estão se adaptando à coordenação de sucção, deglutição e respiração, na hora de mamar. Na maior parte das vezes o bebê se resolve sem auxílio, mas soprar delicadamente o rosto dele costuma ajudar.

Mães que apresentam alto fluxo de leite podem esvaziar um pouco a mama antes de oferecer para o bebê, assim como fazer uma 'pinça' com os dedos ao redor da aréola para limitar o fluxo.

QUANDO LEVAR O BEBÊ NO PEDIATRA?

O recém-nascido deve ir à sua primeira consulta entre os primeiros 7 e 10 dias de vida. Devem estar presentes no dia a mãe e o pai ou a pessoa que irá ajudar nos cuidados com o pequeno.

Apesar de não ser recomendado que a criança saia de casa nesse início, a ida ao pediatra é liberada e importantíssima para avaliar a saúde do pequeno. No caminho, evite locais de aglomerações, muito calor, sol ou chuva e na sala de espera do consultório fique em um local mais afastado, pois a criança está se adaptando à nova realidade da vida fora da mãe e a imunidade do corpo ainda é baixa.

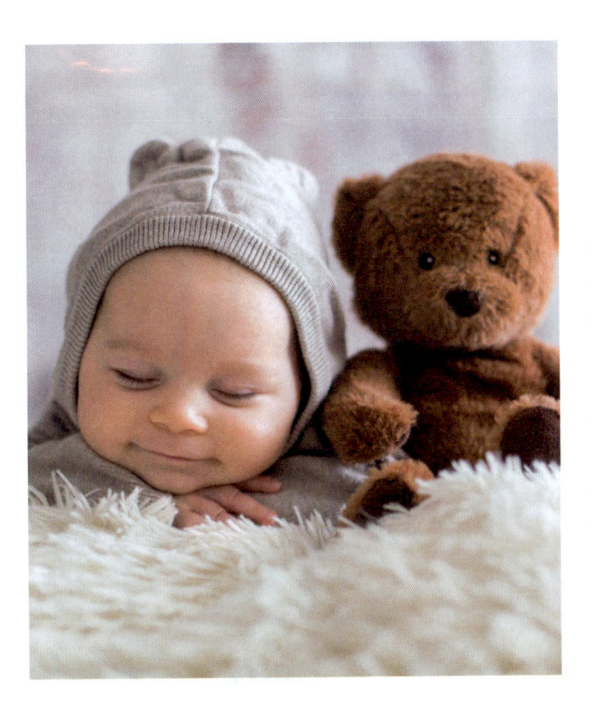

O recém-nascido não precisa tomar banho todos dias. Já higienização da área genital e das dobrinhas é obrigatória a cada troca de fralda

OS BEBÊS SENTEM MAIS FRIO QUE OS ADULTOS?

Sim, por isso devem usar uma camada de roupa a mais que nós. Mas sem exageros! As mães pode ter os pais da criança como referência. Se está muito calor e o homem está sem camisa em casa, o bebê pode ficar apenas de fralda e body, por exemplo. Se o pai está com frio e de casaco, melhor o bebê estar de calça e macacão pelo menos.

TODO RECÉM-NASCIDO VAI TER CÓLICA?

Não. O desconforto depende do organismo de cada criança. As cólicas têm relação com a imaturidade dos sistemas gastrintestinal e nervoso, que controlam as contrações do intestino. Alimentação, ambiente agitado, brincadeiras prolongadas, tudo isso pode levar ao desconforto.

Para saber se o choro é de cólica ou não, vale eliminar as demais causas: verificar se o bebê não está com fome, se não está com calor ou frio ou se precisa trocar a fralda.

A cólica deve passar tão logo o amadurecimento dos sistemas.

DAR ATENÇÃO OU DEIXAR O BEBÊ CHORAR?

Como o recém-nascido se comunica pelo choro, sempre é importante verificar qual a necessidade dele no momento das lágrimas.

O QUE É CROSTA LÁCTEA?

É um tipo de dermatite seborreica que se caracteriza por escamas ou crostas amareladas e oleosas no couro cabeludo. Com menos frequência, pode aparecer nas sobrancelhas e pestanas. Alguns bebês podem ter crosta láctea nas primeiras semanas de vida e elas tendem a desaparecer até os 12 meses. O quadro é de causa desconhecida.

A SAÚDE DA MÃE

COMO FICA A MENSTRUAÇÃO PÓS-PARTO?
Durante e após o parto, o corpo da mulher ainda está passando por diversas transformações. E é claro que elas afetam também o ciclo menstrual. Inclusive, no puerpério, a mulher pode experimentar um sangramento contínuo por até 40 dias. Mas isso não significa estar menstruada. Esse sangramento corresponde à eliminação do material que revestiu o útero durante a gestação, chamado de loquiação. Sobre a data da menstruação não existe uma regra. Muitas mulheres que estão em aleitamento exclusivo podem não apresentar menstruação nesse período, pois tendem a ter a ovulação bloqueada. Já outras podem menstruar.

RECEBER OU NÃO VISITAS NA MATERNIDADE?
Não existe uma resposta pronta para o assunto, depende muito da escolha do casal. No entanto, quando optarem pelas visitas, em geral, elas devem ser breves. Afinal, o entra e sai de profissionais, necessário para verificar a saúde da mãe e do bebê, e mais os familiares tendem a deixar o ambiente agitado. Sobre a higiene, é preciso lavar bem as mãos e passar álcool gel antes de entrar no quarto. Pessoas com gripes, por exemplo, devem esperar a melhora dos sintomas antes de visitar o bebê.

E EM CASA, QUANDO RECEBER VISITAS?
Tão logo a chegada da família em casa, é grande a expectativa dos parentes e amigos para conhecer o bebê, mas nessa hora é preciso ter calma. Os primeiros dias são importantes para que a mãe e o recém-nascido se conheçam melhor e estabeleçam o afeto e uma relação mais próxima. Apesar da alegria em receber as pessoas queridas em casa, o ideal é que as visitas sejam feitas após os 15 dias de vida da criança. Esse período é indicado para que o bebê fique mais forte e todos se adaptem à nova rotina do lar, que é voltada às necessidades do pequeno. Nessas visitas vale a regra da boa higienização das mãos, além de evitar beijar ou pegar nas mãos do bebê. Deixe essa troca de carinho para quando a criança estiver maior.

QUANDO COMEÇAR A AMAMENTAR?
O indicado é que o bebê mame ainda na primeira hora de vida, na sala de parto mesmo. As chances de sucesso da amamentação são maiores tão logo ela se inicia.

CALDO DE CANA E CERVEJA PRETA AUMENTAM O LEITE MATERNO?
A resposta é não. Acrescente à lista de mitos a canjica, porque não há comprovação científica da existência de alimentos que estimulem diretamente a produção de leite. O que se preconiza é que a mulher esteja bem alimentada (amamentar consome energia e calorias). Dessa forma, alguns alimentos ricos em carboidratos (açúcares) ganham essa fama. Tão importante como a alimentação é estimular a hidratação, com ingestão de bastante líquido, como sucos e água.

RACHADURA NO PEITO SE PREVINE?
A melhor forma de evitar rachaduras é o bebê ter uma boa "pega", ou seja, abrir bem a boca ao abocanhar o seio, com uma sucção apropriada. Rachaduras podem ocorrer de acordo com a sensibilidade na pele de cada mulher. Como a amamentação é um ato de alta frequência no decorrer do dia, evite

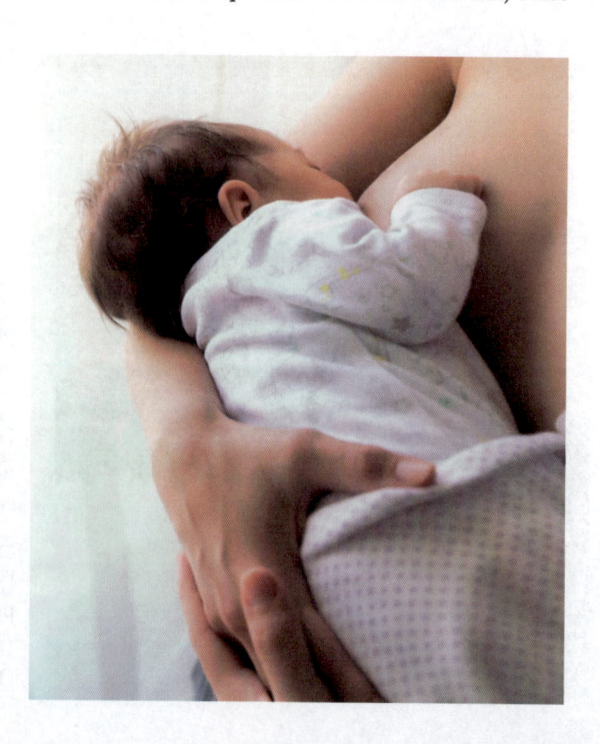

o uso de cremes e pomadas. No caso de microfissuras, o banho de sol direto nas mamas e o próprio leite materno ao redor dos mamilos podem ajudar. Já casos de sangramento devem ser vistos pelo médico para um tratamento específico. Muito cuidado com receitas caseiras, elas podem piorar o quadro e dificultar a amamentação.

ALIMENTOS QUE A MÃE COME PODEM CAUSAR CÓLICAS NO BEBÊ?

Durante a amamentação a mulher deve adotar uma dieta saudável e equilibrada. Em geral, entre os alimentos que a mãe consome capazes de causar cólica no bebê estão os estimulantes, como café, chá-preto, chá-mate, refrigerantes etc. Mas é preciso estar atenta. Isso porque, segundo os especialistas, a cólica pode ser sinal de uma doença alérgica e, nesse caso, outros alimentos podem piorar essa situação, sendo o principal deles a própria proteína do leite de vaca ingerido pela mãe.

É NORMAL A DIMINUIÇÃO DA LIBIDO NO PÓS-PARTO?

Essa sensação ocorre principalmente pelo ressecamento vaginal e alteração na mucosa decorrente da revolução hormonal após a gestação e também pela amamentação, que leva a uma queda da produção de estrogênio, alterações da progesterona e aumento da prolactina. Muitas vezes, nessa fase há mudanças nos níveis de cortisol, consequência da privação do sono.

Essas alterações fisiológicas podem demorar para se regular, por isso é importante receber orientações nutricionais e suplementação otimizada, quando indicada, para que não haja piora do quadro. Já o ginecologista poderá orientar uso de lubrificantes, bem como fisioterapia pélvica para ajudar a melhorar as condições da mucosa e musculatura do assoalho pélvico. Mas a boa notícia é que é possível ter prazer e voltar à rotina sexual entre 30 ou 40 dias após o parto. Esse tempo de resguardo é importante para que o útero possa voltar ao seu tamanho natural e a mulher tenha se recuperado dos últimos acontecimentos, além do menor risco de infecção e ela ter deixado de sangrar. E dentro de seis meses tudo estará como antes, inclusive o desejo.

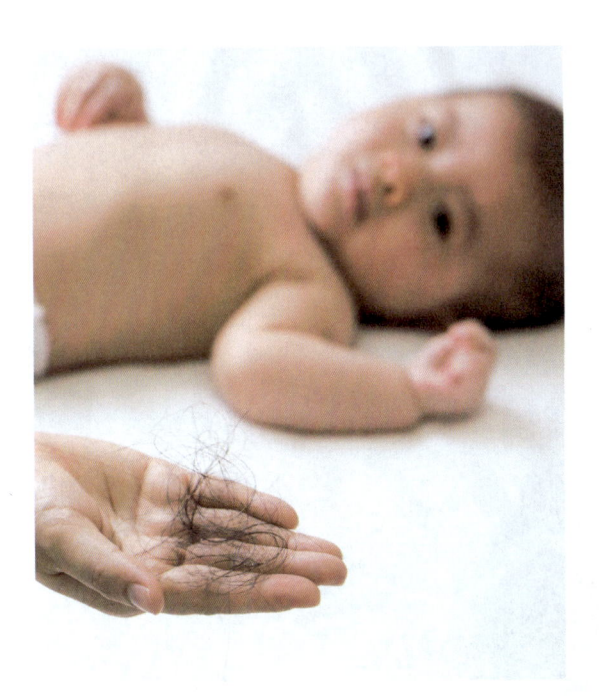

O CABELO CAI MAIS DEPOIS DO PARTO?

Sim, é comum o cabelo da mulher cair após três meses de vida do bebê. E aqui também tem relação com os hormônios. Apesar de a situação assustar, mantenha a calma, os fios devem crescer novamente após o sexto mês. Em caso de falhas ou da demora na volta do cabelo, busque a orientação de um dermatologista.

ACEITAR OU NÃO AJUDA?

O parto é um momento importante e cheio de novidades, principalmente para a mães de primeira viagem. Ter por perto alguém de confiança – a mãe, a sogra, uma irmã ou tia – para auxiliar no que for preciso, tanto nos cuidados com a casa quanto com a criança pode ser benéfico, além de evitar o esgotamento físico e mental, sobrando tempo para curtir o bebê.

O ideal é que a nova mamãe receba visitas 15 dias depois do parto. Esse tempo é necessário para ela estreitar os laços com o filho e entender a nova rotina da casa

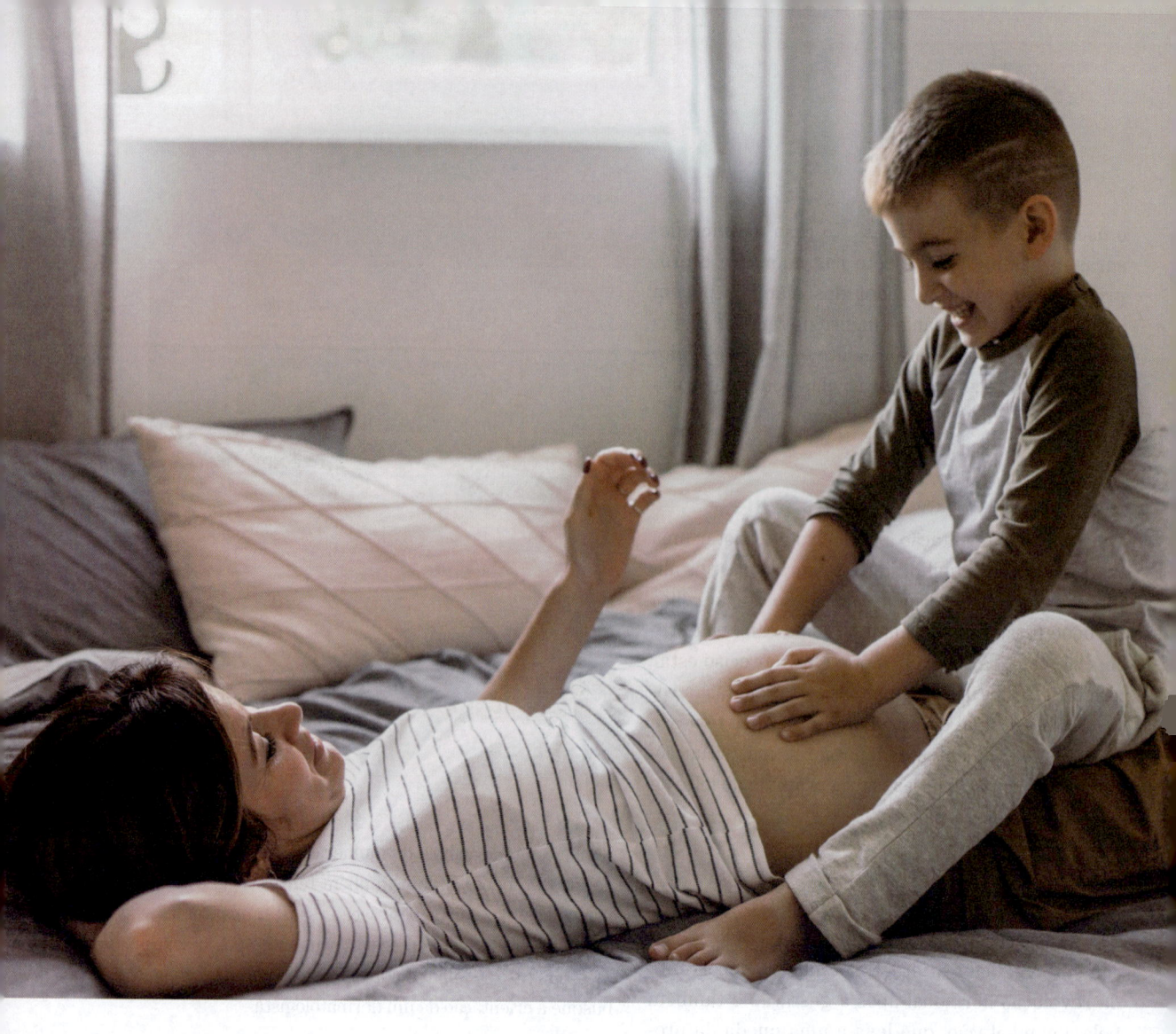

O que muda na **segunda gravidez**

A experiência da primeira gestação conta, mas a chegada de mais um filho é um momento único, acompanhado de suas peculiaridades; confira como se preparar para a vinda de um novo membro na família

A primeira gravidez é cercada de alegrias, medos e insegurança tanto em relação às transformações do corpo, quanto à formação do bebê e cuidados necessários com a criança. Já a chegada do segundo filho parece vir acompanhada de tranquilidade, resultado da confiança adquirida na primeira experiência vivida na prática. No entanto, quando se fala em saúde, cada gravidez e cada parto são realmente únicos. Cada gestação é uma, apesar de a percepção da gestação ser a mesma já que sentir sono, dor na mama, entre outros desconfortos é normal. Mas não se engane, o enjoo, por exemplo, pode não ser igual na primeira ou segunda gravidez.

Para entender as principais mudanças e o que a experiência de já ser mãe pode trazer, confira a seguir alguns detalhes.

QUANDO PENSAR EM ENGRAVIDAR

Mesmo que o casal ainda não tenha definido sobre a chegada ou não de ou mais um filhos, logo após o nascimento do primeiro a mulher já pode começar a cuidar da saúde e preparar o corpo para uma nova gravidez. A primeira coisa a se fazer é respeitar o período de repouso após o parto, que dura 40 dias. O tempo sem esforço e sem relações sexuais com penetração é essencial para que os tecidos completem a cicatrização de maneira adequada e garanta uma futura gestação saudável.

Outros detalhes não podem ser negligenciados. Evitar ganhar peso, praticar atividade física, manter uma alimentação adequada e cuidar da saúde como um todo são atitudes essenciais.

Paralelo a esses cuidados, que sempre são bem-vindos, a mulher deve se atentar ao período que o corpo precisa para se recuperar da chegada do primeiro filho. O útero, por exemplo, pesa quase um quilo no final da gravidez e demora pelo menos seis semanas para voltar aos habituais 60 gramas. E essa recuperação leva em conta diversos fatores, como a saúde geral da mulher e principalmente o tipo de parto escolhido. Se o parto for normal, depois de seis meses a mulher já pode engravidar. Outros especialistas orientam esperar até um pouco mais e iniciar as tentativas um ano depois do nascimento do primeiro filho. Quanto à cesariana, o intervalo deve, sim, ser maior. Pelo menos dois anos, devido à cicatrização e pela possibilidade de ruptura uterina. A ruptura uterina é uma condição grave, que ocorre na maioria das vezes com mulheres que passaram por cesárea, em que as paredes do útero se rompem total ou parcialmente durante o parto e, de forma menos frequente, durante a gestação. Nos casos mais severos pode provocar a morte de mãe e bebê.

A Organização Mundial da Saúde (OMS) recomenda que as mulheres esperem pelo menos dois anos após um parto e seis meses depois de um aborto espontâneo ou induzido para engravidar novamente.

A verdade é que esse tempo só traz benefícios, afinal, ficar grávida antes aumenta os riscos de complicações, já que o organismo materno nem sempre está pronto, tanto de forma anatômica, hormonal, quanto emocional para gerar uma nova vida.

CONTRACEPTIVO NATURAL

As mães que amamentam têm as chances reduzidas de engravidar. A ligação aqui é que a sucção da mama estimula a produção de prolactina, hormônio responsável pela produção do leite que limita a atividade do ovário e demora a ovular. Mas para que o método realmente funcione é preciso que o estímulo da sucção feita pelo bebê seja com intensidade e muita frequência. Apesar de neste caso a amamentação diminuir as chances de uma concepção, ela não anula uma futura gravidez e não dá para arriscar. Depois do parto a mulher já pode conversar com o ginecologista para dar início ao uso de um método contraceptivo que melhor se adapta a sua saúde e rotina. Mesmo não tendo contraindicação, engravidar durante a amamentação não é recomendado, por sobrecarregar o organismo feminino, elevar o desgaste metabólico e até mesmo provocar estresse devido a tantas atividades, como dar atenção ao filho ainda pequeno e já se adaptar a chegada de mais um membro na família.

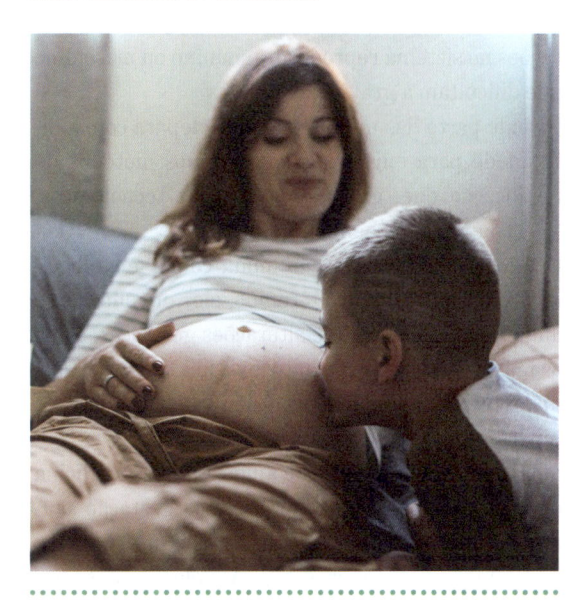

Preparo emocional

Conceber o segundo filho exige muito do corpo da mulher, tanto quanto do fator emocional. As inseguranças serão menores, assim como o medo do parto. A gestante sabe que os altos e baixos no emocional fazem parte da ação dos hormônios, e que o enjoo vai passar. Mas o que a segunda gestação traz de inédito é a chegada de um novo membro para a família. A relação entre um e outro filho tende a ser diferente e aqui não tem nenhuma relação com amar mais ou menos.

Enquanto todos os membros da família vão se adaptar ao novo bebê, o primeiro filho tem que lidar com os ciúmes e os pais precisam ajudá-lo a enfrentar esse desafio. Na dúvida, a psicoterapia pode ser uma saída para encher esse mundo com o encanto da gravidez e da família unida.

O FATOR IDADE

Em contrapartida está o relógio biológico feminino, que alerta que esperar muito tende a dificultar uma gestação natural. Dependendo da idade aumenta-se a dificuldade para engravidar, o risco de aborto, de desenvolver hipertensão ou diabetes gestacional.

Estatísticas brasileiras mostram que cerca de uma em cada oito mulheres não consegue engravidar espontaneamente depois dos 37 anos, mesmo aquelas que já têm um ou mais filhos. A situação é chamada de infertilidade secundária e se caracteriza quando depois de um ano de tentativas a segunda gestação não chega. O problema pode ter relação com alterações no sistema reprodutor feminino ou masculino que dificultam a gravidez.

Grande parte das mulheres que se depara com a dificuldade para engravidar recorre aos métodos de fertilização que, graças aos avanços tecnológicos, são cada vez mais bem-sucedidos.

O fator idade tem relação ainda com o envelhecimento dos óvulos. Com o tempo, eles envelhecem e aumentam as chances de alterações genéticas, como a síndrome de Down. Quanto mais idade tiver a mãe, maior a probabilidade de desenvolver diabetes e hipertensão, levando ao parto prematuro.

Mas independentemente da ajuda extra da medicina ou não, a mulher pode, sim, ter uma gestação saudável. Para isso, ela deve passar por um *check-up* antes mesmo de engravidar. Aqueles exames indicados na primeira gestação devem ser repetidos com a mesma frequência – no primeiro, segundo e terceiro trimestre – no segundo filho. Exame ginecológico, da mama, hemograma, sorologia e tipagem sanguínea são só alguns deles. Com a saúde em dia e o acompanhamento médico, a chegada do próximo filho tende a ser mais tranquila.

MEMÓRIAS DE UM PARTO

Se por um lado os sinais de gestação podem ser os mesmos, com sintomas mais ou menos intensos, uma coisa é verdade: o corpo identifica e reage de forma diferente no segundo filho.

Entre as mudanças, a barriga tende a crescer mais rápido. A grávida que demorou quatro meses para exibir a nova silhueta, pode surpreender a todos logo na 10ª semana. A explicação é que a mus-

> *Se a barriga de grávida demorou a crescer no primeiro filho, na gestação do segundo ela irá aparecer logo na décima semana, devido à musculatura abdominal já estar relaxada*

Primeiro e segundo filho

Diferente da primeira gestação, na segunda alguns sinais podem acontecer mais cedo ou serem mais simples de identificar.

O MEXER DO BEBÊ
No primeiro filho dá para sentir os primeiros movimentos entre a 20ª e a 24ª semana.
Na segunda gestação é possível senti-los em torno da 17ª semana.

A CANSEIRA É NORMAL
O cansaço e as dores no corpo, na primeira gestação, têm relação com a tensão e o desenvolvimento do bebê.
Já no segundo filho a mudança inclui a dinâmica da casa, que já tem que lidar com uma criança.

AS CONTRAÇÕES
Também chamadas de contrações de Braxton Hicks, o desconforto acontece antes do início do trabalho de parto, mas pode confundir a gestante de primeira viagem.
Com o segundo filho não, a mãe consegue distinguir uma dor da outra.

A FACILIDADE DO PARTO
Diferentemente do primeiro parto, no segundo o corpo já sabe o que vai acontecer e o que fazer, se a escolha da mãe for por ter mais um parto normal, este será mais fácil.

culatura abdominal está mais relaxada. Reação parecida pode ser sentida com o tamanho das mamas, porém essas tendem a ficar mais flácidas.

É preciso atenção redobrada com as varizes. Elas tendem a aumentar devido às alterações hormonais e crescimento do abdome, que é maior na segunda gestação, assim a pressão dos vasos pélvicos desenvolvem o aumento dos vasos. Quanto ao cansaço, esse sim tende a ser maior, afinal, durante os nove meses de gravidez do segundo filho, o primeiro vai precisar de cuidados e atenção.

Já na hora do parto há mais vantagens. A mãe tende a ficar mais tranquila, pois já sabe quais os procedimentos envolvem um nascimento. E se a escolha for pelo segundo parto normal, é como se a via de parto já soubesse o que fazer. O bebê tende a nascer com mais agilidade e menor desconforto para mãe.

O QUE FAZER PARA SE CUIDAR

Assim como na primeira gestação, a grávida deve se exercitar até a chegada do segundo filho. O exercício auxilia no controle do peso, melhora a musculatura, contribui para amenizar os desconfortos de cada fase da gravidez e proporciona bem-estar geral.

A escolha alimentar merece atenção. O ideal é apostar em um cardápio variado com ingredientes mais naturais. Invista em frutas, verduras e hortaliças e em ingredientes ricos em vitaminas, ferro, cálcio e potássio. Evite industrializados, alimentos com excesso de sódio, gordura e frituras.

Priorize a hidratação. Beba bastante água, ela ajuda na irrigação do útero e da placenta, contribui com a circulação sanguínea, com a pressão arterial, previne infecções urinárias, mantém a temperatura do corpo e elimina toxinas. Além da água, abuse dos sucos naturais e, água de coco.

As mudanças de pele também surgem na segunda gestação. Previna as manchas com o uso de protetor solar nas áreas de exposição solar e evite sair de casa nos horários de sol mais quente.

A elevação de estrôgenios pode provocar um sinal bem peculiar, a vermelhidão nas mãos. É o eritema palmar. Os sinais irão sumir em até sete semanas pós-parto. Por falar em mãos, ao lavá-las seque-as com bastante atenção, a umidade das unhas, tanto das mãos quanto dos pés, mais a baixa imunidade da gestante contribuem para a proliferação indesejada de fungos e bactérias.

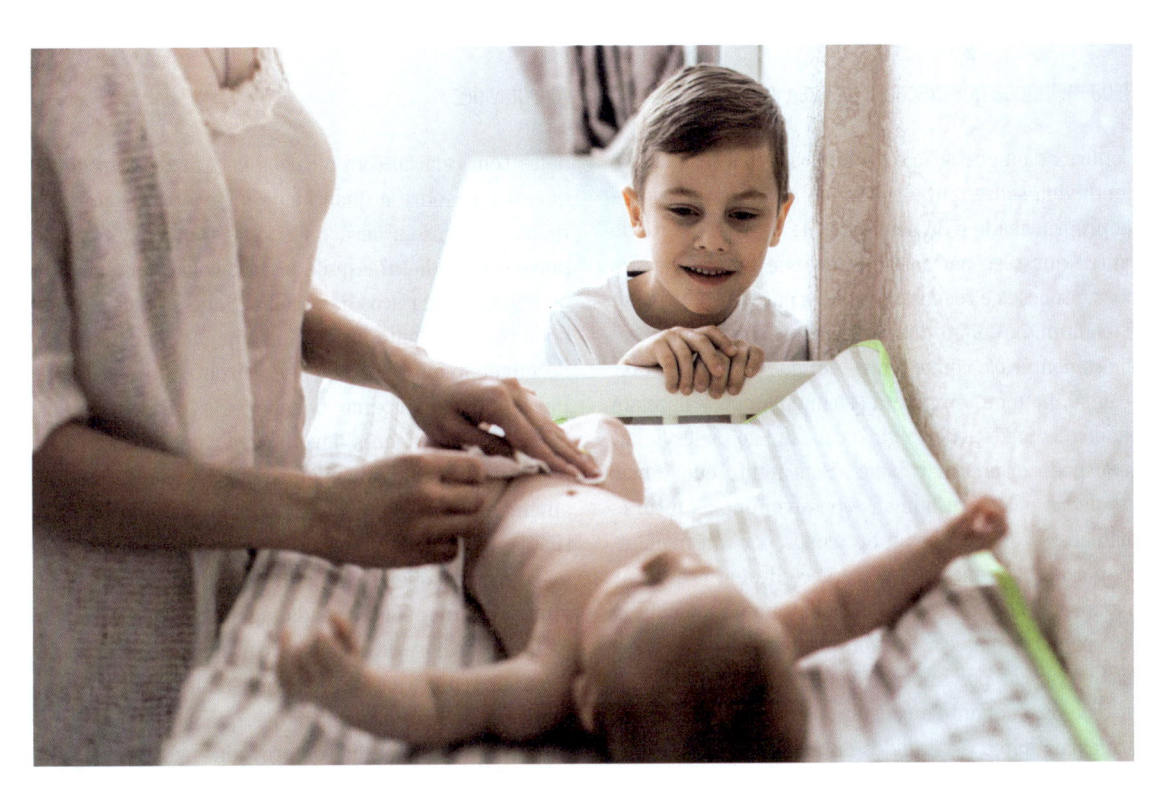

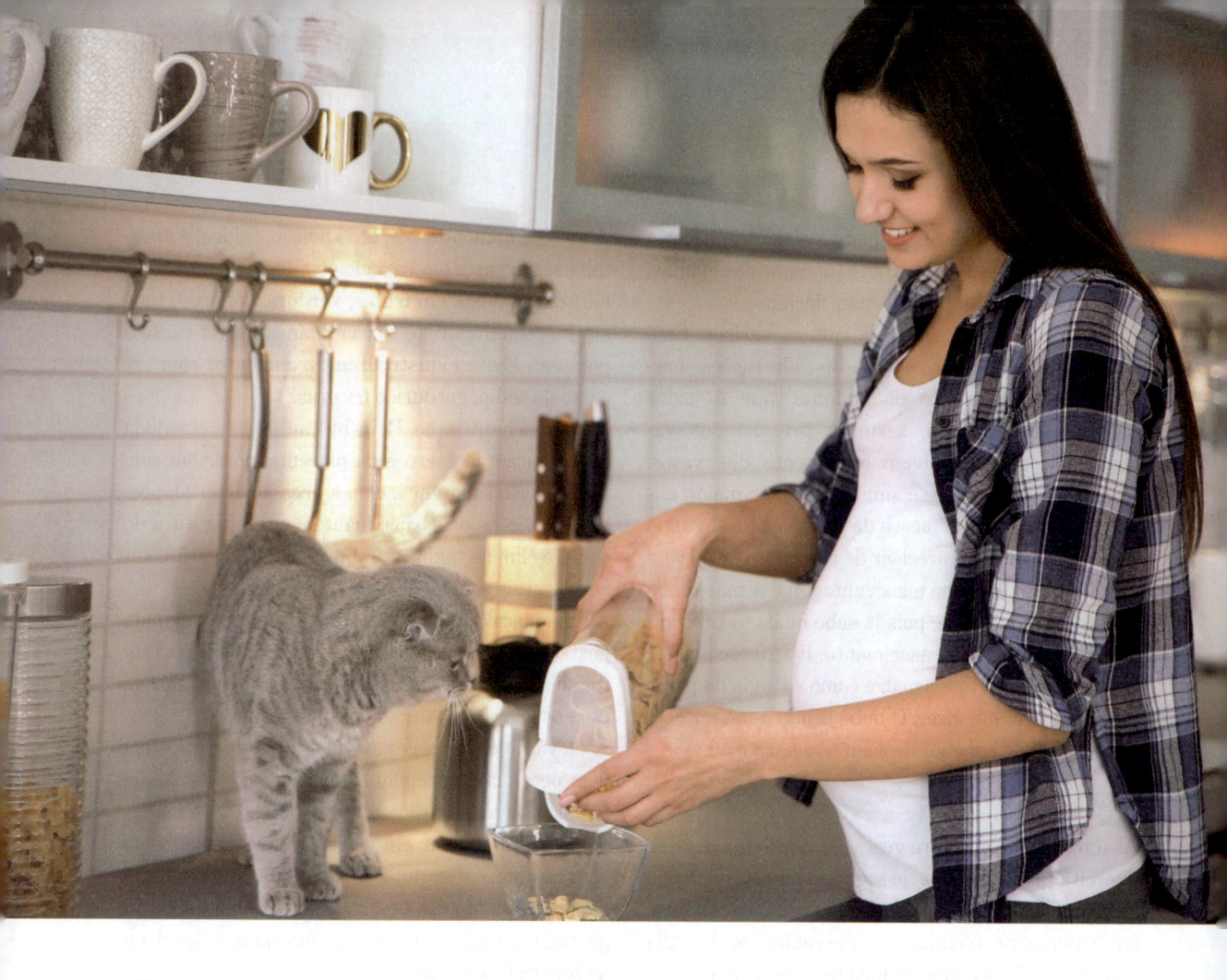

Crenças e verdades desvendadas

Nada melhor do que descobrir se algo é mito ou verdade durante a gravidez

Confirmada a gestação é comum as mulheres ficarem em dúvida sobre o que podem ou não fazer em nome da própria saúde e do bem-estar do bebê. E diante de tantas questões não faltam amigos e familiares com boas intenções e respostas prontas para tentar ajudar. É comum, ao longo dos nove meses, a gestante ouvir comentários, como: "você tem que comer por dois – afinal, no meu tempo era assim e os bebês nasciam saudáveis!; não pode tingir o cabelo; não pode viajar; sexo pode machucar o bebê". Sem muito questionar e guiadas pelo bom humor, é possível que as futuras mamães se deixem levar, ao menos por um momento, por essas crenças. Mas, se você deseja preservar a sua saúde e a de seu filho, saiba que a medicina já desvendou a maioria dessas questões e o melhor a fazer é buscar por informações confiáveis, com o seu médico. E, enquanto a consulta não chega, confira os principais mitos e verdades da gestação. O primeiro deles tem relação com o cardápio. Afinal, além de se questionar sobre a quantidade ingerida, que gestante nunca pensou: será que posso também incluir a peixe cru na dieta? Aqui é preciso colocar na balança os benefícios e riscos da escolha. Sabe-se que o peixe pode ser uma fonte incrível de ômega-3 que ajuda no desenvolvimento saudável do cérebro do seu bebê. Para obter o máximo benefício dos ácidos graxos ômega-3, as mulheres devem comer pelo menos duas porções de peixe por semana e durante a gravidez ou amamentação. Aqui pode ser salmão, pescada e filé de tilápia, no entanto, nem todo peixe está liberado, deve-se evitar aqueles com alto teor de mercúrio como atum, tubarão, peixe-espada, agulha, cavala e robalo chinês. E na hora de decidir pelo preparo do prato, este deve ser sempre assado ou cozido, nada de cru.
A seguir, confira outras questões, que vão além do prato, e suas explicações já comprovadas pela ciência.

Ao engravidar, a pele fica com um aspecto melhor

MITO • A progesterona, o hormônio da gravidez, pode deixar a pele oleosa, o que leva ao aparecimento de espinhas. Se forem abundantes, procure um especialista para amenizar o incômodo. Há, ainda, maior produção de melanina, causa das manchas escuras que aparecem na testa e na face (melasmas) e do temporário escurecimento dos bicos dos seios. Previna-se usando protetor solar.

À noite, melhor dormir somente do lado esquerdo

PARCIALMENTE VERDADEIRO • Essa recomendação se aplica apenas para algumas grávidas na fase final da gravidez. A indicação se dá nos casos em que haja aumento de pressão arterial ou muito inchaço: esta posição ajuda a melhorar o fluxo sanguíneo para o útero.

Tingir os cabelos pode afetar a saúde do nenê

PARCIALMENTE VERDADEIRO • Logo no primeiro trimestre, a maioria das gestantes evita as químicas capilares. E é indicado abster-se de produtos com formol (escova progressiva) ou com amônia (descolorantes), pois são tóxicos e podem causar problemas para o bebê. Colorantes sem esses componentes podem ser utilizados sem riscos.

Comidas ácidas e geladas são essenciais

VERDADE • Alimentos que possuem essas características trazem alívio ao enjoo típico do primeiro trimestre da gravidez. Esta seria a explicação para a maior preferência por eles.

Gatos devem ficar longe das gestantes

PARCIALMENTE VERDADEIRO • O problema é a toxoplasmose, doença que pode contaminar a grávida e causar malformação no bebê. Acariciar o felino, desde que ele seja vacinado e doméstico, pode, no entanto, o melhor é evitar tocar suas fezes ou urina. Para sentir-se ainda mais segura, não tenha contato com animais de rua.

Refeição sem frutos do mar

PARCIALMENTE VERDADEIRO • Frutos do mar são alimentos considerados alergênicos. Como a gravidez tende a levar à baixa imunidade, aumentando os riscos de intoxicação alimentar, o ideal é evitar tal pratos ao longo dos nove meses.

O ideal é comer por dois: o bebê tem fome!

MITO • O indicado é comer a cada três horas e com equilíbrio. A boa alimentação previne a falta de açúcar no sangue (hipoglicemia). Além do mais, a mãe pode ganhar de 9 a 12-15 kg na gestação. Pesos superiores tem relação com o diabetes gestacional e a pré-eclâmpsia (aumento da pressão). Já bebês acima de 4 kg têm maiores chances de serem obesos e desenvolverem o diabetes.

Nada de pegar avião no início e no fim da gestação

MITO • Se a gestante faz um pré-natal regular, nada impede que ela viaje mediante autorização do seu médico. As únicas recomendações para evitar possíveis desconfortos são usar meia elástica em voos cuja duração seja superior a três horas e movimentar-se - seja andando ou mexendo os pés mesmo sentada - durante o trajeto.

Banhos quentes são proibidos

PARCIALMENTE VERDADEIRO • Duchas quentes são permitidas. O que é contraindicado são as imersões em banheiras com temperaturas acima de 37 °C. Isso porque a temperatura da água influencia a quantidade do líquido amniótico e ainda pode aumentar os batimentos cardíacos do bebê, propiciando o aparecimento de lesões.

103

Mulheres que tomam anticoncepcional há muito tempo não engravidam logo em seguida à suspensão do uso

MITO • A quantidade de tempo que a mulher tomou anticoncepcional não influi em sua fertilidade. Ela pode engravidar logo após a suspensão do medicamento. O que ocorre é que algumas mulheres que usaram anticoncepcional por muito tempo, às vezes, ficam com os hormônios da pílula impregnados nas células de gordura. Nesses casos, mesmo com a interrupção do uso, os efeitos do contraceptivo continuam no organismo por algum tempo. Por isso, os médicos consideram normal o período de até um ano de tentativas de engravidar após a suspensão do anticoncepcional. Se depois desse tempo a gestação não vier, é preciso investigar o motivo.

Atletas ou mulheres que se exercitam demais podem ter maior dificuldade de engravidar

VERDADE • Exercícios extenuantes e muito intensos, como corridas de longa distância, maratonas, entre outros, podem resultar no que se chama de "amenorréia secundária" ou ausência dos períodos menstruais. Isso ocorre quando a gordura do corpo cai a níveis inferiores aos necessários para que haja ovulação. Há mulheres que, mesmo com uma rotina de exercícios intensos, continuam a menstruar regularmente. No entanto, mulheres que queiram engravidar devem reduzir suas atividades físicas em níveis mais moderados, justamente para não haver prejuízo na ovulação.

A endometriose impede a gravidez

MITO • Não impede, mas pode dificultar. Cerca de 50% das mulheres que têm endometriose apresentam infertilidade. É fundamental entender a diferença entre infertilidade e esterilidade: uma mulher estéril não pode engravidar; uma mulher infértil tem dificuldades para engravidar, mas com acompanhamento adequado e tratamento pode realizar o sonho de ser mãe.

Se a mulher tem um ciclo menstrual irregular, pode ter dificuldade para engravidar

VERDADE • As dificuldades ovulatórias são responsáveis por cerca de 25% de todos os casos de infertilidade feminina. Se o ciclo da mulher é irregular, ela não sabe quando está ovulando, portanto não tem como indicar qual é seu período fértil para programar as relações sexuais e, assim, facilitar a concepção. O melhor a fazer é procurar o ginecologista para que o profissional investigue as causas dessa irregularidade no ciclo menstrual e possa corrigi-las. A partir do momento em que o ciclo volta a ser regular, pode-se ter uma noção mais precisa e planejar o melhor dia para tentar engravidar.

Se as relações sexuais ocorrem todos os dias, as chances de a mulher engravidar são maiores

MITO • A quantidade de espermatozóides diminui com a frequência das ejaculações. Normalmente, aconselha-se que, na semana que precede a ovulação, o casal que deseja engravidar tenha relações sexuais dia sim, dia não, desde que o "dia sim" caia na metade do ciclo menstrual da mulher. Dessa maneira, os espermatozoides têm mais tempo para serem repostos e as ejaculações terão maior número deles, o que facilita muito a fecundação. Portanto, para que haja concepção, não adianta o homem ter cinco, seis relações sexuais num único dia, já que na quinta ou sexta relação quase não haverá mais espermatozóides no conteúdo ejaculado.

Ao engravidar, a relação sexual pode machucar o bebê

MITO • O colo do útero é bem fechado, não há como se chegar ao bebê e muito menos machucá-lo. O único cuidado que se deve ter é em casos de gestação com risco de abortamento, pois o esperma é muito rico em prostaglandina, substância que pode provocar contrações no útero.
Neste caso, o ideal é usar preservativo, evitando ejacular dentro da gestante.

A mulher grávida tem orgasmo normalmente

VERDADE • A mulher grávida pode ter orgasmo normalmente, com penetração quanto com sexo oral, já que muitos casais optam por não ter relações com penetração, devido ao tamanho da barriga ou à proximidade com o parto, preferindo dedicar-se ao sexo oral ou à masturbação mútua. A ausência de orgasmo, em ambos os casos, pode estar relacionada a algum fator psicológico.

Se ocorrer sangramento vaginal as relações sexuais devem ser evitadas

VERDADE • Caso haja sangramento vaginal, devem ser suspensas as relações sexuais até que a causa do sangramento seja determinada e o casal receba liberação do obstetra.

É comum o desejo diminuir durante a gestação

DEPENDE • Isso pode ocorrer sim, assim como também pode ocorrer o inverso, aumentando a libido. O desejo sexual é multifatorial. Temos muitas variáveis como a mudança de postura da mulher, os medos, o excesso de trabalho, o estresse e as alterações hormonais. Todos estes fatores unidos, ou mesmo separadamente, podem, sim, influenciar no desejo sexual da gestante.

Depois da relação sexual a gestante pode sentir contrações

VERDADE • O útero é um órgão ativo, formado por musculatura lisa, e portanto pode se contrair regularmente, desde a primeira menstruação da adolescente até a menopausa. Ele é especialmente ativo durante a gravidez, podendo a gestante sentir contrações durante toda a gestação. Estas, porém, não são contrações capazes de desencadear o trabalho de parto, e são chamadas de contrações de Braxton-Hicks. Porém, após a relação sexual, se o homem ejacular dentro da vagina da gestante, sendo o esperma rico em prostaglandina (uma substância que pode promover ainda mais as contrações uterinas), estas contrações poderão ficar um pouco mais fortes. Daí evitar ter relações em casos de ameaças de abortamento ou trabalho de parto prematuro. Nesses casos, o uso do preservativo durante as relações pode ajudar a amenizar as contrações uterinas.

Quem tem o primeiro filho por cesárea não pode ter o segundo por parto normal

MITO • Quem fez uma cesariana pode ter um parto normal. Geralmente, os obstetras orientam as mulheres a esperarem pelo menos dois anos entre a cesariana e a gestação seguinte se a intenção é ter um parto normal. A explicação para isso é que na cesárea o útero é cortado e suturado e uma cicatriz interna se forma. Nas contrações da próxima gravidez, o útero pode se romper e causar hemorragia interna. Mas vale lembrar que se a mulher teve duas ou mais cesáreas, o parto normal é totalmente desaconselhável, pelo grande risco de ruptura do útero, devido às cicatrizes internas anteriores.

A infertilidade pode ser causada pelo anticoncepcional

MITO • As mulheres que tomam a pílula por um longo período de tempo podem demorar um pouco mais do que as mulheres que não fazem o uso do medicamento para engravidar. Isso se dá porque uma parte dos hormônios pode ficar acumulado em células de gordura e continuar a ser liberada mesmo após a parada. O efeito da pílula é reversível.

Gestante pode tomar qualquer vacina

MITO • A tríplice viral, que previne o sarampo, caxumba e rubéola é terminantemente proibida porque causa malformação no feto, acarretando em problemas cardíacos e neurológicos, surdez, catarata e glaucoma.

106

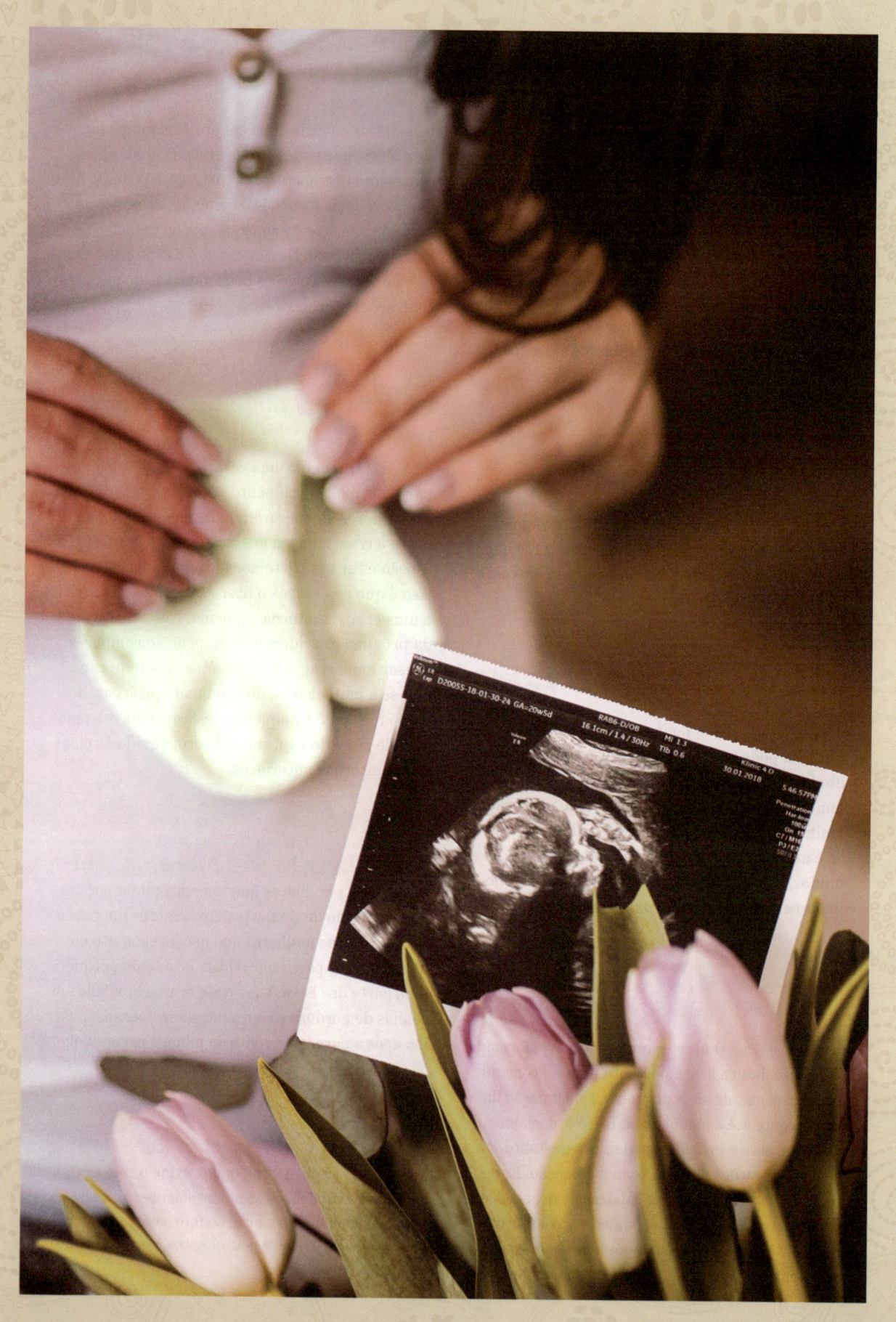

Capítulo 4

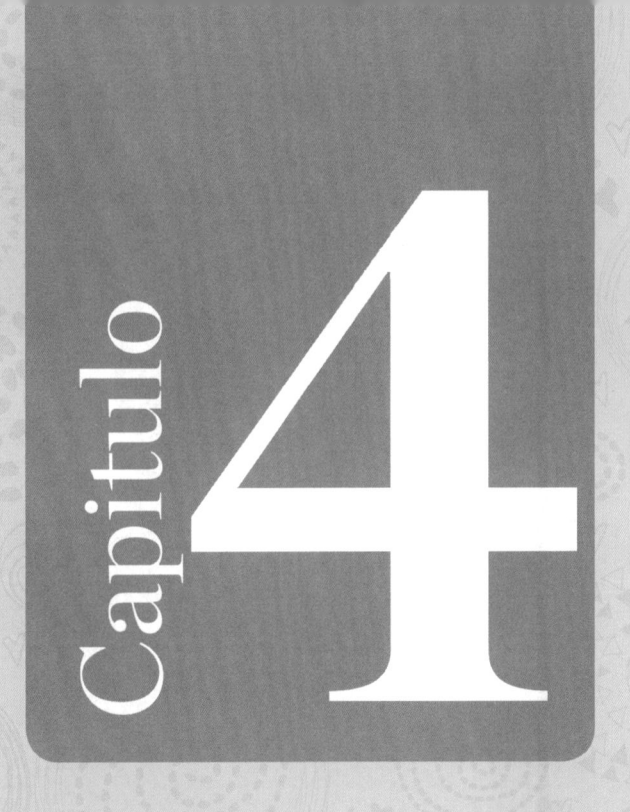

Primeiro
Trimestre

A barriguinha de grávida ainda não dá sinais, mas os três primeiros meses de vida do feto são os mais críticos para sua formação. Enquanto a mãe tenta driblar as mudanças hormonais e lidar com a emoção de estar grávida, o bebê desenvolve os principais órgãos

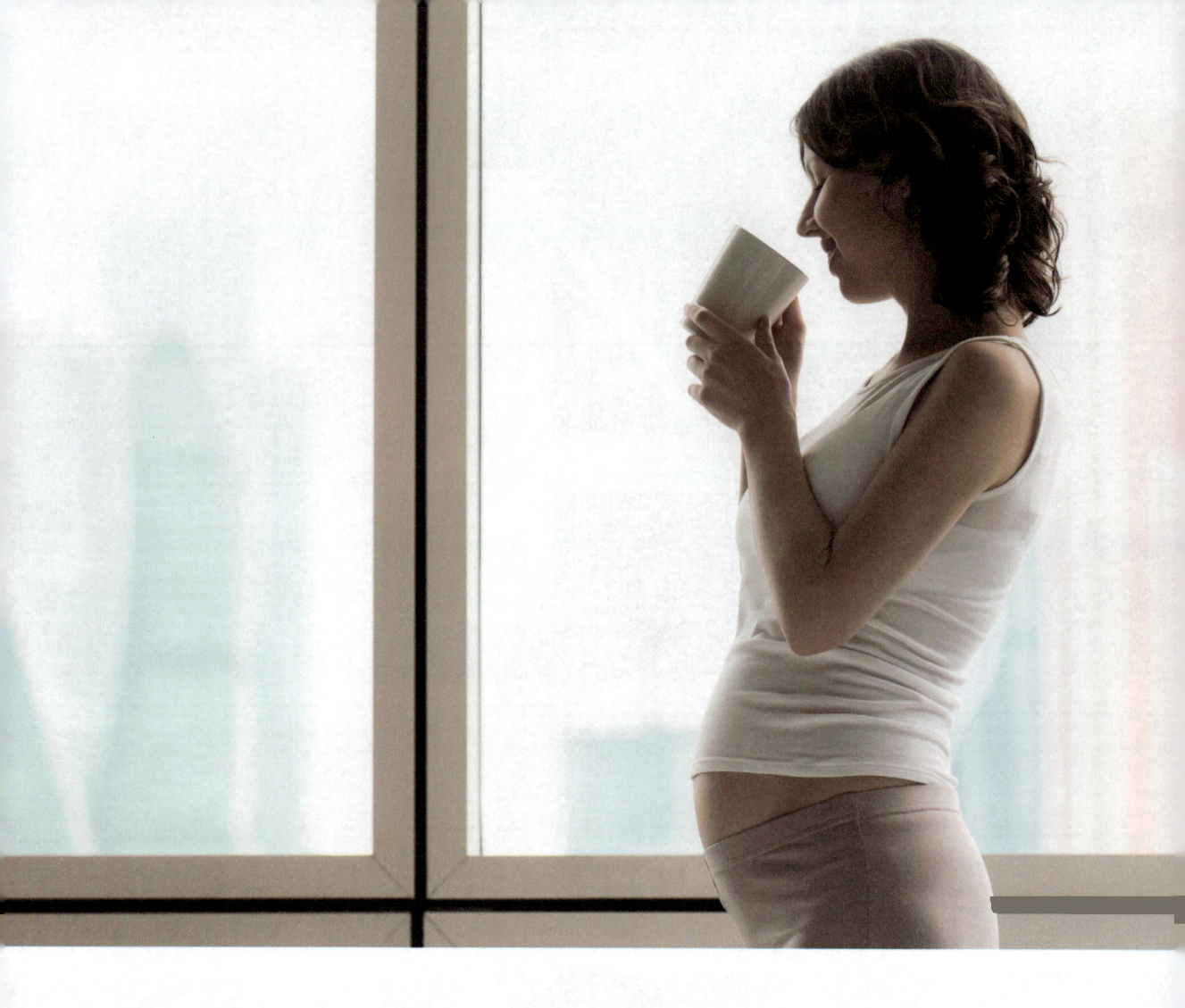

A mãe e o feto **no primeiro trimestre**

Da concepção a forma humana. Conheça a evolução da criança nos meses mais importantes da vida dela e as adaptações do corpo da mulher, dia a dia, para gerar um bebê; até a 12ª semana ele deve ter 5,5 centímetros e pesar menos de 15 gramas

Planejada ou não, quando a mulher tem a confirmação de que está grávida ela sabe que a partir de então sua vida vai mudar para sempre. Além de lidar com um turbilhão de novas emoções, a gestante passará pelos próximos nove meses, por muitas transformações para a formação do feto. O período se inicia com apenas uma célula que começa a crescer e ganhar forma humana. O chamado período embrionário – que dá início à gestação – começa na fecundação e vai até o final do terceiro mês de gestação. No início desta fase é comum a mulher não sentir nenhum sintoma e não ter mudanças bruscas no formato do corpo. Mas lá dentro do útero muitas coisas acontecem. Nesse período, todos os órgãos e tecidos do feto se formam e se direcionam para os seus locais que depois ficarão na vida adulta.

Só na oitava semana o embrião tem todas as suas estruturas e passa a ser chamado oficialmente de feto. O coração bate, o sangue se forma, pés e mãos aparecem. Até o final do terceiro trimestre é possível descobrir o sexo do futuro filho.

Para acompanhar o passo a passo da formação da criança, confira a seguir alguns marcos gerais. Lembre-se, esta não é uma regra, pois cada bebê se desenvolve de um jeito dentro do útero, mas através destas datas dá para imaginar parte do que acontece com o bebê e o porquê a mãe irá sentir certos desconfortos.

SEMANA 1

OS 7 PRIMEIROS DIAS

O dia da última menstruação (DUM) é a data que marca o início da gravidez. Se antes de engravidar a mulher tinha a menstruação bem regulada, a partir do DUM será possível calcular a data prevista para o parto. Para as com menstruações desreguladas ou aquelas que passaram por algum procedimento de fertilização e estavam sem menstruar por alguns meses, o médico poderá calcular o dia do parto por meio de um ultrassom. Essa será uma data fictícia, porém importante e perguntada com frequência pela equipe médica. Saber o dia mais próximo em que a mulher engravidou é fundamental por dois motivos: para dividir a gestação em semanas, que diferentemente dos meses, possui dias fixos, e para estabelecer uma data de referência ao parto.

SEU CORPO

Na mulher, assim como acontece todos os meses, o estrogênio cria uma camada de tecido espessa e bem irrigada de sangue no útero. Há aumento na liberação de progesterona para um possível óvulo fertilizado. Nos ovários os óvulos amadurecem e as bolsas ficam cheias de líquidos. Toda essa preparação do corpo é na espera do espermatozóide que deve chegar direto no óvulo.

SEMANA 2

DIA 1 - Em até duas semanas depois da data da última menstruação o óvulo é liberado e em até 24 horas poderá ser fertilizado por um dos 350 milhões de espermatozóides que compõem a média de uma ejaculação. O espermatozoide precisa atravessar a vagina, passar pelo útero e entrar no óvulo, após sua chegada o óvulo fecha a membrana externa para os demais espermatozoides que também conseguiram alcançá-lo.
Se o casal optar por manter relação sexual no dia exato da ovulação, há maior probabilidade de chegada de um menino. Se for um ou dois dias antes da ovulação, há mais chances de ser menina.

DIA 2 - Quando ocorre a ovulação e a fertilização do óvulo pelo espermatozoide, forma-se um aglomerado de células que se chama zigoto e depois embrião. O embrião é minúsculo, do tamanho de uma sementinha, e será transportado do ovário para o útero, onde vai se desenvolver, por um movimento chamado de propulsão da trompa de falópio. As células-tronco do bebê já trabalham muito a fim de se dividir em camadas para mais tarde formar os órgãos e tecidos que dão a forma de um ser humano. Mesmo com toda essa transformação, dificilmente a mulher tem algum sintoma ou mudança física em seu corpo. A confirmação da gravidez é possível a partir do 12º dia após a fertilização.

DIA 3 - Ao chegar no útero o embrião se aconchega no órgão e a placenta começa a se formar, produzindo o hormônio da gravidez. O processo começa no sexto dia após a fecundação e termina, por volta do décimo dia. É justamente o hCG, famoso hormônio que confirma ou não a gestação, que avisa os ovários que é preciso parar de liberar óvulos e aumentar a produção de estrogênio e progesterona. Esses processos podem acontecer sem nenhum incômodo ou sintoma para algumas mulheres, enquanto para outras há rompimento de algumas veias, levando a sangramento pequeno, também chamado de sangramento de implantação.

DIA 4 - A partir do embrião, toda formação do bebê dentro da barriga acontece de forma delicada e impressionante. Apesar de a ciência já entender muitas dessas etapas, algumas ainda são passíveis de erros, são as malformações. Espinha bífida, lábio leporino, microcefalia, pé torto congênito são apenas alguns exemplos. Enquanto não é possível desvendar as causas genéticas, o que se sabe é que os riscos diminuem quando a mulher adota atitudes saudáveis, como a suplementação de ácido fólico antes mesmo de engravidar, uma alimentação equilibrada, a prática de atividade física regular, além de deixar de ingerir bebida alcoólica e o abandono de vícios, em especial o cigarro.

DIA 5 - O ganho de peso é uma das situações que a gestante terá que lidar. Ao longo da gravidez, o útero cresce e pesa 900 gramas a mais, a placenta, essencial para nutrir o bebê, deve atingir 700 gramas até perto do parto. O aumento dos seios também faz a diferença na balança, afinal, são cerca de 400 gramas a mais. Há ainda maior volume de sangue que circula pelo

Com quatro semanas de gestação, é possível visualizar o saco gestacional e a vesícula vitelínica pelo ultrassom

corpo, líquido amniótico, retenção de líquido e gordura que garante a energia na fase da amamentação. No total, é considerado saudável a mulher engordar de 9 a 12,5 kg, ou um pouco mais, dependendo do biótipo.

DIA 6 - Quando o índice de massa corpórea (IMC) antes de gravidez é alto, o ideal é dar uma atenção redobrada aos próximos dígitos da balança e engordar o mínimo possível no decorrer dos nove meses. O peso é um assunto recorrente na gestação, já que ele tem relação direta com alguns problemas de saúde, como o diabetes gestacional e a hipertensão, além da possibilidade do bebê crescer mais do que deveria. Em contrapartida, o regime é estritamente proibido e pode comprometer o desenvolvimento do embrião. O equilíbrio perfeito está em adotar uma dieta saudável e balanceada.

DIA 7 - A prática de atividade física é bem-vinda durante a gestação. Os exercícios dão mais resistência, tônus muscular e força, diminuindo desconfortos físicos. O humor fica mais estável, o sono, mais regular, e melhora a autoestima. Aquelas que já eram adeptas de uma atividade, com bom nível, podem continuar, já as que desejam começar devem evitar esportes radicais ou de impacto. O cuidado deve ser redobrado e a prática suspensa caso o médico identifique ameaça de aborto espontâneo – decorrente do histórico da gestante –, sangramento e nascimento de um filho prematuro.

SEMANA 3

DIA 1 - Enquanto isso, dentro do útero, as células do bebê se multiplicam rapidamente. Apesar de cada criança ter o seu próprio ritmo de desenvolvimento, é possível entender como se dá esse crescimento ao longo dos dias.

DIA 2 - O aumento nos níveis de progesterona, esperado no início da gravidez, afeta diretamente o sono. A futura mamãe pode ficar sonolenta e cansada durante o dia e, ao mesmo tempo, ter dificuldade para dormir à noite. Sem saída, o jeito é se adaptar e tentar descansar sempre que possível até esse sinal, que faz parte da gestação, melhorar.

DIA 3 - Neste momento o bebê deve medir cerca de 0,15 mm, tamanho aproximado da cabeça de um alfinete. Sua formação é bem simples, duas camadas de células e a configuração da vesícula vitelina, onde os vasos sanguíneos começam a se formar, além da cavidade que será preenchida com líquido, futura bolsa amniótica e as células do trofoblasto que ajuda a formar a placenta.

DIA 4 - A cólica, que está longe de ser a menstrual, é um desconforto comum nesta fase e pode vir ou não acompanhada daquele sangramento consequência da fertilização. O incômodo aqui deve durar só um ou dois dias sem outro sintoma.

DIA 5 - Os seios tendem a ficar mais doloridos, faz parte dos sinais da gestação. Devido ao desconforto, dormir de bruços fica cada vez mais difícil. Encontrar outras posições para adormecer já no primeiro trimestre contribui para quando a barriga começar a crescer.

DIA 6 - Quando a gravidez foi planejada, esta é a hora de incluir nutrientes essenciais para a boa saúde da mãe e do feto. Leite e queijo dão aporte para a maturação do sistema nervoso do bebê, assim como os vegetais de folhas verde-escuras, ricos em ácido fólico e ferro.

DIA 7 - Por falar em ácido fólico, a suplementação é indicada justamente para prevenir malformações antes mesmo da gravidez. E, além da alimentação, a futura mamãe tem que se preocupar com a ingestão de líquidos. Beba de oito a dez copos de água por dia. Se aquela canseira do primeiro trimestre aparecer, evite bebidas à base de cafeína para se manter acordada, elas contribuem para a desidratação e podem atrapalhar e muito a qualidade do sono.

SEMANA 4

DIA 1 - Uma versão bem primitiva do cordão umbilical liga o embrião ao útero. A bolsa amniótica se enche de líquido para envolver o bebê. Células migram para a região para começar a formar tecidos e órgãos. Uma pequena depressão se forma onde será a boca do feto. Aqui ele já está do tamanho de uma semente de maçã.

DIA 2 - O tubo neural, no qual brota o cérebro, a espinha dorsal, a medula espinhal e os nervos, se desenvolve na camada superior. Na camada do meio o coração e o sistema circulatório começam a aparecer. Aquela versão primitiva da placenta e do cordão umbilical já leva nutrientes e oxigênio para o bebê.

DIA 3 - A menstruação não vem, os seios crescem e ficam ainda mais doloridos. Há aumento na produção de progesterona justamente pela implantação do embrião na parede do útero. Se a mulher fizer uma ultrassonografia dá para visualizar o saco gestacional e a vesícula vitelínica lá no fundo do útero.

DIA 4 - Confirmar se o saco gestacional está dentro da cavidade uterina é importante para descartar um diagnóstico de gravidez ectópica, que acontece quando a sua implantação ocorre fora do útero.

DIA 5 - Até a sétima semana de gestação é o período de organogênese, em que se formam os órgãos do bebê. Evitar a exposição a doenças, substâncias químicas, poluição, fumaça de cigarro, entre outros agentes prejudiciais à saúde que podem reduzir os níveis de oxigênio é benéfico para garantir a boa formação do bebê.

DIA 6 - A pele da gestante começa a reter mais líquido e devido à umidade, a sensação é de que ela está mais hidratada. Devido à sensibilidade pode haver irritações e áreas mais vermelhas, especialmente no rosto.

DIA 7 - Há mudança na pigmentação da pele com tons mais escuros na região da face e do pescoço. Para mulheres de pele morena ou negra as manchas podem ser um tom mais claro. Como a exposição solar potencializa os sinais, o ideal é não sair de casa sem protetor solar ou chapéu.

SEMANA 5

DIA 1 - **O embrião mede apenas 2 milímetros e o coração se prepara para assumir um ritmo regular. Rins e fígado começam a crescer e o tubo neural, que ainda estava em desenvolvimento se fecha. Formas ainda inespecíficas serão em breve os membros superiores e inferiores do bebê.**

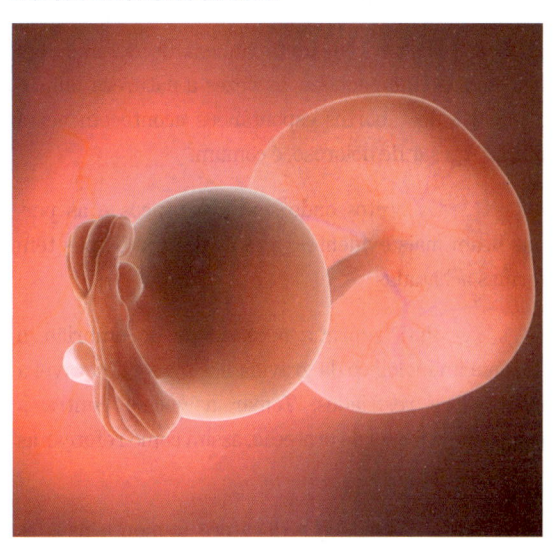

DIA 2 - A placenta e o cordão umbilical trabalham a todo o vapor para enviar os nutrientes necessários para a formação do embrião.

DIA 3 - Um desconforto na região lombar pode aparecer, assim como a sensação de fadiga. Banho morno e algumas horas de descanso são bem-vindos.

DIA 4 - Confirmada a gravidez, a mulher pode sentir uma mistura de sensações. Alegria e insegurança rondam o período devido às futuras mudanças.

DIA 5 - Abaixo da cavidade que será a boca há sinais de uma dobra onde irá se formar o pescoço e as narinas se diferenciam na face.

DIA 6 - Sabendo a responsabilidade que é gerar uma vida, volte sua atenção para se cuidar e eliminar hábitos prejudiciais à saúde.

DIA 7 - Preste atenção na alimentação e no preparo. Prefira pratos mais naturais e livres de conservantes.

SEMANA 6

DIA 1 - Com 4 mm de comprimento, o embrião é do tamanho de um grão de arroz. Coração, pulmão, fígado, baço e pâncreas estão em formação. Na face há manchas escuras no lugar dos olhos e abertura nas narinas. A frequência cardíaca é de 150 batimentos por minuto, mas ainda não dá para ouvir.

DIA 2 - Mesmo com tanta riqueza de detalhes em um embrião tão pequeno, às vezes a natureza falha e a maioria dos abortos espontâneos acontecem nesta etapa. Apesar de doloroso, é comum.

DIA 3 - Os brotos onde serão os braços e as pernas ficam mais evidentes, mas as mãos e os pés têm formas achatadas.

DIA 4 - Para suprir a necessidade do embrião, o sistema imunológico da grávida fica mais vulnerável a infecções e resfriados. Tomar a vacina contra a gripe é uma forma de proteção, assim como reforçar as vitaminas no prato.

DIA 5 - O crescimento do útero aumenta as idas ao banheiro. Reduza a ingestão de líquidos à noite para não atrapalhar tanto o sono.

DIA 6 - O sono e o enjoo dão sinais de mudança na rotina, mas ainda não é tão visível a espera de um filho.

DIA 7 - **A pele se prepara para esticar devido ao crescimento da barriga e dos seios. A futura mamãe pode sentir coceira, um aviso do aparecimento de estrias. Manter a hidratação da pele e a ingestão de água, ameniza o desconforto e evita ou diminui o risco das indesejadas estrias.**

SEMANA 7

DIA 1 - O embrião crescerá 1 milímetro por dia. O coração e o cérebro estão mais complexos, inclusive o cérebro já está dividido em dois. As pálpebras se formam, o nariz desponta e os braços já dobram. Ele se mexe bastante, mesmo não sendo possível sentir. É preciso fazer o acompanhamento pré-natal o quanto antes.

Os primeiros três meses de gestação são os mais importantes para a formação saudável do feto. A atenção com a saúde da mãe deve ser redobrada

DIA 2 - O uso de qualquer medicamento sem prescrição é proibido. Certas fórmulas podem comprometer o desenvolvimento do bebê.

DIA 3 - Os enjoos pioram e manter uma rotina de atividade física pode contribuir para o bem-estar e promover o tônus muscular ideal para o parto.

DIA 4 - O útero, que media um punho fechado, já está do tamanho de um mamão papaia pequeno. O crescimento é proporcional para acomodar o bebê.

DIA 5 - O turbilhão de hormônios e a ansiedade da nova situação mexem com as emoções femininas. O choro fica mais fácil e o humor nem sempre permanece em alta.

DIA 6 - Os altos e baixos do humor podem durar ao longo da gestação.

DIA 7 - O fígado do bebê produz grandes quantidades de glóbulos vermelhos de sangue, a função passa a ser da medula óssea assim que ela se formar.

SEMANA 8

DIA 1 - A partir da oitava semana o embrião mede 1,6 centímetro, o tamanho de uma uva pequena. O bebê já tem os dedos das mãos, os olhos escurecem, a parte externa da orelha e interna do ouvido se formam. A pequena cauda que ele tinha desaparece, mas ainda continua sendo um embrião.

DIA 2 - Até o fim da gestação, o total de sangue que corre nas veias da mãe pode aumentar de 45 % a 50 %. A sobrecarga no sistema circulatório dá deixa para o surgimento de varizes e hemorroida. Para prevenir os desconfortos, faça caminhadas diárias, sente sem cruzar as pernas e converse com o médico sobre o uso de meias elásticas.

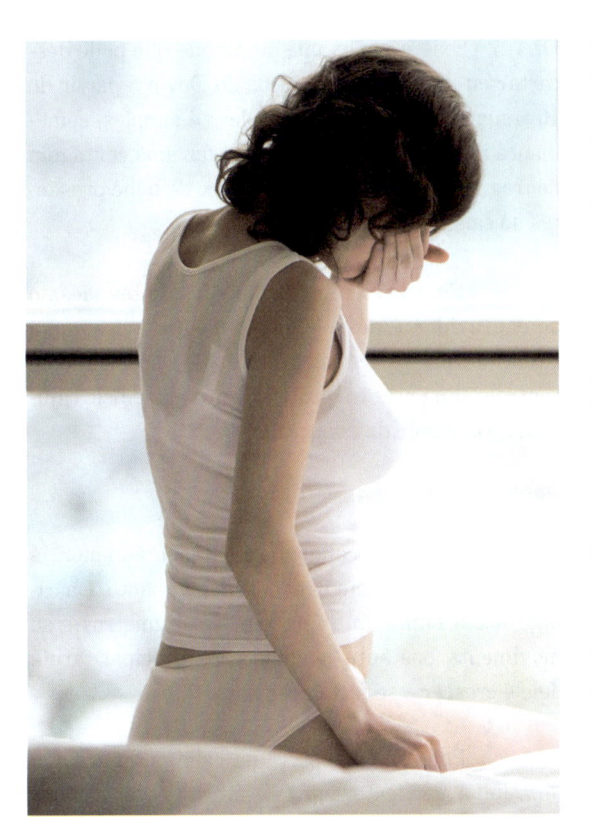

DIA 3 - Drible o enjoo com uma alimentação saudável e regular, evite longos períodos de jejum. Enjoo, sonhos, fome, tudo pode atrapalhar o sono nesta fase.

DIA 4 - A silhueta da mulher muda e a cintura fica mais larga. Os seios crescem tanto que é preciso trocar o sutiã por um com mais sustentação.

DIA 5 - Pelo exame de ultrassom é difícil falar o sexo do bebê. No entanto, alguns laboratórios realizam exame de sangue para detectar a presença ou ausência de cromossomos Y no sangue da mãe.

DIA 6 - O aumento na produção hormonal pode vir acompanhado de enxaqueca, insônia, constipação intestinal e cansaço. A explicação para a constipação, por exemplo, é que o hormônio afeta o músculo do intestino, deixando os movimentos mais lentos. Uma dieta rica em fibras e boa hidratação amenizam o desconforto.

DIA 7 - Os punhos do embrião estão dobrados e as mãos unidas sobre o coração. Ainda há uma membrana sobre os dedos, mas eles já estão maiores.

SEMANA 9

DIA 1 - O bebê mede cerca de 2,3 centímetros, pesa apenas 2 gramas e tende a crescer mais rápido. Com o formato parecido que terá ao nascer, todas as partes do corpo já estão presentes, inclusive os órgãos genitais que seguem em evolução.

DIA 2 - O corpo da gestante precisa se preparar para o parto e um dos responsáveis pela possível passagem do bebê pela pelve é o hormônio relaxina. Ele tem a função de relaxar as cartilagens dos ossos e age 10 vezes mais durante a gravidez do que em momentos normais. O tal hormônio também causa dores nas articulações, costas e até aumento do pé, por afrouxar os ligamentos.

DIA 3 - O desenvolvimento da criança no primeiro trimestre possibilita que o médico indique uma data mais provável para o parto. Isso porque depois desse período, as variações de tamanho e desenvolvimento são maiores e há características próprias de cada criança baseadas em características familiares.

DIA 4 - A placenta já se desenvolveu o suficiente para assumir seu trabalho mais importante, o de produzir hormônios. O médico pode solicitar exames específicos do pré-natal.

DIA 5 - Não se preocupe se a barriga de grávida demorar a aparecer. Apesar de a vontade de mostrar para a família e os amigos, a maioria vê a barriga despontar só entre a 12ª e a 16ª semana.

DIA 6 - O cálcio é um forte aliado da dieta. Ele regula processos maternos envolvidos na gestação, como a coagulação sanguínea e o fluxo de nutrientes para o bebê, influenciando na formação do feto. Além do leite, é fonte de cálcio o brócolis, a couve. Inclua esses alimentos no cardápio diário.

DIA 7 - A desatenção e o esquecimento são características comuns durante a gravidez. Como forma de amenizar a situação e evitar problemas, principalmente no trabalho, mantenha uma agenda com as atividades e compromissos e a consulte com frequência. Esses sinais irão desaparecer em breve.

SEMANA 10

DIA 1 - O bebê tem o tamanho de uma uva verde, a cabeça dele ocupa quase metade do seu comprimento. Sem função, a vesícula vitelina começa a desaparecer. No exame de ultrassom é possível ver as orelhas, narinas e boca.

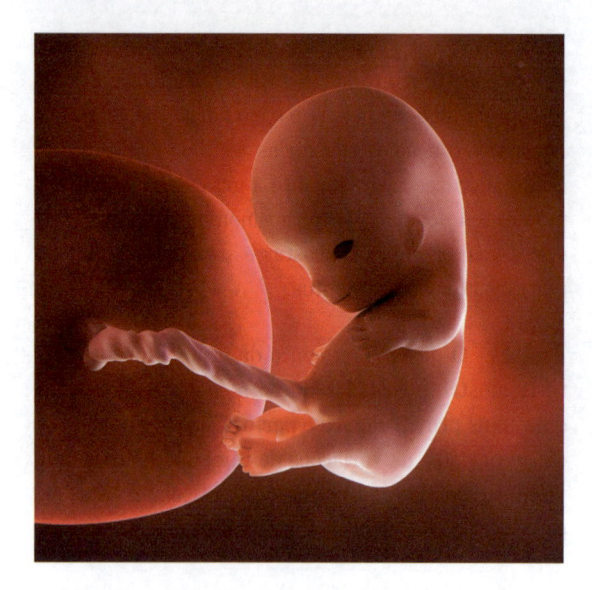

DIA 2 - O embrião já engole líquido e dá chute o tempo todo. A cada dia surge um detalhe, como as unhas, um pouco de cabelo e uma leve penugem.

DIA 3 - Os órgãos vitais que começam a se formar lá no início, como o fígado, os rins, o cérebro e os pulmões, já funcionam. Com a ajuda de um estetoscópio, por ultrassom, logo dá para ouvir as batidas rápidas do coração do feto. O médico pode deixar a mulher ouvir pela primeira vez o coração do filho.

DIA 4 - Durante a gestação, a placenta passa a produz o hormônio progesterona, que relaxa os músculos lisos do útero. Função semelhante ele exercer sobre a válvula que separa o esôfago do estômago, o que causa o desconforto da azia, já que os ácidos gástricos sobem pelo esôfago.

DIA 5 - A sensibilidade dos dentes e o sangramento na gengiva também são queixas comuns durante a gestação. A mudança de hormônio influencia até na saúde bucal. É importante consultar um dentista.

DIA 6 - Existe um exame de sangue que pode descartar ou detectar a síndrome de Down a partir de 10 semanas de gravidez. A coleta é simples, semelhante à sexagem fetal. O exame faz uma contagem de fragmentos de material genético do bebê presentes no sangue da mãe.

DIA 7 - Se a gestante era diabética antes mesmo de engravidar, é possível que o médico avise que a situação trata-se de uma gestação de risco. Um bom controle alimentar e a prática de atividade física ajudam no controle da doença.

SEMANA 11

DIA 1 - O risco de aborto espontâneo é menor, já que o bebê já teve um bom desenvolvimento. Da cabeça até o bumbum o feto tem 4 centímetros e se movimenta bastante no fluído. A principal tarefa dele é crescer e se fortalecer.

DIA 2 - Pode ser a apareça na barriga da grávida uma linha vertical escura. O útero fica acima dos ossos da pelve e o médico pode senti-lo em um exame externo.

DIA 3 - É possível ouvir o coraçãozinho do bebê na consulta de pré-natal, ele é bem forte, e pode ser comparado ao barulho de galope de um cavalo.

DIA 4 - Os ossos do bebê começam a ficar mais rígidos. O cordão umbilical leva os nutrientes necessários para o feto, mas também tira o que não é necessário. Todos os órgão dele já estão no seu devido lugar.

DIA 5 - O ferro é um nutriente que não pode faltar aqui. Responsável por ajudar a carregar oxigênio para as células do corpo e manter o sistema imunológico saudável, ele é usado pelo bebê e pela placenta principalmente entre o segundo e terceiro trimestre. Aposte em carnes vermelhas, aves e peixes.

DIA 6 - Em breve o médico irá realizar o ultrassom para medir a translucência nucal, que ajuda a detectar sinais de problemas genéticos. O exame é realizado entre a 11ª e a 14ª semana.

DIA 7 - O bebê tem o tamanho de um figo. Por meio do exame de ultrassom 3D ou 4D dá para enxergar os ossos e órgãos internos, em vez da pele. É possível notar o formato do nariz e da boca e observar o bebê bocejar ou colocar a língua para fora.

SEMANA 12

DIA 1 - O intestino do bebê, que antes era uma área inchada do cordão umbilical, entra na cavidade abdominal. Ele já pode reagir a reflexos, como se alguém encostar na barriga.

DIA 2 - O enjoo começa a dar uma trégua e o apetite tende a voltar. Quadros muito severos de vômito pedem o uso de medicação para controle.

DIA 3 - Medindo apenas 5,5 centímetros, ele pesa menos de 15 gramas e tem o tamanho de um limão. Os olhos, que estavam mais na lateral da cabeça, se aproximam um do outro. O fígado produz bile e os rins secretam urina na bexiga.

DIA 4 - Cabelo, unhas e pelos da mulher apresentam características diferentes na gravidez. Os fios ganham mais volume do que antes, as unhas crescem mais rápido, porém ficam mais quebradiças, e a depilação tende a causar mais desconforto.

DIA 5 - A vida do casal pode tomar novos caminhos. O sexo pode diminuir devido ao medo de machucar o bebê, no entanto, os especialistas são unânimes em dizer que isso não acontece. Só em caso de histórico de aborto espontâneo ou placenta prévia que a atividade sexual com penetração não é indicada.

DIA 6 - Durante a gestação, os músculos abdominais e pélvicos se distendem para acomodar o bebê e tendem a ficar enfraquecidos. Como consequência, a mulher tem problemas de escapes de urina. A prática de exercícios com atividades específicas para o fortalecimento da região tende a ajudar.

DIA 7 - O exame de ultrassom convencional apresenta mais detalhes. Dependendo do ângulo é possível arriscar um palpite do sexo do bebê.

O ferro é um nutriente que não pode faltar no início da gestação. Ele é responsável por carregar oxigênio para as células do corpo e manter o sistema imunológico

Hora marcada com o dentista na gestação

As alterações hormonais podem resultar em modificações na gengiva, causando a gengivite – inflamação que ocasiona sangramentos durante a escovação dental, um aumento exagerado da gengiva entre os dentes e problemas sérios de saúde (como abortos e nascimentos prematuros, por exemplo). Além disso, mulheres grávidas estão mais sujeitas a apresentar cáries e erosões no esmalte do dente. O maior risco de cáries apresentado pelas grávidas pode ser explicado pelo aumento da acidez da cavidade oral, por uma maior ingestão de carboidratos, por um possível descuido com a higiene bucal e maior formação de placa bacteriana. As cáries aparecem também com mais frequência nas gestantes devido aos vômitos, já que a cavidade oral delas está mais exposta ao ácido gástrico, o qual pode levar a perdas irreversíveis do esmalte dental. Sendo assim, recomenda-se não escovar os dentes após os refluxos, evitando que a acidez da cavidade oral, juntamente com a ação mecânica da escova de dente, provoque a erosão do esmalte. Caso o desconforto na gengiva não for tratado adequadamente, poderá evoluir para a periodontite. Logo no início da gestação, agende uma consulta com o dentista e converse com o profissional sobre a necessidade de novas visitas.

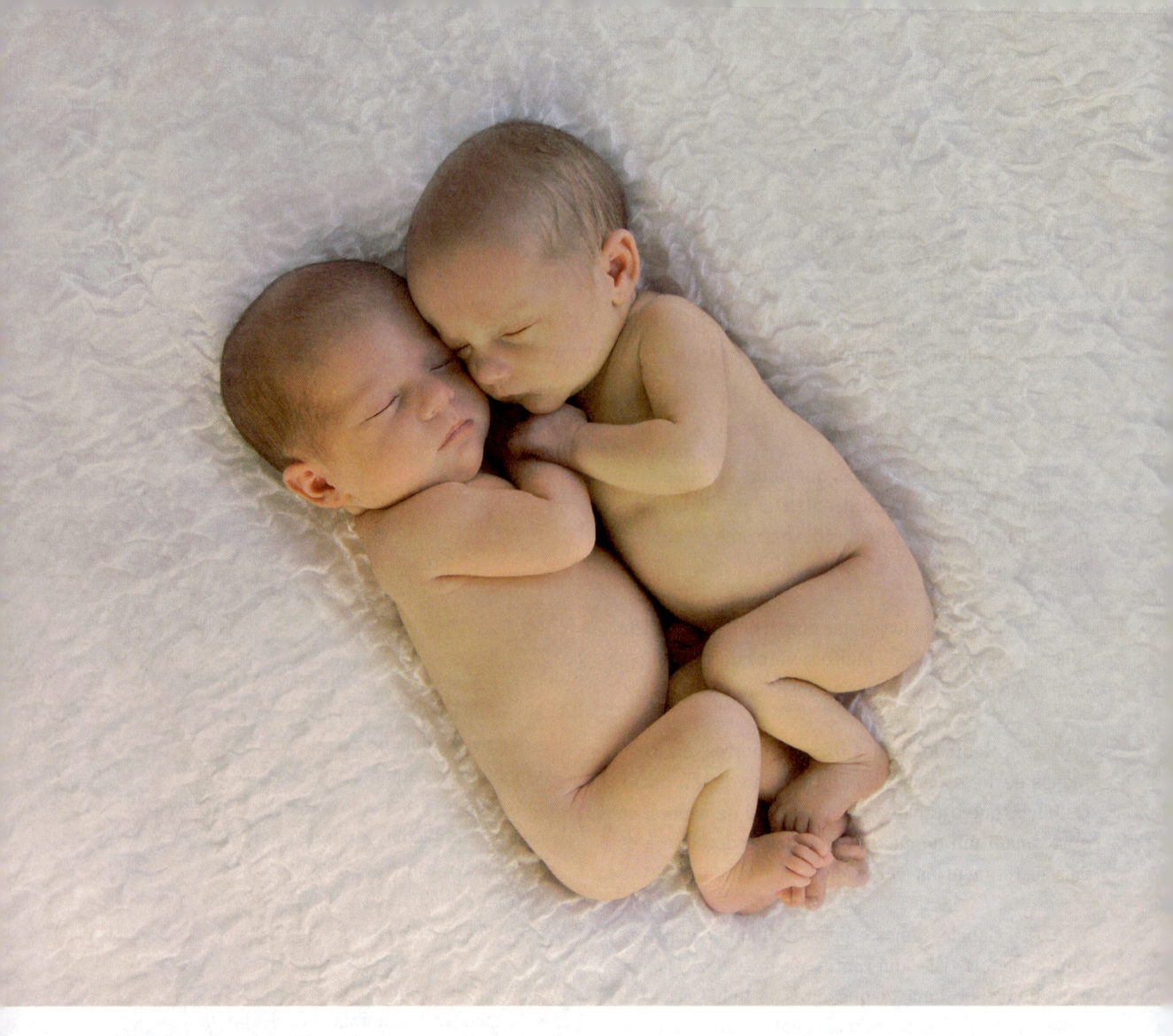

Tudo **multiplicado**

Quando a gravidez é em dose dupla, a observação e os cuidados são maiores! Veja o que muda durante os próximos meses e quais fatores vão definir se os filhos serão idênticos ou não

Quando os pais, no ultrassom do pré-natal, recebem a notícia de que a futura mamãe está carregando mais de um bebê, na maioria das vezes gêmeos, tudo fica em dobro: a alegria, o medo, as responsabilidades, os gastos e principalmente os cuidados. Mas tudo deveria ser visto com entusiasmo, pois é raro que essa dose dupla aconteça naturalmente. Para se ter uma noção, a incidência de gestações espontâneas gemelares é de 1 em 100 gestações, trigemelar de 1 em 7.295; e quádruplas 1 em 600 mil casos. Em tratamentos de inseminação artifical as chances são um pouco maiores, é verdade, de 2/3 a cada gravidez.

POSSÍVEIS COMPLICAÇÕES

Conceber mais de um bebê pode, em alguns casos, apresentar riscos maternos, como pré-eclâmpsia, diabetes, anemia. Desta forma, as consultas pré-natais devem ser mais frequentes para um acompanhamento de perto.

Para os bebês também pode haver complicações, principalmente se eles dividirem as mesmas estruturas dentro do útero. Só de estarem na mesma placenta, os fetos podem ter de 3 a 5 vezes mais riscos de mortalidade perinatal, além de uma maior taxa de prematuridade, restrição de crescimento ou malformações.

Outro quadro que pode aparecer é a síndrome de transfusão feto-fetal. Ela atinge de 5% a 15% dos gêmeos univitelinos e ocorre quando um dos bebês recebe menos sangue, por haver uma conexão entre os vasos dos dois. Desta forma, um acaba ficando anêmico e com pouco líquido. O outro tem aumentada a produção de líquido amniótico e com este excesso pode ter insuficiência cardíaca. Além disso, há mais chances de que as crianças nasçam prematuras.

E o parto antes da hora pode acarretar em riscos de morte fetal e neonatal, que estão ligados à prematuridade e ao baixo peso.

Normalmente, a cesariana é mais indicada para casos de gêmeos ou mais, mas tudo depende da quantidade de fetos, sua vitalidade e das condições da mãe.

PARA AFASTAR O MEDO

Ao fazer consultas pré-natais e ultrassom quinzenalmente, há maior chance de detectar esses tipos de problemas e haver uma intervenção mais rápida. Mas não há uma fórmula sobre a frequência. Tudo depende também do histórico da mãe, se ela não apresenta complicações como pressão alta ou diabetes, coisas que o obstetra analisará desde o início.

Engana-se a mãe que acha que poderá comer em maior quantidade por ter mais de uma criança. O ganho de peso deve girar em torno de 15 quilos, acrescentando apenas 200 calorias por dia a mais do que na gravidez única.

É importante que haja também uma suplementação de ferro e vitaminas. Quanto às atividades cotidianas, nada precisa ser interrompido inicialmente. Caso não sejam identificados fatores predisponentes para trabalho de parto prematuro, a gestante gemelar pode praticar exercícios físicos de forma moderada, evitando, entretanto, práticas aeróbicas e anaeróbicas de grande impacto.

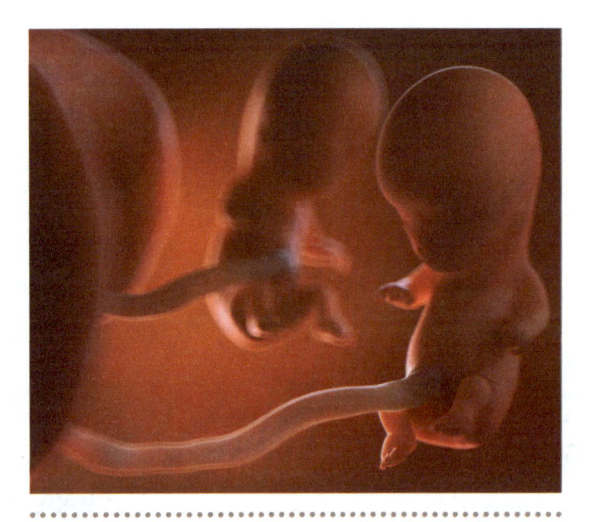

Tipos de gêmeos

Nem sempre estar grávida de gêmeos tem as mesmas implicações. É importante saber se os fetos dividem o mesmo código genético e as mesmas estruturas dentro do útero. Conheça as diferenças:

UNIVITELINOS - São resultado da fecundação de um mesmo óvulo, que forma dois fetos, com o mesmo código genético. Quando essa separação ocorre até o 4º dia, formam-se duas bolsas amnióticas e duas placentas. Se for até o 8º dia, haverá uma só placenta. Até o 13º dia, eles dividirão também a bolsa amniótica. E quando a divisão ocorre depois disso, os bebês nascerão siameses. Quanto mais estruturas eles compartilharem, mais cuidados pede a gravidez.

BIVITELINOS - Ocorre quando dois óvulos diferentes são fecundados e crescem no mesmo útero. Nesse caso, cada feto tem placenta e bolsa amniótica individuais. Isso implica que os bebês têm códigos genéticos diferentes, ou seja, não serão idênticos, terão características físicas diversas e podem até nascer com sexos diferentes.

Herança familiar

Não é mito, realmente a genética está ligada à possibilidade de uma mãe ter dois ou mais filhos em uma gestação só. O fator genético vem da mãe, se ela já teve gêmeos antes ou de sua história familiar, atribuído à maior estimulação ovariana.

Quando há casos de gêmeos na família, as chances aumentam em 10 vezes. Além disso, é muito mais comum o surgimento de uma gravidez múltipla após tratamentos de inseminação artificial, pois mais de um óvulo fecundado é colocado no útero da mulher, e mais de um pode dar certo.

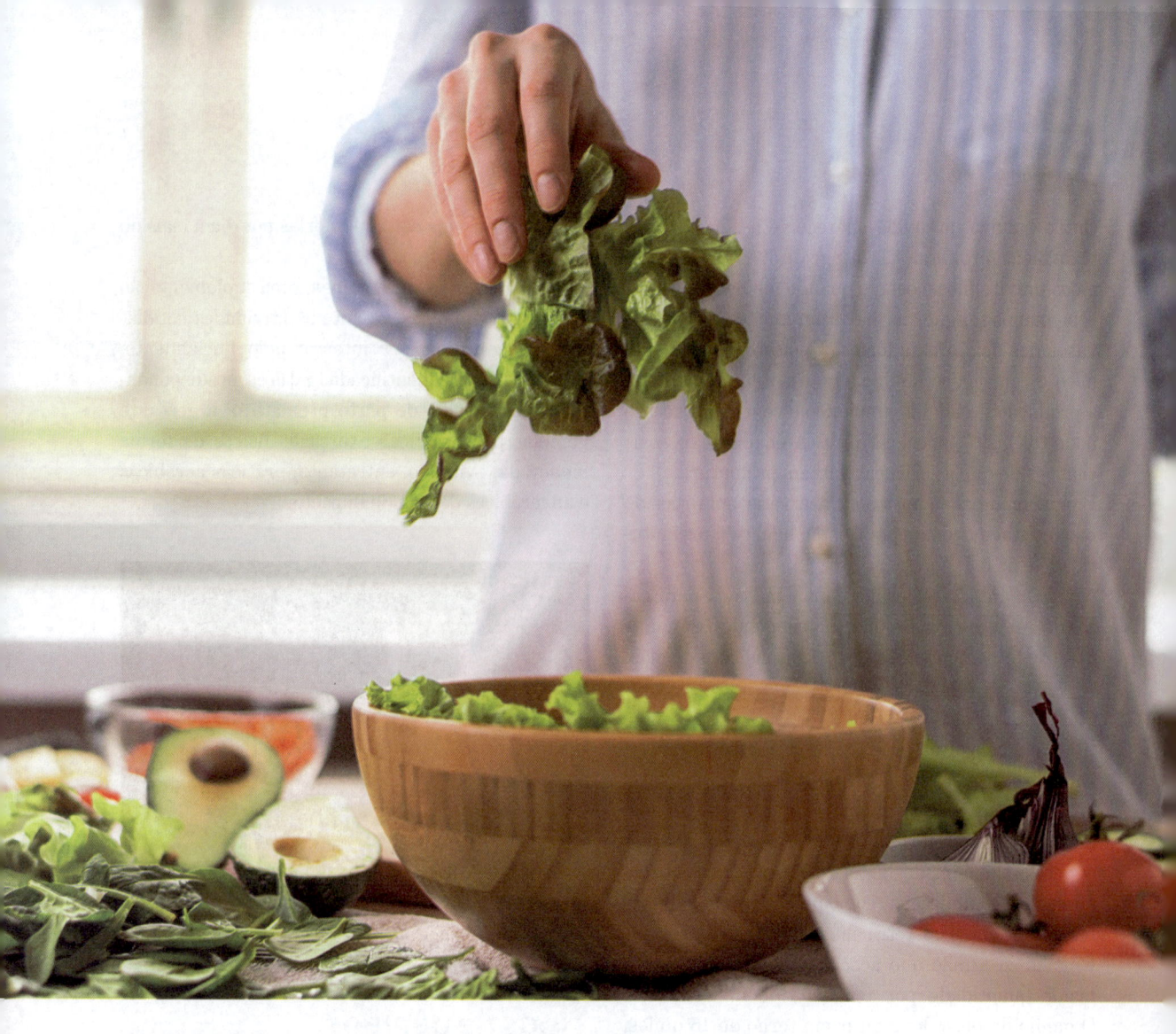

Saúde que **começa no prato**

Entenda a importância de ficar de olho no cardápio ainda no início da gestação; boa escolha alimentar está diretamente relacionada com prevenção de doenças e formação do feto

Esbanjar uma barriga saudável na gravidez é o sonho de toda futura mamãe. E para transformar esse desejo em realidade é preciso, desde os primeiros meses de gestação, ficar atenta aos alimentos ingeridos.

No início da gravidez as necessidades energéticas não mudam tanto, elas são semelhantes às de uma mulher não gestante, ou seja, não é preciso aumentar a quantidade de alimentos ingeridos e comer por dois, porém os detalhes ficam na qualidade de cada ingrediente. Como é um período em que ocorrem intensos processos de divisão celular, desenvolvimento e diferenciação de diversos órgãos, o embrião está muito vulnerável à dieta materna e os efeitos dos teratógenos (tudo que é capaz de provocar dano ao embrião ou ao feto), além do que a dieta exerce forte influência no crescimento do feto e suas deficiências de vitaminas e minerais (micronutrientes) tornam-se mais prejudiciais.

EVITE RESTRIÇÕES ALIMENTARES

Levando em conta a importância do papel de um cardápio variado e saudável para a boa formação do embrião, os cuidados alimentares devem ser redobrados desde a confirmação da gravidez.

A mulher grávida deve se habituar ao fato de que é normal e esperado ganhar peso, desde que dentro dos índices considerados saudáveis, com isso preocupar-se com o excesso de dígitos da balança e limitar a dieta pode levar a carência nutricional e restringir o crescimento fetal.

As proibições alimentares nesta fase existem, mas são bem pontuais, como: não é indicado consumir em excesso alimentos industrializados, aqueles ricos em sódio ou açúcar, bebidas ou comidas que tenham teor alcoólico, além de não exagerar na ingestão de cafeína, defumados e embutidos.

Outro alimento gera bastante polêmica durante a gravidez. É a comida japonesa. Enquanto a opinião médica se difere um pouco – alguns profissionais preferem proibir a ingestão, enquanto outros não, a verdade é que é preciso ficar atento à qualidade do alimento. Ovos, peixes crus ou pouco cozidos e frutos do mar, como caranguejo e mexilhões, normalmente apresentam mais risco de estar contaminados com bactérias e tem altos índices de mercúrio, o que leva a infecções alimentares que podem ser transmitidas para bebê. As principais são: listeriose e salmonelose. As duas formas de contamição, na gestação, estão relacionadas a aborto espontâneo ou nascimento prematuro. Para as gestantes que escolhem por continuar com o cardápio japonês é importante checar a procedência do restaurante, higiene da cozinha e frescor do peixe, tudo deve estar em dia.

INCLUA NO CARDÁPIO

Depois de conhecer os alimentos que merecem atenção e restrições é a vez de saber os nutrientes indispensáveis no prato para a saúde fetal nesse primeiro trimestre da gestação. Entre eles, alguns já são velhos conhecidos do cardápio.

O ácido fólico é o nutriente mais famoso e um dos mais importantes. A gestante irá ouvir falar dos seus benefícios antes mesmo de engravidar. O ácido fólico é encarregado de reduzir o risco de deficiências no cérebro e na coluna vertebral do feto, que leva à paralisia dos membros inferiores e retardo mental. Esse desenvolvimento do bebê se dá pelo tubo neural que se converte logo no primeiro mês de gestação. Por isso, a recomendação é incluir a vitamina no cardápio antes mesmo de engravidar como forma de diminuir os riscos dessas malformações. Também conhecido como vitamina B9 ou vitamina M, é encontrado nos vegetais verde-escuros – couve, brócolis –, leguminosas, laranja e fígado. Como atingir o nível necessário de ácido fólico na gravidez, que é de 600 mcg por dia, só pela alimentação é arriscado – um ovo cozido tem apenas 20 mcg e 79g de arroz branco têm 48 mcg, por exemplo – o Ministério da Saúde orienta a suplementação. Quando a gravidez é planejada ela deve começar dois meses antes da concepção, seguindo nos dois primeiros meses de gestação. A orientação pode ser um pouco diferente conforme o profissional ou protocolo utilizado pela instituição de saúde. A dose para suplementação do ácido fólico é de 400 µg (0,4 mg) diária.

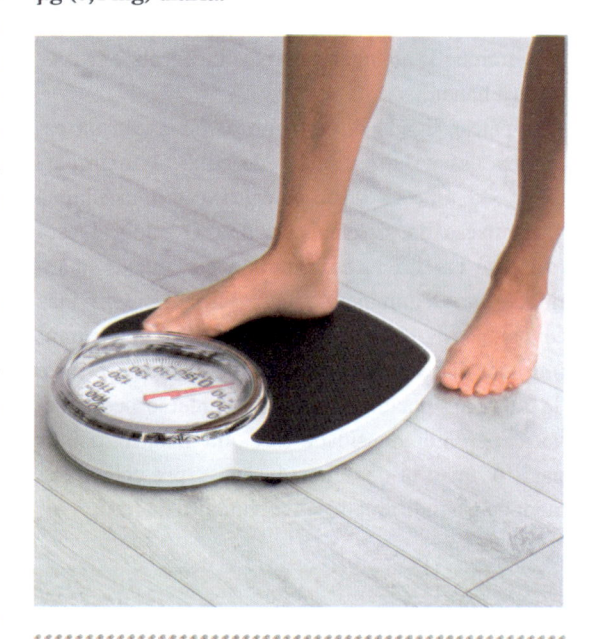

Aumento de peso

Quando a mulher engravida, alguns fatores colaboram para o aumento de peso, confira os números aproximados:

Peso médio do feto: 3 kg.
Reservas de gordura do corpo: de 2,7 a 3,6 kg.
Volume de sangue circulante no organismo: de 1,4 a 1,8 kg.
Peso das mamas: de 0,45 a 1,4 kg.
Peso do útero: cerca de 1 kg.
Retenção de líquidos: até 1,4 kg.
Líquido amniótico: cerca de 900 gramas.
Placenta: 700 gramas.

CONTRA ANEMIA

O ferro é outro nutriente que merece destaque. Responsável pela formação das células sanguíneas e tecidos celulares do bebê, a ingestão ajuda a evitar quadros de anemia nas gestantes, considerando que o feto também utiliza parte do mineral disponível no organismo da mãe.

Para garantir bons níveis de ferro – no início da gestação é indicado 27 mg por dia – aposte em um cardápio rico em carnes, leguminosas e vegetais de folhas verde-escuras.

Vitaminas do complexo B e cálcio completam a lista de destaque no início da gestação. A primeira participa do desenvolvimento neurológico e cerebral do feto e dá energia para a mãe. Dá para usufruir da vitamina B ao ingerir cereais integrais e frutas, como a banana.

Já o cálcio, ligado diretamente à formação da estrutura óssea da gestante e do bebê também participa de funções como a contração muscular e a regulação do sistema cardíaco. O mineral está presente em produtos lácteos e em menor quantidade em leguminosas, como a soja. Grávidas com menos de 19 anos precisam de 1.300 miligramas (mg) por dia; aquelas com mais de 19 anos precisam de 1.000 mg por dia. Sua baixa ingestão pode provocar perda de densidade óssea na mãe, contribuir para o quadro de hipertensão e pré-eclâmpsia, além de prejudicar o desenvolvimento do feto.

CRIE UMA BOA HERANÇA MATERNA

Fala-se tanto na boa escolha alimentar feita durante os noves meses de gestação justamente para se evitar diversas complicações durante e após o parto. Em contrapartida, negligenciar o cardápio tem sim consequências e está relacionada a doenças típicas do excesso de peso, entre elas as clássicas hipertensão e o diabetes, que trazem consequências tanto para a mãe quanto para o feto. No primeiro caso, por exemplo, o mal também é chamado de pré-eclâm-psia. Entre as consequências para a mulher estão a hemorragia intracraniana, insuficiência cardíaca, edema agudo de pulmão e outras complicações. Já a criança tem mais chances de nascer prematura e normalmente há uma redução em seu peso e altura. A pressão elevada - e sem controle - faz que a placenta seja prejudicada, levando a uma pior circulação sanguínea do bebê e com isso alterações no seu crescimento e desenvolvimento.

Quanto ao açúcar – sempre vilão – na gravidez, em alta no sangue, leva ao diabetes gestacional. O problema pode levar ao surgimento de crianças macrossômicas (bebês que pesam mais de 4 quilos), e também há a chance de predispor o bebê a ter diabetes do tipo 2 no futuro. Há casos específicos de diabetes gestacional que estão relacionados a alterações hormonais que levam a maior produção de insulina, mas mesmo assim o cardápio nunca deve ser deixado de lado para ajudar no controle.

Peso sob controle

Claro que cada caso é um caso, mas temos uma tabela geral da quantidade de peso que você pode ganhar de acordo com seu IMC e a fase da gestação. Confira:

ÍNDICE DE MASSA CORPORAL (IMC) PRÉ-GESTACIONAL*	ESTADO NUTRICIONAL	GANHO DE PESO POR SEMANA (KG) DURANTE 2º E 3º TRIMESTRES	GANHO DE PESO TOTAL (KG) ATÉ O FINAL
< 18,5	Baixo peso	0,510	12,5 – 18,0
18,5 – 24,9	Normal	0,420	11,5 – 16,0
25,0 – 29,9	Sobrepeso	0,280	7,0 – 11,5
> 30,0	Obesidade	0,220	5,0 – 9,0

Além de ingerir os nutrientes essenciais para a boa saúde da mãe e do feto, é preciso se manter hidratada. A ingestão de dois litros ou mais de água por dia ajuda na manutenção dos tecidos maternos

A pesquisa indica que a alimentação da mãe é capaz de modificar permanentemente a função de um gene que possui mecanismos de proteção imunológica. Na dúvida, converse com o seu médico sobre o tipo de alergia e as chances reais de evitar que o bebê tenha o mesmo quadro.

DÊ UM UP NO SISTEMA IMUNE

Apesar dos debates sobre o que ingerir para driblar o denvolvimento de alergia no bebê, a melhor pedida é fortalecer o sistema imunológico por meio da alimentação. A dieta da gestante, pensando na prevenção de alergias, deve conter alimentos ricos em nutrientes naturais e em vitaminas que estimulam a produção de anticorpos, bem como proteínas, que irão atuar na formação e no amadurecimento do processo imune. Em contrapartida, essa mesma dieta deve ser pobre em alimentos oxidantes, sais e carboidratos.

O sistema imunológico é ativado pela expressão de genes formados por DNA. Para um bom funcionamento, esses genes dependem de fontes de energia, vitaminas, minerais e antioxidantes. Existem estudos mostrando redução da prevalência de atopia [tendência a desenvolver alergias] nos bebês de gestantes que privilegiaram a dieta mediterrânea na gravidez.

Essa dieta é baseada em maior consumo de verduras, frutas, legumes, azeites e produtos integrais, e menor consumo de produtos industrializados, leite e derivados desnatados. Porém, os resultados ainda são conflitantes e mais estudos são necessários, porque ainda não mostraram influência diretamente nas alergias dos bebês, mas o que se sabe até agora é que uma alimentação saudável sempre cai bem.

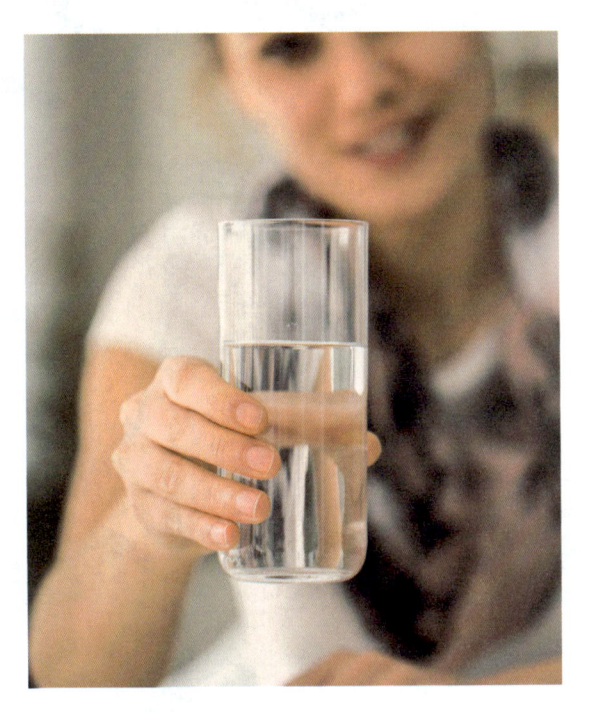

GRÁVIDA ALÉRGICA BEBÊ PROTEGIDO

Por falar em herança, é inevitável uma mulher que sofre com alergias alimentares, respiratórias (como asma e rinite) ou dermatite atópica ter receio de passar o problema ao seu bebê. Embora não sejam caracterizadas como herança genética, o fator hereditário é, sim, relevante.

A Associação Brasileira de Alergia e Imunologia (ASBAI) lançou um consenso sobre alergia alimentar, em que foi citado um estudo que avaliou bebês diagnosticados com o problema, mostrando que o risco de alergia tende a aumentar em 40% se um membro da família apresenta qualquer doença alérgica, e em 80% quando isso acontece em dois familiares próximos. Assim, a expressão da herança genética é mais intensa quando há antecedentes bilateralmente (pai e mãe), determinando sintomas mais precoces e frequentes. Em resumo, os bebês que sejam filhos ou irmãos de pessoas alérgicas terão maiores chances de enfrentar alergias. A boa notícia é que, algumas pesquisas sugerem que aquilo que a mãe ingere durante a gestação pode ajudar a evitar que a criança desenvolva alergia também. Um estudo publicado na revista científica *Genome Biology* revelou que hábitos alimentares ruins podem alterar o DNA do bebê pelo resto da vida.

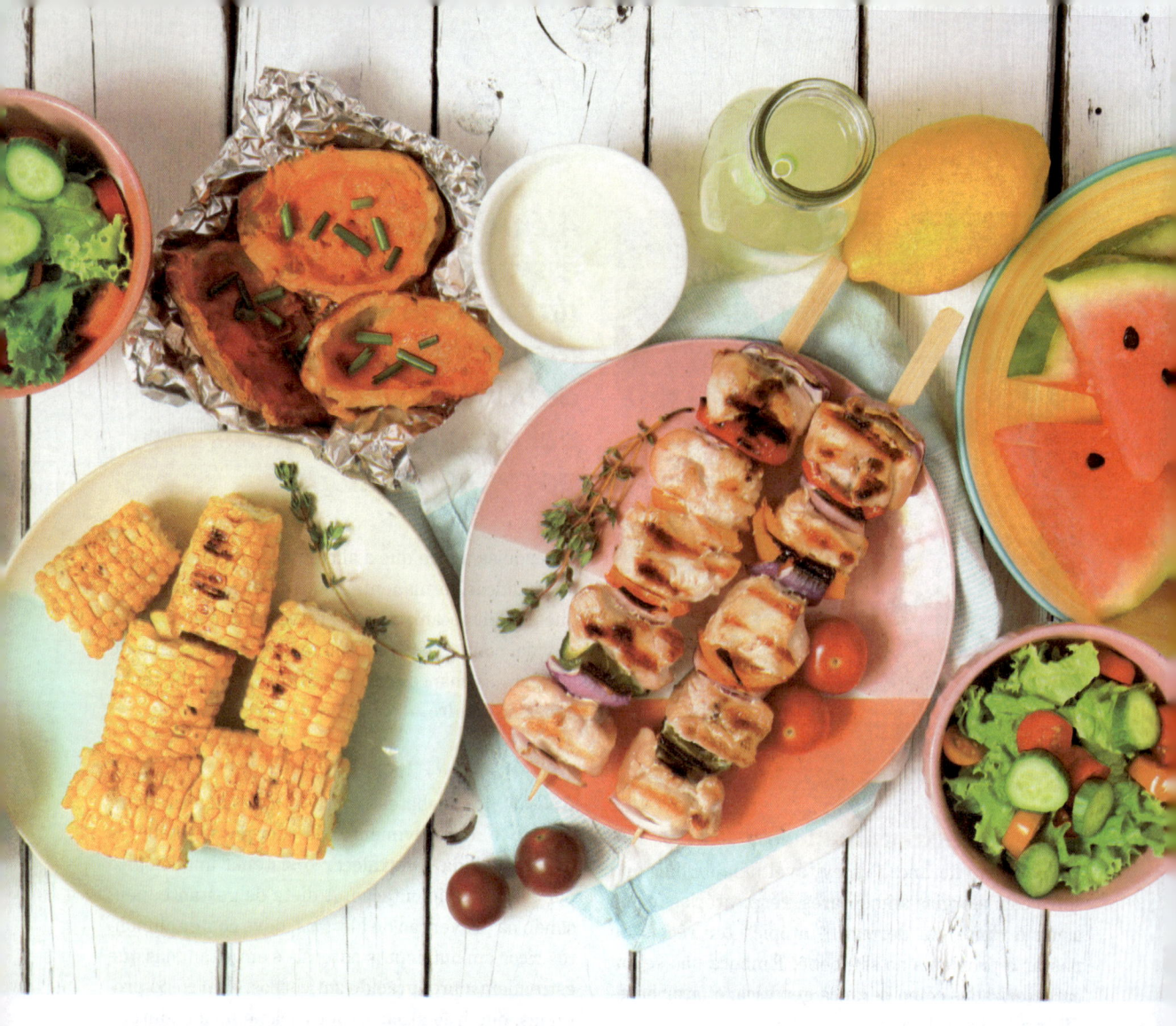

Dieta balanceada todo dia

Para garantir a boa saúde da mãe e do bebê é preciso ficar de olho nos alimentos e seu preparo desde o início da gestação; saiba o que incluir (ou não) na refeição

Não é apenas o excesso de comida que faz mal à gestação, o que você está ingerindo também faz a diferença. Para deixar as mães mais atentas, os nutrientes que a mãe consome são responsáveis pela boa saúde do filho. Com isso, durante a gravidez, pense: seu filho será aquilo que você come? Então, reduza o consumo de açúcares e zero a ingestão de bebida alcoólica. As gorduras também são pouco indicadas. Lembre-se que os nutrientes devem ser balanceados, seguindo a mesma recomendação para uma saúde em geral: coma fibras, carnes magras e carboidratos complexos, priorizando alimentos integrais.

Um prato colorido é importante, pois tem maior variedade de fitoquímicos e minerais, garantindo grande aporte de matéria-prima para a formação da criança. Quanto ao apetite, é normal que a mulher sinta mais fome na gestação. Isso ocorre com mais frequência no primeiro trimestre, resultado da ansiedade que desencadeia essa ânsia pela comida. Afinal, o metabolismo se acelera nessa fase e a atuação do hormônio progesterona também incentiva os excessos, mas não se deve usar a dieta como um escape para abusar. Prejudicial à mãe, o bebê também não sai ileso. No caso deles, as complicações decorrentes de uma gestação com excesso de peso podem se estender até a vida adulta. Um estudo publicado no

Não coma uma grande quantidade de alimento de uma única vez. O mau hábito pode causar acidez gástrica e refluxo. Além disso, faça a última refeição até duas horas antes de se deitar

Journal of Endocrinological Investigation avaliou o impacto da obesidade e do aumento do peso na gravidez e para além dela. Concluiu-se que o problema afeta não só a mãe e o feto, mas o adulto que ele será. Isso porque ele carregaria uma herança metabólica tida como fator de risco para o desenvolvimento de doenças crônicas. A causa desse mal são os hábitos de vida da gestante, o estado inflamatório da obesidade e a disfunção metabólica (diabetes). Ainda no ventre, a lista de complicações inclui o aborto, a hipertensão, anomalias congênitas, o diabetes gestacional, morte fetal intrauterina, excesso de peso do recém-nascido, além de dificuldades no parto.

RISCOS PARA O CRESCIMENTO

Apesar disso, a grávida não deve fazer uma dieta de baixas calorias. Comer mal pode levar à carência nutricional do feto e restrição de crescimento. Assim, a gestante precisa se alimentar corretamente. Estima-se que ela poderá engordar até 14 kg, sendo este o limite máximo considerado saudável. Porém, dependendo de seu índice de massa corporal (IMC), esse limite variará. O mínimo corresponde a 9 kg, mas usa-se o mesmo critério em relação ao IMC. O equilíbrio alimentar é a base do bom desenvolvimento gestacional e fetal, porque as necessidades de energia e micronutrientes são elevadas nesse período, e devem apoiar as mudanças no tecido materno e o crescimento do bebê. Para essa demanda, recomenda-se um acréscimo de 300 kcal à dieta a partir do segundo trimestre da gestação. Outro ponto importante de ficar de olho na dieta ainda na gestação é o pós-parto. Grávidas que ganham peso dentro da faixa considerável saudável tem mais facilidade de voltar ao peso normal após o nascimento do filho.

O que evitar à mesa

CARNES MALPASSADAS: pelo risco de contrair toxoplasmose.

OVOS, PEIXES E FRUTOS DO MAR CRUS: para evitar contaminação bacteriana. No caso dos peixes, o risco é o contato com o mercúrio.

CAFEÍNA: presente no café, no chá-preto, chá-mate e chocolate. Altas doses elevam o risco de aborto e baixo peso do recém-nascido. O consumo máximo deve ser de 2 xícaras (200 ml) de café coado, 2 xícaras (50 ml) de café espresso ou 2 xícaras (200 ml) de instantâneo.

BEBIDAS ALCOÓLICAS DE TODA NATUREZA: o álcool atravessa a placenta, e o feto é exposto às mesmas concentrações da substância existentes no sangue materno. Porém, para o bebê, o efeito é maior.

ADOÇANTES ARTIFICIAIS: o médico deve avaliar o custo-benefício para mãe e filho, especialmente a sacarina e o ciclamato.

ALIMENTOS INDUSTRIALIZADOS: neles estão incluídos os refrigerantes, isso pelo excesso de conservantes, flavorizantes, sódio e gorduras saturadas e trans.

O PERIGO DAS TROMBOSE

Além disso, mesmo que os males específicos de uma alimentação desregulada não deem as caras, a obesidade em si pode trazer outros problemas à futura mamãe, como aumentar o risco de trombose. A trombose pode comprometer a placenta, colocando o bebê em risco, ou ainda levar a embolia pulmonar, quadro respiratório grave. Mas tudo pode ser controlado no prato, garantindo hábitos alimentares saudáveis para a mãe e que passarão para o bebê. A seguir, inspire-se no cardápio de uma semana para uma gestante. São refeições balanceadas divididas do café da manhã a ceia.

CARDÁPIO

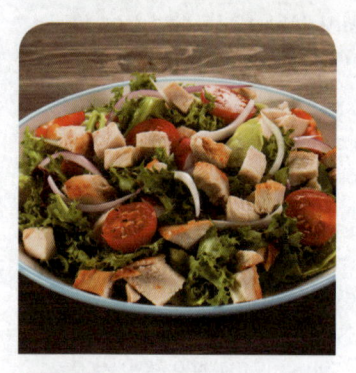

1º DIA

CAFÉ DA MANHÃ
• 1 fatia de melão • 1 copo de leite desnatado com café • 2 fatias de pão de forma integral • 1 fatia de peito de peru

LANCHE DA MANHÃ
• 3 ameixas-pretas

ALMOÇO
• 1 prato de salada preparado com alface-americana, 4 tomates-cereja picados, 3 col. (sopa) de grão-de-bico cozido, temperado com um fio de azeite extravirgem
• 1 sobrecoxa de frango assada (sem pele) • 1 cenoura cozida
• 1 laranja

LANCHE DA TARDE
• 1 caqui

JANTAR
• 2 fatias de pão de forma integral • 2 col. (sopa) de atum conservado em água • 1 col. (sopa) de ervilha fresca (congelada) • 1 col. (sopa) de milho (congelado) • 1 col. (chá) de molho de mostarda • 1 copo de suco de limão

CEIA
• 1 copo de leite desnatado com 1 col. (sobremesa) achocolatado

2º DIA

CAFÉ DA MANHÃ
• Meio mamão papaia • 1 iogurte com 2 col. (sopa) de aveia

LANCHE DA MANHÃ
• 1 pera

ALMOÇO
• 1 prato de salada de acelga com tiras de repolho roxo temperada com um fio de azeite extravirgem
• 3 pedaços médios de abóbora cozida com pouco shoyu • 1 filé de peru grelhado • 3 col. (sopa) de arroz integral • 2 col. (sopa) de feijão • 1 fatia de abacaxi

LANCHE DA TARDE
• 1 barra de cereal • 10 unidades de uva Itália

JANTAR
• 1 prato de salada de alface lisa com 3 rodelas de tomate e meia cenoura ralada • 1 filé de badejo grelhado salpicado com 2 col. (sopa) de soja torrada • 1 taça pequena de salada de frutas
• 1 copo de suco de laranja

CEIA
• 1 copo de iogurte *light*

3º DIA

CAFÉ DA MANHÃ
• 1 copo de suco de melancia
• 1 pão francês integral
• 2 col. (sopa) de queijo cottage

LANCHE DA MANHÃ
• 1 banana

ALMOÇO
• 1 prato de salada de agrião com meio pepino e 1 beterraba pequena temperada com um fio de azeite extravirgem • 2 col. (de servir) de vagem cozida
• 1 bife rolê, recheado com legumes • 3 col. (sopa) de arroz com açafrão • 1 gelatina *diet*

LANCHE DA TARDE
• 3 bolachas tipo Maria
• 1 iogurte

JANTAR
• 1 prato de salada com 1 col. (de servir) de macarrão de grano duro cozido • 1 fatia grossa de tofu com tomate picado e alface-crespa, temperados com molho de iogurte desnatado, vinagre balsâmico, sal e pimenta-do-reino
• 1 mexerica

CEIA
• 1 copo de leite desnatado batido com 1 fatia de abacate

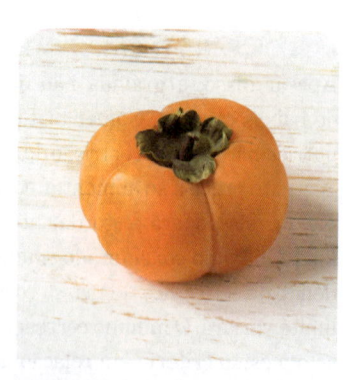

4º DIA

CAFÉ DA MANHÃ
• 1 caqui chocolate • 1 copo de leite desnatado com café
• 3 torradas integrais com 1 col. (chá) de margarina *light*

LANCHE DA MANHÃ
• 1 copo de suco de manga
• 2 unidades de nozes

ALMOÇO
- 1 prato de salada com folhas de rúcula e 1 unidade de tomate seco, e um fio de azeite extravirgem
- 1 omelete com um ovo, meio tomate, salsinha e cebolinha
- 3 col. (sopa) de arroz integral
- 2 col. de feijão-preto • 1 laranja

LANCHE DA TARDE
- 4 cookies integrais pequenos

JANTAR
- 2 fatias de pão de forma integral com 1 fatia de queijo branco e 2 fatias de peito de peru • 1 prato de salada com alface-americana, 2 rodelas de tomate, 5 rodelas de pepino e azeite extravirgem
- 1 copo de suco de caju

CEIA
- 1 iogurte light de frutas

5º DIA

CAFÉ DA MANHÃ
- 1 copo de suco de laranja
- 2 fatias de pão de forma integral com 3 col. (sopa) de ricota com orégano e azeite extravirgem

LANCHE DA MANHÃ
- 1 mexerica

ALMOÇO
- 1 prato de salada com agrião, alface roxa e feijão-branco com tomate e cebola picados • Meia abobrinha grelhada • 1 filé de salmão assado • 3 col. (sopa) de arroz integral • Meia manga

LANCHE DA TARDE
- 1 maçã • 5 unid. de amêndoas

JANTAR
- 1 prato de sopa cremosa de legumes (chuchu, cenoura, mandioquinha, abóbora e abobrinha) • 1 filé de frango desfiado
- 1 pera • 1 copo de suco de uva

CEIA
- Meio mamão com 1 col. (sopa) de granola

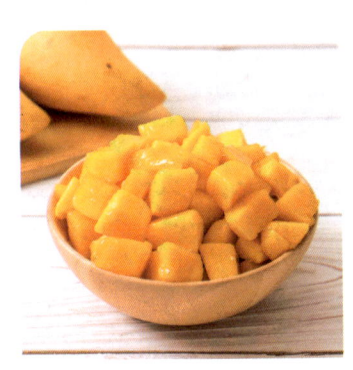

6º DIA

CAFÉ DA MANHÃ
- Meia manga • 1 copo de leite desnatado com café • 2 fatias de pão de forma integral com 1 col. (sobremesa) de requeijão

LANCHE DA MANHÃ
- 1 iogurte

ALMOÇO
- 1 prato de salada feito com acelga, 1 beterraba ralada, 3 col. (sopa) de grão-de-bico cozido, temperada com um fio de azeite extravirgem • 2 fatias de bife de panela • 1 cenoura cozida
- 1 laranja

LANCHE DA TARDE
- 1 caqui • 1 xícara de chá de camomila

JANTAR
- 2 fatias de pão de forma integral com 1 fatia de queijo branco e 2 folhas de alface
- 1 copo de suco de limão

CEIA
- 1 copo de iogurte light

7º DIA

CAFÉ DA MANHÃ
- Meio mamão papaia • 1 copo de leite semidesnatado

LANCHE DA MANHÃ
- 1 pera

ALMOÇO
- 1 prato de salada de rúcula temperada com um fio de azeite extravirgem
- 1 filé-mignon (250 g) grelhado
- 3 col. (sopa) de arroz integral
- 2 col. (sopa) de feijão
- 1 fatia de abacaxi

LANCHE DA TARDE
- 1 barra de cereal com castanha
- 1 laranja inteira

JANTAR
- 1 prato de salada de espinafre
- 1 filé de badejo grelhado salpicado com 2 col. (sopa) de soja torrada • 1 taça pequena de salada de frutas • 1 copo de suco de cranberry

CEIA
- 1 copo de leite desnatado com 1 col. (sobremesa) de achocolatado

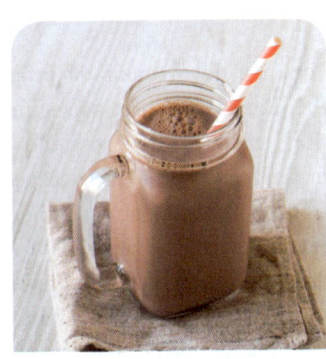

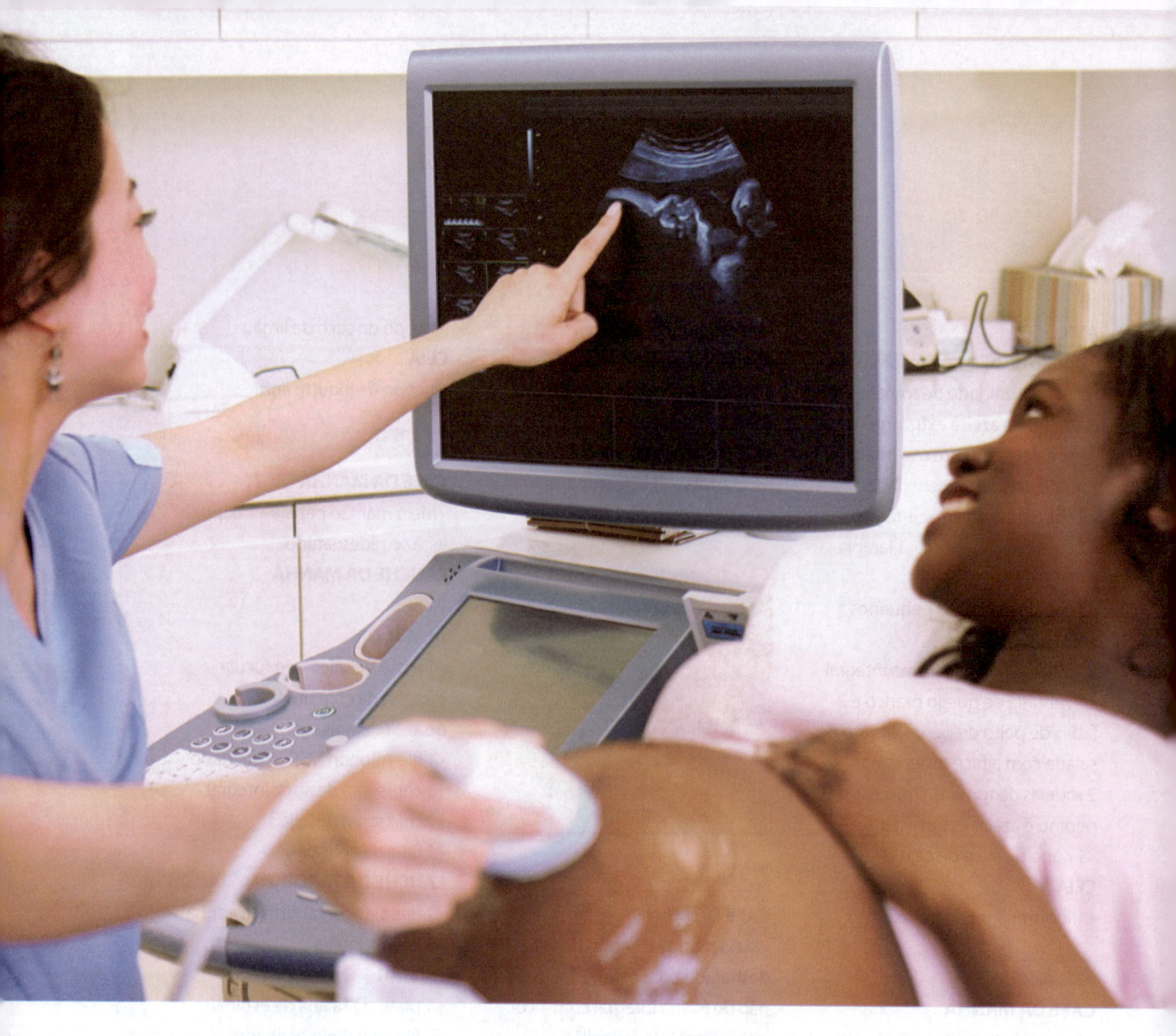

Pré-natal: os exames do início da gestação

Um bom acompanhamento no início da gravidez garante um parto mais seguro; conheça os testes que o seu médico pode pedir nesse período e a importância de cada resultado

Toda grávida deve cuidar da própria saúde e da do bebê. Para isso é preciso seguir uma rotina de consultas, chamada de pré-natal. Esses cuidados devem ter início antes da concepção e seguir até 45 dias após o nascimento do bebê. Neste acompanhamento médico, o ginecologista e obstetra realiza exames físicos e complementares como forma de monitorar a saúde da mãe e do feto, além de conversar com a mulher com frequência para esclarecer as dúvidas que surgem durante a gestação.

O Ministério da Saúde considera um pré-natal saudável aquele em que a grávida vá a pelo menos seis consultas. Mas, seguindo as orientações médicas, um pré-natal completo exige de 10 a 15 consultas, o que pode ser feito tanto na rede pública quanto na particular. Em casos de gestações de risco, a rotina de ida ao médico depende do pedido de cada profissional. Em geral, o acompanhamento é dividido com consultas a cada quatro semanas, ou seja, uma vez por mês, até por volta da 34ª semana, quando os atendimentos são mais frequentes. Depois da 36ª semana, por exemplo, é indicada a visita ao ginecologista obstetra a cada duas semanas. Se houver a necessidade, a partir da 38ª semana esse intervalo é menor ainda, a cada semana, podendo ser a cada três ou dois dias pouco antes do parto.

O QUE ESPERAR DO PRÉ-NATAL

Alguns procedimentos são considerados de praxe nas consultas de pré-natal, sendo a maioria relacionada ao exame físico. Nele o médico monitora a saúde da mãe e anota tudo na caderneta da gestante, um documento que é sempre bom ter por perto caso o atendimento seja feito por outro profissional, em outra cidade ou até de emergência.

Entre o processo adotado pelo ginecologista obstetra está o de aferir a pressão arterial e conferir outros sinais vitais da mãe, como coração e pulmão. O peso da gestante também é acompanhado de perto, desde a primeira consulta. O excesso de peso ou índices abaixo do considerado saudável são motivos de alerta e orientação nutricional.

Para verificar a altura uterina e parte do desenvolvimento do bebê o médico mede a barriga com uma fita métrica. Os centímetros marcados na fita devem ser proporcionais às semanas de gestação com margem de erro de 3 centímetros para mais ou para menos, por exemplo: 13 centímetros na 13ª semana.

Por falar em semana de gestação, a partir da 14ª dá para ouvir o coraçãozinho do bebê por meio de um aparelho especial.

Finalizada esta etapa é hora de solicitar exames de laboratório para uma investigação mais profunda. Além dos exames de ultrassom.

OS EXAMES MAIS PEDIDOS

O Sistema Único de Saúde (SUS) considera alguns testes como obrigatórios no primeiro trimestre. Além desses, outros podem ser pedidos conforme o médico identificar a necessidade. É bom lembrar que apesar dessa bateria de exames logo no início da gestação, alguns testes terão que ser refeitos ao longo dos próximos meses e isso não significa que há algum problema, mas, sim, que é preciso prevenir e garantir que a gestação e o parto sejam saudáveis. A seguir conheça os principais exames da gestante.

Segundo o Ministério da Saúde, um pré-natal saudável é aquele em que a gestante vá a pelo menos seis consultas. No geral, a rotina é de 10 a 15 idas ao médico obstetra

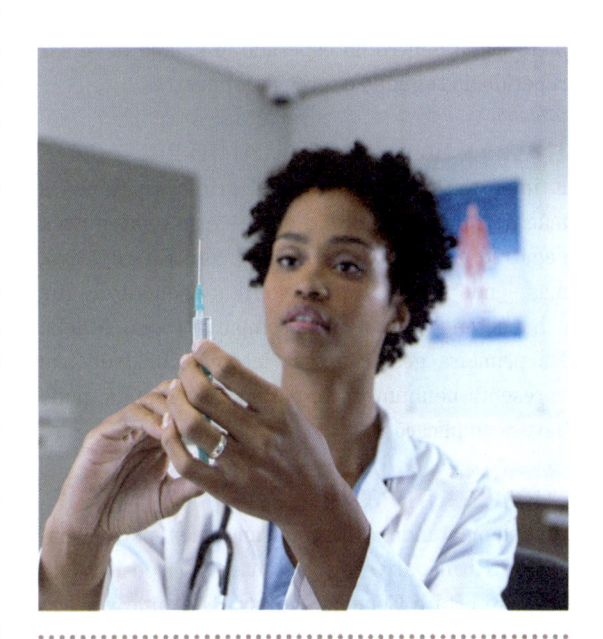

Mantenha as vacinas em dia

Aproveite o *check-up* de saúde para atualizar a caderneta de vacinação. Muitas das doses que faltam devem ser tomadas de um a três meses antes da concepção, em especial aquelas com vírus atenuado, para evitar a contaminação para o bebê. As principais vacinas antes da gestação são: coqueluxe, rubéola, toxoplasmose, citomegalovírus, hepatite B e tétano. Se o médico identificar que a grávida não foi vacinada contra hepatite B e tétano, elas podem ser feitas durante a gestação caso seja necessário, porém com o vírus morto.

Já uma vacina que não deve ser esquecida é contra a influenza. Disponibilizada todos os anos com composição diferente, a gestante tem prioridade em sua administração.

HEMOGRAMA COMPLETO

O tradicional exame de sangue é indispensável logo no primeiro trimestre de gestação, antes de 13 semanas. Este é um exame que dá informações importantes sobre os tipos e números de células do sangue, especialmente glóbulos vermelhos, glóbulos brancos e plaquetas. Por meio dele, dá para verificar, por exemplo, a presença de anemia e infecções. Alterações no resultado podem sinalizar desidratação, doença renal, baixo nível de oxigênio no sangue e tabagismo. Quando os níveis do hemograma completo estão dentro do esperado, o exame deve ser repetido no segundo e terceiro trimestres.

TIPAGEM SANGUÍNEA E FATOR RH

É importante verificar a qual grupo sanguíneo a mãe pertence – A, B, AB ou O – e se o fator Rh é negativo ou positivo. Gestantes com Rh negativo, mas sendo o pai Rh positivo, tem chances de que o bebê tenha o sangue incompatível com o dela. Na primeira gestação essa incompatibilidade não apresenta nenhum risco, porém, na segunda, pode haver complicações.

COOMBS INDIRETO

Complementando a tipagem sanguínea, para os casos de Rh negativo da gestante e Rh positivo do parceiro está o Coombs indireto. O exame verifica a presença de anticorpos que podem destruir glóbulos vermelhos do feto causando uma doença chamada eritroblastose fetal, que acontece quando o bebê herda o Rh positivo do pai e o sangue dele entra em contato com o sangue da mãe. O sistema imunológico materno pode reagir como se o feto fosse um 'invasor' e produzir anticorpos contra o fator Rh dele. Em casos de possibilidade para a incompatibilidade, a gestante pode ser orientada a tomar uma vacina de imunoglobulina anti-Rh na gravidez seguinte.

GLICEMIA EM JEJUM

Medir a taxa de glicose no sangue pode levar ao diagnóstico de diabetes gestacional. A condição é caracterizada pelo aumento nos níveis de glicose no sangue. As pacientes que já têm diabetes ou alto risco para desenvolver a doença devem fazer o exame antes da 13ª semana de gravidez. Quando o diabetes gestacional apresenta sintomas, eles são bem amplos, como aumento da sede, da micção, da fome e visão turva. Com o exame não restam dúvidas de que é preciso um acompanhamento mais de perto.

SOROLOGIA PARA SÍFILIS

Mesmo sem sintomas a grávida deve fazer o teste para detectar a presença de sífilis. O exame é realizado por meio da coleta de amostra de sangue. Caso o resultado seja positivo, a gestante poderá começar o tratamento imediatamente, evitando o abortamento, a morte perinatal e as sequelas da sífilis congênita. O tratamento precoce da sífilis pode evitar em até 100% a infecção no bebê. Já quando não tratada a sífilis tem relação com trabalho de parto prematuro, abortamento ou sífilis congênita na criança.

SOROLOGIA PARA HEPATITE B

Com o teste dá para identificar se a grávida tem hepatite B ou é vacinada. A gestante não imunizada tem a possibilidade de atualizar sua carteira de vacinação para hepatite B durante o pré-natal. Já quando o resultado é positivo outras medidas são tomadas, sendo a principal, evitar a transmissão da doença para o recém-nascido. Apesar de a hepatite B raramente ser transmitida por via intrauterina, esse contágio pode acontecer na hora do parto. Em casos de mães positivas para o vírus o recém-nascido deve receber a vacina e a imunoglobulina contra hepatite B nas primeiras 12 horas de vida.

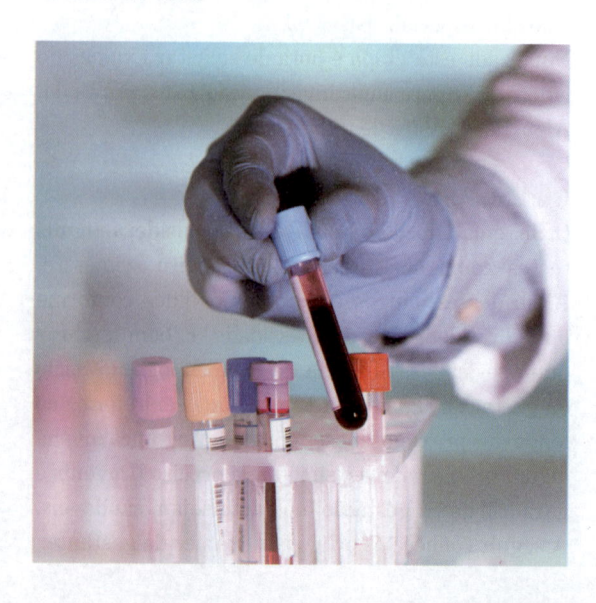

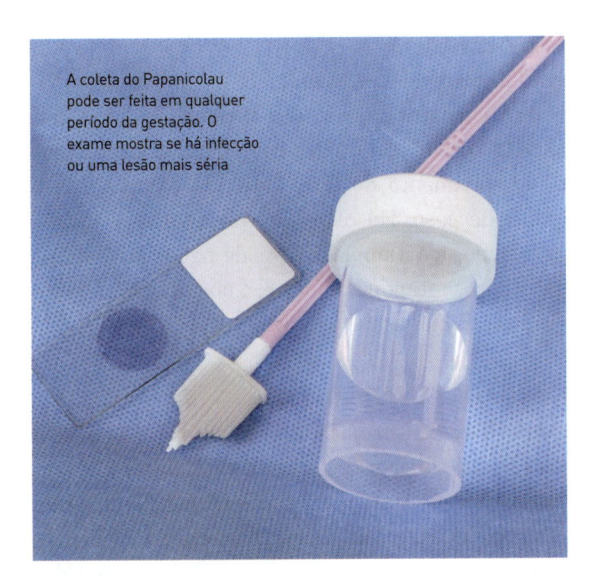

A coleta do Papanicolau pode ser feita em qualquer período da gestação. O exame mostra se há infecção ou uma lesão mais séria

PAPANICOLAU

O nome utilizado pelos médicos é colpocitologia oncótica e o objetivo do teste é investigar lesões que possam levar ao câncer do colo do útero ou infecções causadas pelo HPV (vírus do papiloma humano). O exame é importante e pode ser realizado em qualquer fase da gravidez. O teste é feito pela coleta do material do colo do útero e visão direta.

SOROLOGIA PARA HIV

Identificado o vírus HIV, o tratamento começa durante a gestação com uso de antirretrovirais. Depois do o nascimento do bebê, o recém-nascido recebe AZT nas seis primeiras semanas de vida. Com o remédio, a taxa de transmissão vertical diminui para 0% e 2%, enquanto na ausência do tratamento a chance de o bebê ser portador de HIV é de até 25%.

SOROLOGIA PARA TOXOPLASMOSE, IGM E IGG

A toxoplasmose é uma doença causada por um parasita e o grande risco para o feto é quando a mãe, sem anticorpos para a toxoplasmose, adquire a condição durante a gestação. Para saber quais são as mulheres suscetíveis à infecção solicita-se em todo pré-natal uma sorologia para toxoplasmose.
Já a IgB (Imunoglobulina G) e IgM (Imunoglobulina M) são anticorpos produzidos pelo organismo quando há contato com algum tipo de microrganismo invasor. É importante descobrir, logo no começo da gestação, se a mulher já teve uma dessas infecções ou se está imune a elas. Nos casos de IgM positivo - vírus ainda circulando no organismo - a gestante precisa ser acompanhada de perto com ultrassons, exames de imagem do crânio e do abdômen.

EXAME SUMÁRIO DE URINA (TIPO I) E UROCULTURA

Simples de fazer e importante para indicar infecções no sistema urinário e renal da paciente. São três as opções de exame que podem ser solicitados à gestante, o de tipo 1, o de urocultura e o de 24 horas. Identificar a causa e tratar a condição evita o risco de parto prematuro e infecções neonatais.

EXAME DE FEZES

O teste não é obrigatório e só deve ser realizado se houver indicação clínica. Ele avalia a presença de parasitas (vermes) nas fezes e possibilita o tratamento durante a gravidez. Os protozoários e verminoses podem ter relação com a anemia.

ULTRASSOM OBSTÉTRICO INICIAL

O ideal é realizar o exame perto da oitava semana. Normalmente, por via transvaginal é um dos exames mais importantes do primeiro trimestre, feito por meio de uma sonda revestido por um preservativo estéril, inserida na vagina. Pelas imagens dá para verificar a idade gestacional do bebê, se ele está se desenvolvendo no útero, o número de embriões – pode haver a possibilidade de gestação múltipla –, a estrutura e os órgãos do feto, o batimento cardíaco e se há sinais de malformação fetal.

ULTRASSOM MORFOLÓGICO

É possível agendar o exame entre a 11ª e 14ª semana de gestação, mas os ginecologistas e obstetras costumam pedi-lo preferencialmente na 12ª semana. Este é o ultrassom que verifica a medida da translucência nucal, prega na parte posterior do pescoço do feto. O exame é feito para identificar malformações fetais e estabelecer o risco de o feto ter Síndrome Cromossômica, representada principalmente pela Síndrome de Down – trissomia do cromossomo 21. O exame detecta de 70% a 85% dos casos.

EXAMES EXTRAS

Quando necessário, o obstetra pode pedir testes além dos obrigatórios. Certas situações ou condições clínicas da gestante levam o médico a solicitar exames que vão além daqueles considerados obrigatórios e aqui não há motivo para preocupação. Tudo é feito em nome da boa saúde da mãe e do bebê. A seguir, confira os principais.

FERRITINA

A partir de amostra de sangue é possível saber os níveis de ferritina no organismo. A ferritina é uma proteína produzida pelo fígado que armazena o ferro e o libera de maneira controlada e tem que abastecer o feto. Porém, durante a gestação pode haver alteração na quantidade de ferritina – dificilmente ela aumenta – mas pode diminuir decorrente as necessidades do bebê. A queda de ferritina tem relação com anemia ferropriva, hipotireoidismo, sangramento gastrointestinal ou um cardápio pobre em ferro e vitamina C. Entre os sintomas do problema estão cansaço, fraqueza, falta de apetite, dor de cabeça, queda de cabelo e palidez.
O tratamento pode ser feito com reforço alimentar ou por meio da suplementação.

TSH, T4 LIVRE

O aumento do hormônio estradiol e do HCG podem desregular os níveis de TSH e T4 livre, hormônios associados ao funcionamento da tireoide. Em excesso, o diagnóstico é de hipertireoidismo, e em baixa, de hipotireoidismo. No organismo, o TSH é produzido pelo cérebro e estimula a função da tireóide, enquanto o T4 é secretado por ela.

VITAMINA D

A vitamina D tem seu papel, e bem importante, durante a gestação. Manter seus bons níveis ajuda o organismo a funcionar, diminui os riscos de aborto espontâneo e garante o crescimento saudável da placenta, reduzindo o risco de pré-eclâmpsia. Na lista de funções tem ainda a regulação na absorção de cálcio e fósforo.
Para controlar a vitamina D é possível reforçar o cardápio, tomar banho de sol ou suplementar.

VITAMINA B12

Avaliar os níveis de vitamina B12 é indicado no primeiro trimestre de gestação. O consumo da vitamina B12 com o ácido fólico contribui para o melhor desenvolvimento do feto, antes do crescimento e ganho de peso. Há casos em que após o resultado do exame, a vitamina B12 pode ser contraindicada. Representando a minoria, o obstetra irá fazer a orientação individual da gestante.

SOROLOGIA SARAMPO

Conferir a carteirinha de vacinação é o primeiro passo para saber se a gestante está protegida contra o sarampo. Mas, quem perdeu o documento pode realizar um exame de sangue para checar se há proteção. A sorologia para o sarampo dosa a quantidade de anticorpos no sangue contra a doença.
A vacina tríplice viral – que protege contra o sarampo, caxumba e rubéola – não é indicada durante a gestação porque possui o vírus vivo enfraquecido. Como a grávida tem uma resposta imunológica diferente na gestação, ela pode apresentar um quadro mais grave da doença ou em vez de produzir a quantidade ideal de anticorpos para se proteger.
Nas situações em que elas não foram vacinas é importante que todas as pessoas com quem ela conviva recebam a imunização e que se evite lugares com aglomeração.

SOROLOGIA HEPATITE C

A hepatite C é um os três tipos de hepatite viral mais comuns. A doença leva à inflamação do fígado e dificilmente apresenta sintomas. Realizar o exame de sorologia é uma forma seguro de identificar ou descartar a situação. Durante a gestação, a transmissão da patologia para o bebê pode acontecer na hora do parto normal, mas é uma situação bastante rara. No entanto, é importante que a equipe médica saiba da condição.
Mulheres com hepatite C crônica, com a doença estável e desde que não tenha progredido para cirrose, têm uma gravidez sem intercorrências. Não existe nenhum tipo de tratamento seguro contra a hepatite C na gestação. E desde que não haja fissuras nas mamas, não há contraindicação para o aleitamento materno.

A lista de exames da gestante pode variar conforme o histórico de saúde da mãe e a maior chance de desenvolver determinadas doenças

TESTE PRÉ-NATAL NÃO INVASIVO (NIPT)
É um exame feito a partir de uma amostra de sangue da mãe que avalia o risco de algumas cromossomopatias (síndromes originadas de alterações no número de cromossomos do feto) que pode afetar a saúde do bebê e indica o sexo da criança.
O teste pode ser realizado a partir da 10ª semana de gravidez, por meio de uma simples coleta de sangue da mãe que é analisada em laboratório.

SEXAGEM FETAL
Quando a ansiedade em descobrir o sexo do bebê é grande por parte dos pais, o médico pode pedir o exame de sexagem fetal. O teste é indicado apenas a partir da 8ª semana de gravidez e tem alta taxa de precisão. Por meio da coleta do sangue da mãe, são avaliados fragmentos de DNA fetal presentes no plasma sanguíneo. A presença do cromossomo Y, característico de indivíduos de sexo biológico masculino, indica que o feto é masculino, a ausência indica que a grávida está à espera uma menina. Com o resultado em mãos a família já pode preparar o enxoval.

SOROLOGIA HTLV-I E HTLV-II
O vírus linfotrópico da célula humana (HTLV) é um retrovírus da família do HIV, com a diferença de que ele não abre espaço no organismo para infecções. O HTLV-I, por exemplo, está associado a doenças neurológicas graves e degenerativas, além de leucemia. Poliartrites, uveítes e dermatites também têm ligação com o vírus. Identificado na gravidez, a gestante não poderá amamentar o bebê devido ao risco de transmissão. Para substituir o leite materno, o pediatra deve indicar a melhor fórmula para cada fase da criança e acompanhar sua adaptação e crescimento.

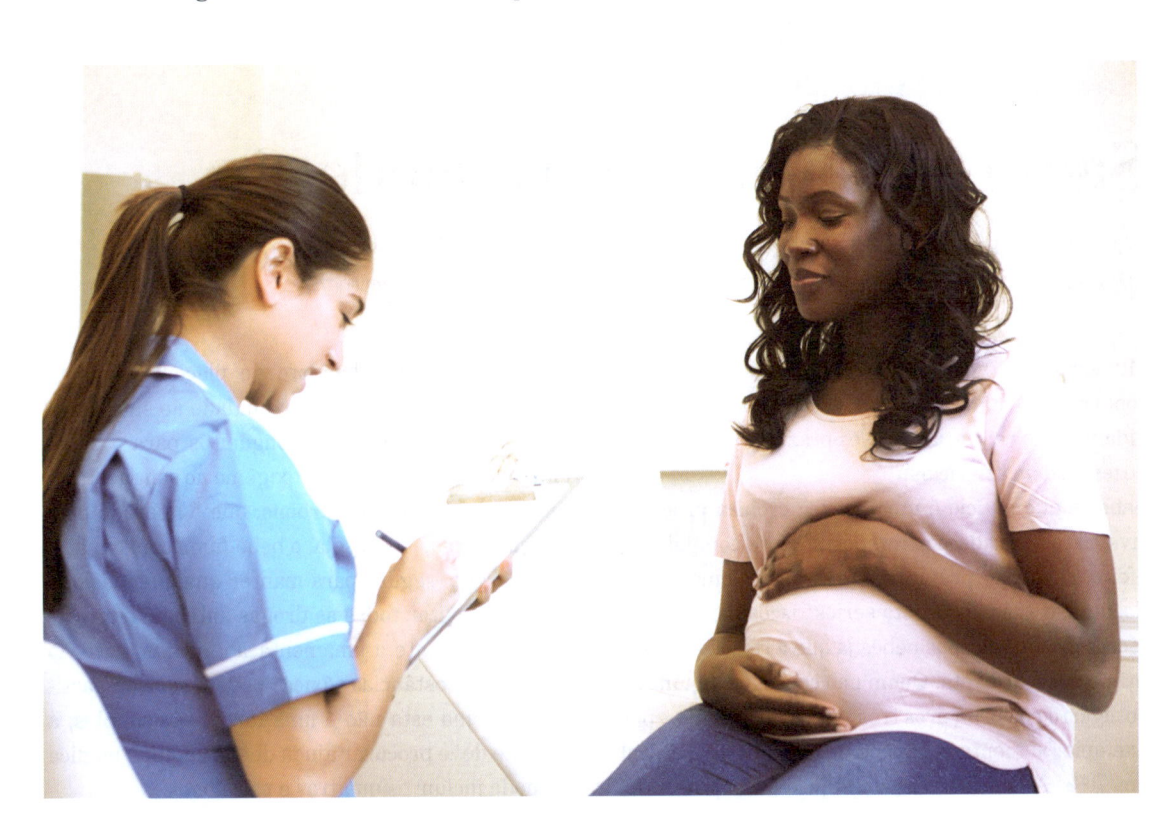

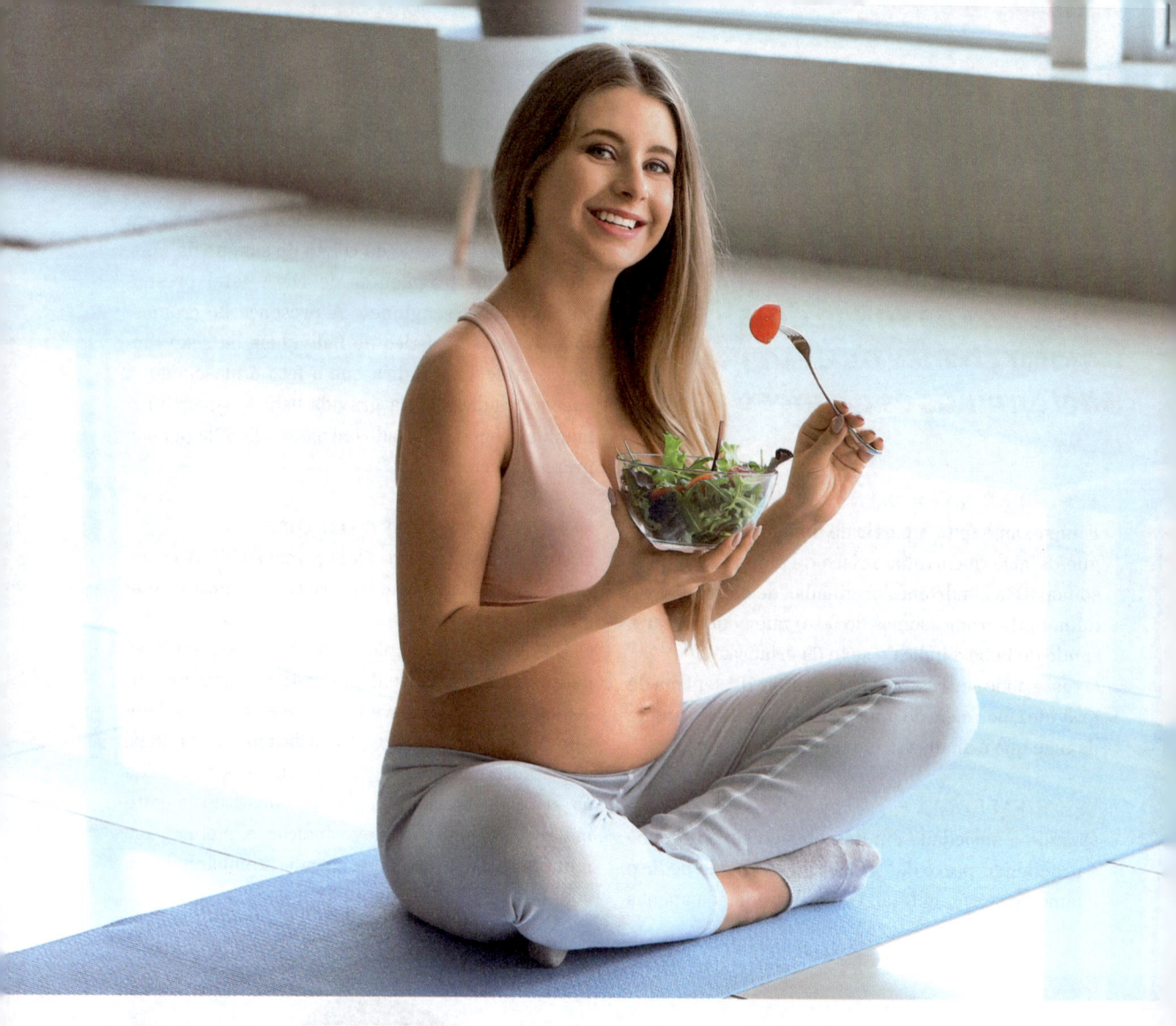

Saem os vícios, entra a saúde

Ainda no ventre da gestante, o feto absorve tudo que está no sangue da mãe, inclusive as substâncias tóxicas. Apesar de cada droga ter o seu prejuízo, todas tem algo em comum: o uso proibido na gravidez

Mulheres que têm o hábito de fumar ou consumir álcool vêem-se numa situação delicada quando engravidam: como renunciar a esses prazeres que, muitas vezes, podem ser vícios?

Sabe-se que o vício é uma doença crônica progressiva, caracterizada por comportamento compulsivo, efeitos colaterais prejudiciais e recaída. Como outras doenças, o vício apresenta sérios riscos para as mulheres grávidas e seus bebês já que a relação entre a mãe e o feto é direta. Quem não consegue renunciar ao cigarro nos primeiros três meses de gravidez, por exemplo, aumenta a chance de um aborto natural em 70%. Além disso, esse grupo pode apresentar sangramentos, descolamento de placenta e parto prematuro, além de dar oportunidade ao surgimento de problemas de saúde congênitos para o bebê. A mamãe fumante, além de oxigênio no sangue, também tem monóxido de carbono, que é liberado pela fumaça do cigarro, ou seja, o bebê fuma com a mãe. Sem margem segura para manter qualquer vício, o indicado é evitar todas as drogas antes de engravidar e até durante a amamentação, pois no caso do cigarro as substâncias tóxicas podem ser compartilhadas. Como esta não é uma tarefa tão simples, a gestante deve procurar ajuda de uma equipe médica que pode incluir psiquiatras e psicólogos.

O EFEITO DA NICOTINA

Entre as 2.500 substâncias tóxicas encontradas no cigarro, uma delas é a nicotina. Ela é responsável por estreitar os vasos sanguíneos fazendo com que cheguem menos nutrientes e oxigênio para o feto, o que pode acarretar graves problemas em seu desenvolvimento, desde a morte até a malformações, crescimento restrito e prematuridade. Filhos de mães fumantes são os que mais apresentam patologias respiratórias, como asma e bronquite, alergia e infecções, além do maior risco de diabetes, esquizofrenia e mortes súbitas.

Para a mulher, esta mesma substância leva ao estreitamento dos vasos sanguíneos que, somado à pressão natural que a gravidez causa nas veias abdominais, compromete a circulação nas pernas, podendo causar trombose, que é a formação de coágulos dentro dos vasos.

A mãe fumante pode passar os malefícios do vício até pela amamentação. O leite produzido por ela será em menor quantidade e com menos gordura. Durante o aleitamento materno o bebê irá dormir menos e ao realizar o exame de urina é identificado maior quantidade de cotidina, substância encontrada no cigarro.

A essas mulheres é indicado deixar o vício antes mesmo de engravidar ou tão logo receber o resultado positivo. Não há níveis seguros de cigarro na gestação, ele é prejudicial em todas as fases.

POR QUE SE ABSTER DO ÁLCOOL

Os malefícios de bebidas alcoólicas também são muitos. O álcool atravessa facilmente a placenta, mantendo-se em elevada concentração no sangue do bebê, e por muito mais tempo, visto que este não consegue metabolizá-lo. O seu efeito tóxico se dá na divisão celular, elevando o risco de malformações no feto, principalmente nos primeiros meses de gestação. Os problemas mais graves, resultantes da ingestão de álcool na gravidez, são o risco aumentado de aborto ou de o bebê sofrer da síndrome fetal alcoólica – que é um conjunto de distúrbios, mentais e físicos, que se manifestam na criança. Ainda não se conseguiu estabelecer a quantidade de álcool a partir da qual se torna potencialmente tóxica para o feto, mas sabe-se que quantidades muito pequenas

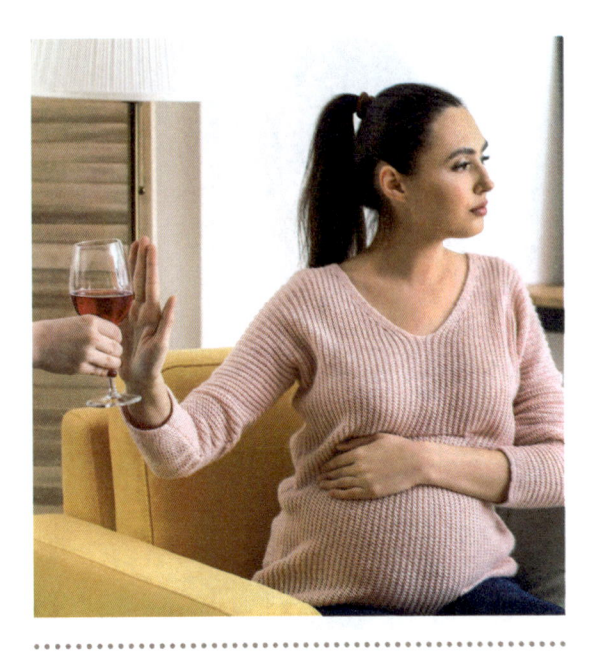

As estratégias de combate

Vencer um vício não é fácil. Durante a gestação os cuidados devem ser ainda maiores, já que não é recomendado o uso de nenhum tipo de medicamento com esta finalidade. "Se a gestante usa tabaco, a reposição de nicotina por meio de medicação será sempre inferior à quantidade da substância oferecida pelo cigarro. Esta pode ser uma opção, mas se a gestante puder parar sem medicação, é melhor. Usar o fármaco e não diminuir o cigarro seria mais prejudicial. Ao optar pela reposição de nicotina, sem fumar, ao menos anulará a absorção das outras tantas substâncias prejudiciais que o cigarro contém", orienta João Paulo Becker Lotufo, pediatra e coordenador do Projeto Antitabágico do Hospital Universitário da Universidade de São Paulo (HU-USP).

"Infelizmente, 22% das gestantes não deixam de consumir álcool durante a gravidez", lamenta Andréia Montenegro, ginecologista (RJ). Os especialistas concordam que procurar ajuda pode ser eficaz. Um clínico geral pode indicar mudanças de hábitos. Psicólogos e psiquiatras também podem dar apoio mental para a gestante.

Sabe-se que deixar o vício não é uma tarefa fácil, mas há índices de que entre as fumantes, cerca de metade consegue abandonar o vício pelo filho, só por vontade própria.

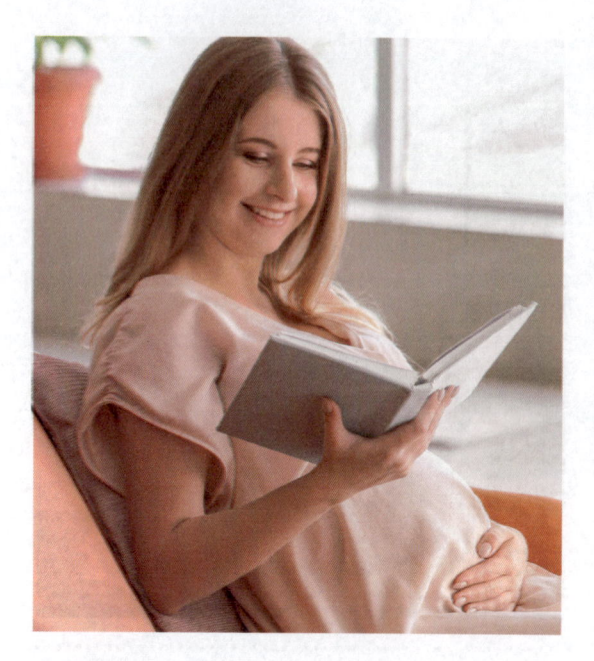

da substância, em especial nos três primeiros meses de gravidez, são suficientes para prejudicá-lo.

Segundo um levantamento publicado no *The Lancet Global Health*, todo ano, cerca de 119 mil bebês nascem com a sindrome fetal alcoólica e aproximadamente 10% das gestantes não param de beber durante os nove meses. A consequência é que 15 a cada 10 mil bebês apresentam as deficiências físicas, mentais, cognitivas ou comportamentais já citadas.

OS PERIGOS DA COCAÍNA E DOS OPIÁCEOS

Essas drogas ilícitas (assim como a heroína, a metadona e a morfina) podem causar problemas significativos para o bebê. A cocaína estreita os vasos sanguíneos e eleva a tensão arterial, e o seu consumo durante a gravidez pode provocar aborto. O filho de uma mãe viciada nesta droga é mais propenso a ter pouco peso ao nascer, além de medida corporal e circunferência da cabeça menores das consideradas normais.

O uso da cocaína está associado a convulsões, ruptura prematura da placenta, pré-eclâmpsia grave e aborto espontâneo.

A mulher que faz uso de cocaína deve planejar a gestação e deixar o vício o quanto antes, isso porque um estudo da Universidade de Chicago, nos Estados Unidos, aponta que um terço da cocaína vai direto para a circulação sanguínea do filho. Se esse contato acontecer nos primeiros 15 dias de fecundação, afeta diretamente duas áreas do cérebro, sendo elas responsáveis pelo comportamento e aprendizado do bebê. Os opiáceos, como atravessam a placenta, podem fazer com que o bebê já nasça viciado.

QUANDO O CIGARRO É DE MACONHA

O THC (tetra-hidrocarbinol) é o principal substância psicoativa encontrada na planta e responsável por modificar a atividade cerebral de quem fuma. Ela, assim como outros produtos químicos encontrados na maconha passa para o bebê pela placenta. Apesar de ser difícil de mensurar o efeito negativo da droga, já que quem a consome inclui outras substâncias, como o álcool e o tabaco, a maconha na gravidez aumenta as chances de vários problemas de saúde. Para a gestação há aumento da frequência

---

Adote uma rotina contra o vício

• Elimine objetos da casa que possam incentivar o uso da droga, como taças, cinzeiros;

• Tenha por perto sempre uma goma de mascar sem açúcar, no começo ela pode ajudar;

• Dê início à prática esportiva;

• Faça atividades que lhe deem prazer, como pintura, leitura;

• Evite alimentos que instiguem o vício, como o café;

• Evite ambientes que possam incentivar o uso da droga.

O efeito tóxico das bebidas alcóolicas se dá na divisão celular, elevando o risco de malformações no feto, principalmente nos primeiros meses de gestação

cardíaca, problemas pulmonares, de memória, ansiedade, depressão, insônia e deslocamento da placenta, separando-a da parede do útero. No feto é maior o risco de nascimento prematuro, baixo peso, problemas no desenvolvimento e no comportamento, assim como a criança já nascer com sintomas de abstinência (diarreia, febre, sudorese, tremedeira, vômito) e o risco de natimorto. Dos bebês em que a mãe era usuária da *cannabis*, 13,8% precisam de internação em UTIs logo depois do parto.

Muitas mulheres dizem fazer uso da maconha na gestação para relaxar ou controlar as náuseas. No entanto, o indicado é buscar outros meios – mais saudáveis, seguros e indicados por um médico – para lidar com os desconfortos e evitar o vício. A *cannabis*, em especial no primeiro trimestre, é extremamentes prejudicial.

GRAVIDEZ CONSCIENTE

Independentemente da droga – lícita ou ilícita –, a mulher deve ter consciência de que tudo que entra no corpo dela também terá contato com o bebê pela placenta a corrente sanguínea. Assim como é possível obter benefícios por meio de uma boa alimentação, há prejuízos ao fazer uso de drogas, tornando o bebê dependente sem ao menos ele ter a escolha. Segundo dados da Faculdade de Enfermagem, Fisioterapia e Podologia da Universidade de Sevilha, Espanha, 66% dos filhos de mulheres que consumiram drogas, durante a maior parte da gravidez irão apresentar sintomas da síndrome de abstinência em bebês. Enquanto crianças podem aparentar um nascimento saudável, as consequências vêm ao longo da vida com dificuldades comportamentais, de aprendizado e atenção.

Riscos do uso de drogas para o bebê

ABORTO E NATIMORTO - os abortos podem ser causados por uma variedade de condições de saúde, incluindo problemas cromossômicos, infecções, várias doenças, abuso de álcool ou drogas e distúrbios alimentares. Um natimorto ocorre quando um bebê nasce sem sinal de vida após a 24ª semana e é mais comumente causado por anormalidades placentárias, mas o fumo e o uso de drogas e álcool também contribuem.

ABRUPÇÃO DA PLACENTA - o descolamento da placenta ocorre quando ela se separa da parede uterina antes do parto. É mais comumente causado por fumar cigarros, consumir álcool ou abusar de outras drogas.

TRABALHO DE PARTO PREMATURO - situação é associada a problemas de saúde, como diabetes, doenças cardíacas, doenças renais ou dependência de drogas. Os bebês prematuros têm dificuldade em respirar, seus órgãos são subdesenvolvidos e geralmente precisam de apoio médico intensivo por semanas ou meses.

DISTÚRBIOS FETAIS DO ESPECTRO DO ÁLCOOL - acontecem quando a grávida ingere bebida alcoólica, que chega ao bebê pelo cordão umbilical.

SÍNDROME DE ABSTINÊNCIA NEONATAL - ao nascer, quando o bebê não recebe a droga ou medicamento que era ingerido pela mãe, pode apresentar febre, respiração rápida, sudorese, tremor e vômito.

SÍNDROME DE MORTE SÚBITA INFANTIL - filhos de mães que consumiram altas taxas de drogas durante a gravidez têm mais chances de ter uma morte inesperada e repentina com menos de um ano de idade.

CIRCUNFERÊNCIA DA CABEÇA PEQUENA - o cérebro não se desenvolve como deveria e a circunferência da cabeça fica menor.

BAIXO PESO DE NASCIMENTO - um bebê pode nascer abaixo do peso e ser considerado saudável, já outros sofrem de problemas respiratórios, cardíacos, intestinais e de visão. Os números baixos na balança têm ainda relação com problemas na vida adulta, como diabetes, doenças cardíacas, pressão alta ou obesidade.

PROBLEMAS COMPORTAMENTAIS E DE DESENVOLVIMENTO - o contato do feto com álcool ou outras drogas tende a danificar o sistema nervoso central da criança. O dano leva a limitações comportamentais e afeta o aprendizado.

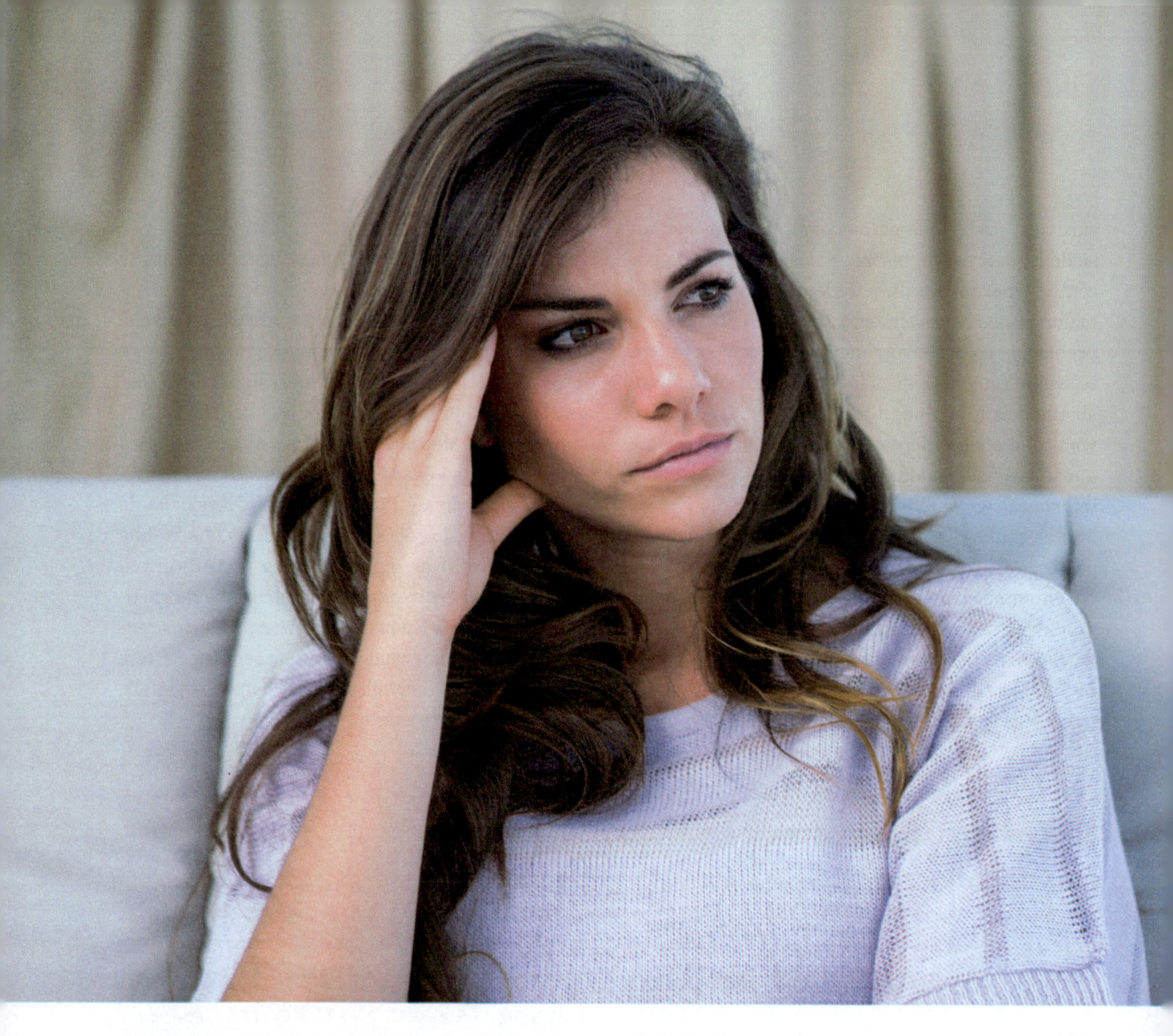

Quando algo dá errado

Interrupções na gravidez são mais comuns até o terceiro mês; um aborto não significa que o sonho de ser mãe deve ser adiado

É preciso entender e falar sobre o aborto espontâneo, mesmo sabendo que este é o pesadelo para muitas das mulheres que desejam engravidar. O tema é tão importante pois estima-se que de 15% a 20% das gestações são interrompidas de forma espontânea ainda nos três primeiros meses de gravidez. Além desses dados, uma grande quantidade de abortos espontâneos não é reconhecida na verdade, porque ocorre antes de a mulher descobrir que está grávida.

Dos dados registrados, o que se sabe, é que aproximadamente 85% dos abortos espontâneos acontecem durante as primeiras 12 semanas de gestação e até 25% de todas as gestações terminam em aborto durante esse mesmo período. O restante dos 15% dos abortos espontâneos são identificados um pouco depois, durante a 13ª até a 20ª semana.

Para ser considerado um aborto, a gestação deve ter menos de 20 semanas de idade gestacional e o feto pesar menos de 500 g. Fora isso não é aborto e, sim, óbito fetal intrauterino.

Todos os abortos espontâneos são mais frequentes logo nos primeiros três meses é verdade. Nesse período, chamado de fase embrionária, o óvulo uma vez fecundado pelo espermatozóide faz todo o processo de formação de um pequeno ser humano. Nessa fase, se qualquer uma das etapas acontecer de forma inadequada, a etapa seguinte vai acontecer em um cenário pior e a seguinte inviabilizar a progressão do embrião para feto para um desenvolvimento saudável. Toda essa sequência que leva ao aborto, geralmente é justificada por fatores naturais, sem intercorrências externas que pudessem ser evitadas.

EXPLICAÇÕES PARA O ABORTO NATURAL

Várias coisas podem interferir na formação do embrião. As divisões celulares podem acontecer de maneira inadequada – seja por uma alteração cromossômica embrionária, seja por esses cromossomos migrarem de maneira inadequada para as células –, formando um embrião com defeito muito grave na constituição genética, o que inviabiliza o processo. Exemplos de anormalidades são: não há formação de embriões, os embriões pararam de se desenvolver ou, em casos mais raros, quando um conjunto extra de cromossomos transforma a placenta em cisto.

Entenda os termos

O aborto espontâneo é aquele que acontece até a 20ª semana e o feto pesa menos de 500 g. Mas, entre os termos, existem algumas particularidades.

- **AMEAÇA DE ABORTO:** há sangramento, com ou sem cólica, mas sem dilatação;
- **ABORTO INEVITÁVEL:** dor e sangramento, com dilatação, o que significa que o feto será perdido;
- **ABORTO COMPLETO:** expulsão total do feto e da placenta;
- **ABORTO RETIDO:** expulsão apenas de parte do conteúdo do útero;
- **ABORTO OCULTO:** retenção do feto morto no útero;
- **ABORTO SÉPTICO:** infecção do conteúdo do útero que pode acontecer antes, durante ou após o aborto;
- **ABORTO TERAPÊUTICO (INDUZIDO):** provocado quando a vida da mulher está em risco ou o feto apresenta uma malformação grave.

Entre os outros fatores estão os relacionados a agentes virais, como toxoplasmose, citomegalovirose, zika e dengue, que levam a malformação significativa do embrião. O uso de medicamentos teratogênicos que afetam o desenvolvimento embrionário, quedas nos níveis hormonais, fato que acontece principalmente em mulheres muito jovens ou em idade muito avançada, também completam a lista. A sustentabilidade hormonal na fase inicial da gravidez se dá pela presença do corpo amarelo no ovário, já que a placenta se forma no terceiro mês. Até lá é o ovário que produz a progesterona e sustenta a gravidez. Uma falha nesse mecanismo pode levar ao abortamento por queda nos níveis hormonais, motivo que não tem como ser evitado ou identificado antes.

Há riscos ainda relacionados a substâncias químicas inalatórias, como aerossol de uso para produtos químicos. E atitudes negligenciadas pela mãe, como uso de drogas – lícitas e ilícitas.

SAÚDE ANTES DA CONCEPÇÃO

A condição de saúde geral da materna deve ser avaliada para evitar complicações que levem a um aborto. Aquelas com diabetes não controlado, infecções, doenças da tireoide não tratadas, alterações hormonais não acompanhadas, problemas no colo do útero ou no útero e trombofilias são mais propensas a ter um aborto espontâneo. A relação aqui depende de cada patologia e sua evolução.

A própria formação do útero corresponde a até 10% dos abortos espontâneos. Identificada esta anormalidade, pode ser preciso uma cirurgia para melhorar a anatomia do órgão.

Sobre os hormônios, a falta de progesterona, hormônio, produzido pelos ovários, que tem um papel muito importante no processo de gravidez, pode impedir a evolução de uma gravidez. Outra condição que pode ser diagnosticada é o a síndrome do ovário policístico. Relacionada a dificuldade de engravidar para algumas, para outras, dependendo do quadro da doença, ela pode aumentar as chances de aborto espontâneo.

Em contrapartida, há quadros que apesar de serem associados, não têm relação com a perda de um feto, sendo eles: a prática de exercício físico monitorado e liberado por um profissional de saúde, a rotina de relações sexuais e fortes emoções, sendo este um tema mais polêmico. Apesar de certas condições deixarem a mulher em estado de choque, devido ao aumento do estresse e/ou ansiedade, não há evidências científicas de que levariam ao aborto, sendo difícil criar uma relação convicta dos fatos.

É SINAL DE ABORTO

Com tantas causas praticamente invisíveis a olho nu, é preciso se atentar aos indícios que o corpo dá de que algo não vai bem. O principal é a dor, similar a uma cólica no baixo ventre, associada a sangramento vaginal, assim como só o sangramento, sem cólica, pode indicar um aborto natural. Mas, não se desespere. Sangramentos, principalmente escuros e em pequena quantidade, não têm relevância clínica. Sendo assim, na dúvida, sempre procura uma avaliação médica.

Outros sintomas estão associadas a condição: dor de leve a intensa na lombar, corrimento vaginal com mau cheiro, febre e calafrios, perda de líquido ou coágulo pela vagina e dor de cabeça intensa e constante.

No hospital, após relato da paciente e a realização de exames como a ultrassonografia e de sangue, só há um único caso em que é possível reverter o quadro de abortamento: quando há falta de hormônio progesterona, causada pela insuficiência do corpo amarelo. Fora essa situação, a enorme maioria dos abortos ocorre justamente por malformação do embrião e infelizmente não há o que fazer por parte da medicina.

FATO NÃO É UMA SENTENÇA

Passar por um aborto é uma questão delicada que abala não só a gestante, mas toda a família. Porém, quando o evento é natural, não há preocupação quanto a um novo aborto, sendo que também não há o risco de um novo aborto ser maior.

No entanto, sabe-se que em caso de dois abortamentos consecutivos, aí sim é preciso investigar os motivos para evitar que o quadro se repita.

Além da malformação cromossômica, questões relacionadas a medicamentos e produtos químicos são causas para problemas relacionados à imunidade. A autoimunidade – quando a paciente produz anticorpos contra ela mesma – pode gerar o abortamento, como na síndrome antifosfolípide, relacionada a trombofilia, em que há maior facilidade de coagulação do sangue por questões de ordem genética da mãe e neste caso, é preciso de um acompanhamento mais de perto para garantir uma gravidez saudável.

A própria anatomia ou deformidade uterina decorrente de uma cirurgia ou tratamento mais invasivo deve ser investigada. A presença de aderência e pólipos (carne esponjosa) causam dificuldade para que o embrião se fixe no útero.

Como forma de prevenir o aborto e garantir uma gestação saudável, nesses casos é preciso tratar a causa do problema. Pode-se tentar remover o mioma (por exemplo) ou modificar a cavidade uterina para que o aborto não aconteça.

HÁ CASOS E CASOS

Enquanto há o desejo de ser mãe, pensar em um aborto espontâneo assusta, mas não tanto quanto um aborto legal. No Brasil, o abortamento é crime e a condição só é indicada quando coloca em risco a vida e do bebê. Por lei, a mulher pode abortar quando a gravidez é produto de estupro, desde que comprovado do ponto de vista legal, ou quando houver risco de morte materna devido à gravidez, principalmente por doenças cardíacas graves e em alguns casos de malformação fetal incompatível com a vida ou in feto anencéfalo, que não tem cérebro.

Aqui a decisão será em conjunto com um médico e, se necessário, terá a indicação de acompanhamento psicológico. Todo o procedimento será realizado em ambiente hospitalar sob a garantia de segurança à vida da mulher, sem julgamentos.

DEPOIS DO ABORTO

Se houve aborto espontâneo completo, o feto e a placenta foram expelidos, não há nenhum tratamento indicado. É preciso cuidado médico quando há retenção do feto ou se algum tecido ou a placenta continuam no útero.

Entre os procedimentos que podem ser realizados há apenas o monitoramento para acompanhar se o próprio útero expulsa o conteúdo restante; remoção cirúrgica do feto e da placenta por meio de curetagem de sucção ou dilatação e evacuação ou uso de medicamento para induzir o trabalho de parto.

A curetagem, um dos procedimentos mais conhecidos, tem como objetivo limpar o útero removendo restos que possam ficar no aborto incompleto. Por ser um tratamento doloso a mulher deve estar sedada ou anestesiada para sua realização. Na técnica, o ginecologista introduz um instrumento cirúrgico para raspagem das paredes do útero ou utiliza uma cânula de aspiração. Se necessário, pode-se realizar os dois procedimentos juntos. Conforme o tamanho do conteúdo que será retirado o médico pode ou não fazer a dilatação prévia do canal cervical.

Apesar do desconforto, após o procedimento a mulher fica em observação e geralmente tem alta hospitalar no mesmo dia. Pode haver dor abdominal por até sete dias, controlada com uso de analgésicos receitados pelo médico. Em casa é preciso repouso e uma alimentação leve por pelo menos três dias.

A escolha pela curetagem ou não depende de avaliação médica por meio de imagem de ultrassom e, se preciso, exame de sangue, e leva em consideração a saúde e idade gestacional.

UMA NOVA GESTAÇÃO

Quando há o aborto espontâneo e todo o conteúdo do útero foi expelido, a mulher pode tentar engravidar em torno de 15 dias depois. Situações em que é preciso fazer a curetagem para remover parte do feto exigem a espera de dois ciclos menstruais para que o útero se recomponha. No entanto, tão importante quanto a recuperação física é a psicológica.

Mulheres que tiveram uma perda gestacional e engravidam em menos de 12 meses têm maior risco de desenvolver depressão pós-parto se comparadas com as que engravidam após 12 meses.

Nos casos em que mais de um aborto espontâneo e ele tem ligação com malformação do feto decorrente de falhas nos cromossomos dos pais, a indicação é usar técnicas de reprodução assistida em vez da gravidez pela forma natural. No laboratório são selecionados os embriões mais saudáveis, evitando que o bebê desenvolva doenças, mas não minimizando o risco de aborto.

Quanto ao aborto relacionado ao diabetes ou distúrbios de hormônios, antes mesmo de se pensar na futura gestação é preciso controlar e tratar as condições. Adotar hábitos saudáveis, como uma boa alimentação, e manter a saúde física e mental, são aliados para uma gravidez segura e saudável.

Quando o aborto é natural não deve haver a preocupação que a situação se repita em uma nova gestação

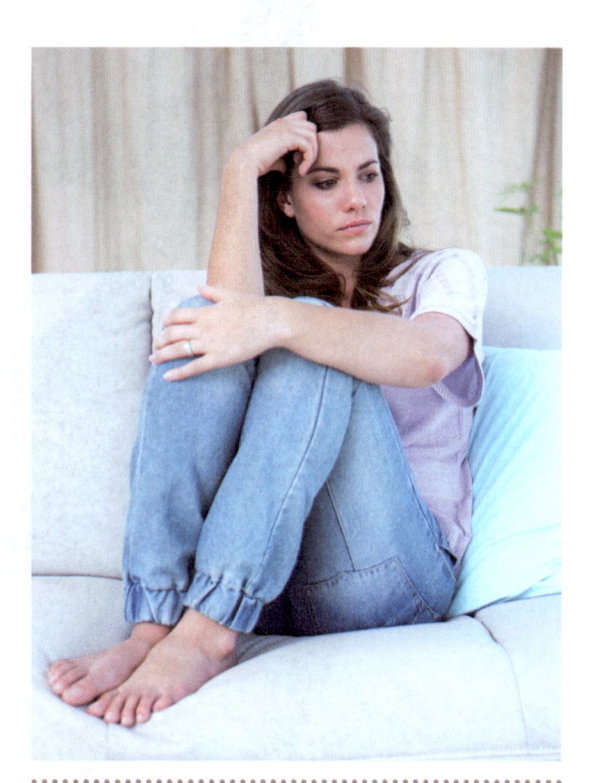

Sentimento após um aborto

O sonho de ser mãe, interrompido por um aborto espontâneo, tem relação com sentimentos de luto, tristeza, culpa e raiva.

O luto é uma resposta natural para a perda e deve ser compartilhado para que a mulher possa lidar com ele. A culpa, apesar de parecer comum, quase nunca tem relação direta com abortos espontâneos já que os principais motivos de aborto são causas naturais.

A ansiedade tem ligação direta com o medo do que pode acontecer na próxima gestação. Conversar com o seu médico e buscar ajuda psicológica ou psiquiátrica são atitudes que amparam e ajudam a mulher a superar essa fase e dar continuidade à vida.

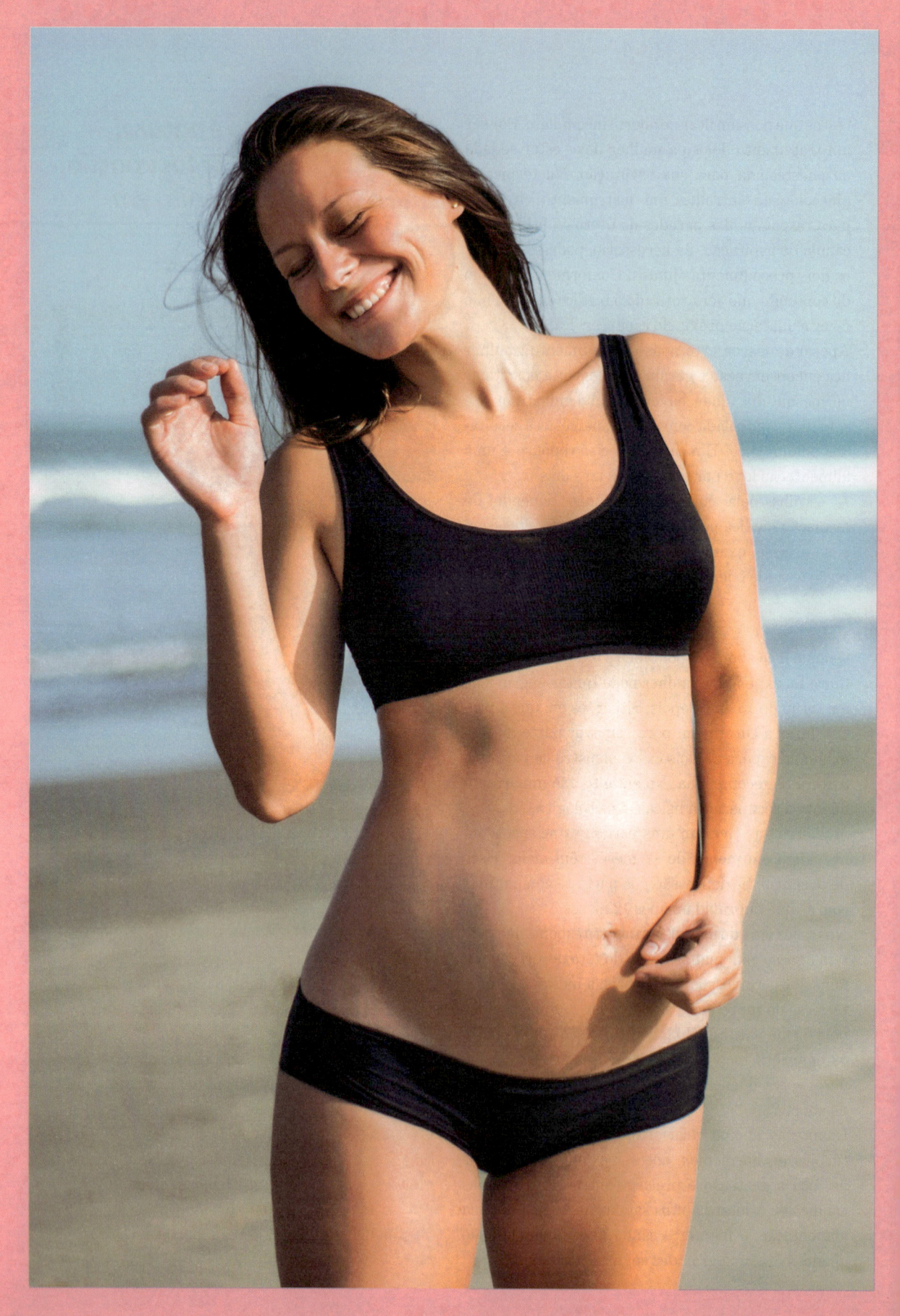

Capítulo 5

Segundo Trimestre

Considerada a melhor fase da gestação, os desconfortos sentidos pela gestante dão lugar à energia renovada. O bebê continua seu desenvolvimento com base na formação dos meses anteriores.

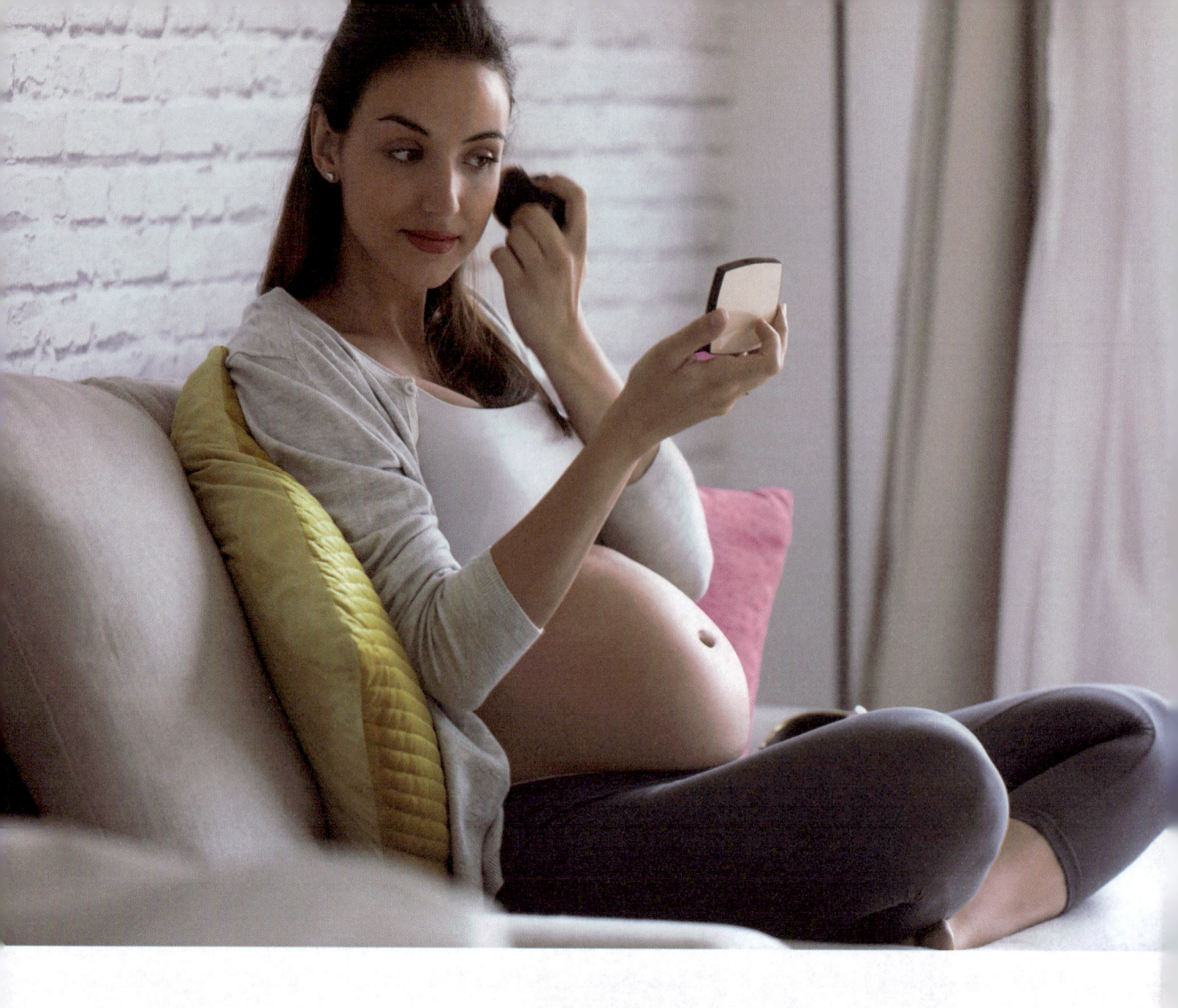

A gravidez no **segundo trimestre**

Período é de desenvolvimento, ganho de peso e crescimento do feto. Quanto à futura mamãe, ela estará na melhor fase da gestação, sem enjoos e mais disposta

A ansiedade por exibir a barriga de grávida é grande e no segundo trimestre ela dá sinais de que a família vai aumentar. O que pode ser visto do lado de fora é só parte de toda a evolução do bebê que acontece lá dentro. A cada dia uma mudança.

Nessa fase todos os órgãos já estão formados o que se tem é um aprimoramento dos sistemas do bebê, que vai ganhar bastante peso. Entre o desenvolvimento esperado os principais são: ele vai começar a fazer movimentos. Já pode levar as mãos até o rosto, abrir e fechar os olhos, controlar a temperatura do corpo, distinguir o doce do ácido. O tamanho da cabeça, que antes era maior que o corpo, fica mais proporcional. O intestino passa a acumular o mecônio, que é a primeira matéria fecal do bebê, eliminada depois do parto. Apesar do movimento de respiração e desenvolvimento inicial do pulmão, o órgão só vai estar pronto no nascimento.

No segundo trimestre toda essa evolução do bebê é acompanhada de perto por exames, como o ultrassom com translucência nucal que avalia os riscos para alterações cromossômicas. A gestante não deve ficar preocupada com o pedido deste exame, pois ele faz parte dos exames de rotina e ajuda a identificar o crescimento saudável da criança.

Quanto a gestante, boas notícias! Os enjoos somem e dão lugar ao aumento no apetite. Alguns grávidas podem sentir desejos por pratos específicos no período. Esta é a melhor fase da gestação. A seguir, confira com mais detalhes o dia a dia desse trimestre.

SEMANA 13

DIA 1 - O feto mede 8 centímetros de comprimento da cabeça até o bumbum e pesa 25 gramas. Se comparado a um alimento, é similar ao comprimento de uma vagem.

DIA 2 - O bebê já consegue engolir o líquido amniótico e o eliminar como se estivesse fazendo xixi.

DIA 3 - As impressões digitais começam a se formar.

DIA 4 - A pele do bebê é tão transparente que é possível visualizar até os vasos sanguíneos.

DIA 5 - Se o bebê for do sexo feminino, ela já possui óvulos dentro dos ovários. Nesta fase são cerca de 2 milhões de óvulos. Ao nascer, esse número cai e chega a 1 milhão.

DIA 6 - É possível notar o aumento no tamanho da barriga da gestante, porém nada que incomode.

DIA 7 - Mães de gêmeos terão um pré-natal com mais consultas quando comparado com as de gravidez única. Enquanto a última visita o ginecologista obstetra a cada quatro semanas, a primeira deve ir a cada duas semanas.

SEMANA 14

DIA 1 - Repentinamente os enjoos desaparecem. O ânimo e a motivação voltam e a saúde emocional melhora. As idas ao banheiro também ficam mais controladas.

DIA 2 - Caso não tenha iniciado a suplementação com sulfato ferroso, converse com o médico. A vitamina é importante para a formação do sangue do bebê e evita anemia.

DIA 3 - Da cabeça até o bumbum, o feto mede cerca de 9 centímetros e pesa em torno de 45 gramas. É praticamente o tamanho de um limão-siciliano.

DIA 4 - O corpo do bebê cresce mais rápido que a cabeça. Uma pele fina se forma sobre o lanugo, aquele pelo finíssimo que desaparece antes do nascimento.

DIA 5 - O bebê consegue fazer movimentos de agarrar, fazer careta e chupar o dedo.

DIA 6 - Os altos níveis do hormônio estrogênio podem levar a uma condição conhecida como rinite gestacional. O nariz da gestante escorre ou entope. O desconforto vai embora em até 15 dias após o parto.

DIA 7 - Esta é uma boa hora para a grávida pesquisar sobre o parto e como vai organizar a licença-maternidade.

SEMANA 15

DIA 1 - O feto tende a crescer mais rápido. Aqui ele tem o tamanho de uma maçã, com 11 centímetros de comprimento e cerca de 70 gramas.

DIA 2 - As pernas e os braços do bebê se desenvolvem e ficam mais compridos. Todas as articulações já funcionam.

DIA 3 - Daqui até a 22ª semana é possível sentir pela primeira vez os movimentos do bebê.

DIA 4 - É comum que a criança tenha soluços, mas sem som, pois a traqueia está preenchida de líquido e não de ar.

DIA 5 - Como as defesas do corpo da mãe estão mais fracas, é preciso cuidado com doenças, como a dengue, que leva a sintomas mais graves.

DIA 6 - Atenção aos procedimentos de beleza. Micropigmentação e tatuagem não são indicados devido ao risco de hepatite B ou C.

DIA 7 - O tamanho e formato da barriga da gestante dependem da posição do bebê no útero, da estrutura física da mãe e se é a primeira ou a segunda gestação.

SEMANA 16

DIA 1 - Grávidas do primeiro filho já podem exibir a barriga. Já aquelas à espera do segundo filho irão notar que a barriga está bem maior do que antes no mesmo período.

DIA 2 - Gestantes com mais de 35 anos e com risco de doença genética poderão fazer amniocentese. O exame consiste em analisar uma amostra de líquido amniótico do útero para descobrir ou descartar doenças como a Síndrome de Down no bebê.

Com os órgãos formados, o bebê irá crescer e ganhar peso. A gestante sentirá os primeiros movimentos do filho

DIA 3 - Caso a gestante ainda não tenha feito o ultrassom, dá para saber com precisão o sexo do filho.

DIA 4 - Com o tamanho de uma pera, o feto ganha um reforço dos ligamentos que sustentam o útero e ele.

DIA 5 - O sistema respiratório está funcionando. O bebê já inala e exala líquido amniótico pelos pulmões.

DIA 6 - Quando o útero começa a dilatar antes do momento desejado, o médico pode fazer a cerclagem, uma pequena cirurgia para manter o colo do útero fechado até o fim da gestação. O procedimento geralmente é recomendada para mulheres que tiveram abortos tardios.

DIA 7 - É comum a mulher notar um aumento na secreção vaginal. Sem cheiro e de aspecto leitoso, o corrimento tem relação com o alto fluxo de sangue na área vaginal.

SEMANA 17

DIA 1 - Conforme o útero cresce, ele estira os ligamentos que o sustentam, podendo provocar dor, principalmente nas laterais da barriga.

DIA 2 - Na metade da gravidez o médico mede a altura uterina. Com uma fita, ele vai da parte superior do osso púbico, aquele acima da vagina, até o topo do útero. Essa medida equivale ao número de semanas da gestação, com uma margem de erro de 3 centímetros.

DIA 3 - Com ajuda de um estetoscópio especial dá para ouvir os batimentos cardíacos do bebê no pré-natal.

DIA 4 - O esqueleto do feto é bem flexível até aqui e vai desenvolvendo uma forma mais rígida com o tempo.

DIA 5 - Cuidado com o peso. O excesso aumenta o risco de hipertensão e diabete gestacional.

DIA 6 - A gestante nota que a aréola tomam uma forma diferente.

DIA 7 - Evite a automedicação. Contra gripe, resfriado ou dor de cabeça, converse com o médico. Medicamentos comuns, como aspirina, são contraindicados.

SEMANA 18

DIA 1 - As contrações do tipo Braxton Hicks podem começar. Algumas mulheres sentirão mais que outras. O desconforto dura segundos e não apresenta risco.

DIA 2 - O corpo começa a produzir o leite para alimentar o bebê. A primeira fase é a formação do colostro. De sabor salgado e aspecto amarelado ou transparente, é mais aguado, porém considerado uma proteção para o bebê contra infecções, fortalecendo a imunidade.

DIA 3 - Mesmo sem ar dentro da barriga, o feto já imita o movimento de respiração com o líquido amniótico.

DIA 4 - Ele cresceu mais ainda. Da cabeça ao bumbum são cerca de 14 centímetros e 200 gramas.

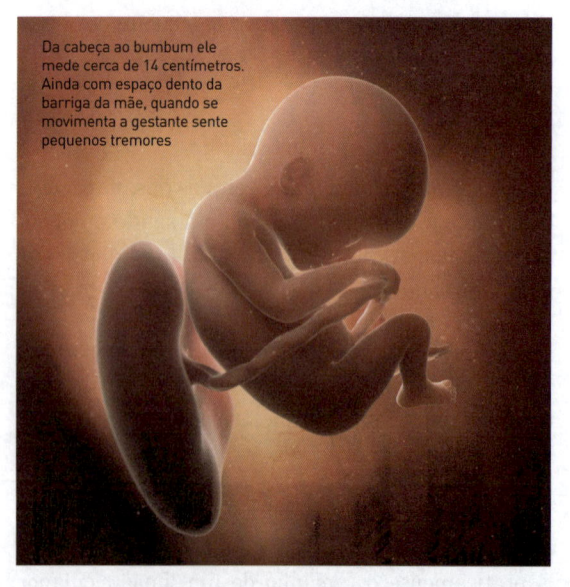

Da cabeça ao bumbum ele mede cerca de 14 centímetros. Ainda com espaço dento da barriga da mãe, quando se movimenta a gestante sente pequenos tremores

DIA 5 - Gestantes mais agitadas geralmente demoram mais para sentir a movimentação do bebê dentro da barriga.

DIA 6 - O nariz pode sangrar. Devido ao aumento de fluxo sanguíneo e à ação dos hormônios, as veias do nariz ficam sobrecarregadas.

DIA 7 - Identificado o sexo do bebê é hora de pensar no nome. Avalie com calma todas as opções e detalhes.

SEMANA 19

DIA 1 - Os movimentos do bebê são similares a pequenos tremores. Com o tempo, se tornam chutes e cotoveladas.

DIA 2 - Esta é a melhor fase da gestação. A futura mamãe não está tão pesada, a barriga e as costas não doem e a mulher parece irradiar alegria.

DIA 3 - O bebê está do tamanho de um coco seco, similar a uma mão espalmada.

DIA 4 - Como o bebê já engole o líquido amniótico, os rins exercem suas funções e produzem a urina

DIA 5 - As células nervosas do bebê aumentam de tamanho e formam conexões cada vez mais complexas.

DIA 6 - Infelizmente a gestante não está imune às infecções vaginais. A candidíase, a mais comum, provoca uma secreção vaginal densa, branca e cremosa. O melhor medicamento depende da idade gestacional.

DIA 7 - Caso já tenha um filho, comece a conversar com ele sobre a chegada de um irmãozinho.

SEMANA 20

DIA 1 - O bebê começa a perceber os sons. O útero atinge o umbigo. Os mamilos e aréolas ficam mais escuros.

DIA 2 - A linha nigra pode surgir no meio da barriga. De cor amarronzada, ela some depois do parto.

DIA 3 - Aquela camada branca que recobre o bebê e pode ser vista ao nascer começa a se formar aqui. É o verniz caseoso ou vérnix. A substância espessa e gordurosa protege a pele do bebê do líquido amniótico e o ajuda a deslizar na hora do parto.

DIA 4 - O feto tende a ficar com as pernas bem flexionadas. Ele já mede 17 cm.

DIA 5 - As mamas estão maiores, use um sutiã de sustentação. Hidratar os seios ajuda a prevenir as estrias na região, mas evite a região da aréola e dos mamilos.

DIA 6 - O cabelo do bebê se forma e começa a aparecer. Mas não se preocupe se o seu filho nascer careca.

DIA 7 - Uma simples caminhada já pode tirar o fôlego das sedentárias. O responsável pela falta de ar é o útero, que pressiona os pulmões.

SEMANA 21

DIA 1 - **A fome aumenta e as necessidades do bebê também. Até aqui a gestante pode de 3 kg a 5 kg.**

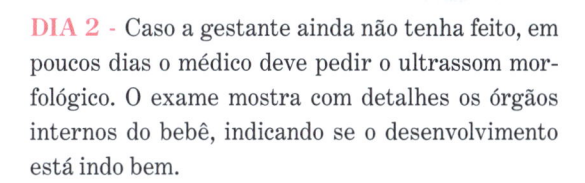

DIA 2 - Caso a gestante ainda não tenha feito, em poucos dias o médico deve pedir o ultrassom morfológico. O exame mostra com detalhes os órgãos internos do bebê, indicando se o desenvolvimento está indo bem.

DIA 3 - O bebê já consegue ouvir. Converse com ele, conte histórias, estreite o laço com a criança.

DIA 4 - Com 360 gramas e 27 centímetros, a medição é feita da cabeça ao calcanhar e não mais até o bumbum.

DIA 5 - Estrias podem surgir na barriga, mama e coxas. Para amenizar o problema, tenha uma alimentação saudável, beba bastante água e use hidratantes.

DIA 6 - Na vida a dois, o casal pode manter a relação sexual, desde que não haja restrição médica.

DIA 7 - Aproveite a disposição dessa época para comprar algumas peças do enxoval. É indicado ter peças do tamanho RN (recém-nascido) até três meses.

SEMANA 22

DIA 1 - Desconforto no baixo ventre, acompanhado do aumento da vontade de fazer xixi com pouco líquido, pode ser infecção urinária. Comum nesta fase, o quadro deve ser tratado o quanto antes.

DIA 2 - Aumente a ingestão de cálcio. O reforço no prato traz benefícios para a mãe e o bebê.

DIA 3 - Controle o nível de estresse e ansiedade, sentidos por períodos prolongados têm relação com parto prematuro ou baixo peso do bebê.

DIA 4 - Se estiver difícil dormir, devido à azia ou ao desconforto das pernas, tente mudar alguns hábitos: cochile ao longo do dia sempre que puder, pratique técnicas de relaxamento e faça um lanche leve antes de dormir.

DIA 5 - Está calor? A temperatura corporal aumenta na gestação devido ao esforço extra de carregar a barriga.

DIA 6 - Vontade de comer o quê? O aumento de apetite pode vir acompanhado dos famosos desejos da gestante.

DIA 7 - No feto, os primeiros sinais dos dentes aparecem debaixo da gengiva. Os lábios e os olhos estão formados.

SEMANA 23

DIA 1 - **Ao deitar de barriga para cima, há desconforto e falta de ar devido ao tamanho do útero, que comprime os grandes vasos, que trazem o sangue das pernas. Amenize o desconforto deitando do lado esquerdo.**

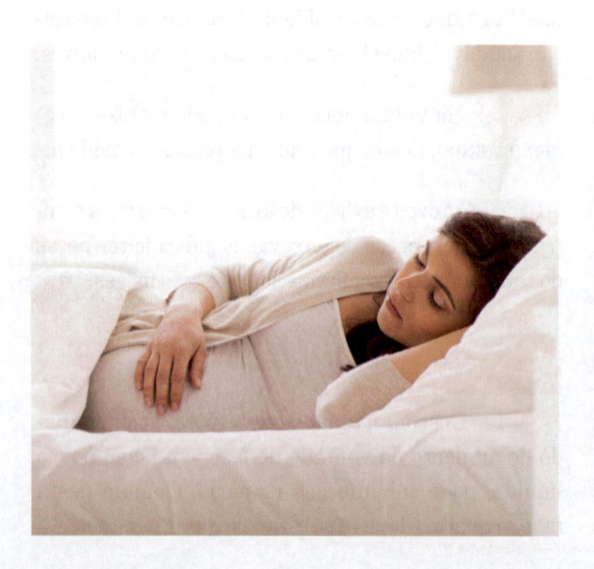

DIA 2 - O bebê já pesa um pouco mais de meio quilo e tem 29 centímetros. Ele não para de crescer!

DIA 3 - A barriga pesa e o centro de gravidade muda. Para se manter em pé a grávida coloca as nádegas para trás e os pés para fora, um pouco afastados um do outro.

DIA 4 - Os pulmões seguem seu desenvolvimento se preparando para a primeira respiração ao ar livre.

DIA 5 - Caso o bebê precisasse nascer agora, ele já tem chances de sobreviver se receber os cuidados em um Unidade de Tratamento Intensivo de alta complexidade.

DIA 6 - Falar sobre o parto assusta? É comum a gestante sentir medo e dúvida. Procure informações sobre cada opção e converse com o médico.

DIA 7 - Ficar sentada ou em pé o dia todo não é nada bom. No trabalho, faça pausas para uma caminhada leve e evite o inchaço dos pés e as dores nas costas.

SEMANA 24

DIA 1 - A fim de amenizar o peso da barriga e as dores no corpo, exercícios na água ajudam. Manter uma boa preparação física auxilia na hora do parto.

DIA 2 - O bebê já tem o comprimento de uma espiga de milho e pesa cerca de 600 gramas.

DIA 3 - Devido ao crescimento da criança, o útero fica totalmente preenchido.

DIA 4 - Até aqui a gestante deve estar com 4 kg a 6 kg a mais do seu peso inicial ao engravidar.

DIA 5 - É indicado começar a pensar no enxoval.

DIA 6 - Na grávida, algumas áreas do corpo podem ficar mais vermelhas, é consequência do atrito da pele em regiões que antes não encostavam.

DIA 7 - O repouso pode ser indicado pelo médico. Na situação, pergunte o que pode ou não ser feito.

SEMANA 25

DIA 1 - Começa o crescimento acelerado do bebê. Até a 29ª semana pode ser que ele pese cerca de 1 kg.

DIA 2 - Conforme a posição do bebê, os chutes podem causar certo desconforto nas costelas da mãe.

DIA 3 - O nervo óptico do feto já está funcionando, prova disso é que caso a barriga seja aproximada a uma luz muito forte ele pode virar o rosto.

DIA 4 - Se seu desejo é ter um parto normal, evite ganhar muito peso e faça exercícios específicos para dar à luz.

DIA 5 - O sono não é tão reconfortante. Fica difícil achar uma posição para a barriga. Os pesadelos são frequentes.

DIA 6 - Durante a consulta de pré-natal o médico mede a pressão da gestante e escuta o coração do bebê. Exames de laboratório completam a avaliação.

DIA 7 - Faça as contas. Verifique quanto precisa guardar para o parto ou para os cuidados com o bebê.

SEMANA 26

DIA 1 - Surgem as sobrancelhas e os cílios do bebê. Ele reage, como que assustado, aos sons fortes externos.

DIA 2 - As cãibras incomodam mais a gestante nesta fase, inclusive à noite.

DIA 3 - Os olhos do bebê começam a abrir.

DIA 4 - O bebê está crescendo tão rápido que é fundamental manter uma alimentação rica em nutrientes.

DIA 5 - A pressão arterial da gestante pode subir um pouco. Porém, altos níveis com inchaço repentino e excesso de peso indica pré-eclâmpsia.

DIA 6 - Formigamento e dor nas mãos é sinal da síndrome do túnel do carpo. O desconforto tem relação com uma pressão sobre o nervo carpo.

DIA 7 - Vazar líquido dos seios, especialmente durante a relação sexual, é normal.

SEMANA 27

DIA 1 - O cérebro do bebê está bastante ativo, com novas conexões e constante desenvolvimento.

DIA 2 - Agora é possível sentir quando o feto está com soluço. Eles podem acontecer ao longo da gestação e duram pouco tempo.

DIA 3 - Devido ao tamanho do útero, há falta de ar.

DIA 4 - Dor de cabeça, inchaço, vômitos e pontos brilhante, ou escuros na visão indicam pré-eclâmpsia, a pressão alta da gravidez. Converse com o médico.

DIA 5 - O cansaço é normal, mas em excesso é alerta para anemia. Um exame de sangue pode confirmar a necessidade de reforço complementar ou suplementar.

DIA 6 - O desconforto das varizes têm relação com o crescimento do útero sobre as veias pélvicas e da cava inferior, assim como da ação dos hormônios.

DIA 7 - Sentir-se desajeitada ou atrapalhada são constatações da gestação. A falta de equilíbrio tem relação com o peso e as articulações que ficam mais frouxas.

SEMANA 28

DIA 1 - Com 5 kg a 7 kg a mais, a grávida deve ganhar cerca de 0,5 kg por semana a partir daqui.

DIA 2 - **Viagens de avião são indicadas só sob orientação médica e caso realmente sejam importantes.**

DIA 3 - A maioria dos bebês já se posicionou com a cabeça para baixo, se preparando para o parto.

DIA 4 - O bebê já tem cílios, abre e fecha os olhos.

DIA 5 - Mulheres com sangue Rh negativo receberão orientação médica para tomar a vacina que evita problemas no parto. Afinal, o contato do sangue da mãe com o do feto, se Rh positivo, pode trazer complicações.

DIA 6 - O parto prematuro é uma condição em que a gestante está suscetível. Muita secreção vaginal, contrações fortes e pressão na pelve são sinais de alerta.

DIA 7 - Durante a refeição, evite alimentos crus ou malpassados e bebidas alcoólicas.

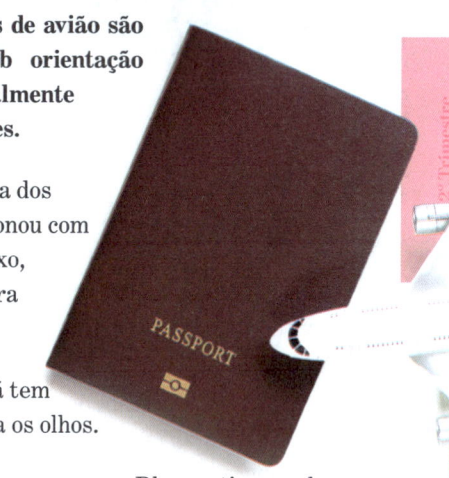

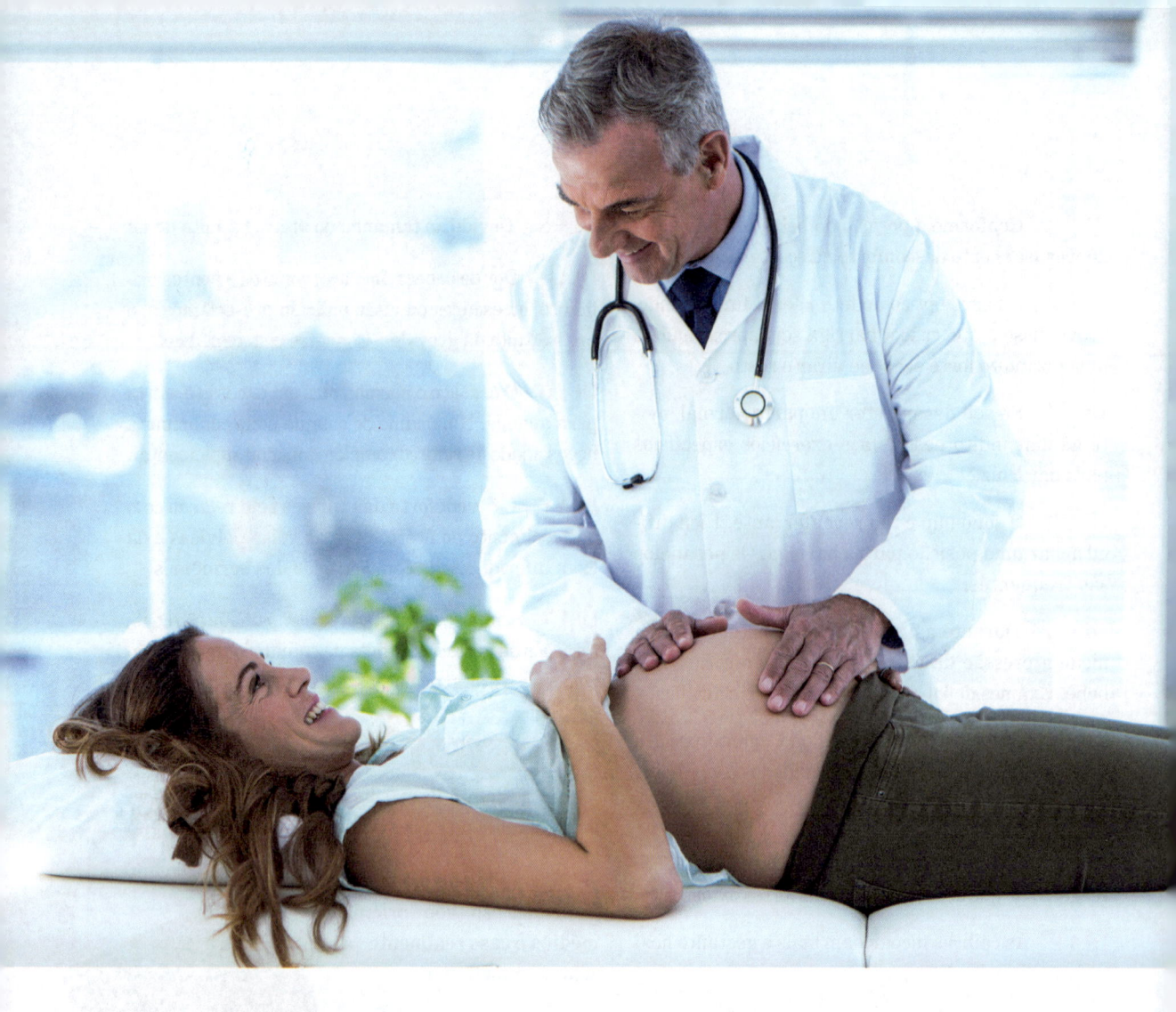

As consultas e a rotina de exames

Certos testes, feitos no primeiro trimestre, devem ser repetidos no segundo trimestre.
De modo geral, a lista é bem mais simplificada, mas tão importante quanto a anterior

Os primeiros três meses de gestação já se passaram e uma nova etapa tem início. O segundo trimestre que começa entre a 13ª semana e segue até a 27ª e é o mais esperado pelas grávidas. Depois da 12ª semana de gestação o bebê já está completamente formado, porém o desenvolvimento e amadurecimento do seu organismo se dá no restante da gestação.
Para a mulher a fase é a melhor, afinal os incômodos comuns da gestação, como enjoos e indisposição, somem ou diminuem bastante. O risco de aborto espontâneo é reduzido, tranquilizando os pais. Mas nada é motivo para descuidar da saúde da mãe e do bebê. As consultas com o obstetra continuam e novos exames devem ser feitos ou até refeitos.

No período, o Ministério da Saúde indica a realização de exames clínicos e alguns testes laboratoriais, no pré-natal, que avaliam o bem-estar e descartam possíveis complicações que possam surgir tanto referente à saúde do bebê quanto da mãe ou que ainda possam interferir no final da gestação, em especial na hora do parto.
Para entender melhor tudo o que deve ser avaliado aqui, confira os exames mais pedidos.
Vale lembrar que a avaliação clínica é indispensável e quanto aos testes, alguns devem ser repetidos, sim, mesmo com resultado negativo do primeiro trimestre. Prevenir uma patologia na gestação nunca é demais!

AFERIR A PRESSÃO ARTERIAL
Na consulta é de praxe o obstetra medir a pressão arterial da grávida. Quando os níveis estão um pouco acima do normal, o médico pode solicitar o exame de urina para confirmar se há ou não proteína no xixi. Com o resultado positivo, o quadro pode ser pré-eclâmpsia.

Em contrapartida, é normal, nesta fase, acontecer a diminuição da pressão, que logo volta ao normal.

MEDIR A BARRIGA
Faz parte da avaliação na consulta, conferir a altura uterina, que nada mais é do que medir a barriga da gestante. Com uma fita métrica, o médico tira a medida que vai da parte superior do osso púbico – acima da vagina – até o topo do útero, identificado por meio de apalpação.

SOROLOGIA PARA TOXOPLASMOSE, IGM E IGG
Encerrada a análise clínica, o especialista solicita exames laboratoriais como complemento da avaliação. A sorologia para toxoplasmose, IgM e IGG foi um dos primeiros testes realizados no início da gestação. Mesmo com o resultado negativo, um novo exame deve ser feito agora, no segundo trimestre de gestação.

A toxoplasmose é aquela doença que pode ser adquirida no contato com alimentos, água ou fezes de animais contaminados. Sem sintomas para a mãe, ela pode ser perigosa para o feto, especialmente se a mulher se contaminou no início da gestação. Entre os riscos que a toxoplasmose apresenta na gravidez estão aborto espontâneo, parto prematuro, malformações do feto e baixo peso ao nascer. Em casos bastante graves pode levar a morte da criança após o parto.

Como forma de evitar todas essas complicações, quando há resultado positivo para a doença no teste realizado, se inicia o tratamento com uso de antibióticos. Quando o bebê já está infectado, ele também recebe cuidados após o nascimento.

Quanto a IgB (Imunoglobulina G) e IgM (Imunoglobulina M), anticorpos produzidos pelo organismo quando há contato com algum tipo de microorganismo invasor, busca identificar as infecções que a mulher já teve ou tem, medindo a dosagem de anticorpos específicos para cada agente infeccioso. De modo geral,

Fase é marcada por menos enjoos e menor risco de aborto espontâneo. No entanto, tranquilidade não é motivo para descuidar da saúde, rotina de consultas e exames devem ser seguidos

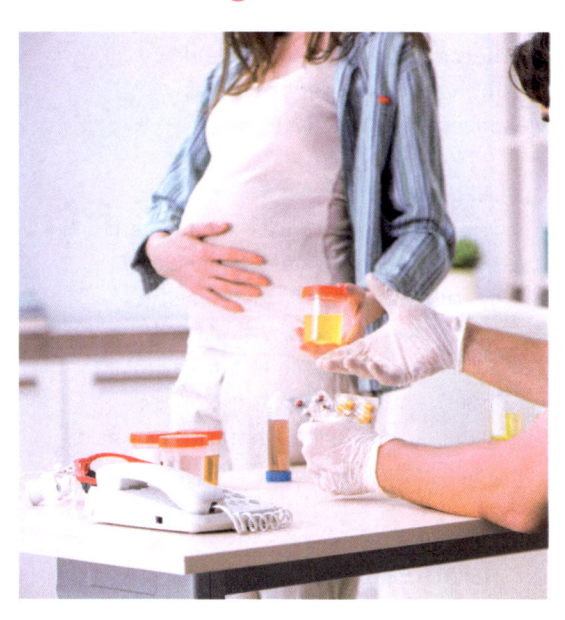

Hemograma e exame de urina

A dupla, não poderia ficar de fora no segundo trimestre de gravidez. O hemograma avalia a quantidade de hemácias, hemoglobinas, leucócitos e plaquetas.

O teste é importante para indicar ou descartar a anemia. A deficiência de ferro no sangue é tão comum quanto se imagina na gestação, já que a mulher tem que suprir as necessidades do bebê. Quanto antes a condição for tratada, menores os riscos para a mãe o filho ao longo da gestação.

Já o exame de urina identifica infecções que, não tratadas podem resultar em complicações durante a gestação e o parto. Geralmente o obstetra solicita o exame de urina tipo 1 e em caso de alteração, a urocultura, que verifica quais são os microorganismos presentes no xixi.

Vacina também é prevenção

As células de defesa do corpo da mãe são transferidas para o bebê durante os nove meses. Depois elas chegam à criança pela amamentação. Manter-se protegida e livre de doenças nesse período é sinônimo de saúde em dobro – para a mãe e o bebê. Na gestação são indicadas vacinas de compostos inativos, ou seja, de microrganismos mortos. Entre as imunizações liberadas estão:

INFLUENZA
Prevenção contra a gripe é importante, já que na gravidez o sistema imunológico da mulher está mais fraco e propenso a desenvolver infecções. A vacina pode ser administrada em qualquer fase da gestação, inclusive no puerpério (45 dias após o parto), em dose única. Ela está liberada pelo Sistema Único de Saúde (SUS) e pode ser adquirida na rede particular.

HEPATITE B
A doença leva à inflamação do fígado e durante a gravidez a situação fica mais complicada devido à transmissão para o bebê. A imunização deve ser aplicada no o segundo trimestre de gestação. São três doses disponíveis nos postos públicos.

DTPA OU DT
A tríplice bacteriana acelular do tipo adulto protege a grávida contra difteria, tétano e coqueluche, enquanto a dupla adulta age contra as duas primeiras patologias. A vacina é indicada a partir da 20ª semana de gestação como forma de prevenir a coqueluche no recém-nascido. Caso a dose não seja administrada, a mãe pode tomar no puerpério, mas não irá oferecer proteção ao bebê.

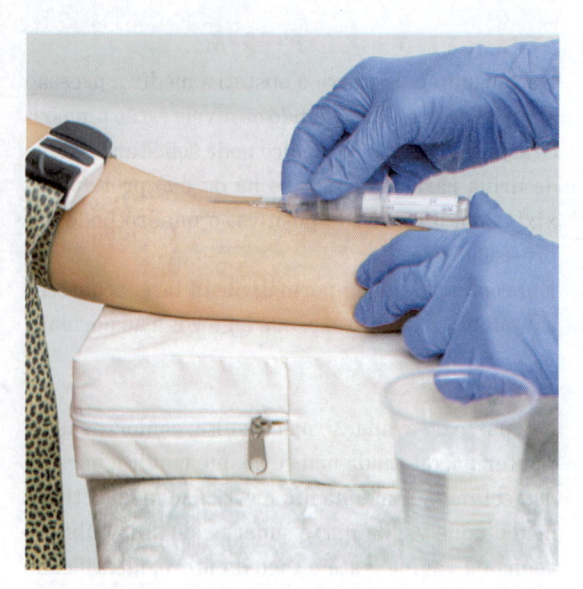

---

cinco infecções são avaliadas aqui, já que elas representam maiores riscos de transmissão para o feto, sendo: toxoplasmose, sífilis, rubéola, herpes simples e citomegalovírus. Em caso positivo, a gestante é acompanhada de perto e o médico avalia a necessidade ou não do uso de medicamento. Ao nascer, busca-se identificar se o bebê tem o vírus ativo.

SOROLOGIA PARA HIV
Apesar de ter passado pelo primeiro teste no início da gestação, com resultado negativo, é indicado, sempre que possível, repetir o exame no segundo trimestre. A preocupação se justifica já que a infecção pelo HIV na infância tem como sua principal forma de transmissão a vertical – que passa da mãe para o recém-nascido. Mulheres soropositivas podem ter uma gravidez tranquila e segura, sem risco de contaminação para o bebê, desde que façam o acompanhamento e uso dos medicamentos prescritos pelo médico. O tratamento inclui a administração de antirretrovirais ao longo dos noves meses ou tão logo feito o diagnóstico, além de cuidados na hora do parto e uso do medicamento pelo recém-nascido nas primeiras semanas de vida. A ressalva fica apenas com a alimentação do bebê. A mãe com o vírus não deve amamentar.

SOROLOGIA PARA SÍFILIS
A sorologia para sífilis está na lista de exames que, sempre que possível, devem ser feitos. Identificada a sífilis, o tratamento é com o uso de penicilina.

As doses variam de acordo com o quadro. O parceiro também deve se cuidar para evitar que a infecção volte à gestante. Como forma de prevenir complicações, o profissional de saúde pode contraindicar o contato íntimo na gravidez.

É esperado que o tratamento provoque alguns desconfortos na gestante, como febre, dor de cabeça, nos músculos e articulações, e diarreia. Para cada sintoma é preciso cuidados específicos, sempre com orientação médica e contra a automedicação.

Seguindo as recomendações do especialista, a doença não apresenta risco para o bebê, porém, em contrapartida, é possível uma transmissão pela placenta ou canal do parto, a sífilis congênita.

Já quando o tratamento é negligenciado a criança pode desenvolver cegueira, surdez ou retardo mental.

ULTRASSONOGRAFIA

Após a primeira ultrassonografia obstétrica, ela deverá ser repetida a cada mês, para acompanhar o crescimento do feto. Com o procedimento semelhante ao início da gestação, o exame, principalmente entre a 20ª e a 24ª semana, checa o desenvolvimento do bebê mais detalhadamente. Dá para verificar problemas físicos, cardíacos e renais e propor um tratamento precoce. Quanto ao ultrassom transvaginal, também realizado no primeiro trimestre de gravidez, aqui ele tem um objetivo diferente. Entre a 20ª e a 24ª semana ele avalia o colo do útero. Mulheres com colo do útero mais curto tem maior risco de parto prematuro e aumentam a possibilidade de realizar a cerclagem, procedimento que garante que o bebê chegue ao termo.

TESTE ORAL DE TOLERÂNCIA À GLICOSE

Medir a dosagem de glicose no sangue durante a 24ª e a 28ª semana é fundamental, mesmo quando não há sinais da doença ou se o primeiro teste tenha dado com níveis abaixo de 92 mg/dL. Ter histórico na família com a doença, ter mais de 35 anos ou diagnóstico de diabetes gestacional em gravidez anterior são motivos de alerta.

Para o exame, a gestante deve ficar em jejum por 8 horas para a primeira coleta de sangue. Depois ela deve ingerir 75g de Dextrosol, que é uma bebida açucarada. Em seguida é retirada uma nova amostra de sangue. Depois a gestante é aconselhada a ficar 2 horas em repouso antes da última coleta de sangue. Com o resultado em mãos, alterado ou não, o médico pode encaminhar a grávida para cuidados com um nutricionista. O profissional orienta sobre como ter uma alimentação mais equilibrada e saudável, para controlar ou evitar o aparecimento de diabetes ou outras doenças que possam surgir e tenham relação também com um cardápio desregulado.

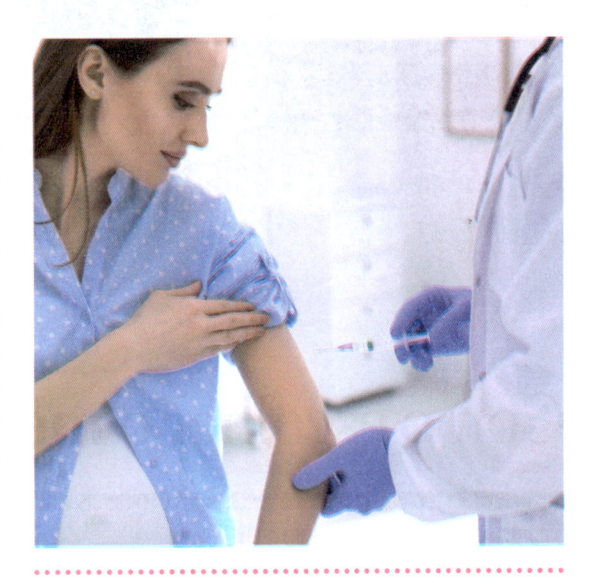

A principal forma de transmissão do vírus HIV na infância é da mãe para o recém-nascido. A sorologia para HIV é repetida ao longo da gravidez para prevenir o contágio

As vacinas proibidas

As doses compostas por microrganismos enfraquecidos ou vivos devem ser evitadas na gestação. Na prática estão a BCG (contra a tuberculose), tríplice viral e varicela. A imunização contra a febre amarela deve ser aplicada só em situação de surto da doença e com autorização médica. Caso a mulher não saiba que está grávida e for vacinada com uma das imunizações acima, deve informar ao obstetra, que fará o acompanhamento necessário para verificar se houve qualquer reação relacionada à dose.

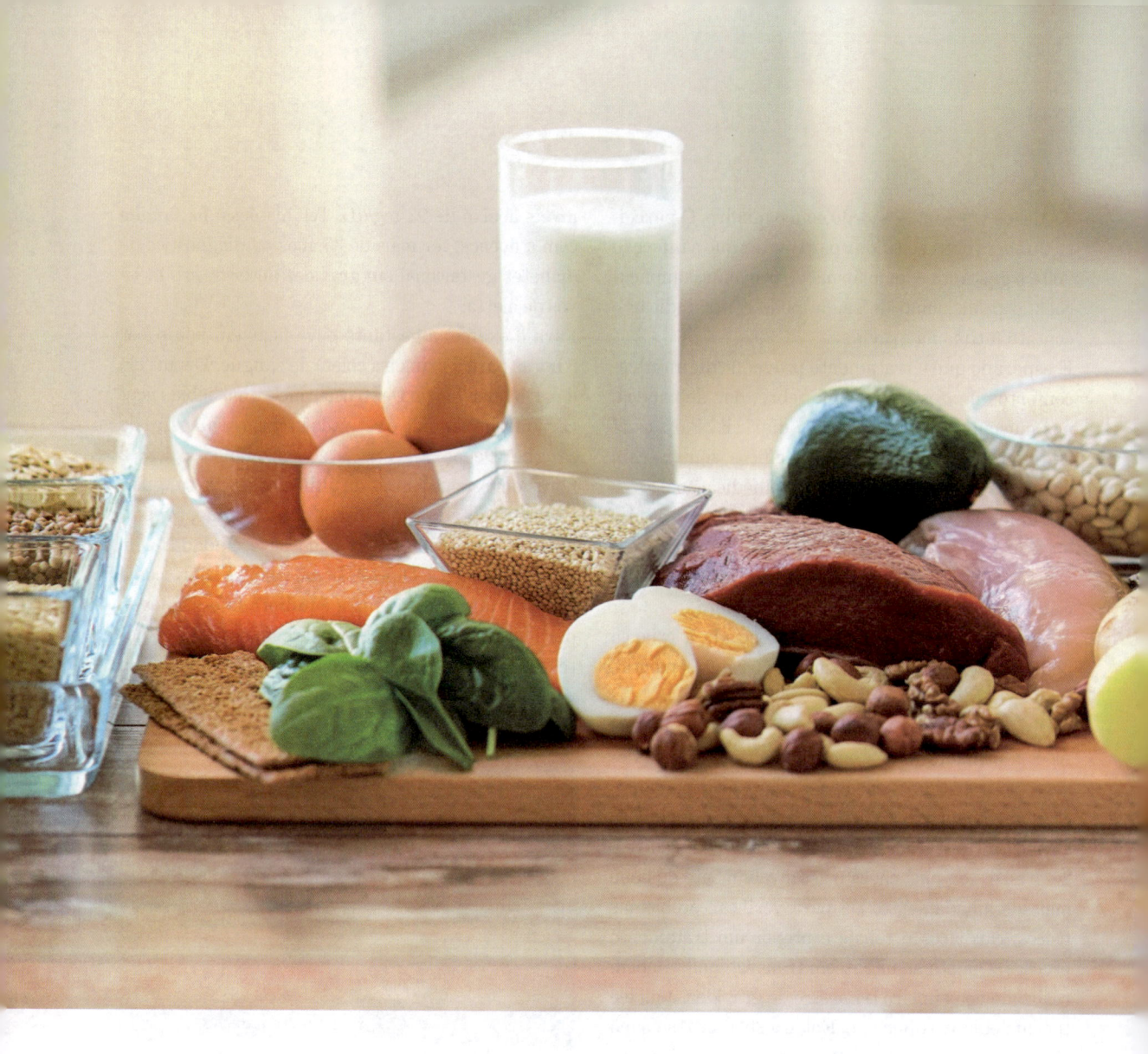

Como escolher o melhor cardápio

Dieta deve ser repleta de proteínas, vitaminas e minerais, nutrientes essenciais para dar energia a gestante e garantir o bom desenvolvimento do bebê

A partir do segundo trimestre de gestação o organismo da grávida fica mais estabilizado e as mudanças no corpo da mulher deixam de provocar sintomas desagradáveis, como os enjoos e náuseas, graças a queda nos níveis do hormônio HCG e da regulação dos níveis de estrogênio e progesterona. Considerada a fase mais agradável para a grávida – tanto pelas questões físicas quanto psicológicas – o apetite começa a dar sinais de que é preciso um reforço no prato para exibir uma barriga saudável. É hora de aproveitar para fazer as escolhas certas ao montar o cardápio.

No segundo trimestre a gestante necessita de um aumento nas calorias ingeridas, mas nada de usar aquela desculpa de comer por dois. Tem quantidade certa e regrada para manter a boa saúde. Cerca de 340 kcal diárias a mais é o ideal. Para o cálculo se considera a necessidade calórica diária da mulher antes de engravidar, que pode variar com base na idade, peso e altura, mais os 340 kcal. Por exemplo, se a necessidade diária era de 1.500 kcal, antes da gravidez, no segundo trimestre de gestação será de 1.840 kcal. Mas, para se chegar a esse resultado tem alimento certo!

O apetite começa a dar sinais de que é preciso um reforço no parto. Especialistas ensinam a fazer escolhas saudáveis nas refeições

Devem ganhar destaque no prato para suprir esse montante proteínas, vitaminas e minerais.

Todo esse reforço durante a refeição se refleto no desenvolvimento do bebê, que nesta fase já está com praticamente todos os órgãos e sistemas formados, e agora só precisa focar no crescimento, ganho de peso e forma física, conquistados em especial pela boa alimentação da mãe.

Esse e outros nutrientes ingeridos pela mãe, chegam ao feto pelo cordão umbilical, que ao longo da gestação fica um pouco mais grosso justamente para transportar o volume alimentar ideal que muda do primeiro para o segundo trimestre. Quanto ao sabor dos alimentos consumidos, esse pode sim causar reações no bebê, pratos mais ácidos e estimulantes, por exemplo, deixam a criança mais agitada na barriga.

DÊ UM APORTE DE FERRO

Na hora de montar o prato, entre os nutrientes que não podem faltar no cardápio da gestante nesta fase está o ferro. É necessária uma maior quantidade do nutriente a partir da 20ª semana de gestação, graças ao aumento de células vermelhas do sangue materno que supre as necessidades do feto. Na gravidez, o mineral é transportado pelo organismo para o desenvolvimento do bebê e da placenta.

A principal fonte de ferro é a carne vermelha. Para se ter uma ideia, a cada 100 g, cerca de 5 mg é de ferro. Mas o nutriente pode ser encontrado em menor quantidade em outros alimentos, como vegetais verde-escuros, entre eles brócolis e espinafre.

Para potencializar a absorção do ferro uma dica é combinar o alimento com aqueles ricos em vitamina C – goiaba, kiwi, morango e laranja.

Apesar de a gestação facilitar a absorção do ferro e o nutriente ser acessível para a maioria das futuras mamães, pode ser necessária a suplementação. A ingestão recomendada é de 27 mg/dia, cerca de 9 mg/dia a mais do que a não gestante. Como essa quantidade por inteiro dificilmente é suprida só pela dieta, deve-se suplementar 30 mg/dia durante os segundo e terceiro trimestre. A preocupação com o mineral é que sua falta pode provocar anemia e as chances de partos prematuros e baixo peso do recém-nascido aumentam.

POR MAIS ENERGIA

Longe da possibilidade de desenvolver anemia, graças às doses ideais de ferro, é preciso pensar em manter também bons níveis de energia, esta conquistada por meio de alimentos ricos em carboidratos. A ingestão diária recomendada na dieta da gestante é de 175 g/dia, cerca de 45% a 65% do aporte energético diário da dieta.

O nutriente pode ser facilmente encontrado e incluído no cardápio. Recomenda-se o consumo de carboidratos complexos como pães, massas e cereais integrais. Eles apresentam uma absorção mais lenta e gradual, reduzindo a demanda por insulina, promovendo um melhor controle metabólico.

Mas, cuidado com o consumo desenfreado de carboidratos. Em grande quantidade, o organismo separa uma parte para gerar energia e a outra ele armazena em forma de gordura no tecido adiposo. O resultado é o aumento de peso inesperado.

Do outro lado da balança estão ainda as dietas restritas de carboidratos ou a ingestão insuficiente, que devem ser evitadas. No organismo da gestante, tal deficiência leva à dor de cabeça, sono excessivo durante o dia, cansaço, oscilação de humor e déficit de atenção.

E para que o nível de energia não caia, a proteína deve estar presente nas refeições. A ingestão diária recomendada é de 71 g ou 1,1 g/kg/dia, cerca de 10% a 35% do aporte energético diário da dieta. A gestante tem necessidades aumentadas de proteínas pela síntese de tecidos maternos e fetais que variam de acordo com o período gestacional, atingindo o pico no terceiro trimestre.

Só não vale comer qualquer proteína, atente-se à sua qualidade. Recomenda-se o consumo daquelas com alto valor biológico, ou seja, que contêm todos os aminoácidos necessários para o desenvolvimento do feto. Tais como ovos, leite, carne vermelha, peixes e aves, vindo da origem animal. Já as proteínas de origem vegetal têm um valor biológico menor, entre elas lentilhas, feijões e ervilhas, mas também devem ser consumidas. No entanto, a falta ou ingestão insuficiente de proteína se reflete de diversas formas no organismo da mãe, como pela perda de peso, quadros frequentes de infecções, fadiga muscular e retenção de líquido. O bebê também não fica imune a deficiência. Nele pode haver comprometimento do desenvolvimento fetal.

DEIXE DE LADO NO PRATO
Se tem alimento que deve ser priorizado, existem aqueles que devem ser deixados para depois. Deve-se diminuir o consumo de vísceras, embutidos, frios, pele de aves e frutos do mar, carnes gordurosas, manteiga, creme de leite, nata, principalmente durante o segundo e terceiro trimestres, quando existe um aumento no metabolismo materno levando a uma maior mobilização dos lipídios, proporcionando uma elevação dos níveis séricos de triglicérides e colesterol, principalmente o LDL (colesterol ruim). Ainda nesta lista, precisam de atenção extra os ricos em vitamina A, como ovos, cenoura, fígado. Consumo de níveis altos de vitamina A (entre 10.000 e 25.000UI) pode ser teratogênico, ou seja, produzir dano ao embrião ou feto, restringindo o crescimento e até levando a distúrbios neurocomportamentais. Outros alimentos proibidos são: queijo fresco de leite não pasteurizado, devido o risco de se contrair brucelose; álcool, pois afeta o desenvolvimento do bebê; comidas que aumentam a formação de gases, como repolho, couve-flor e bebidas gaseificadas; e mariscos e maioneses, aqui o perigo esta na salmonela.

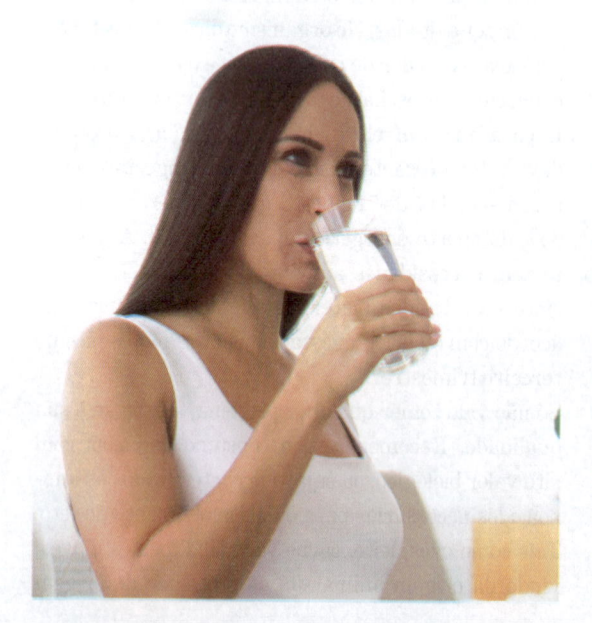

A dica é aproveitar desses novos hábitos alimentares e excluir outras coisas ruins do dia a dia, como consumo de cigarro e o sedentarismo.

CAPRICHE NOS LÍQUIDOS!
E não é só de comida saudável que vive uma gestante. Os líquidos, em especial a água, completam o time de destaque na mesa. Que a água faz bem para a saúde e até a pele, todos sabem, e durante a gestação não poderia ser diferente. A boa circulação sanguínea, a irrigação do útero e da placenta, o equilíbrio da pressão arterial, os bons níveis de líquido amniótico e a eliminação de toxinas indesejadas só são possíveis com a ingestão adequada de líquidos, em especial a água.

A recomendação básica é beber de 1,5 a 2 litros de água por dia. Para as mulheres que já tinham esse hábito, não existe tanta mudança; já as demais, precisam ficar atentas e esvaziar os copos todos os dias. Se for difícil consumir essa quantidade de líquido ao longo do dia só com água, tente incluir sucos e frutas – de preferência as naturais e sem conservantes –, mas sempre que possível priorize o melhor: a água.

Para se lembrar do líquido, deixe sempre uma garrafinha de água fresca por perto. Só evite bebê-la durante as refeições. Devido ao aumento do útero, o estômago tem sua capacidade reduzida e funcionamento mais lento, se ao comer incluir a bebida a gestante pode se sentir mais estufada, e não satisfeita.

Antes de sair por aí enchendo o copo vale lembrar que nem todo líquido é bem-vindo. Bebidas alcoólicas prejudicam o bebê e aquelas mais gaseificadas, como refrigerantes, tendem a dificultar a absorção de nutrientes. Chá-preto também não faz nada bem e deve ser evitado devido à alta concentração de cafeína que inibe a ação do ácido fólico.

OS SABORES QUE O BEBÊ SENTE
Enquanto a mãe monta o cardápio pensando no valor nutricional de cada ingrediente e no sabor da refeição, como fica o feto? Será que ele sente algo?

É a partir da nona semana de gestação que se formam no bebê a boca, a língua e as papilas gustativas. Há evidências de que o aprendizado do sabor do bebê começa no segundo trimestre e se intensifica no terceiro. O gosto dos alimentos ingeridos pela mãe chega aos pequenos pelo líquido amniótico e se modifica conforme o cardápio escolhido. Há bebês que até fazem caretas quando sentem um gosto que lhes desagrada, e outros que ficam mais agitados ou têm soluço com alimentos picantes. Porém o ponto mais importante dessa informação é saber que a quanto mais sabores o bebê for exposto ainda dentro da barriga da mãe, mais favorável tende a ser a aceitação alimentar dele ao longo da vida, contribuindo para um futuro mais saudável. Por isso, a orientação dos nutricionistas é de que a mãe amplie a oferta de nutrientes ingeridos para aprimorar o paladar do filho ainda durante a gestação.

O PREPARO DOS PRÓXIMOS PRATOS

Todo essa atenção com os alimentos deve ser mantida até o final da gestação. Com detalhe para a mudança na quantidade de calorias. No terceiro trimestre a gestante necessita de 452 calorias diárias a mais na dieta. Quanto aos alimentos da lista de proibidos é interessante que eles fiquem longe das refeições até o parto. Esse reforço seguro no preparo do cardápio recebe uma ajuda extra com a suplementação. É importante para o crescimento fetal, o desenvolvimento cerebral, além de auxiliar a mãe na recuperação pós-parto e favorecer o aleitamento materno. Mas só devem ser suplementadas vitaminas que o obstetra, nutricionsista ou nutrólogo indicar.

DE VOLTA PARA CASA

Como se viu, não faltam motivos para aderir a um cardápio mais saudável ao longo dos noves meses em nome da saúde da mãe e do feto. E que tal aproveitar para estender esse bom hábito? Na volta da maternidade, as regras devem ser mantidas, evitando-se alimentos muito calóricos e frituras. Neste período, não há algo em particular que deva ser ingerido, mas é aconselhável beber bastante líquido durante todo o dia. Alimentação saudável é regra para todas as situações.

O bebê começa a reconhecer o sabor dos alimentos no segundo trimestre de gestação, e o paladar se intensifica até o final da gravidez. Pensando nisso, as mães devem caprichar na variedade de alimentos

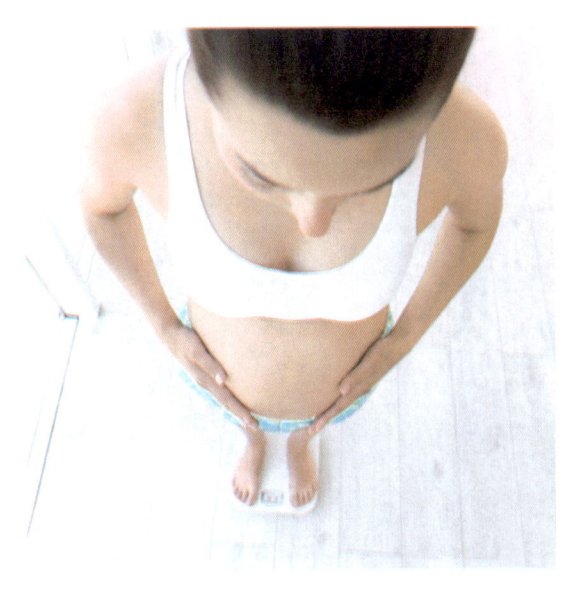

Os ponteiros da balança

A gestante com sobrepeso no segundo trimestre tem tendência a permanecer com os dígitos a mais na balança até o final da gravidez. Já aquelas que conseguiram se manter dentro do peso considerado ideal ficarão no permitido até o parto. Esse é o resultado de um estudo da Universidade de Munique, na Alemanha.
Traduzindo a pesquisa em quilos, o valor depende muito de cada biótipo e o obstetra pode orientar a gestante de maneira mais assertiva baseado no peso inicial da gestação. O que vale para todas é o ganho de 9kg a 15kg até a hora do parto. O peso extra é um combinado de fatores: o aumento do útero, o volume de sangue, o bebê; o acúmulo de gordura para compensar o gasto de energia que será utilizado para a amamentação.
Mas, muito além desse peso, a criança tem mais chances de se tornar obesa, e muito abaixo, o bebê pode nascer abaixo do peso ou prematuro.

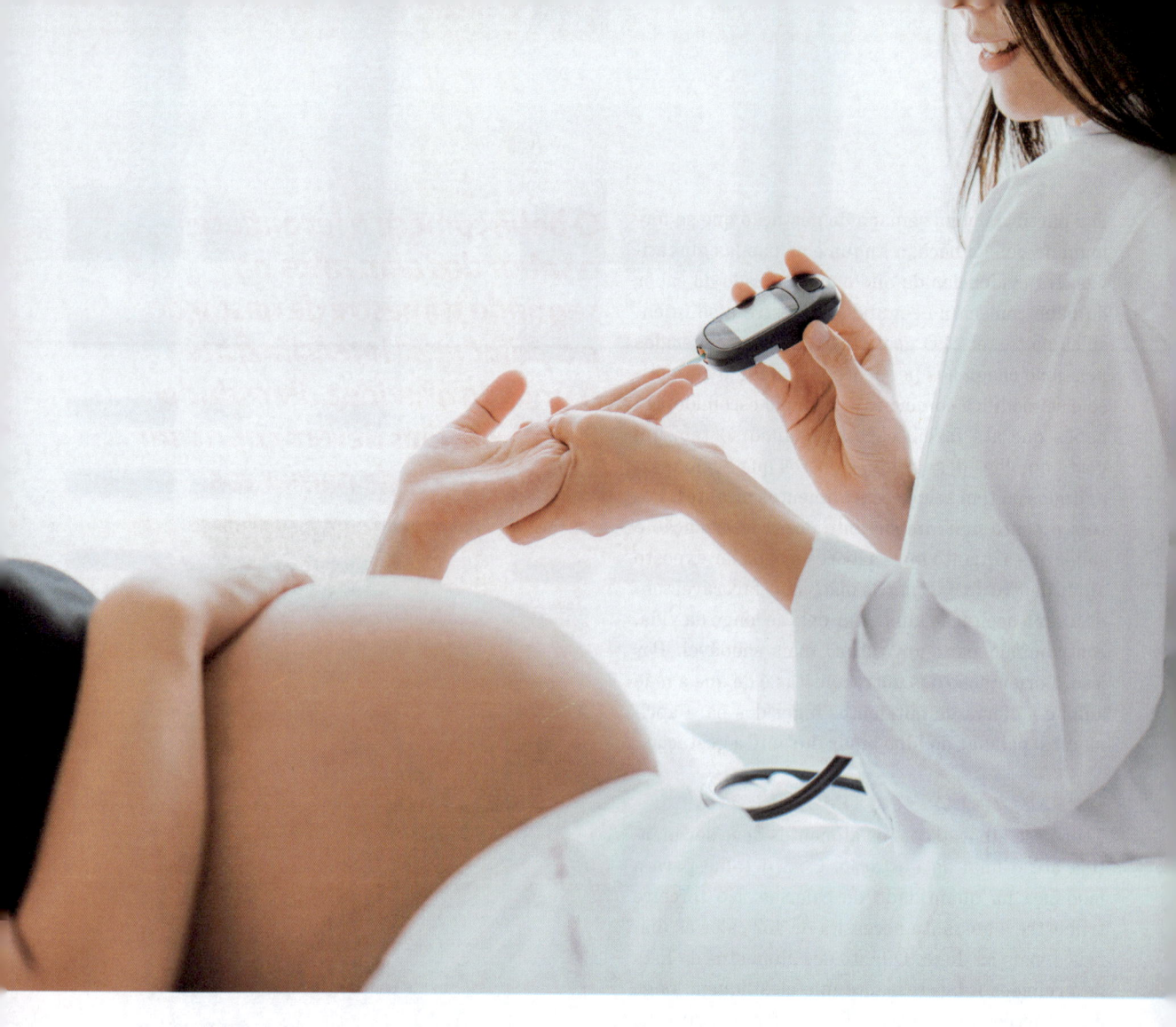

Diabetes gestacional

Uma em cada quatro futuras mamães irão desenvolver a doença. Silenciosa, ela pode ser diagnosticada nos exames preventivos e deve ser acompanhada

O diabetes já é uma doença velha conhecida dos brasileiros. Segundo o Ministério da Saúde, 12 milhões de pessoas aproximadamente têm o problema, sendo que 70% ainda nem sabem, segundo a Sociedade Brasileira de Diabetes (SBD).

Caracterizada pelo aumento do nível de glicose no sangue, a doença pode causar danos a partes vitais do corpo, como o coração, os rins, as artérias, os nervos e os olhos. As pessoas que não sabem que têm diabetes e por isso, não estão sob cuidados adequados, são as mais sujeitas aos riscos e complicações da doença. Como o diabetes pode demorar a se manifestar ou ser descoberto pelo paciente, a patologia em muitos casos é considerada silenciosa. E a má notícia é que nem as grávidas estão livres dela. Ainda de acordo com o Ministério da Saúde, 7% das mulheres em período gestacional são diagnosticadas com diabetes. E algumas têm o risco aumentado devido a diversos fatores: obesidade, gravidez tardia (acima de 35 anos), ovário policístico não tratado, diabetes em gestações anteriores ou quando há histórico da doença em familiares de primeiro grau.

COMO FICA O ORGANISMO

Com as mudanças físicas para a gestação do futuro bebê, o corpo também passa por adaptações na

Todas as gestantes, a partir da segunda metade da gravidez, devem fazer um exame que se chama teste oral de tolerância à glicose para que a doença seja diagnosticada rapidamente

produção hormonal. E é nesse momento que pode surgir o diabetes específico da gravidez.

O diabetes gestacional é definido pela presença de um alto nível de glicose no sangue que é verificado na gestante. Na prática, este é um período fisiológico em que a mulher tem a tendência a segurar energia para poder propiciar o crescimento fetal, que depende completamente dos nutrientes maternos para seu desenvolvimento. Algumas mulheres com predisposição a essa condição retêm uma parte maior de suprimento energético, no caso a glicose, e isso faz com que elas comecem a manter uma quantidade maior de açúcar do que a necessária para atender ao feto. Isso acontece por um quadro chamado de resistência de ação à insulina, que é um hormônio secretado pelo pâncreas. A placenta produz alguns hormônios que diminuem a ação da insulina e isso faz com que a glicose suba.

O PERIGO DE NÃO TER SINTOMAS

Geralmente os sintomas da patologia e de suas complicações só aparecem quando os níveis de glicose estão muito altos ou se esse aumento de açúcar no sangue permanecer por períodos prolongados. Granja ressalta que a alteração da glicose surge mais ou menos da 24ª à 30ª semana de gestação. É nessa fase que precisa ser feito o exame de sangue para constatar se há hiperglicemia, o excesso de glicose. Se a mãe já apresenta hiperglicemia antes dessa fase é porque já era diabética antes da gravidez, mesmo que não soubesse disso. Ainda que caso se confirme o diabetes, a gestante precisa fazer o controle da glicose no sangue antes e depois das refeições, monitorar o ganho de peso e, pela ultrassonografia, o médico avalia o crescimento e desenvolvimento do bebê. Caso a gestante não entre em trabalho de parto no tempo adequado devido ao diabetes, o nascimento deve ser induzido.

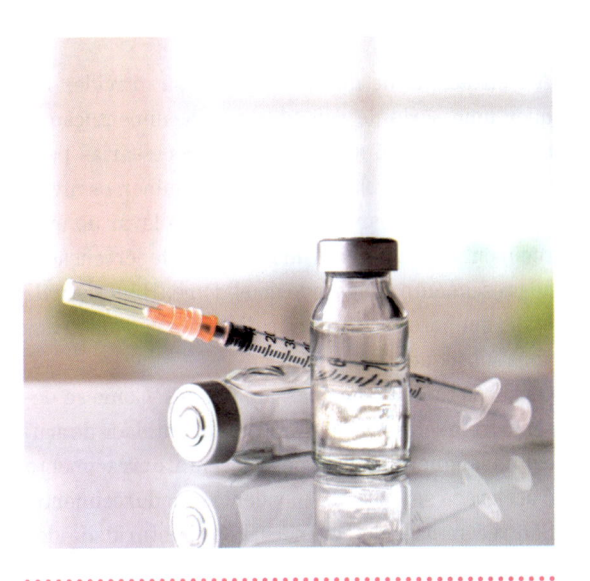

O que ocorre quando o diabetes se instala

O aumento dos níveis de açúcar no sangue durante a gravidez nem sempre tem sintomas, mas pode levar a diversas consequências à saúde da mulher e do bebê

Onde está o problema?

1 A digestão converte o alimento em glicose, que é lançada na corrente sanguínea.

2 Para esse combustível chegar às células, entra em cena a insulina, produzida pelo pâncreas em quantidade normal cada vez que a pessoa come.

3 Os hormônios da gravidez impedem que a insulina cumpra sua função, então começa a sobrar glicose no sangue. A alta concentração é perigosa tanto para a mãe quanto para o bebê

A mulher corre mais risco de ter diabetes gestacional se…
• Já estiver com idade acima dos 35 anos;
• Estiver acima do peso ideal ao engravidar;
• Possuir histórico familiar de diabetes, principalmente por parte de sua mãe;
• Tiver hipertensão arterial;
• Tiver dado à luz anteriormente a um bebê com mais de quatro quilos;
• Tiver sido diagnosticada com ovários policísticos e não tratado a condição;
• Já tiver enfrentado o diagnóstico de diabetes em gestações anteriores.

AS CONSEQUÊNCIAS SÃO PERIGOSAS

A constatação de diabetes durante a gravidez requer uma série de cuidados com a alimentação e, em alguns casos, medicações são necessárias para reverter ou controlar o quadro. Na mulher, os níveis elevados de açúcar no sangue podem levar ao aparecimento de infecções urinárias, à hipertensão e ao crescimento exagerado do abdome. Há o risco de essas mulheres se tornarem diabéticas ao longo dos anos subsequentes à gestação.

Os bebês também não passam imunes. Como se desenvolvem sob o regime de grande quantidade de açúcar no sangue, que passa pela placenta, o crescimento é acelerado sem o correspondente amadurecimento. São recém-nascidos grandes, com imaturidade dos órgãos e que podem vir ao mundo prematuramente. Há chances de desenvolverem ainda outras doenças como a hipoglicemia, que deixa sequelas neurológicas se não tratada nos primeiros dias de vida.

GESTAÇÃO DE ALTO RISCO

A hiperglicemia faz aumentar a chance de a mãe desenvolver cetose, ou seja, o organismo começa a consumir a gordura do corpo para produzir energia. Eleva-se também o risco de descompensação da glicemia, com picos e baixas preocupantes e recorrentes no nível da glicose no sangue. Esse desbalanço do metabolismo leva à perda de peso e ao alto risco de complicações tanto para a mãe quanto para o bebê. Para a mulher aumenta a probabilidade de ter as com-

---

O que a gestante diabética precisa evitar

Além de colocar no cardápio alimentos nutritivos e pobres em gorduras é imprescindível excluir itens que fazem disparar as taxas de açúcar no sangue. Saiba quais são os principais:

DOCES - o açúcar em si e os doces, caseiros e industrializados, devem ser evitados, pois fazem com que a glicose se eleve rapidamente e entre na circulação sanguínea. Os adoçantes nem sempre são boas alternativas, pois aqueles à base de ciclamato ou sacarina possuem maior restrição de consumo para as gestantes, por atravessarem a placenta e o feto não conseguir eliminar.

ALIMENTOS COM ALTO ÍNDICE GLICÊMICO - Aqueles que possuem carboidratos simples, como pão preparado com farinha branca, macarrão, arroz branco, biscoitos, batata, bolo e algumas frutas como abacate devem ser evitados, pois são transformados rapidamente em açúcar no organismo, exigindo maior atuação da insulina.

FRITURAS - Carne, frango e peixe fritos, assim como salgadinhos e outros pratos que são preparados imersos no óleo, não podem fazer parte da dieta de quem quer se ver livre do diabetes gestacional. Essas gorduras "ruins" podem aderir às artérias, reduzir a passagem do sangue que já se encontra saturado pelo excesso de açúcar, além de contribuir para o ganho de peso.

LATICÍNIOS GORDUROSOS - queijos amarelos, requeijão, creme de leite e leite integral são ricos em gorduras saturadas, que se acumulam facilmente e obstruem as artérias. Eles ainda contribuem para o aumento nos níveis de colesterol e favorecem os processos inflamatórios em todo o organismo. Ricota e queijo branco são bons substitutos. O leite deve ser desnatado ou pelo menos semidesnatado.

SAL - o sal e alimentos que o possuem em grande quantidade, como os embutidos e enlatados, devem ser evitados para não correr o risco de adquirir o Distúrbio Específico da Gestação Hipertensiva ou pré-eclâmpsia, que pode ocorrer devido à hipertensão arterial sistêmica na gravidez.

AÇÚCAR NÃO TEM SUBSTITUTO - Mel, melado, açúcar mascavo e cristal se equivalem quando o assunto é elevar as taxas de glicose no sangue. Todos devem ser evitados. Além disso, eles contêm calorias e não podem ser usados com a intenção de adoçar diversos preparos. Da mesma forma, a frutose, que é o açúcar originário das frutas, também precisa ser consumida com moderação.

> **Os bebês não ficam imunes, e como se desenvolvem sob o regime de grande quantidade de açúcar no sangue, que ultrapassa a placenta, o crescimento é acelerado sem o correspondente amadurecimento**

plicações vasculares do diabetes, além de ser maior a chance de ter hipertensão. O diagnóstico da doença faz com que a gestação seja considerada de alto risco e a futura mamãe precise de um acompanhamento médico mais cauteloso, de uma refeição saudável e da prática de exercícios específicos.

TRATAMENTO DEVE SER IMEDIATO
Diagnosticado o diabete gestacional, a primeira coisa a fazer é iniciar uma dieta saudável e adequada. Não é perda de peso durante a gravidez, o que não é considerado saudável. Mas uma dieta equilibrada, evitando excesso de açúcar e carboidratos. Se a gestante não tiver contraindicação, e isso quem vai avaliar é o obstetra, recomenda-se também que ela faça atividade física. Se a mulher era sedentária antes da gravidez, a atividade física tem que ser leve, como uma caminhada, ou, se houver possibilidade, um exercício dentro da água, como a natação e a hidroginástica, que causa menos trauma articular. Mas se isso não resolve ou se os níveis de glicose são altos desde o diagnóstico, é indicado o uso de insulina, que é seguro durante a gravidez.

O NASCIMENTO E PÓS-PARTO
O fato de o bebê estar em um ambiente intrauterino com excesso de açúcar faz o pâncreas dele se acostumar com essa quantidade excessiva. Depois que ele nasce, pode acontecer o oposto e o bebê desenvolver hipoglicemia neonatal. Alguns estudos também apontam que filhos de mulheres com diabetes gestacional têm maior risco de desenvolver obesidade e diabetes tipo 2 na adolescência ou na vida adulta.
Já a boa notícia para a mãe é que na maioria das vezes a glicose volta ao normal logo após a chegada no bebê. Mas o fato de ela ter tido diabetes gestacional cria uma tendência e boa parte dessas mulheres, especialmente após os 60 anos, pode desenvolver diabetes tipo 2. O que se recomenda é que toda mulher que teve diabetes na gravidez teste a sua glicose uma vez ao ano depois que o bebê nascer. Uma mulher que já teve diabetes na gravidez também tem um risco maior de desenvolver a doença em uma nova gestação, mas essa prevalência não é de 100% segundo a medicina.

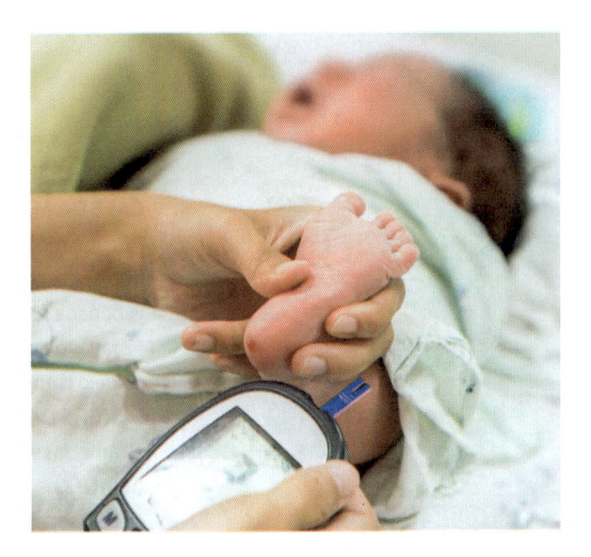

A PREVENÇÃO
Como um dos principais fatores de risco é a obesidade ou ganho excessivo de peso durante a gravidez, uma forma de prevenir é tentar emagrecer antes de engravidar, planejando a gestação. Uma vez grávida, é preciso evitar o excesso de peso ao longo da gravidez. Isso se consegue por meio de uma dieta saudável, adequada, sem excesso de calorias e gordura, e com atividade física. O acompanhamento com um nutricionista e um preparador físico é essencial para ajudar a futura mamãe nesta fase.

DIETA PARA CONTROLAR A GLICOSE
Para auxiliar as gestantes que buscam a combinação variada e saudável de ingredientes para compor a refeição, confira a seguir um cardápio de 1.500 calorias diárias que inclui até carboidratos, mas dentro do limite seguro para que a glicose no sangue não vá às alturas, priorizando os alimentos essenciais para esse período especial. Confira!

CARDÁPIO

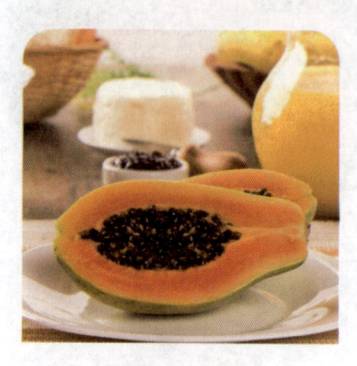

SEGUNDA-FEIRA
CAFÉ DA MANHÃ
• 1 copo de leite desnatado com café e adoçante • 1 pão francês integral com 1 col. (sobremesa) de *cream cheese* • ½ mamão papaia
LANCHE DA MANHÃ
• 1 maçã média cozida com canela
ALMOÇO
• 3 col. (sopa) de arroz integral cozido com 2 col. (sopa) de ervilha fresca • 1 fatia média de carne magra grelhada • 1 col. (servir) de repolho refogado • ½ tomate médio • 1 goiaba média
LANCHE DA TARDE
• 1 pote de iogurte de frutas desnatado com 1 col. (sopa) de amêndoas
JANTAR
• 1 batata cozida • 2 pedaços de carne bovina ensopada • 2 pires (chá) de agrião com 5 rodelas de pepino • 2 col. (sopa) de beterraba cozida com 1 col. (sopa) de azeite • 1 fatia de melão
CEIA
• 1 xíc. de chá-verde com adoçante • 2 unidades de torrada integral com 1 col. (sopa) de *cream cheese*

TERÇA-FEIRA
CAFÉ DA MANHÃ
• 1 copo médio de vitamina de frutas feita com leite desnatado, ½ banana, ½ maçã e adoçante
• 2 fatias de pão de forma de centeio com margarina *light*
LANCHE DA MANHÃ
• 2 ameixas vermelhas
ALMOÇO
• 3 col. (sopa) de arroz integral • 1 concha pequena de feijão • 1 filé bovino magro assado • Salada com 6 folhas de alface e 3 col. (sopa) de cenoura cozida, temperada com 1 col. (sopa) de azeite de oliva
• 1 bola de frozen iogurte *diet*
LANCHE DA TARDE
• 2 torradas integral com 2 col. (chá) de geleia diet de frutas • 1 copo de leite quente desnatado com 1 col. (café) de canela e adoçante
JANTAR
• 1 e ½ xíc. de macarrão integral com molho de tomate e manjericão • 1 filé de frango médio assado com gengibre • 3 col. (sopa) de abobrinha refogada • 6 folhas de alface, 2 rabanetes pequenos com 1 col. (sopa) de azeite de oliva
• 1 fatia de abacaxi com canela
CEIA
• 1 copo de leite desnatado

QUARTA-FEIRA
CAFÉ DA MANHÃ
• 1 copo de leite desnatado com adoçante • 2 fatias de pão de forma rico em fibras com 1 col. (sobremesa) rasa de creme de ricota • 1 mexerica
LANCHE DA MANHÃ
• 1 banana com canela
• 1 copo de iogurte desnatado
ALMOÇO
• 2 col. (sopa) de arroz integral
• 2 pedaços de batata yacon cozida
• 1 pedaço de frango ensopado
• ½ xíc. (chá) de brócolis cozidos
• 1 prato (sobremesa) de salada de rúcula com 1 col. (sopa) de grão-de-bico e 1 col. (sopa) de azeite de oliva • 1 pera
LANCHE DA TARDE
• 1 copo de leite desnatado batido com 1 banana
JANTAR
• 6 folhas de alface-americana temperadas com 1 col. (sopa) de azeite de oliva • 2 conchas de sopa de legumes (com frango, cenoura, vagem, chuchu, batata yacon e temperada com alho, cebola, noz-moscada e uma pitada de sal)
• 1 taça de gelatina *diet*
CEIA
• 1 copo de leite desnatado batido com 1 col. (sobremesa) de aveia

QUINTA-FEIRA
CAFÉ DA MANHÃ
• 1 copo (médio) de iogurte desnatado batido com 1 col. (sopa) de aveia • 1 fatia de pão integral com 1 ponta de faca de margarina *light* sem sal • 1 maçã
LANCHE DA MANHÃ
• 1 barra de cereal diet com baixo teor de gordura
ALMOÇO
• 4 col. (sopa) de purê de batata yacon • 1 posta média de filé de

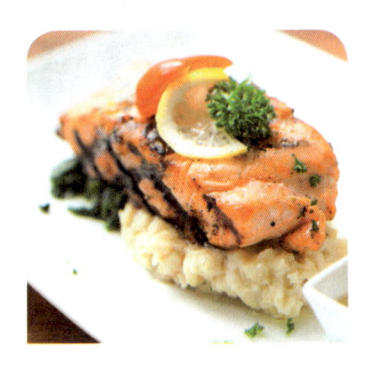

salmão assado com alecrim
- 1 prato (sobremesa) de almeirão com 2 col. (sopa) de grão-de-bico e 1 col. (sopa) de azeite de oliva
- 1 taça de salada de frutas

LANCHE DA TARDE
- 1 xíc. de café com adoçante
- 1 fatia de pão integral

JANTAR
- 3 col. (sopa) de arroz integral
- 2 col. (sopa) de lentilha • 1 filé de frango assado com alecrim
- 5 folhas de alface, ½ tomate com 1 col. (sopa) de azeite de oliva
- 1 barra (30 g) de chocolate diet

CEIA
- 1 torrada integral com 1 fatia de ricota • 1 xíc. (chá) de camomila

SEXTA-FEIRA
CAFÉ DA MANHÃ
- 1 copo de leite de soja desnatado batido com 3 col. (sopa) de abacate e adoçante • 2 fatias de pão de forma integral com 1 col. (sopa) de ricota sem sal batida com ervas

LANCHE DA MANHÃ
- 1 copo de iogurte desnatado

ALMOÇO
- 1 e ½ xíc. (chá) de macarrão integral ao alho e óleo • 1 filé bovino grelhado • 2 col. (servir) de acelga picada • 1 col.(sopa) de beterraba cozida com 1 col. (sopa) de azeite de oliva • 1 copo de suco de limão

LANCHE DA TARDE
- 1 copo de leite de soja batido com 5 morangos

JANTAR
- 3 col. (sopa) de arroz integral
- 1 filé bovino magro grelhado
- 3 col. (sopa) de mostarda refogada • 5 rodelas de pepino
- 2 col. (sopa) de cenoura ralada com 1 col. (sopa) de azeite de oliva
- 1 copo de suco de acerola

CEIA
- 1 copo de leite desnatado

SÁBADO
CAFÉ DA MANHÃ
- 1 copo de leite desnatado com café e adoçante • 2 torradas integrais com 2 col. (chá) de geleia de frutas *diet* • 1 fatia de manga

LANCHE DA MANHÃ
- 1 copo de vitamina (banana, maçã, mamão) com adoçante

ALMOÇO
- 2 panquecas feitas de farinha de trigo integral e recheio de frango desfiado temperado com ervas finas • 2 col. (sopa) de berinjela refogada • 2 ervilhas-tortas
- 1 prato (sobremesa) de chicória com 1 col. (sopa) de azeite de oliva
- 1 laranja com bagaço

LANCHE DA TARDE
- 1 copo de água de coco
- 4 bolachas integrais

JANTAR
- 1 fatia de pizza de espinafre com massa integral, 1 fatia de pizza de peito de peru *light* e muçarela *light*
- 1 prato (sobremesa) de salada de repolho com 1 col. (sopa) de azeite de oliva • 1 fatia de melancia

CEIA
- 1 copo de iogurte desnatado com
- 2 castanhas-do-pará picadas

DOMINGO
CAFÉ DA MANHÃ
- 1 xíc. de chá de erva-cidreira
- 2 fatias de pão de forma de fibras com 2 col. (sopa) de *cream cheese light* • 1 fatia de melancia

LANCHE DA MANHÃ
- 1 copo de iogurte desnatado com 1 col. (sopa) de amêndoa

ALMOÇO
- 2 col. (sopa) de arroz integral com 2 col. (sopa) de ervilha fresca
- 1 posta de cavala assada com cebola e 2 rodelas de batata • 2 col. (servir) de espinafre refogado
- 4 col. (sopa) de pimentão refogado • 1 kiwi

LANCHE DA TARDE
- 1 fatia de pão de forma integral com queijo cottage

JANTAR
- 2 fatias de pão de forma integral com 1 col. (sobremesa) de maionese *light* • 4 folhas de alface, 2 rodelas de tomate, 1 col. (sopa) de cenoura crua ralada com 1 col.(sopa) de azeite de oliva • 5 fatias de blanquet de peru *light* • 1 copo de suco de laranja

CEIA
- 2 unidades de bolacha integral
- 1 copo de leite desnatado

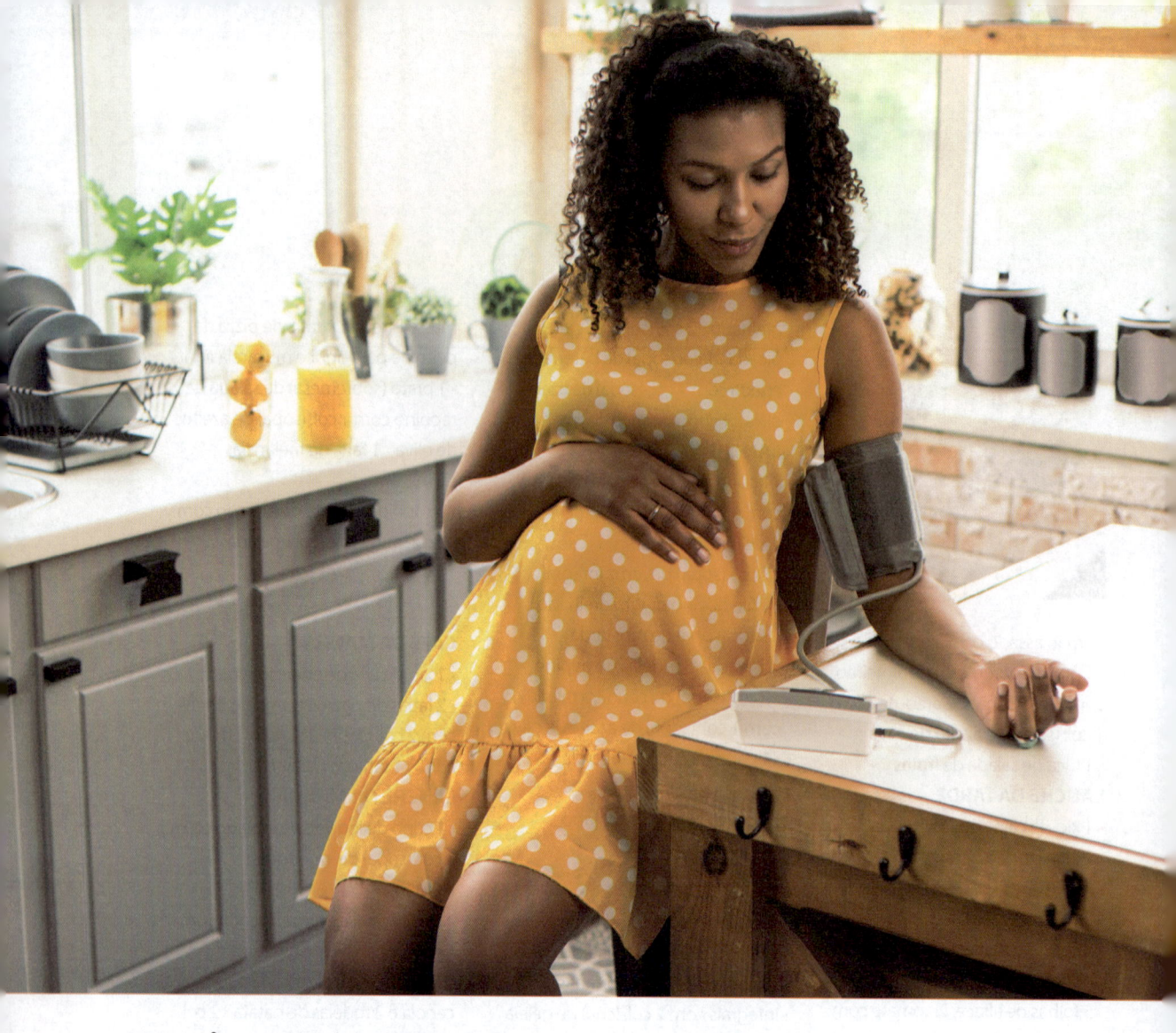

Pré-eclâmpsia e seus riscos

Alteração na pressão arterial pode colocar em risco a vida do bebê e da gestante. Quadro requer cuidados específicos ao longo dos nove meses até semanas após o parto

O problema circulatório mais grave que pode surgir durante a gestação é a pré-eclâmpsia. O quadro trata-se de uma complicação cardiocirculatória que aparece com mais frequência na segunda metade da gestação, a partir da 20ª semana, já que no primeiro trimestre a pressão arterial tende a ficar mais baixa. Porém, é mais comum entre o oitavo e o nono mês, por isso não existe alta durante o pré-natal, o acompanhamento deve ser até depois do parto. Cerca de 25% dos casos de pré-eclâmpsia se desenvolvem nos quatro primeiros dias depois do parto ou em até seis semanas depois. A causa da doença, muitas vezes, pode estar relacionada à formação da placenta. No início da gestação, novos vasos sanguíneos se desenvolvem e evoluem para enviar eficientemente o sangue para a placenta. Em mulheres com pré-eclâmpsia, estes vasos sanguíneos não parecem desenvolver-se adequadamente e tendem a ser mais estreitos que os vasos sanguíneos normais, alterando a sinalização hormonal e quantidade de sangue que deveria fluir, assim como sua coagulação, levando a espasmos nos vasos sanguíneos. Em alguns casos o coração bate com mais força para ajudar no processo, mas isso acaba elevando muito a pressão arterial. Os principais sintomas são o aumento da pressão acompanhado do inchaço das extremidades, bem como a perda de proteína pela urina. Tantas mudanças no funcionamento do organismo da mulher

A pré-eclâmpsia pode se desenvolver após a 20ª semana de gestação ou no pós-parto

comprometem diretamente o fluxo de sangue enviado para o bebê, que em muitos casos, pode receber uma alimentação insuficiente e ter seu crescimento prejudicado ao longo da gestação.

Como nem sempre a pré-eclâmpsia apresenta sintomas, e quando eles surgem, na fase inicial da doença, são inexpressivos, como um inchaço. É no medidor de pressão arterial que suspeita-se de pré-eclâmpsia. Assim como em qualquer pessoa, se a pressão arterial estiver em 14 por 9 ela é considerada alta. Mas, fica-se estabelecido que um aumento acima de 3 mmHg na pressão sistólica, a máxima, e acima de 1,5 mmHg na diastólica, mínima, na gestante já é hipertensão ou um sinal de que é preciso investigar, considerando aqui o nível de base da pressão arterial da mulher antes mesmo de engravidar, que pode ser mais baixo que 12x8, por exemplo.

Essas alterações preocupam tanto o médico quanto a gestante porque são associadas a complicações fetais e maternas graves e a um risco maior de mortalidade. No mundo, infelizmente quase 76 mil mães e 500 mil bebês perdem suas vidas, todos os anos, devido à pré-eclâmpsia e aos distúrbios hipertensivos.

Trazendo a situação para uma realidade mais próxima, estima-se que o diagnóstico represente 25% das mortes maternas na América Latina e cerca de 5% e 7% de casos graves entre as grávidas brasileiras.

PRESSÃO ARTERIAL NA GRAVIDEZ

Alguns fatos na saúde da mãe aumentam a possibilidade de desenvolver o problema. Entre as doenças que podem levar à pré-eclâmpsia estão as autoimunes, como diabetes tipo 1, lúpus e esclerose múltipla, além de uma série de implicações como: primeira gravidez, gestações múltiplas, obesidade, idade da gestante superior a 35 anos e histórico de hipertensão arterial e diabetes anterior à gravidez. O diagnóstico é importante tanto para o tratamento quanto para identificar que tipo de pré-eclâmpsia a grávida tem. Afinal, ela pode ser apontada como leve ou grave e ambas precisam de cuidados.

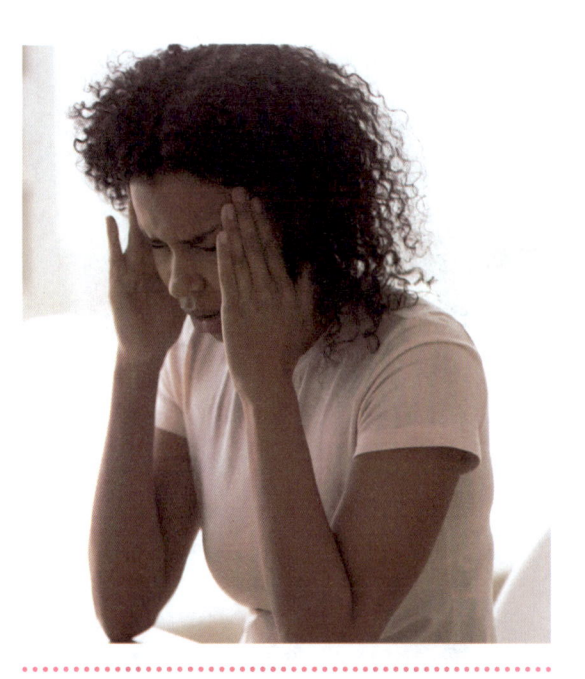

Existem quatro tipos de hipertensão que podem acontecer durante a gestação

HIPERTENSÃO CRÔNICA
Diagnosticada quando a paciente já tinha alterações nos níveis de pressão arterial antes mesmo de engravidar. Quadro deve persistir durante e depois da gravidez.

HIPERTENSÃO GESTACIONAL
Aumento da pressão arterial após a 20ª semana de gestação, em mulheres que nunca tiveram hipertensão antes.

PRÉ-ECLÂMPSIA LEVE OU GRAVE
Depois da 20ª semana de gravidez há aumento da pressão arterial associado à perda de proteínas na urina. O que diferencia se a pré-eclâmpsia é leve ou grave é o nível da pressão arterial e a quantidade de proteína. Casos que pedem mais atenção tem pressão arterial igual ou superior a 160 x 100 mmHg e mais de 2 gramas por dia de proteína na urina. Quadro persiste até o final dos nove meses e se cura após o parto.

PRÉ-ECLÂMPSIA SUPERPOSTA À HIPERTENSÃO CRÔNICA
É a pré-eclâmpsia em mulheres que já tinham aumento prévio da proteinúria ou aumento súbito da pressão arterial.

Conforme gravidade e idade gestacional é recomendado a indução do parto

gestante pode ter náuseas e vômitos. Com um ou mais desses sinais é preciso procurar ajuda médica urgente. Em casos graves, em que há risco para a gestante e o bebê, se faz necessária a internação para administração de remédios anti-hipertensivos na veia. Na saúde da grávida, a pré-eclâmpsia grave pode levar ao mau funcionamento dos rins, disfunções no fígado e convulsões. A síndrome HELLP é outra complicação caracterizada por, além dos sintomas de eclâmpsia, a presença de destruição das células sanguíneas, com anemia, hemoglobinas abaixo de 10,5% e queda das plaquetas abaixo de 100.000/mm3, além da elevação das enzimas hepáticas, com TGO acima de 70U/L. Essa destruição ou diminuição das plaquetas pode comprometer a coagulação sanguínea levando a sangramentos. No bebê, a pré-eclâmpsia grave aumenta os riscos de restrição no processo de crescimento.
Dependendo da gravidade do caso e da idade gestacional, o médico pode indicar a indução do parto como forma de regular os níveis de pressão e os incômodos da pré-eclâmpsia. Em casos graves há alteração na coagulação sanguínea e o descolamento prematura da placenta, que também pode desencadear hemorragia e levar a um parto de emergência.

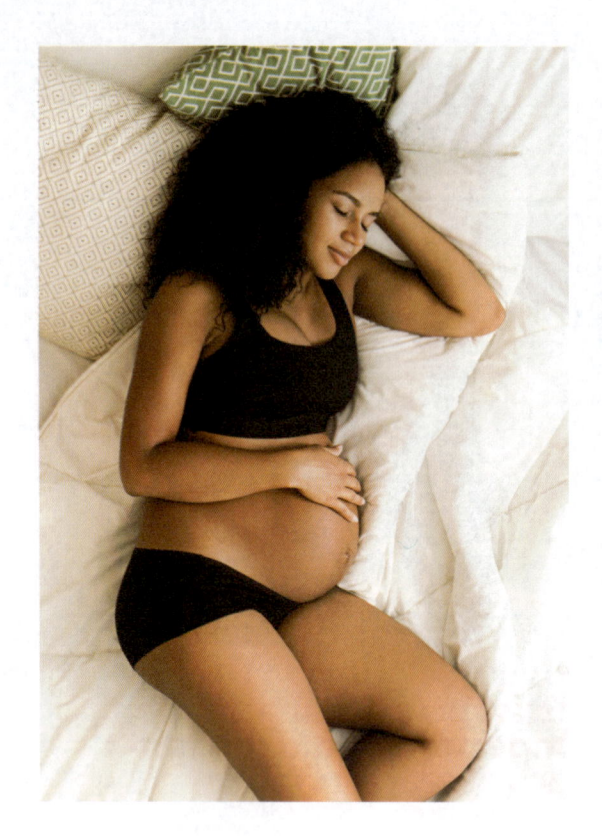

A PRÉ-ECLÂMPSIA LEVE
Na pré-eclâmpsia leve os principais sintomas são pressão arterial igual ou superior a 140 x 90 mmHg, presença de proteínas na urina e ganho de peso repentino, cerca de 1 a 2 kg em três dias. Algumas gestantes também se queixam de dor de cabeça ao longo do dia. Quando diagnosticada a pré-eclâmpsia leve, o tratamento tende a ser ambulatorial com aferição de pressão regular, consultas médicas que podem chegar a ser semanal e repouso sempre que necessário, além do acompanhamento dos resultados de exames de sangue e urina para análise de proteínas. O parto pode ocorrer por indução na 37ª semana como forma de prevenir complicações.

HÁ SITUAÇÕES MAIS GRAVES
A pré-eclâmpsia grave, por sua vez, precisa de um pouco mais de atenção e cuidados da equipe médica. Ela se caracteriza por níveis de pressão ainda mais altos, que ficam iguais ou maiores que 160 x 100 mmHg, associado com dor de cabeça frequente e forte. Há também diminuição na quantidade e vontade de fazer xixi, a visão fica mais embaçada e escurecida e a

CONTROLANDO AS MÁXIMAS
Para evitar um parto prematuro ou complicações que coloquem em risco a vida da mãe e do bebê é preciso redobrar a atenção durante o pré-natal, com aferição da pressão arterial todos os meses e a realização de exames de sangue e de urina para registar os índices de proteínas. Como não existe um tratamento específico e totalmente eficaz contra a pré-eclâmpsia, medidas devem ser adotadas para prevenir ou amenizar os desconfortos. O obstetra deve fazer um monitoramento constante desta gestante, além de indicar repouso, dieta com baixo consumo de sal e medicamentos anti-hipertensivos. O cardápio deve ser pobre em sal e em gordura e rico na ingestão de água. A prática de uma atividade física, desde que leve e de baixo impacto, é benéfica.

Sobre o repouso o indicado é que a grávida deite do lado esquerdo para desobstruir a artéria e aumentar a circulação sanguínea para os rins e o útero.

Há situações em que o obstetra pode prescrever sulfato de magnésio antes do parto, como forma de proteger os neurônios da mãe e do feto para casos de pico de pressão. Quando não tratado ou feito acompanhamento necessário, o problema pode evoluir para a eclâmpsia, em si. O quadro é raro, porém bem mais grave e pode levar a mãe ao óbito. Os sintomas neste caso vão de dores de cabeça a convulsões, agitação, perda de consciência.

MÉTODO DE PARTO

A gestante com pré-eclâmpsia pode ter um parto normal desde que a pressão esteja estabilizada e os exames de rotina estejam normais. Mas, quando necessária a indução do parto devido a pré-eclâmpsia, a gestante deve estar consciente que o tipo de parto realizado será o mais eficiente e, mesmo que não seja o que sido planejado por ela. Se o colo do útero for considerado favorável e o parto vaginal rápido for possível, o trabalho de parto é acelerado. Em casos de colo do útero desfavorável, o parto normal é imediatamente substituído pela cesariana. Muitas situações de pré-eclâmpsia ou eclâmpsia tendem a se resolver no parto ou no máximo em até 12 horas após o nascimento do bebê, mas como prevenção, todas as mulheres devem ser acompanhadas por até 40 dias após dar à luz. Esse período é considerado a fase crítica da doença. Para confirmar se os níveis de pressão estão estáveis, a paciente é avaliada nas primeiras semanas após o nascimento do bebê. Se depois de seis semanas a pressão arterial continuar alterada pode ser hipertensão crônica e um acompanhamento mais de perto, com tratamento específico, deve ser realizado.

CADA GESTAÇÃO É SINGULAR

Como a maioria dos quadros de pré-eclâmpsia tende a se curar após o parto não é preciso se preocupar que a situação se repita com a chegada do próximo filho. O risco de repetição dos sintomas é ainda menor quando é o mesmo pai. A explicação seria que há adaptação imunológica da mãe ao DNA do pai. Quando a segunda gravidez é de um novo parceiro, a probabilidade de desenvolver os sintomas é a mesma da primeira gestação, isso porque serão novos antígenos do homem.

Mães que já tiveram abortos espontâneos também tem menor risco de apresentar a doença, segundo estudo realizado pelo Norwegian Institute of Public Health (NIPH). É como se a mulher criasse uma proteção contra a pré-eclâmpsia.

Sobre a eclâmpsia pós-parto, esta é uma situação bem mais rara. Quando aparece, surge 48 horas depois do nascimento do bebê. Diagnosticada em mulheres que já tiveram ou não pré-eclâmpsia, favorecem o quadro: obesidade, diabetes, ter mais de 40 anos ou menos de 18 anos. Os principais sintomas que levam à suspeita do problema são desmaio, dor de cabeça, visão embaçada, convulsões, inchaço das mãos e nos pés e zumbido nos ouvidos. Como forma de controlar o probelma, a administração de sulfato de magnésio pode ser recomendada. Ela ajuda a controlar as convulsões e evitar o coma.

Anti-hipertensivos também podem ser prescritos. Mas, além da medicação, é necessário ficar de olho no prato, adotando um cardápio livre de sal e alimentos gordurosos. Quanto antes identificada e tratada a pré-eclâmpsia, menor o risco de complicações e sequelas para a mãe e mais saúde para o bebê.

> **O risco da pré-eclâmpsia na segunda gestação é menor se a gravidez for do mesmo pai**

O diagnóstico de pré-eclâmpsia

PARA CONFIRMAR O QUADRO, O MÉDICO PODE SOLICITAR OS SEGUINTES EXAMES:

• Exame de sangue verifica as funções hepáticas, renais e as plaquetas;

• Ultrassom monitora o crescimento do bebê e a quantidade de líquido amniótico;

• Análise da urina confirma a quantidade de proteína;

• Perfil biofísico avalia a respiração, o tônus muscular e os movimentos do bebê.

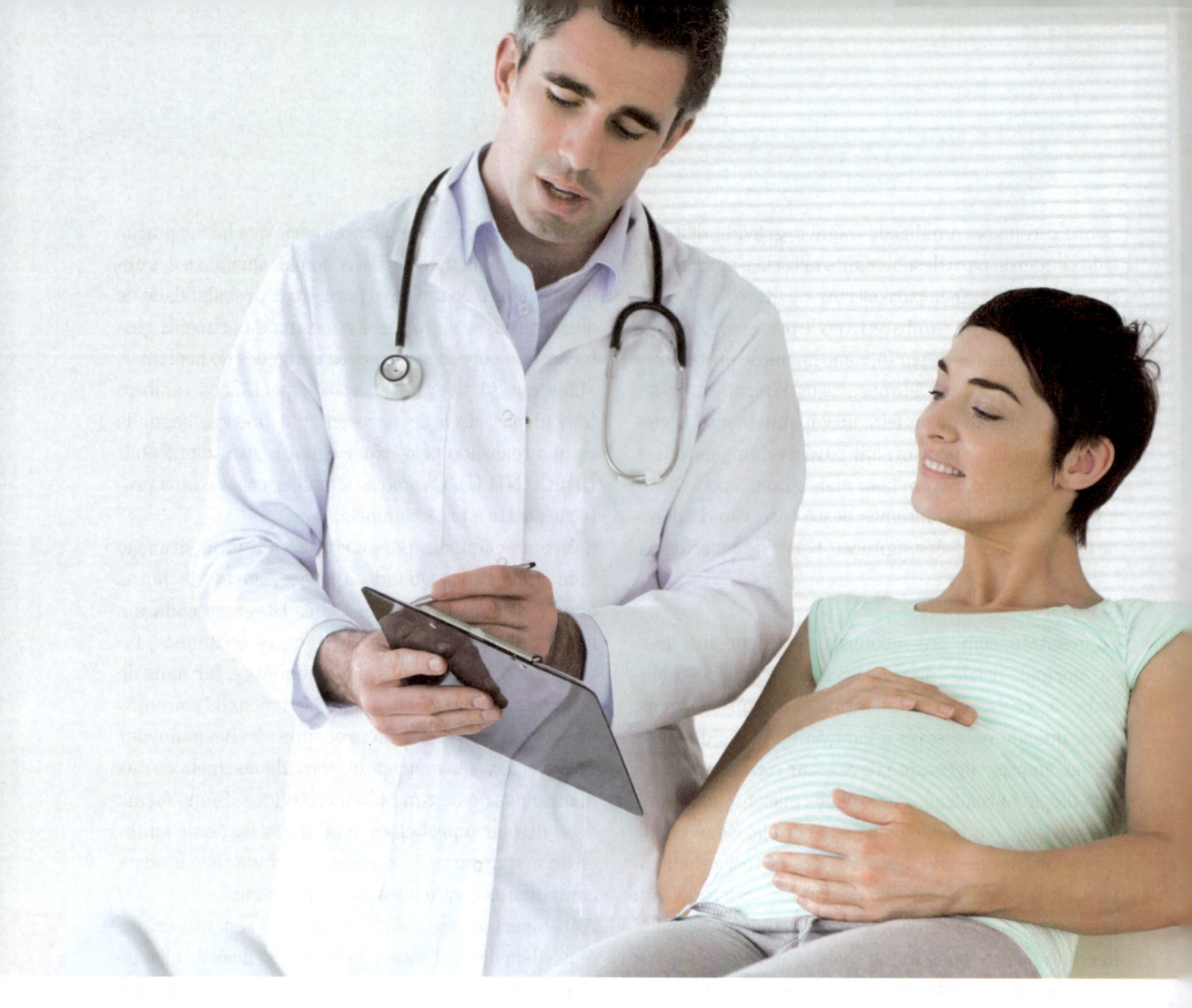

Placenta prévia sem medo

Em geral diagnosticada em mulheres mais maduras e que já passaram por um parto, trata-se de um problema que requer atenção e controle

Você acaba de sair do consultório médico, após mais uma consulta de pré-natal. No lugar da sensação de alegria, há apenas medo, pois uma nova situação clínica foi identificada: placenta prévia. De acordo com o seu obstetra, essa é uma condição que se apresenta em uma a cada 200 gestantes. Se a placenta prévia ocorrer durante o início da gestação, a situação é resolvida em 28 semanas, conforme o útero cresce, caso contrário precisa de um acompanhamento mais de perto. Mas a pergunta que lhe vem à mente é: por que eu? Não precisa se preocupar!

O problema é perfeitamente gerenciável, desde que sejam atendidas as orientações médicas.

A placenta prévia, conhecida popularmente como baixa, caracteriza-se pela implantação da placenta sobre ou perto do colo uterino, na parte inferior do útero, em vez de ser na parte superior deste. Outra particularidade é que ela poderá cobrir parte ou todo o orifício do colo uterino, dificultando, em maior ou menor grau, a passagem do feto pelo canal de parto.

A sua incidência é maior entre mulheres que tiveram mais de uma gravidez ou tenham anomalias estruturais do útero, como de cesarianas ou mesmo por traumatismos endometriais, consequência de curetagens ou infecções que são responsáveis por diminuir a vascularização do endométrio. A causa para isso é a forma como o embrião migra: a regra é que ele se aloje no fundo do útero e em sua parte mais alta. Caso não ocorra essa fixação, haverá deslocamento e posterior fixação na parte mais inferior.

ACOMPANHAMENTO MÉDICO

Se a gestante já está sendo acompanhada por um especialista, as chances de um diagnóstico precoce são grandes. Isso porque o problema pode ser detectado em um exame de imagem entre 18 a 20 semanas. Essa implantação pode ser diagnosticada por meio de uma ultrassonografia transvaginal e, se necessário, complementar com ressonância magnética. Dependendo das condições da gestante, há ainda a investigação de acretismo placentário, isto é, uma penetração mais profunda da placenta em outras camadas do útero ou órgãos adjacentes. A maioria das gestantes não sentem sinais desse quadro, sendo identificado somente durante o pré-natal.

HEMORRAGIA INDOLOR

Quando não identificado por meio da ultrassonografia a gestante descobre o problema por meio de uma hemorragia, com sangramento intenso de um vermelho brilhante, porém indolor, que se manifesta no final da gravidez. Algumas mulheres já apresentam o sintoma no segundo ou terceiro trimestre da gestação. Quando a hemorragia é leve, sem parto iminente, o repouso hospitalar é a indicação. Se o sangramento cessa, a paciente pode voltar para casa.

Diagnóstico representa de 70% a 80% das hemorragias na segunda metade da gestação

Outra medida aconselhada pelos médicos é evitar as relações sexuais, havendo ou não sangramento. Porém, a partir do segundo episódio de sangramento é indicada a internação da gestante até o dia do parto. De acordo com a gravidade do caso é recomendado administrar corticoide entre 24 e 34 semanas. Durante o tratamento é acompanhada a maturidade e vitalidade do feto. Aqui, antecipar ou não o parto é uma decisão baseada de acordo com as respostas dos cuidados. Se o sangramento for intenso ou incontrolável, acompanhado de alterações na frequência cardíaca do bebê ou instabilidade hemodinâmica da mãe, é preciso agendar a cesárea, caso contrário, segue a gravidez. O parto normal só é indicado se a borda placentária estiver dentro de 1,5 a 2 cm do óstio cervical, no entanto, é necessário aprovação médica. A cesárea aqui é tida como uma medida preventiva já que ao deslocar-se, a placenta poderia privar o bebê do recebimento de oxigênio.

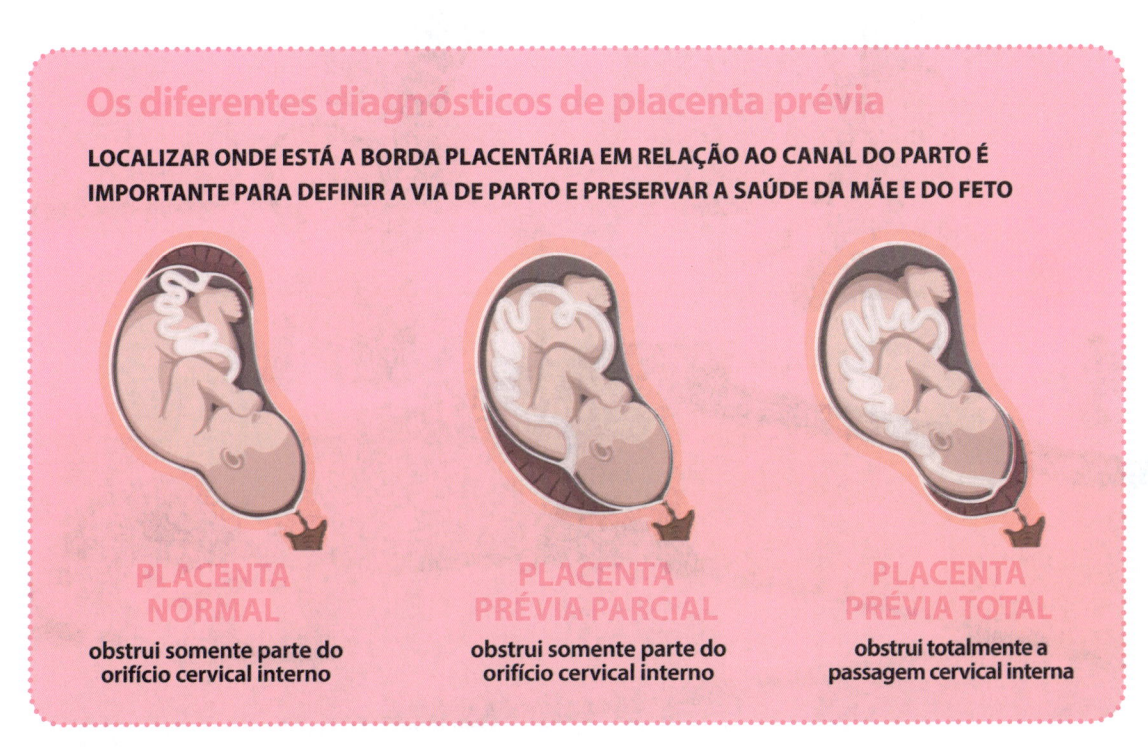

Os diferentes diagnósticos de placenta prévia

LOCALIZAR ONDE ESTÁ A BORDA PLACENTÁRIA EM RELAÇÃO AO CANAL DO PARTO É IMPORTANTE PARA DEFINIR A VIA DE PARTO E PRESERVAR A SAÚDE DA MÃE E DO FETO

PLACENTA NORMAL
obstrui somente parte do orifício cervical interno

PLACENTA PRÉVIA PARCIAL
obstrui somente parte do orifício cervical interno

PLACENTA PRÉVIA TOTAL
obstrui totalmente a passagem cervical interna

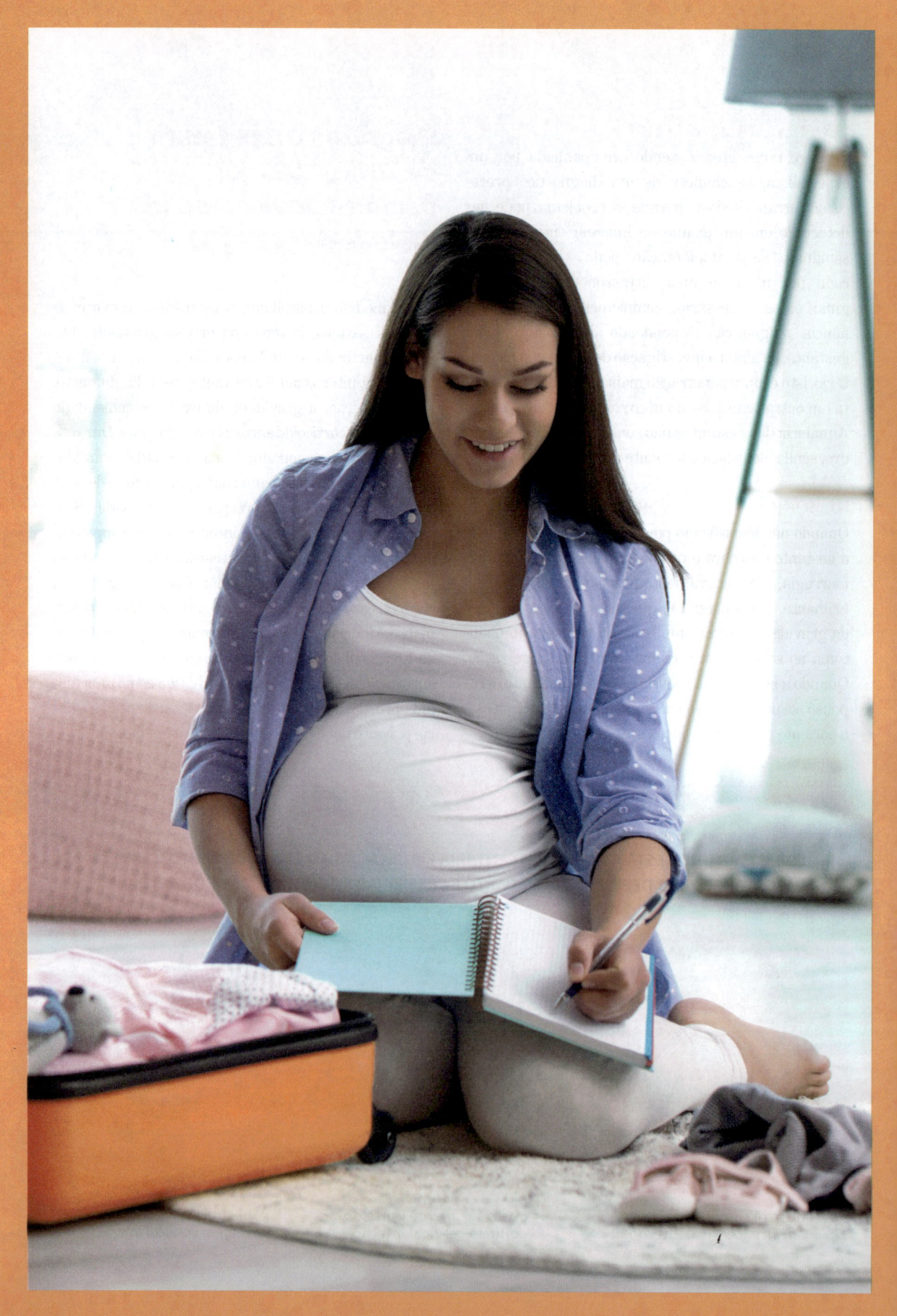

Capítulo 6

Terceiro Trimestre

Período é de crescimento e desenvolvimento intenso do bebê. Aproveite para conhecer os tipos de parto e o que eles podem oferecer. Planeje o seu com o obstetra. Na reta final, a ansiedade em ter o filho nos braços aumenta. Falta pouco!

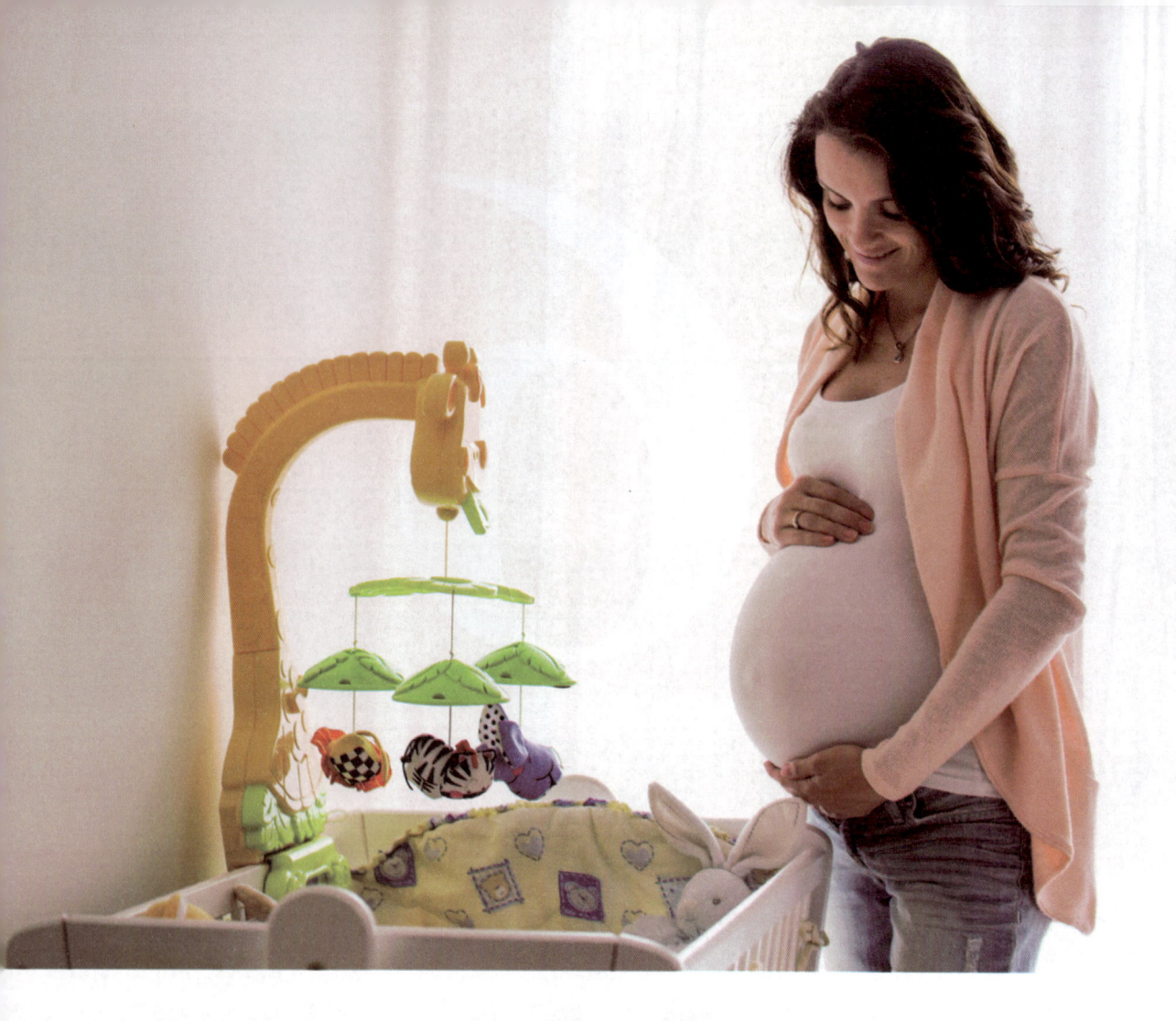

A reta final da gestação

Nos últimos meses de gestação, os órgãos do bebê já estão formados e o período é marcado pelo crescimento e ganho de peso; a futura mamãe deve deixar tudo pronto para a ida a maternidade e controlar a ansiedade

Se por um lado a mulher adora exibir sua barriga de grávida, por outro ela está ansiosa para conhecer, segurar nos braços e ver o rostinho do próprio filho.

O último trimestre de gestação é marcado por pequenas mudanças e muito crescimento do bebê. Os pulmões continuam em desenvolvimento e só abrem quando o bebê chora, ao nascer.

Com 37 semanas a criança já está pronta para vir ao mundo do lado de fora da barriga. Todos os sistemas estão desenvolvidos. O coração tem de 110 a 160 batimentos por minutos. Mas o esperado é que o parto seja feito - seja natural ou cesárea - entre a 40ª e 42ª semana. Um detalhe que pode assustar é o ganho de peso da gestante, reflexo do tamanho do recém-nascido. Só nesta fase final da gestação o feto deve ganhar cerca de 2 kg. É o famoso estirão do crescimento. No dia do parto é esperado que ele nasça medindo cerca de 50 centímetros e com aproximadamente de 3 kg.

Para acompanhar todo o processo, a ida ao obstetra se torna mais frequente, podendo ser a cada dois dias, poucos antes do parto. Apesar de a gestante já ter definido como gostaria que o filho viesse ao mundo, ela precisa estar preparada caso seu sonho não seja realizado. Afinal, tudo é feito pelo bem-estar da mãe e do bebê. A seguir, conheça os detalhes da evolução deles até o nascimento.

SEMANA 29

DIA 1
Com 38 centímetros de comprimento e pesando pouco mais de 1 kg, a gestação dá sinais de que está chegando na sua fase final, rumo ao parto.

DIA 2 - Se o ultrassom revelou que o filho é menino, nesta fase os testículos descem perto dos rins até a virilha, a caminho do saco escrotal. Já nas meninas, o clitóris fica saliente por não estar coberto pelos lábios vaginais, que devem crescer nas próximas semanas.

DIA 3 - Se o apetite aumentar não estranhe, é consequência do estirão de crescimento do bebê que demanda mais energia. É importante comer alimentos saudáveis e ricos em vitaminas, em especial ferro, fibras e cálcio. Resista aos doces e comida gordurosa.

DIA 4 - Por falar em cálcio, cerca de 200 miligramas dele são depositadas por dia no esqueleto do bebê. Isso porque é no terceiro trimestre que a estrutura óssea da criança fica mais rígida. Cérebro, músculos e pulmões continuam a amadurecer.

DIA 5 - Com a chegada do primeiro ou de mais um filho haverá mudança na rotina. Aproveite o final da gestação para fazer coisas de que gosta e se divertir um pouco mais com os amigos.

DIA 6 - Alterações nos níveis de colesterol podem assustar as mães de primeira viagem. Mas é tudo culpa dos hormônios. Caso o exame de sangue indique um aumento significativo, o obstetra vai orientar o controle.

DIA 7 - O tamanho do bebê e a sua movimentação dentro da barriga pode, tirar o sono da gestante. Aqui aumentam as idas ao banheiro e as noites de sono maldormidas voltam a fazer parte da rotina.

SEMANA 30

DIA 1 - O aumento na circulação sanguínea junto com o crescimento da barriga dificulta o retorno do sangue para o coração. Resultado? Cãibras e inchaços nos pés e nas mãos. O uso de meias elásticas, desde que liberado pelo médico, traz alívio para o desconforto.

DIA 2 - Não tem como fugir, o ganho de peso da gestante, no final da gravidez é mais rápido. Até meio quilo por semana é considerado saudável. Quanto ao formato da barriga, não se preocupe, cada mulher é única, mas não descuide da saúde.

DIA 3 - Se pudesse comparar o bebê com um alimento ele estaria do tamanho de um repolho.

DIA 4 - A mãe que sofre de intolerância alimentar pode começar a pensar em realizar um exame bastante simples no bebê, ao nascer. Por análise do sangue do cordão umbilical é possível identificar intolerância à lactose, ao glúten ou à frutose. Quanto antes se souber dessas restrições, mais qualidade de vida terá a criança.

DIA 5 - O crescimento do bebê é mais devagar porque ele precisa ganhar peso. Os pulmões e o sistema digestivo estão praticamente prontos.

DIA 6 - Para amenizar o desconforto na hora de dormir, a posição mais indicada é a deitada sobre o lado esquerdo. Desta forma, a circulação de sangue nos órgãos e extremidades fica mais fácil, assim como o fluxo sanguíneo no útero.

DIA 7 - Devido ao crescimento da barriga, a gestante pode sentir bastante coceira na pele. Manter a ingestão de líquido, uma alimentação saudável e usar creme hidratante amenizam o desconforto.

SEMANA 31

DIA 1 - O aumento de peso da mãe é reflexo do crescimento do bebê. Só na 31ª semana ele pode ganhar 200 gramas. A cabeça se desenvolve. No cérebro, as células nervosas se multiplicam e a visão está pronta.

O estirão de crescimento do bebê aumenta o apetite da mãe. Hora de dar um reforço no prato com alimentos saudáveis e boa hidratação

A parede do útero fica mais fina e o feto passa a ter ciclos de atividades durante o dia e à noite

DIA 2 - A barriga da gestante fica mais dura. O corpo se prepara para as contrações.

DIA 3 - Por falar em parto. A prática de atividade física ajuda a fortalecer os músculos e contribui para uma recuperação mais rápida depois do nascimento do bebê. Só cuidado com os exageros.

DIA 4 - Às vezes fica difícil respirar. Acalme-se. A sensação de falta de ar passa assim que o bebê descer até a pelve. Uma caminhada leve pode ajudar.

DIA 5 - Lembra do colostro, que começou a se formar lá no início da gestação? Ele é o primeiro alimento do bebê e tende a vazar ainda mais no final da gravidez, mesmo antes do nascimento. Para evitar desconfortos, não saia de casa sem protetores.

DIA 6 - Contra o intestino preguiçoso, reclamação frequente da futura mamãe nesta fase, aumente a ingestão de fibras e de líquidos.

DIA 7 - Se o bebê for do sexo masculino, pode ser que um dos testículos ou os dois não esteja na posição certa até o nascimento. Neste caso, chamado de criptorquidia, o problema tende a se resolver até o sexto mês de vida.

SEMANA 32

DIA 1 - Através do ultrassom dá para ver o bebê respirando. Apesar de os pulmões serem os últimos órgãos do bebê a amadurecer, ele já inspira o líquido amniótico para treinar.

DIA 2 - Com quase 2 quilos o bebê já movimenta o corpo todo. Inclusive tanta agitação pode causar certo incômodo na gestante. A solução é mudar de posição, fazer uma caminhada ou beber um copo d'água.

DIA 3 - As visitas ao obstetra se tornam mais frequentes e é preciso relatar ao médico qualquer alteração no corpo, principalmente dor de cabeça, contrações e sangramentos.

DIA 4 - Um novo ultrassom é solicitado. É sempre bom conferir como está a saúde do bebê e acompanhar seu desenvolvimento. No exame, o profissional irá avaliar a quantidade de líquido amniótico, a placenta, a corrente sanguínea e a posição fetal.

DIA 5 - O bebê pode ou não ter cabelo e os fios serem mais grossos ou finos. Apesar da característica chamar a atenção ao nascer, não significa que a criança irá seguir com esta quantidade ou volume de cabelo na vida adulta.

DIA 6 - É preciso encontrar um pediatra para o bebê. Peça indicações para o obstetra, amigos e outras mães conhecidas.

DIA 7 - Todo umbigo da gestante fica mais exposto no final da gravidez, alguns até saltam para fora devido a pressão do músculo do abdome. Em poucas semanas após o parto o umbigo volta a como era antes.

SEMANA 33

DIA 1 - Os ossos do crânio do bebê ainda são macios, justamente por causa do parto. Há chances de a criança encaixar a cabeça na pelve neste semana, pressionando um pouco o colo do útero.

DIA 2 - A retenção de líquido aumenta, especialmente se a temperatura estiver mais alta. Pés e mãos ficam inchados. É preciso redobrar a atenção com a ingestão de líquido e diminuir o consumo de sal. Só atenção para o inchaço do rosto, pode ser sinal de pré-eclâmpsia.

DIA 3 - O bebê está quase com 2 kg e cerca de 44 centímetros. O obstetra irá monitorar a posição do feto. Se ele estiver sentado até o nascimento, pode dificultar um parto normal.

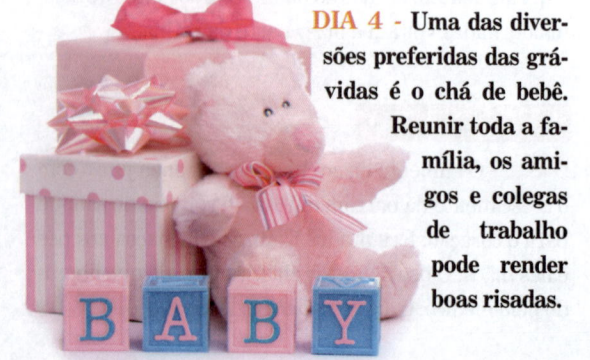

DIA 4 - Uma das diversões preferidas das grávidas é o chá de bebê. Reunir toda a família, os amigos e colegas de trabalho pode render boas risadas.

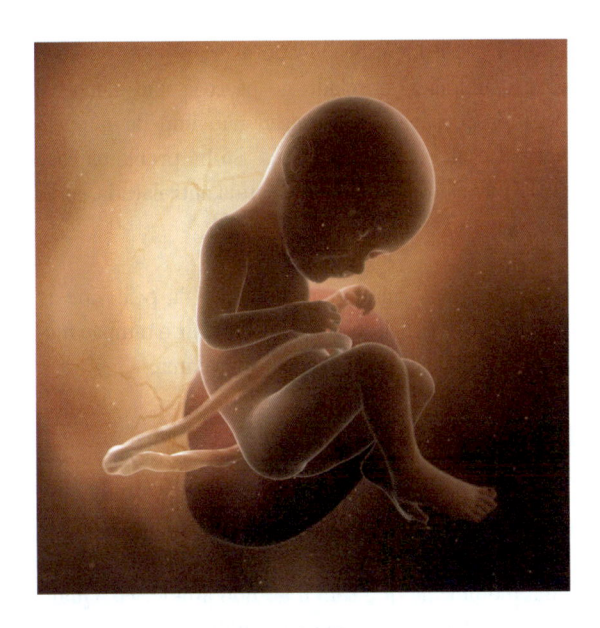

DIA 5 - O bebê está praticamente pronto para nascer. Ele pode ver o mundo dentro da barriga, agarrar o próprio pé, engolir o líquido amniótico e ouvir o batimento cardíaco da mãe.

DIA 6 - Atividades simples, como pegar um objeto do chão ou cortar as unhas, ficam mais complexas. Evite fazer tanto contorcionismo devido ao risco de queda.

DIA 7 - A partir da 30ª semana a gestante deve se atentar ao levantar objetos pesados ou mesmo o fato de carregar o outro filho no colo. Não é recomendado esforços com pesos acima de 10 a 12 quilos.

SEMANA 34

DIA 1 - O bebê já mede 45 centímetros e pesa 2,2 quilos. O que parecem pulinhos ritmados são soluços. Um bom sinal, pois significa que o sistema nervoso está totalmente desenvolvido.

DIA 2 - A grávida não deve ficar muito tempo deitada de barriga para cima. O peso do bebê pressiona as veias e faz o coração mudar de ritmo, aumentando a sensação de desmaio.

DIA 3 - Para uma noite de sono mais tranquila, um banho morno ajuda, assim como fazer uma refeição à noite mais leve, sem alimentos pesados ou condimentados.

DIA 4 - Sensação de desmaio, tontura e formigamento ou desconforto no quadril são consequências da pressão que o bebê faz nos nervos, de uma alimentação mais espaçada ou de movimentos rápidos.

DIA 5 - A audição da criança está totalmente desenvolvida. Conversar com ela, em voz mais aguda, faz com que o bebê preste mais atenção.

DIA 6 - As chances de parto prematuro aumentam. A boa notícia é que a grande maioria dos bebês que nascem a partir daqui sobrevive sem grandes problemas de saúde, desde que receba cuidados médicos.

DIA 7 - Devido a falta de espaço, o bebê se movimenta um pouco menos e não há nada de errado. Mas, vez ou outras eles dá sinais de que está ali.

SEMANA 35

DIA 1 - A parede do útero e do abdome fica mais fina e o bebê passa a ter ciclos de atividade durante o dia. Nesta semana, os rins estão prontos e o fígado já consegue processar substâncias.

DIA 2 - O andar da gestante é bastante característico: pernas meio abertas, pés apontados para fora e o corpo se balançando para um lado e depois o outro.

DIA 3 - O cansaço, a ansiedade e os hormônios alteram o humor de qualquer mulher, ainda mais grávida. Antes de perder o controle, relaxar, respirar e fazer uma caminhada leve contribuem para essa reta final. Falta pouco!

DIA 4 - Não abandone os alimentos ricos em ferro. No terceiro trimestre, o bebê usa grande quantidade do mineral. Para aumentar a absorção faça um combinado de ingredientes com ferro e vitamina C. Porém, evite o consumo de chá e café na mesma refeição.

DIA 5 - Os braços e pernas do bebê ganham mais gordura e está quase tudo pronto. Devido ao tamanho e da pressão do feto sobre a bexiga, ir ao banheiro com frequência virou rotina.

DIA 6 - Casos de pouco líquido amniótico acontecem entre uma a cada 25 gestantes. A situação, no final da gestação, tem relação com a perda de líquido pelo rompimento das membranas. O crescimento do bebê e o volume de líquidos passam a ser monitorados.

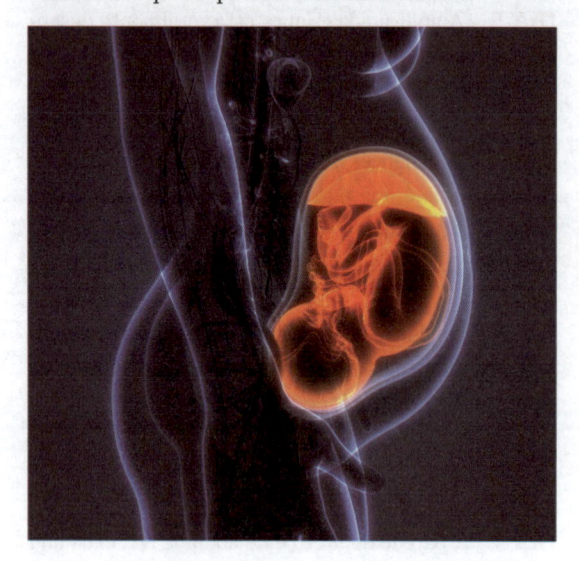

DIA 7 - A posição ideal para o bebê nascer é a cefálica, quando a cabeça, a maior parte do corpo, passa primeiro pelo canal vaginal. Muitas crianças já estão na posição aqui, ou não, porém, mesmo com pouco espaço pode ser que elas girem várias vezes ainda antes de nascer.

SEMANA 36

DIA 1 - Quando o bebê encaixar, a mãe pode sentir um alívio sobre os pulmões. Em contrapartida, há maior pressão sobre a bexiga e a vagina.

DIA 2 - Com 2,7 quilos e 45 centímetros, o comprimento do bebê lembro um pé de alface.

DIA 3 - A maioria dos gêmeos nasce por volta de 36 semanas de gestação, com cerca de 2,5 quilos cada.

DIA 4 - O lanugo, aquele verniz caseoso que recobre o feto, começa a se soltar e o bebê tende e engolir tudo isso, que vai sair em forma de mecônio, o primeiro cocô.

DIA 5 - Na segunda gestação o bebê só vai descer, poucas horas antes do parto.

DIA 6 - Se identificado que a criança está com o cordão umbilical enrolado no pescoço não é motivo para preocupação. A situação não impede o parto normal e não apresenta riscos. Só há problema caso outra parte do corpo também esteja entrelaçada, como braço, por exemplo.

DIA 7 - Sono ruim, emoções à flor da pele, dor de barriga, diarreia, desconforto na lombar e tampão mucoso são sinais de que o parto se aproxima.

SEMANA 37

DIA 1 - As chances de a bolsa estourar aumentam, mas não significa que o bebê irá nascer. Durante toda a gravidez o feto fica protegido no útero, dentro de uma membrana que tem o líquido amniótico. Quando a membrana se rompe, o líquido sai pela vagina. Em 10% dos casos a bolsa de rompe antes mesmo da mulher entrar em trabalho de parto.

DIA 2 - Uma das causas responsáveis pelas noites maldormidas é a contração de treino. Às vezes ela vem seguida e dá até a impressão de que é o trabalho de parto.

DIA 3 - A futura mamãe pode notar uma secreção vaginal e um sinal de sangue, o que não apresenta nenhum risco.

DIA 4 - Prepara-se para o momento do parto, tire todas as dúvidas com o obstetra. Por lei, a gestante pode ter um acompanhamento neste momento.

DIA 5 - Sem tanta pressão nos pulmões e diafragma, respirar fica mais confortável.

DIA 6 - Quando o bebê estiver encaixado, o sentimento é de que algo está caído na pélvis. Esse acoplamento acontece semanas antes da criança nascer. Sem ele as chances de cesariana aumentam.

DIA 7 - A chegada de um filho é um momento único e ao mesmo tempo desafiador. Cerca de 80% das mulheres terão *baby blues*, uma leve depressão nas primeiras semanas depois do parto. Os sintomas são passageiros e as coisas vão melhorar.

SEMANA 38

DIA 1 - Os pulmões são os últimos a amadurecerem. Até mesmo após o nascimento eles levam um tempo para adquirir o ritmo ideal de respiração.

DIA 2 - Para controlar a ansiedade antes e durante o parto é importante focar na respiração, especialmente no ato de expirar. Inspire pelo nariz e solte pela boca.

DIA 3 - Mesmo em caso de cesárea, deixar que as contrações comecem é bom para o bebê, que nasce mais preparado e respira melhor.

DIA 4 - Durante a respiração, no parto normal, concentra a força na direção da vagina e não na garganta. A força deve ser comprida para ser eficiente.

DIA 5 - A gestante que optar pela cesárea terá que fazer jejum antes da cirurgia, assim como qualquer outra operação de praxe.

DIA 6 - Se sentir que está entrando em trabalho de parto, faça a ingestão apenas de alimentos leves. É bom se preparar, caso precise de anestesia.

DIA 7 - O bebê pesa em média 3,2 quilos e continua acumulando gordura para ajudar a manter a temperatura do corpo.

SEMANA 39

DIA 1 - O bebê está pronto para nascer. O cérebro já amadureceu e a pele está mais resistente.

DIA 2 - O líquido amniótico está mais opaco por causa do verniz caseoso que o bebê perde.

DIA 3 - A data prevista para o parto é apenas uma estimativa, uma previsão. Fique atenta a sinais que o corpo possa dar e, na dúvida, converse com o obstetra.

Entre 40 e 42 semanas é a data prevista para a chegada do recém-nascido. Deixe tudo preparado para ir ao hospital

DIA 4 - Deixe a mala da maternidade pronta, alguns bebês costumam chegar na data prevista, mas outros podem antecipar a vinda ao mundo de fora da barriga.

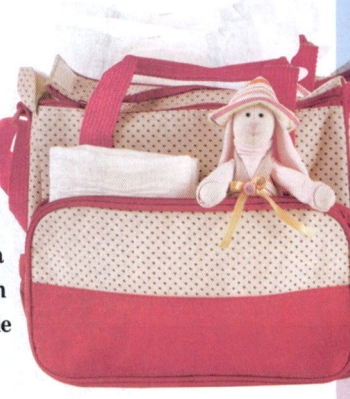

DIA 5 - Quando as contrações são irregulares e melhoram assim que a gestante muda a posição, não é trabalho de parto. O detalhe é que a qualquer hora elas podem mudar e se tornarem frequentes. É hora de ir ao médico quando as contrações acontecem em tempos determinados, por exemplo, a cada 20 minutos.

DIA 6 - O trabalho de parto do primeiro filho é mais lento. Do segundo pode ser mais rápido, pois o corpo já reconhece todas as etapas.

DIA 7 - O cardiotocografia é um exame feita no final da gestação que avalia o bem-estar do feto, além de sinalizar a presença ou não do trabalho de parto.

SEMANA 40

DIA 1 - Como os ossos da cabeça são mais flexíveis para passar no canal do parto, pode ser que ele se sobreponha um pouco, o que é normal e temporário.

DIA 2 - Esta é a semana prevista para o parto. No entanto, pode ser que o bebê fique na barriga mais uns dias.

DIA 3 - Com cerca de 3,5 quilos e 48 centímetros, o bebê começa a liberar uma série de hormônios diferentes para fazer com que o útero contraia.

DIA 4 - Devido ao tamanho, o bebê está bem encolhido dentro do útero, quase sem espaço.

DIA 5 - Está tudo pronto para a vida fora da barriga da mãe. Órgãos e sistemas estão formados.

DIA 6 - As contrações ficam mais intensas e os intervalos, menores. É chegada a hora do parto.

DIA 7 - O choro do bebê é sinal de que ele está forte e respirando bem. Quanto às lágrimas, elas só devem ser produzidas com algumas semanas de vida. O fim da gestação é o começo de uma nova fase para toda a família. O recém-nascido acaba de vir ao mundo.

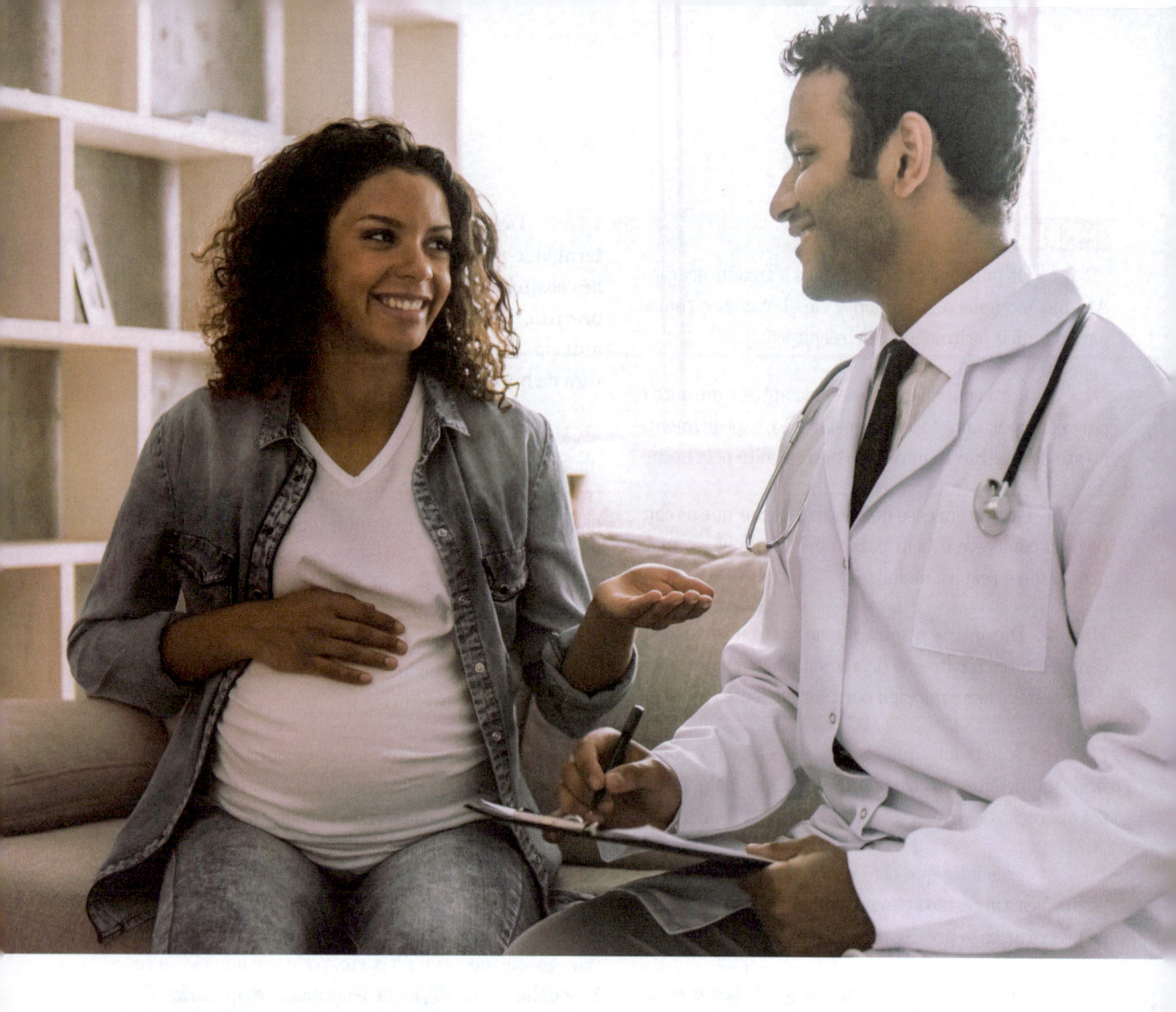

Os **últimos** exames

É hora de refazer alguns testes e incluir outros na lista. Falta pouco para o parto
e a saúde da mãe e do feto precisam estar em dia para esse momento tão especial

Já parou para imaginar que no máximo em três meses você terá o seu filho nos braços? Em meio a ansiedade, expectativa, medo e alegria, é preciso se organizar para a chegada da criança.

Planejar a licença-maternidade, reunir a família e os amigos para o chá de bebê, cuidar do enxoval, da malinha dele e da mãe para levar ao hospital e claro, frequentar todas as consultas e realizar os exames pedidos pelo médico. No final da gestação, ao contrário dos primeiros meses, é preciso visitar o obstetra muito mais do que se imagina e tudo bem, não há nada de errado. No consultório, o obstetra segue alguns protocolos já conhecidos. No exame físico, a grávida tem sua pressão arterial aferida. É importante essa medição já que níveis altos – acima de 140 x 90 mmHg – mesmo em repouso podem levar ao parto prematuro.

Uma pesquisa da Universidade de Campinas (Unicamp) aponta que a hipertensão nas gestantes é a causa de mais de 90% dos partos prematuros não espontâneos no Brasil, ou seja, aqueles que tiveram que ser programados antes do esperado.

Na consulta, o médico também mede a barriga da gestante com o auxílio de uma fita métrica. É medida desde a sínfise púbica, o osso da púbis, até o topo do útero. A altura média a partir da 30ª semana é 26,5 e pode chegar a 34,5 na 41ª semana, podendo a medição variar conforme a estrutura física da gestante e a quantidade de bebês. Além de indicar o tamanho do útero, o exame avalia o ritmo de crescimento e a posição do bebê. Índices abaixo do esperado indicam desenvolvimento restrito do feto ou pouco líquido amniótico. Mas, só com essa avaliação não é possível chegar a um veredicto. Por isso, o especialista deve solicitar um exame extra, no caso uma ultrassonografia. Para complementar o *check up*, além do ultrassom, outros testes serão comuns entre as futuras mamães.

ULTRASSONOGRAFIA MORFOLÓGICA

Realizado entre a 28ª semana e 32ª semana de gestação, o exame faz uma avaliação geral do momento da gravidez. Entre os itens verificados pelo médico estão: monitoramento do crescimento e posição do feto; características da placenta, se ela é prévia ou tem maturidade ou apresenta possibilidade de deslocamento; revisa as estruturas do feto para descartar a possibilidade de malformações de início tardio no cérebro, trato digestório, urinário e posição dos pés; monitora o nível de líquido amniótico; verifica o comprimento do colo do útero; confirma se o bebê está recebendo oxigênio suficiente sem possível sofrimento fetal.

O ultrassom, no terceiro trimestre, pode ser feito com a tecnologia 3D ou 4D. Quando é utilizado o 3D, a construção da imagem é estática em profundidade. Isso significa que é possível avaliar a face do bebê, suas características e expressões. Quando há alguma malformação, o médico consegue explicar com mais detalhes o problema e suas consequências. Enquanto que no exame 4D a imagem tridimensional do bebê é em movimento. Dá para flagrar mais detalhes, como ele abrindo a boca, piscando. O último ultrassom pode ser acompanhado pelo irmão mais velho, por exemplo. Esta é uma forma de já conectar a família.

No final da gestação, o ultrassom pode ser o momento de reunir toda a família e apresentar ao filho mais velho o novo irmão que irá chegar

Teste de DNA na gravidez

Ainda no pré-natal é possível confirmar ou não a paternidade. O primeiro exame que pode ser realizado nesse quesito é indicado a partir da 8ª semana de gestação. Por meio de uma amostra de sangue da mãe, que já contém o material genético do bebê, se compara com o material genético do pai. Há casos, porém, em que o exame só identifica o DNA da mãe, desta forma é preciso repeti-lo em algumas semanas para verificar se há material genético do pai.
Outra forma de testar a paternidade é por vilo corial. Se o exame for realizado na 12ª semana, é coletado uma amostra de parte da placenta, por meio de biópsia da vilosidade coriônica, e comparado com o material genético masculino. Já com mais idade gestacional, entre 14ª e 28ª, o teste é por amniocentese. A coleta é feita só do líquido amniótico e comparado com o material genético do suposto pai. Poucas semanas antes do parto, o teste de paternidade pode ser feito por cordocentese.
Através de coleta de sangue do cordão umbilical, a partir da 29ª semana, o laboratório faz a comparação com o material genético do pai. Em todos os casos, o material genético paterno pode ser sangue, saliva ou fio de cabelo.

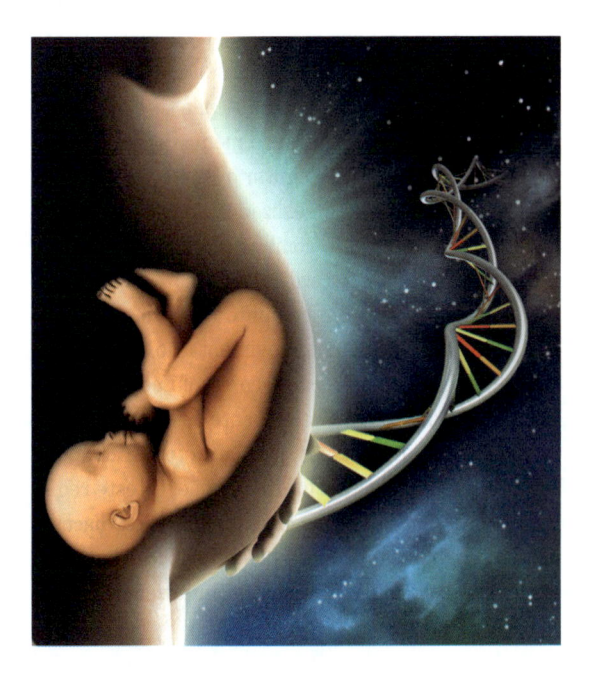

BACTÉRIA STREPTOCOCCUS DO GRUPO B
Na mulher, ela habita o trato gastrointestinal e a flora vaginal sem provocar nenhum sintoma. Quando grávida, 30% das gestantes serão diagnosticadas com a tal bacteria que permanece assintomática. O único perigo da *streptococcus* B é de no momento do parto entrar em contato com o bebê, em especial o prematuro. A bactéria, na criança, pode desenvolver doenças graves como a meningite, infecção na corrente sanguínea e pneumonia.

A medida para prevenir o quadro é fazendo a análise da região genital da mulher. O exame, indicado entre a 35ª e 37ª semana de gravidez, é indolor e coleta, com o uso de haste flexível, o material da região íntima que é encaminhado para o laboratório. Em casos de resultado positivo para a *streptococcus* do grupo B, o médico irá indicar um antibiótico que pode ser aplicado na veia na hora parto, a fim de eliminar a bactéria e preservar a saúde do bebê.

PERFIL BIOFÍSICO FETAL
O exame só é solicitado para gestantes consideradas de alto risco. Se encaixam nesse padrão aquelas em que o bebê tem um tamanho menor do que o considerado ideal para a idade gestacional, quando a mulher desenvolve diabetes gestacional, pré-eclâmpsia ou tem pouco líquido amniótico, em situações de gestações múltiplas, grávidas com doenças cardíacas, pulmonares, renais ou hematológicas, e gestantes muito acima ou abaixo da idade considerada segura para ser mãe. É verdade que há casos que não se enquadram nos requisitos acima, mas que o médico solicita o exame mesmo assim para assegurar o bem-estar do bebê. O perfil biofísico fetal é realizado a partir da 28ª semana de gestação e é a combinação de dois exames: a ultrassonografia e a cardiotocografia computadorizada. Com os testes em conjunto dá para avaliar as atividades do bebê, como movimentação, respiração, crescimento, batimento cardíaco e volume do líquido amniótico. O ultrasom é semelhante aos demais, realizados ao longo da gestação, já o cardiotocografia pode ser uma novidade para a futura mamãe. O teste registra as contrações uterinas, os batimentos cardíacos e o fluxo sanguíneo do bebê, o que possibilita, diante de qualquer anormalidade, realizada intervenções mesmo dentro do útero.

A cardiotocografia é indolor e feita por meio de sensores que são colocados em faixas sobre a barriga da mulher deitada. No perfil biofísico fetal, enquanto se monitora o feto, esses sensores da cardiotocografia são colocados para acompanhar o batimento cardíaco do bebê e a medição das contrações uterinas.

O resultado do exame, que segue critérios que o pontua de 0 a 10, deve ser avaliado pelo médico em conjunto com as condições da gestante.

ULTRASSONOGRAFIA COM DOPPLER
Diferentemente do ultrassom tradicional, o ultrassom com doppler ou ecografia com doppler avalia a circulação dos vasos sanguíneos e o fluxo de sangue das artérias. Usado para identificar má circulação das pernas, tireoide, alterações nos rins ou nas veias do coração, na gravidez ele analisa se o fluxo sanguíneo da mãe está sendo enviado da forma correta para o feto pela

Exame de toque
Apesar do incômodo, em alguns casos o exame de toque é indicado. A análise pélvica avalia a estrutura da vagina e do colo do útero e para isso o médico introduz dois dedos na vagina da mulher até o colo do útero. O exame é mais comum no final da gestação quando os principais pontos verificados são a dilatação, espessura do colo do útero, rompimento da bolsa, descida e posição da cabeça do feto. No início da gravidez o teste também pode ser feito, mas não é tão frequente. Ele auxilia para avaliar o comprimento do colo uterino. E também há contraindicação, como em grávidas com perda de sangue na região íntima. Para a realização do exame a mulher deve ficar deitada de barriga para cima, com as pernas afastadas e os joelhos dobrados. O médico deve usar luvas esterilizadas e informar sobre a realização do procedimento. Nem toda mulher vai sentir desconforto, ele varia de acordo com a sensibilidade de cada uma.

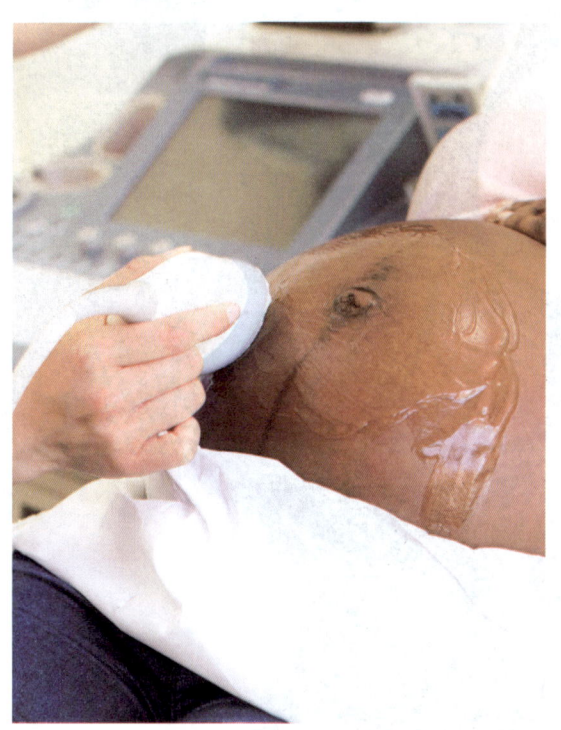

placenta e o cordão umbilical. O ideal é fazer o exame do meio para o fim da gestação, geralmente a partir da 20ª semana. O exame aponta ainda restrição de crescimento, devido ao baixo fluxo sanguíneo, à quantidade ideal de líquido amniótico, a atividade e condição cardíaca do bebê, a formação dos órgãos internos do feto e possíveis problemas de placenta e artérias, como pré-eclâmpsia, diabetes gestacional, além da prematuridade. Gestantes com pressão alta ou suspeita de pré-eclâmpsia são obrigadas a fazer o teste.

O ultrassom com doppler é um exame simples e indolor e quando há alteração no fluxo sanguíneo para o bebê o especialista pode encontrar formas de amenizar o quadro até o momento do parto, ou até mesmo indicar o nascimento como tratamento.

O perfil biofísico fetal é indicado, em especial, para gestante de alto risco. O exame avalia as atividades e desenvolvimento do bebê, além de medir as contrações uterinas

COMPLEMENTOS NECESSÁRIOS

Para encerrar a lista de exames do terceiro trimestre, assim como já aconteceu ao longo da gestação, é preciso repetir alguns testes, mesmo que eles já tenham sido feitos por mais de uma vez e o resultado tenha sido sempre negativo em todos.

Entre os exames que devem ser refeitos os principais são o HIV e o VDRL.

O teste para diagnosticar a sífilis, também chamado de *Venereal Disease Research Laboratory* (VDRL), é um exame de sangue feito lá na primeira consulta do pré-natal que deve ser repetido no início do terceiro trimestre e feito novamente no momento do parto, independentemente dos resultados anteriores. Tanta preocupação com a doença se dá porque a sífilis tem relação com aborto e malformação do feto. Quanto antes identificada a infecção, melhor, assim o médico pode dar início ao tratamento com penicilina. Bebês de mães com o resultado positivo precisam de cuidados mais específicos e muitas vezes a internação nos dez primeiros dias de vida seja indicada para o tratamento. Indicação similar tem o teste para o HIV. A repetição do exame visa identificar o quanto antes a patologia para dar entrada a administração de remédios. Os antirretrovirais, durante a gestação, previnem a transmissão da doença da mãe para o bebê no trabalho de parto. O recém-nascido também recebe o medicamento nas primeiras semanas de vida. Gestante soropositivas com carga maior ou igual a 1000 cópias/ml no terceiro trimestre são aconselhadas a realizar cesariana eletiva, ou seja, agendar o parto antes de iniciar o próprio trabalho de parto ou esperar o rompimento da bolsa. As medidas são para preservar a saúde do bebê. Independentemente dos resultados dos exames acima, se o médico achar necessário ele pode solicitar outros testes de laboratório, esses considerados mais comuns, no entanto, importantes para acompanhar a saúde da gestante e do filho. Entre eles estão: glicemia em jejum – para medir os índices de diabetes –, sorologia para hepatite B, toxoplasmose IgM e IgG – mesmo que o exame anterior tenha dado negativo ele pode ser repetido para identificar ou descartar a toxoplasmose congênita –, hemoglobina e urocultura. Prevenir e garantir a boa saúde da família é fundamental e os exames são solicitados para a grávida como forma de evitar imprevistos para ela e o bebê.

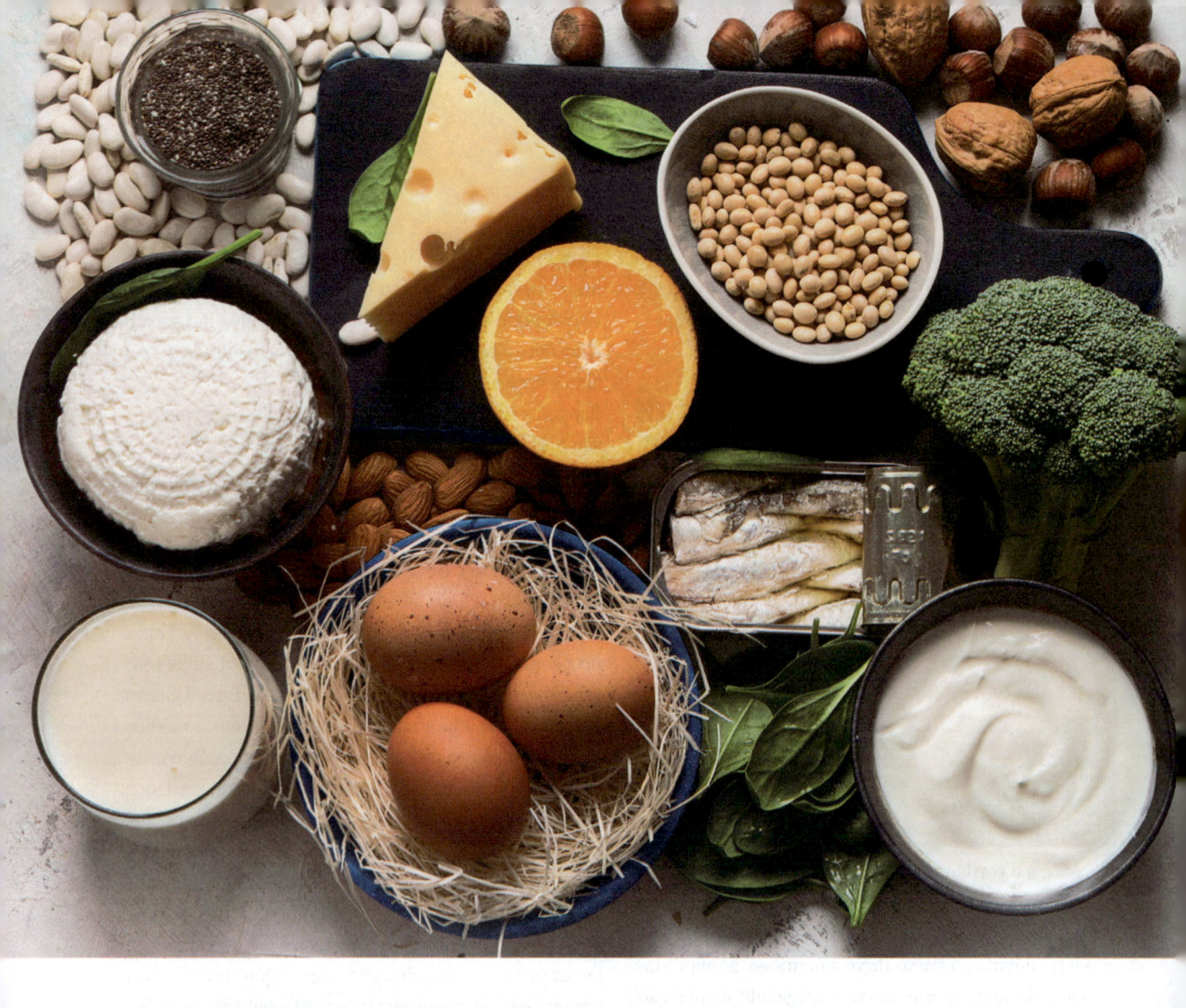

Dieta saudável: o cardápio ideal

Priorize os alimentos certos para se livrar dos desconfortos, ganhar energia e garantir o bom crescimento do bebê nesta fase, que está tão próxima do parto. Atente-se sobre a necessidade de suplementação nos próximos meses

É no terceiro trimestre que o bebê cresce, ganha peso e se torna capaz de metabolizar sozinho todo nutriente que recebe pelo cordão umbilical. E para suprir essa nova demanda nutricional dele, sem esgotar as reservas da mãe, é preciso ficar de olho no cardápio. Apesar de a dieta na gestação seguir uma tendência ao longo dos nove meses, existem algumas peculiaridades em cada fase, assim como aqui, na reta final. A primeira diferença delas é a quantidade de calorias que deve ser consumida. No terceiro trimestre a gestante necessita de cerca de 452 kcal diárias a mais na dieta. Esse reforço na alimentação tem relação direta com o crescimento final do feto, sendo que déficits nutricionais das mães podem, sim comprometer o bom desenvolvimento da criança neste período.

Apesar de a mãe ter muita fome no final da gestação, logo ela se sente satisfeita, o que pode comprometer a ingestão das calorias indicadas. Assim, para seguir a dieta a risca, o melhor é fracionar as refeições para cada três horas e intensificar a ingestão de líquidos nesses intervalos, sempre priorizando os melhores alimentos. Quanto aderir à dupla de alimento e líquido na mesma refeição, cuidado, esta não é recomendada. A água ou o suco, se for o caso, pode comprometer a ingestão dos alimentos sólidos necessários e piorar a situação de défict nutricional.

SAIBA O QUE VALORIZAR

Na hora de montar o cardápio, alguns nutrientes são aliados desta fase, como o cálcio. Apesar do aumento da demanda durante a gestação, a recomendação diária não difere entre gestantes e não gestantes pelo seu aumento de absorção e utilização durante a gestação, ficando em cerca de 1.000mg/d. As principais fontes são leite e derivados, vegetais de folhas verde-escuras, soja, salmão e sardinha. O cálcio é importante neste momento para a formação dos ossos do bebê. Vire aquele copo de leite pela manhã ou saboreie um pedaço de queijo entre as refeições para passar longe da deficiência de cálcio e zelar por músculos mais resistentes.

E o cálcio não pode ficar longe da sua companhia perfeita, a vitamina D. No terceiro trimestre essa vitamina

Um reforço bem-vindo

Durante a gestação, as alterações metabólicas e nutricionais específicas do período, como aumento do apetite, diminuição da secreção gástrica, intestino mais lento, podem afetar a absorção de nutrientes essenciais para o bom desenvolvimento do bebê e boa saúde da mãe. E o suplemento se faz necessário. Ferro, vitamina B12, ácido fólico, cálcio, vitamina D, são os mais comuns e devem ser mantidos até o final da gravidez. No entanto, é preciso avaliar a saúde da gestante antes de fazer a indicação, sendo assim, nem todas irão precisar do mesmo reforço. Mas uma coisa é certa: apesar da escolha alimentar saudável ser importante, nem sempre ela irá suprir, sozinha, o aumento de nutrientes que uma grávida precisa, por isso a suplementação está liberada. A suplementação é importante para o crescimento fetal, o desenvolvimento cerebral, além de auxiliar a mãe na recuperação pós-parto e favorecer o aleitamento materno.

Drible os desconfortos

Sensação de empachamento, náuseas, cólicas, necessidade frequente de fazer xixi, dificuldade para evacuar que podem resultar em hemorroida e cãibras podem aparecer no terceiro trimestre de gestação, consequências naturais do crescimento do bebê que comprime alguns órgãos da mãe. Mas, calma, nem toda grávida vai ter todos esses sinais e a escolha alimentar certa pode minimizar ou até prevenir esses incômodos. As cãibras, por exemplo, podem aparecem no segundo trimestre e se intensificar no final da gestação graças a contração muscular involuntária devido ao excesso de esforço de músculos, como o das pernas.

Contra o desconforto ou até mesmo para evitá-lo tem receita certa. Aposte em um punhado de castanhas, nozes e amêndoas para garantir o aporte de magnésio que o corpo precisa para manter as fibras musculares funcionando de maneira saudável. A banana, alimento clássico contra o desconforto, não pode ficar de fora. Além de ser famosa por sua concentração de potássio, a fruta também apresenta triptofano, substância precursora da serotonina, que, uma vez liberada no organismo, relaxa o corpo como um todo, inclusive os músculos, geralmente atingidos pelas cãibras.

Na lista das frutas com papel de ação similar tem ainda o melão. Saboreie duas fatias de melão ao dia. Essa quantidade já é suficiente para prevenir as dores súbitas graças a quantidade de potássio presente na fruta.

Nem água deve ficar de fora contra as cãibras. A desidratação favorece a contração muscular involuntária, especialmente durante exercícios físicos. Por isso, garanta a ingestão de pelo menos 2 litros todos os dias.

Já contra as hemorróidas, a água é tão importante quanto o consumo de alimentos ricos em fibras alimentares, como frutas com casca e cereais. Eles são responsáveis por aumentar a motilidade intestinal e reduzir os desconfortos.

De quebra, para recuperar a energia, que pode ficar um pouco abalada devido as necessidades do bebê, aproveite para incluir na dieta carboidratos não refinados, como arroz, macarrão e pães integrais.

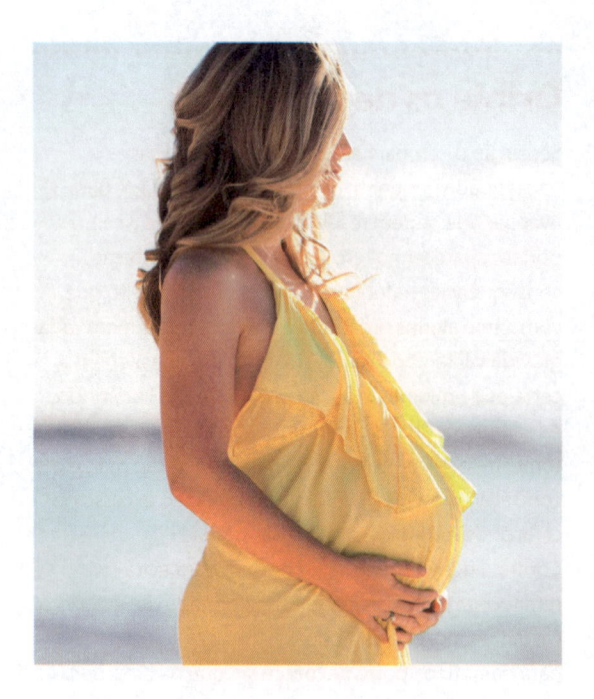

é muito importante para, além de melhorar a absorção do cálcio, fortalecer o sistema imunológico.

A maior fonte de vitamina D é o sol. A exposição de 15 a 20 minutos diários – logo pela manhã ou no final da tarde – é suficiente para atingir os níveis que garantem a boa saúde. Caso não seja possível, a suplementação é uma solução e deve ser avaliada com um profissional de saúde.

O ômega 3 é outro alimento que não pode sair da lista da gestante nos últimos três meses. Ele é responsável por auxiliar a formação do cérebro e a visão do bebê. São fontes de ômega 3 os peixes, como: sardinha, atum, truta e salmão, e ainda têm as sementes, como chia e linhaça. Mas vai com calma no preparo, caso prefira o peixe, o cru não é indicado.

Também fazem parte da composição do prato, as proteínas. As gestantes têm necessidades aumentadas de proteínas pela síntese de tecidos maternos e fetais que variam de acordo com o período gestacional, atingindo seu pico no terceiro trimestre. A ingestão diária recomendada é de 71 g ou 1,1 g/kg/d (cerca de 10 a 35% do aporte energético diário da dieta). O recomendado é o consumo de proteínas de alto valor biológico, ou seja, com todos os aminoácidos essenciais, tais como ovos, leite, carne, peixe e aves – origem animal. Já as proteínas de origem vegetal têm um valor biológico menor, tais como lentilhas, feijões, ervilhas.

SEMPRE À MESA

Alimentos ricos em vitaminas e minerais, como frutas, legumes e verduras, podem ser consumidos, desde que bem higienizados e cozidos, à vontade.

Entre eles, a vitamina B6, presente em carnes, macarrão integral e cereais, alivia o desconforto das náuseas, incômodo que aparece lá no primeiro trimestre e pode dar as caras novamente.

A vitamina B12, por sua vez, importante para o desenvolvimento do sistema nervoso e do cérebro do bebê, também pode ser encontrada em cortes de carnes, ou em suplementos, no caso de a gestante ser adepta de uma dieta vegetariana ou vegana.

Já as frutas cítricas, sejam elas *in natura* ou no suco, são fonte de vitamina C e fortalecem o sistema imunológico da grávida, protegendo contra gripes e resfriados no finalzinho da gestação.

Se parece que falta um ingrediente, tem razão. O ácido fólico, o mais famoso entre as gestantes desde o início da gravidez, aqui auxilia na proteção da mãe e do feto contra o parto prematuro. São fontes de ácido fólico, verduras de cor verde-escura, lentilha e quiabo.

Entre os minerais, tão importante quanto as vitaminas, destaque para o ferro. É necessária uma maior quantidade de ferro a partir da 20ª semana de gestação, graças ao aumento de células vermelhas do sangue materno para suprir as necessidades fetais. A ingestão recomendada é de 27 mg/d, cerca de 9 mg/d a mais do que a não gestante. Como esta quantidade dificilmente é suprida pela dieta, deve-se suplementar 30 mg/d durante o 2º e 3º trimestre de gestação. Nos casos de gestantes com anemia ferropriva, deve-se suplementar com 60 a 120 mg/d. São fontes de ferro, as carnes, em especial o fígado, e as verduras de folhas verdes-escuras.

Beba água!

A hidratação garante as reações metabólicas do organismo durante a gravidez. A quantidade de água varia entre dois ou mais litros por dia, dependendo da orientação médica. Beba o líquido ao longo do dia, só evite excessos antes de dormir.

Seguindo este cardápio, de alimentação balanceada, sem exageros, e priorizando fontes naturais e integrais, o parto tende a ser mais saudável para a mãe o bebê. E tanta preocupação com o prato pode refletir na balança. Mesmo com uma dieta balanceada, o ganho de peso no terceiro trimestre é maior do que no início da gravidez. Mas esse aumento está longe de ser só pela comida. Os 5 kg a 6 kg a mais esperados nessa fase têm uma relação maior com o crescimento do bebê. Aumento do metabolismo materno por conta da circulação sanguínea da mãe, formação da placenta do líquido amniótico, do tecido mamário e armazenamento de gordura, e o bebê, que por si só deve nascer com quase 3 kg, resultam nos dígitos a mais na balança. Quando essa conta está com níveis abaixo de 5 kg é preciso uma orientação médica. Aqui, como em toda a gestação, estar abaixo do peso considerado ideal para a fase, pode comprometer o final do desenvolvimento fetal e contribuir para o nascimento de um bebê de baixo peso ou até prematuro.

UMA DIETA DE MÃE

Já com o bebê nos braços não há motivos para desistir do cardápio saudável, muito pelo contrário, é recomendado seguir a mesma dieta que durante a gravidez. Isso porque a mulher que oferece o aleitamento exclusivo materno precisa de 200 a 500 calorias a mais por dia, quando comparada às demais.

Nos primeiros dias após o parto, os cuidados com o bebê vão tomar muito tempo até a adaptação de todos na casa, motivo para ficar de olho e não fugir da dieta saudável. Tenha sempre por perto alimentos frescos e naturais. Entre uma refeição e outra, coma uma fruta e beba muito água. Devido à produção de leite, serão necessários até 3 litros de água por dia.

Se ao falar em leite você lembrou do cálcio, estima-se que nessa fase a mulher precise de 1000 mg de cálcio por dia. Esse reforço de peso é adquirido pelo consumo de produtos lácteos. No entanto, sabe-se que o leite ingerido pela mãe, pode, em alguns casos, causar alergia no bebê. Se for o caso, o médico ou o nutrólogo deve sugerir a suplementação do mineral.

Ademais, aproveite os bons hábitos alimentares adquiridos na gravidez para seguir e dar o bom exemplo para que a criança cresça forte, saudável e saiba fazer as melhores escolhas ao montar o prato.

No terceiro trimestre, a gestante tem um aumento significativo nos dígitos da balança. Desde que tenha seguido uma dieta saudável, o aumento de peso é normal e tem relação com o desenvolvimento do bebê

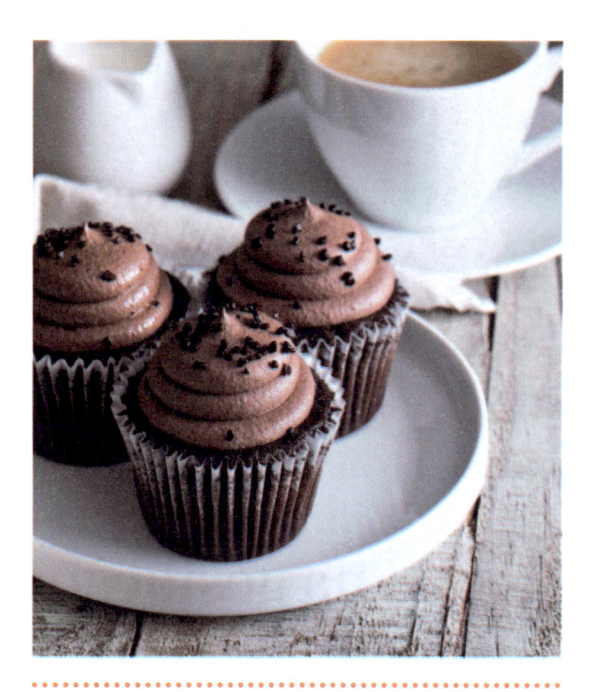

O melhor é evitar!

Se tem alimento que ajuda contra o desconforto, tem aqueles que pioram. No final da gestação estão na lista dos que devem ser evitados:

• Feijão, batata-doce, repolho. Por serem indigestos, aumentam os gases, causando desconforto na gestante.
• Café e chocolate. Estimulantes podem tirar o sono no final da gestação.
• Laticínios pasteurizados. Devido ao alto risco de contaminação, o melhor é não beber leite e ou comer queijos pasteurizados.
• Refrigerantes e açúcares. Pobres em nutrientes, contribuem com o diabetes gestacional.
• Ovo cru ou malpassado. O risco da bactéria salmonela torna o alimento perigoso durante a gravidez.

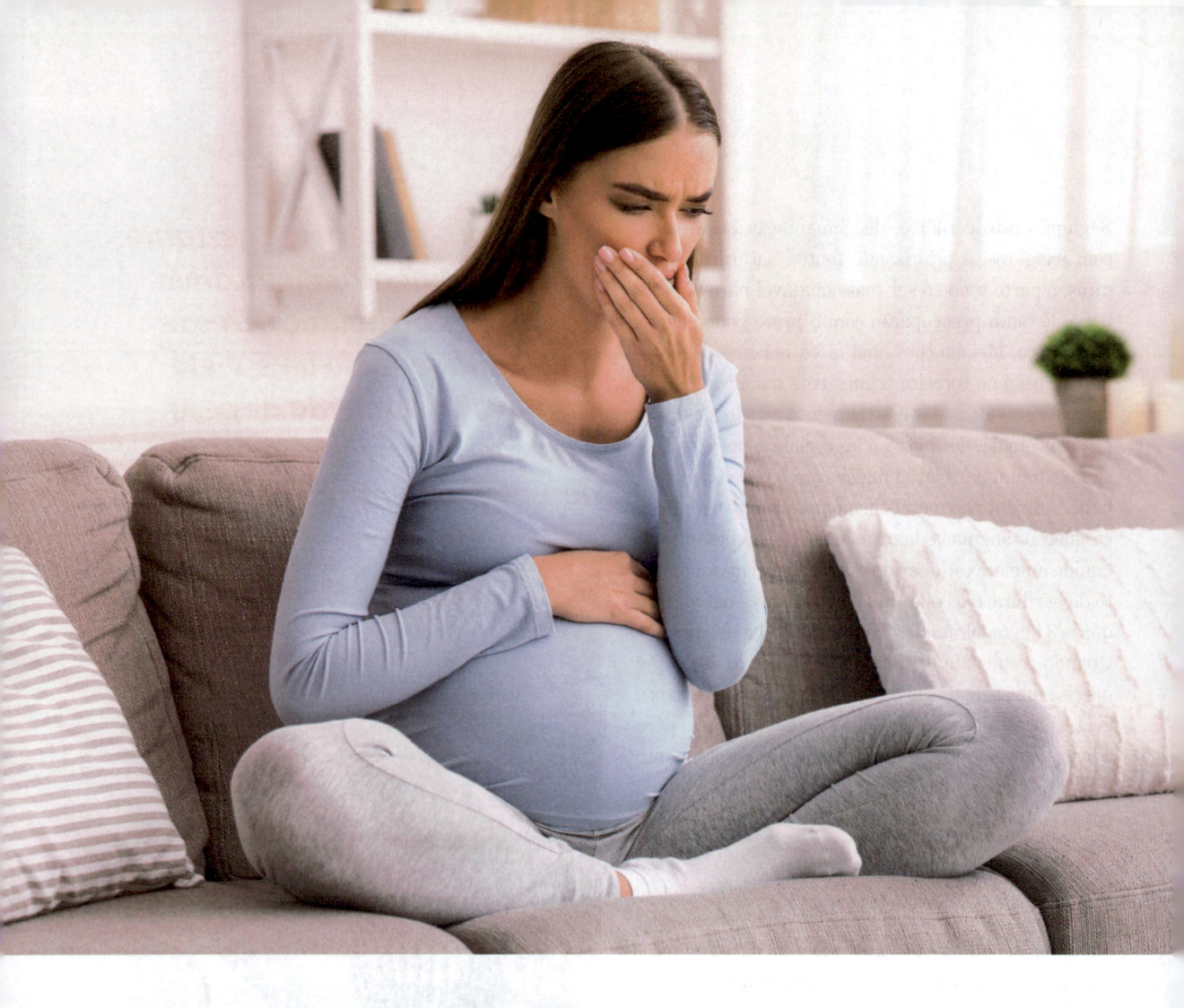

A azia na gestação

Saiba o que piora e o que traz alívio para o desconforto durante a gravidez; sinal é mais comum a partir da 20ª semana

Ao primeiro desconforto da azia alguém por perto irá alertar que é sinal de que o bebê vai nascer cabeludo ou ainda pode ter ligação com o sexo da criança, peso ou idade da mãe. Mero engano. A azia não tem nenhuma relação científica comprovada com as situações acima, mas ela tem explicação, sim, e está nas alterações fisiológica que aumentam o refluxo gastroesofágico. Conhecida também como pirose, a azia é uma queimação que vem do esôfago e vai até a faringe. A gestante tem propensão a ter azia e alguns alimentos podem melhorar ou piorar esse quadro.

Mais comum entre o segundo e terceiro trimestre de gestação, o desconforto é consequência do aumento na produção do hormônio progesterona, aquele que relaxa a musculatura do útero para acompanhar o crescimento do bebê, que também interfere no fluxo intestinal e relaxa o esfíncter esofágico. O esfíncter é o músculo que tem a função de separar os alimentos do estômago e do esôfago. Quando ele não funciona como deveria, o ácido gástrico volta para o esôfago e a garganta com mais facilidade, causando a azia.

Outro fator que contribui para o desconforto é a pressão que o abdome e o estômago sofrem devido ao desenvolvimento do bebê, o que contribui para o retorno do suco gástrico. Gestantes que já tiveram filhos têm mais chances de ter refluxo na gravidez atual, especialmente aquelas que sentiram a tal azia antes. Menos comum no primeiro trimestre, a grávida não está imune a ela, porém a incidência é bem maior no final da gestação.

Apesar de tamanho desconforto – algumas gestantes

A alimentação deve ser fracionada em pequenas porções para evitar que o estômago fique muito cheio e cause o desconforto

sentem dor intensa na região do estômago e fica difícil manter as refeições ou dormir –, a azia não coloca em risco a saúde da mãe ou do bebê.

A solução para aliviar ou se livrar do problema está na hora de preparar a próxima refeição, com escolhas alimentares certas.

PRIORIZE À MESA

Ter uma alimentação saudável durante toda a gestação é fundamental para evitar os desconfortos do período. Uma gestante deve ingerir diariamente alimentos naturais como frutas, verduras e legumes em quantidades e proporções adequadas, de acordo com cada organismo, presença ou ausência de doenças, idade e peso gestacional.

Se mesmo com esse cuidado ao montar o prato a azia aparecer, dá para priorizar consumos específicos. Chá de gengibre, legumes como a cenoura e a batata e a ingestão regular de água.

O gengibre tem ação antioxidante e suas substâncias aliviam a inflamação do esôfago, diminuindo as contrações do estômago, melhorando a sensação de azia. Para o chá, a orientação é usar duas fatias de gengibre para duas xícaras de água. Depois de ferver a água com o gengibre, coe e beba 20 minutos antes da refeição.

Quanto aos legumes, como a cenoura, estimula a produção de células brancas que dão um reforço para o sistema imunológico e ainda agem como propriedade anti-inflamatória que combate dores, como a do estômago. Das verduras, destaque para a couve. Sua ingestão durante a refeição auxilia contra distúrbios estomacais, como a azia. Para o efeito, o consumo deve ser cru.

Têm ainda os alimentos integrais. Pães e arroz têm carboidratos complexos que demoram para se transformar em glicose na corrente sanguínea. Devido à alta quantidade de fibras, há sensação de saciedade. Mas para que eles surtem o efeito esperado é preciso não se esquecer da água. O líquido deve fazer parte do dia a dia da gestante entre uma e outra refeição.

EVITE OU DEIXE DE LADO

Tão importante quanto saber o que colocar no prato é o que evitar durante ou depois de cada refeição.

Começando pelo leite, em algumas situações, ele e seus derivados, podem causar azia. É importante a gestante ficar atenta e caso note uma relação entre o alimento e o desconforto o melhor é tirá-lo do cardápio até conversar com o médico. Se necessário, a gestante pode priorizar outras fontes de cálcio ou fazer sua suplementação.

Alimentos gordurosos e fritos também estão proibidos. Devido à grande concentração de gordura, eles causam o retardo do esvaziamento do estômago, contribuindo para a azia.

A carne vermelha é outro alimento que tem ligação com a azia, assim como pratos apimentados e o vinagre usado especialmente em tempero de saladas.

Entre os líquidos, vale tirar do cardápio as bebidas gaseificadas, chás ou leite quentes e sucos de frutas cítricas. Todos eles aumentam a sensibilidade do estômago. A água, mesmo liberada e sem efeitos colaterais, tem horário certo para ser ingerida. O melhor é beber o líquido pelo menos meia hora antes do almoço ou jantar e duas horas depois da refeição.

Diminuir o volume das refeições, comendo menos e mais vezes ao dia é outro reforço para driblar a azia.

A dica final é evitar ficar a dupla: comer e deitar logo após se alimentar. Seja no café da manhã ou em qualquer outra refeição, com destaque para o jantar. Tem que esperar entre 1h30 a 2 horas para deitar.

Se mesmo diante de todas as medidas a azia insistir em ficar a administração de antiácidos pode ser a solução. No entanto, apesar de oferecer o alívio tão desejado para a gestante, o medicamento só deve ser ingerido com liberação médica.

Quando a azia é frequente

Sozinha, a azia não apresenta riscos durante a gestação, mas acompanhada de outros sinais precisa de uma avaliação médica. Converse com o obstetra caso junto com a azia tenha dor intensa na região do estômago.

O quadro tem relação com gastrite, úlcera ou problema digestivo. Um desconforto abaixo da costela não é sinal de azia, mas, sim, de pré-eclâmpsia.

Já quando a dor é do lado direito ou no alto da barriga e vem junto com enjoo, indica que o fígado não vai bem.

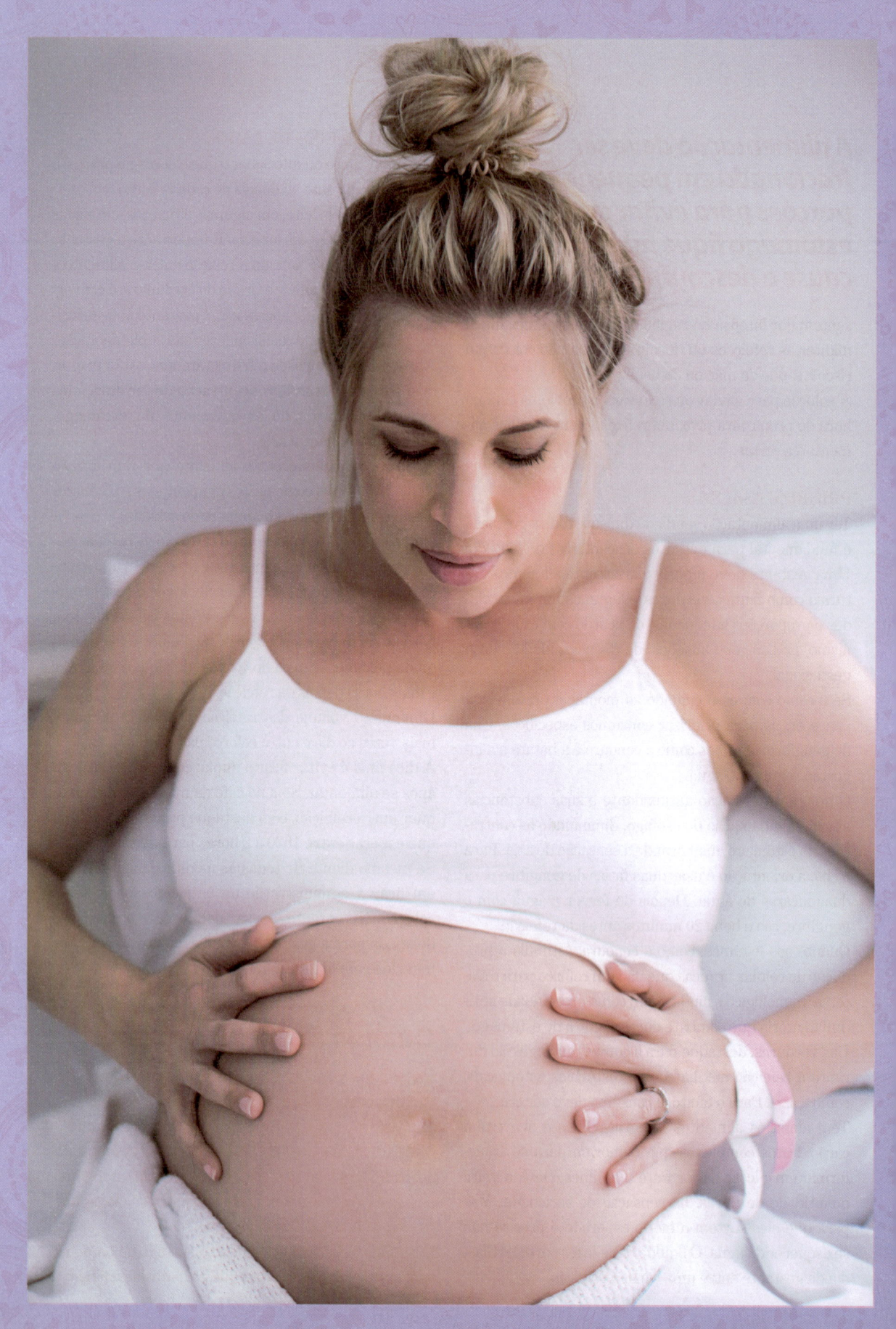

Capítulo 7

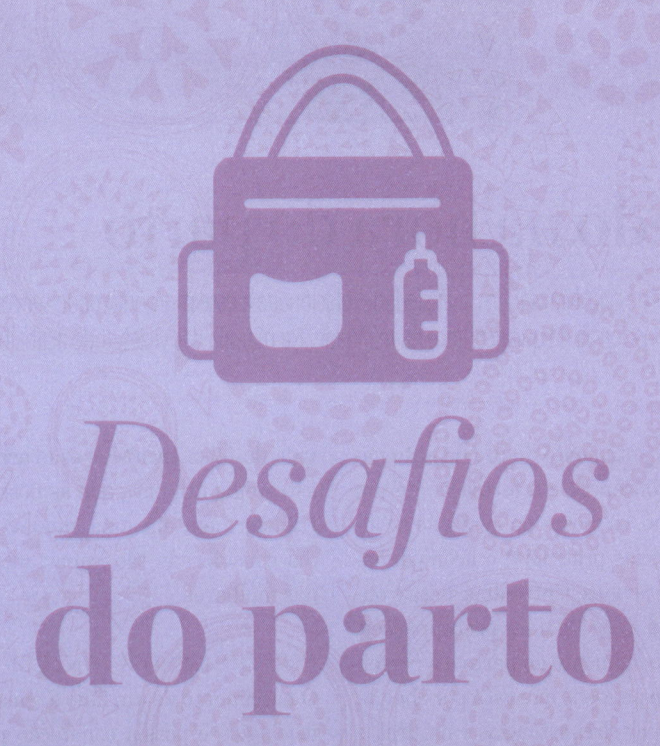

Desafios do parto

O nascimento de um filho é marcado por emoção, tensão, ansiedade e insegurança, principalmente entre as mães de primeira viagem. Saiba o que esperar e como se preparar para este momento tão especial na vida de uma mulher!

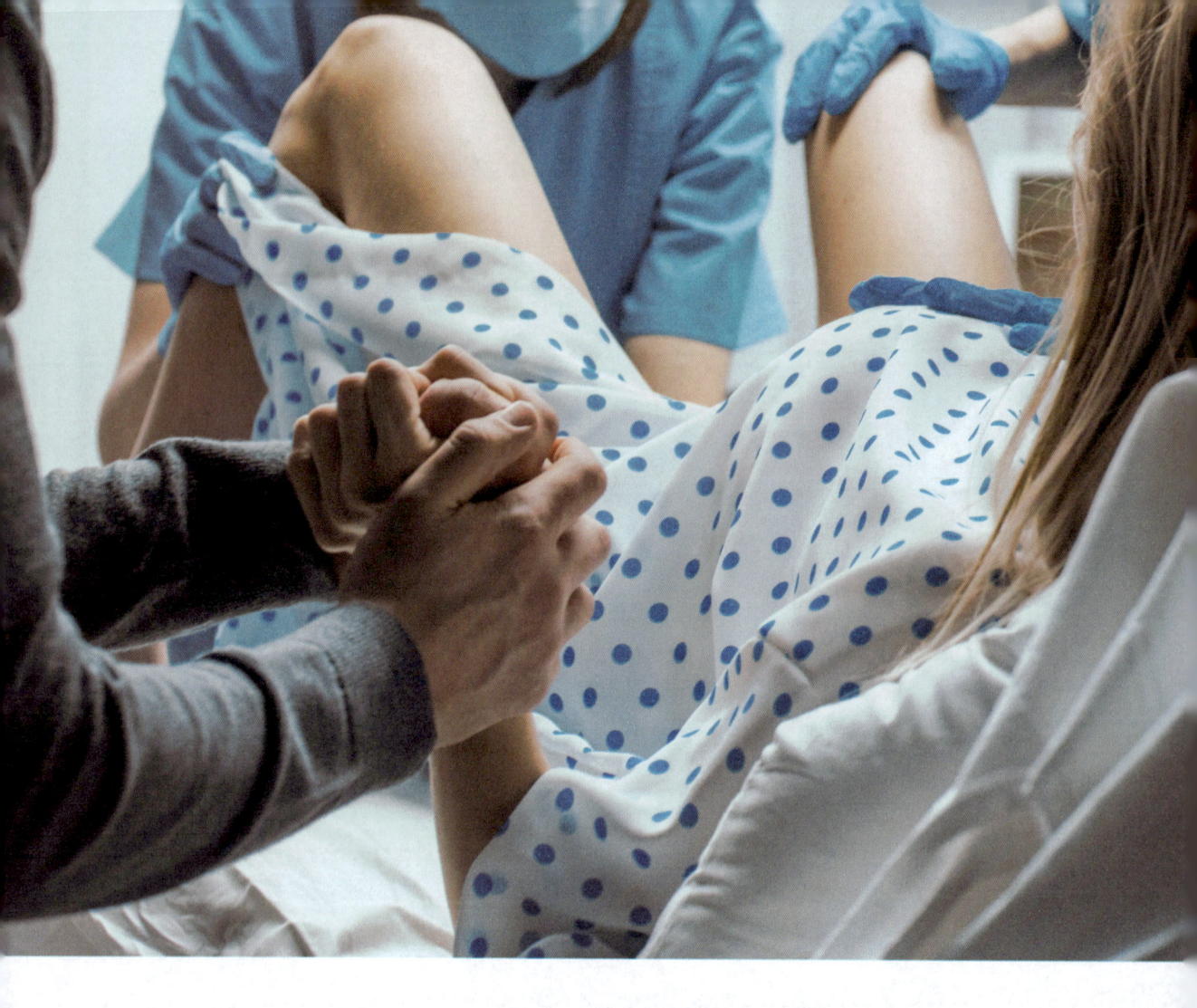

Sem medo na hora do parto

Comum entre as gestantes de primeira viagem, a ansiedade relacionada a esse momento pode ser contornada por meio da tomada de consciência do que acontece na realidade. Na maioria das vezes, tudo acaba bem

Passados os dias de encantamento diante da ação natural que promove a concepção e a formação de um bebê no ventre materno, os meses da gestação se alternam entre providências práticas e o acompanhamento da evolução da gravidez. Entre uma coisa e outra, a futura mãe passa a ter algumas preocupações, e elas dizem respeito ao momento do parto e à perfeita saúde e segurança do pequeno que está por chegar. Sentir medo dessas novas circunstâncias é natural, e parece que os nove meses de espera são um tipo de exercício. É durante o período de pré-natal que a gestante poderá tirar todas as suas dúvidas e também as de seus familiares sobre o parto e o primeiro dias de vida do filho. Inclusive esse acompanhamento é uma estratégia útil para que as possíveis inseguranças se transformem em uma saudável expectativa de um dia considerado tão importante na vida da maioria das mulheres.

POR QUE ISSO ACONTECE

O nascimento de um filho é mais do que um fenômeno fisiológico e possui conotação psicológica e cultural. Por isso, muitas pessoas vêem o parto como uma espécie de ameaça. Há anos as mulheres deixaram de presenciar os partos de outras mulheres e o medo parece ser socialmente estimulado. O peso dessa herança cultural tem levado a esse medo do parto, pois alguns mães entendem como um momento arriscado. Ouvir histórias traumáticas sobre partos, se tornou parte da cultura e dos sistemas familiares, passando de geração para geração, levando muitas mulheres a acreditar que não são capazes de dar à luz. O medo pode chegar a níveis tão altos em que há casos de quem opta por não engravidar para evitar a situação ou até mesmo tomar decisões precipitadas. Infelizmente, essas inseguranças são mascaradas por tratamentos e diagnósticos convencionais, como cesárea a pedido, cesárea anterior, "suspeita" de desproporção cefalopélvica e outras indicações questionáveis por alguns especialistas.

Porém, na maioria das vezes, o corpo feminino está preparado para o parto, em especial o normal (desde que não haja nenhuma complicação durante a gestação ou no momento do nascimento).

Mas quanto às causas desse pavor, elas são influenciadas por vários fatores: o tipo do parto, obstáculos no caminho para o hospital, a anestesia e, principalmente, o bem-estar da mãe e do bebê.

Na prática clínica, o que se vê é o afloramento de questões emocionais passadas - vivenciadas ou vindas de algum relato - não resolvidas que contribuem para o aumento do medo, como o temor de se tornar mulher de verdade, de pôr para fora a própria força, de acreditar em si, de tomar as rédeas da própria vida. E quem mais se depara com essas sensações são as primigestas, isto é, as mães de primeira viagem.

Embora sejam compreensíveis esses sentimentos, os riscos são baixos, e representam 0,00068%. Afinal, estatisticamente falando, as dificuldades mais frequentes são o aumento da pressão arterial, hemorragias e infecções. Para fugir do temor o importante é se informar, principalmente sobre o momento do parto. Com bom conhecimento, a gestante estará preparada para encarar com mais tranquilidade a situação e qualquer imprevisto que possa acontecer.

Confira os principais medos das gestantes e compare o que realmente acontece na vida real.

Durante o período de pré-natal, a gestante deve tirar todas as suas dúvidas

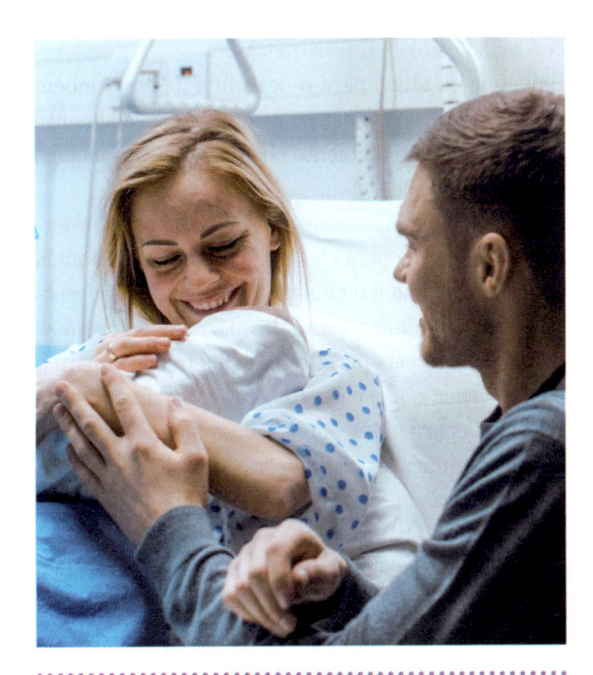

Pré-natal bem feito, menos problemas

- Até a 14ª semana de gestação, é importante que seja feita uma ecografia precoce para que sejam avaliados a idade gestacional, o número de fetos e o risco da gestação. Esta providência é essencial para a saúde da mãe e do bebê.
- Até a 34ª semana de gravidez, o acompanhamento deve ser mensal. Depois dessa etapa, a consulta passa a ser feita a cada duas semanas e, a partir da 36ª semana, o monitoramento torna-se semanal.
- Em toda consulta, o médico deve monitorar a pressão e o peso da gestante, avaliando o risco e dando as orientações necessárias para uma gravidez saudável. Entre os alertas que devem ser feitos estão cuidados com a alimentação, prática de atividade física regular, evitar a exposição ao sol, precauções com o mosquito transmissor do zika vírus e suplementação de nutrientes.
- Além do pré-natal é fundamental planejar a gestação. Isso faz com que a futura mãe já comece a se preparar antes mesmo da gravidez, buscando orientações sobre suplementos e atividades que podem ser adotados anteriormente. Porém, cerca de 65% das gestações não são planejadas.

A ANESTESIA ME ASSUSTA

Sinônimo de alívio para o desconforto, ela também causa certa insegurança na gestante, especialmente por estar em um ambiente cheio de aparato médico e profissionais de saúde.

A grávida deve saber que existem três possíveis formas de anestesia para ela. A raquianestesia é aquela aplicada próxima à medula e a mais usada em cesáreas, tirando o movimento das pernas por algumas horas. A anestesia peridural é mais indicada para o parto normal e não compromete os movimentos, só traz alívio para o desconforto. Já o bloqueio duplo – injeção peridural e doses anestésicas raquidiano, via cateter – tira a dor e reduz a sensibilidade, também por tempo determinado.

Com a evolução da medicina, as injeções passaram a ser mais finas, os procedimentos, mais seguros, e o único incômodo é da picada, similiar aquela sentida ao tomar uma vacina ou remédio injetável, sem risco para saúde da mãe, nem do bebê, que a essa altura está pornto e prestes a vir ao mundo.

NÃO VOU SUPORTAR!

A dor faz parte de alguns momentos do parto, é verdade. Ela existe, mas está longe de ser insuportável. Além do mais, existem formas de lidar com o desconforto físico, como massagem, controle da respiração e a própria anestesia. Quando a questão surgir é indicado que a gestante coloque na balança todos os prós e contras da atitude que vai tomar, pensando no bem-estar dela e do bebê. Essas impressões, inclusive podem ser exageradas, tanto baseada em relatos de outras pessoas ou até mesmo por ser uma reação nova, algo desconhecido até então. Nessas horas, é bom controlar o medo e esquecer das experiências que ouviu ou já teve e lembrar-se que a dor pode ser aliviada por meio da anestesia, que anula a sensação, sem tirar a força muscular. E que a dor não será contínua, mesmo durante o parto normal, ela vem em intervalos em que é possível relaxar.

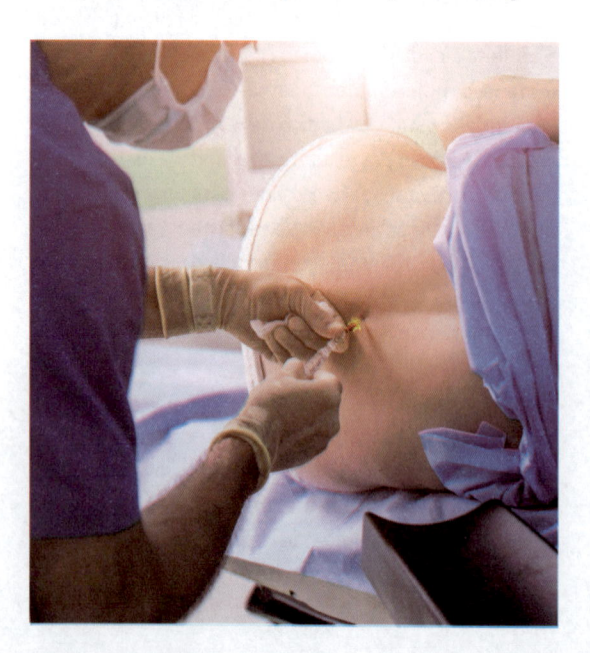

E SE FOR UMA CESARIANA?

Para aquelas que desejam um parto normal, ter que optar no final da gestação ou na hora do nascimento do bebê pela cesárea pode ser um processo inseguro. Contudo, a cirurgia pode ser necessária. Lembre-se que parto é entrega: à força do corpo, às necessidades que possam aparecer.

A cesárea só deve ser realizada quando há uma indicação médica, pois seu índice de complicações é maior. Já as emergências se relacionam a algum tipo de risco inesperado. Quando eles são previsíveis, a gestante já recebe orientações, durante todo o pré-natal, e isso diminui as tensões. Apesar dos riscos e benefícios de cada parto, a cesárea evoluiu muito ao longo dos tempos. Hoje o corte é menor, assim como as complicações e infecções. O pós-operatório, apesar de mais demorado, é menos dolorido.

O CORPO VAI MUDAR

A gestação é um período de transformação constante. O corpo da mulher muda a cada mês para se adaptar ao desenvolvimento do bebê e se preparar para o parto. Alguns transformações também acontecem após o nascimento do bebê. Fugir dos padrões esteriotipados de feminilidade é um receio de muitas. O assunto fica mais delicado quando tem relação com a passagem do bebê pela vagina, no parto normal. Inclusive, muitas evitam esse tipo de parto sugestamento por essa questão. No entanto, as mulheres devem saber que a função do músculo local é esticar e se recolher, e é justamente o treino desse movimento que garante a boa performance sexual. Ou seja, nada será comprometido.

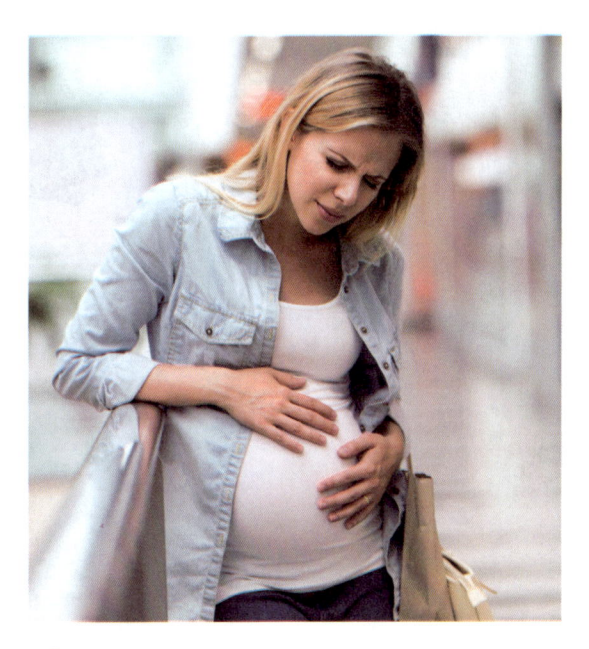

NÃO CHEGAREI A TEMPO

Do início do trabalho de parto ao nascimento do bebê pode-se levar algumas horas, mas a quantidade varia muito de mulher para mulher, sendo mais demorada no primeiro filho. E é justamente aí que mora o medo de não chegar a tempo na maternidade. O problema é maior em grandes metrópoles e pode ser motivo de estresse. A dica é ficar atenta aos sinais que o corpo dá. Assim, mesmo que houver distância, ao primeiro desconforto, é possível antecipar a ida ao hospital.

O RISCO DE MORTE

Ele existe e não deve ser ignorado. Mas a grávida que fez o acompanhamento pré-natal - consultas clínicas e exames laboratoriais - e seguiu as orientações médicas, não tem com o que se preocupar.

E não é só a saúde da mãe que preocupa, a do bebê também. O receio de que ele sofra durante o parto, assusta a gestante. No entanto, a equipe médica está o tempo todo assistindo ambos os pacientes – mãe e bebê – para que a saúde dos dois seja preservada. Assim como o pré-natal é importante para a gestante, ele também significa para o bebê a garantia de um parto tranquilo. Enquanto há uma lista de medos que rondam as gestantes, há também muitas orientações para tranquilizá-las. A primeira é escolher um ginecologista obstetra de confiança para acompanhar e esclarecer as dúvidas da mãe e da família. Busque por um profissional que seja de fácil acesso para conversar, que passe segurança, ofereça conforto emocional e respeite os pedidos da mulher, principalmente sobre a escolha do parto, além de ter a disponibilidade próximo à data prevista do nascimento. Ao longo dos nove meses – ou até mesmo após o nascimento do bebê – é comum ainda ter parentes e amigos que queiram ajudar com dicas, compartilhando experiências, mas cuidado. Filtre o que for dito e atenção em pontos divergentes do orientado pelo médico. Em caso de dúvida sobre o conselho, confirme com o profissional que a está acompanhando, pois cada gestação e parto são únicos. Por falar em informações divergentes, quando pesquisar sobre gestação e parto, a mulher deve se atentar à credibilidade do meio. Notícias recebidas via mensagem de celular nem sempre são verdadeiras e podem criar um estresse desnecessário.

E por que não compartilhar esses medos e anseios? Em grupos de apoio ao parto é possível trocar experiências e esclarecer dúvidas com quem entende do assunto, além de aumentar a rede de convívio com gestantes que vivem a mesma situação.

Agora, se a insegurança falar muito mais alto, talvez seja hora de um acompanhamento com psicoterapia. Tão importante quanto o pré-natal, o pré-natal psicológico ajuda em todo o processo e evita quadros de depressão durante e após o parto. Marque consultas quinzenais ou mensais, conforme orientação do especialista. Se necessário, mantenha os cuidados após o nascimento do bebê, pois essa nova fase será de intensas mudanças.

Em meio a tantas questões, arrume um tempinho para fazer atividades de que goste, a prática de relaxamento também é bem-vindas. Ela combate desconfortos da gravidez, controla a ansiedade e auxilia a mulher a ficar concentrada no momento que está vivendo: a tão sonhada chegada do seu filho.

Embora sejam compreensíveis esses receios, os riscos são muito baixos, e representam somente 0,00068 % dos casos

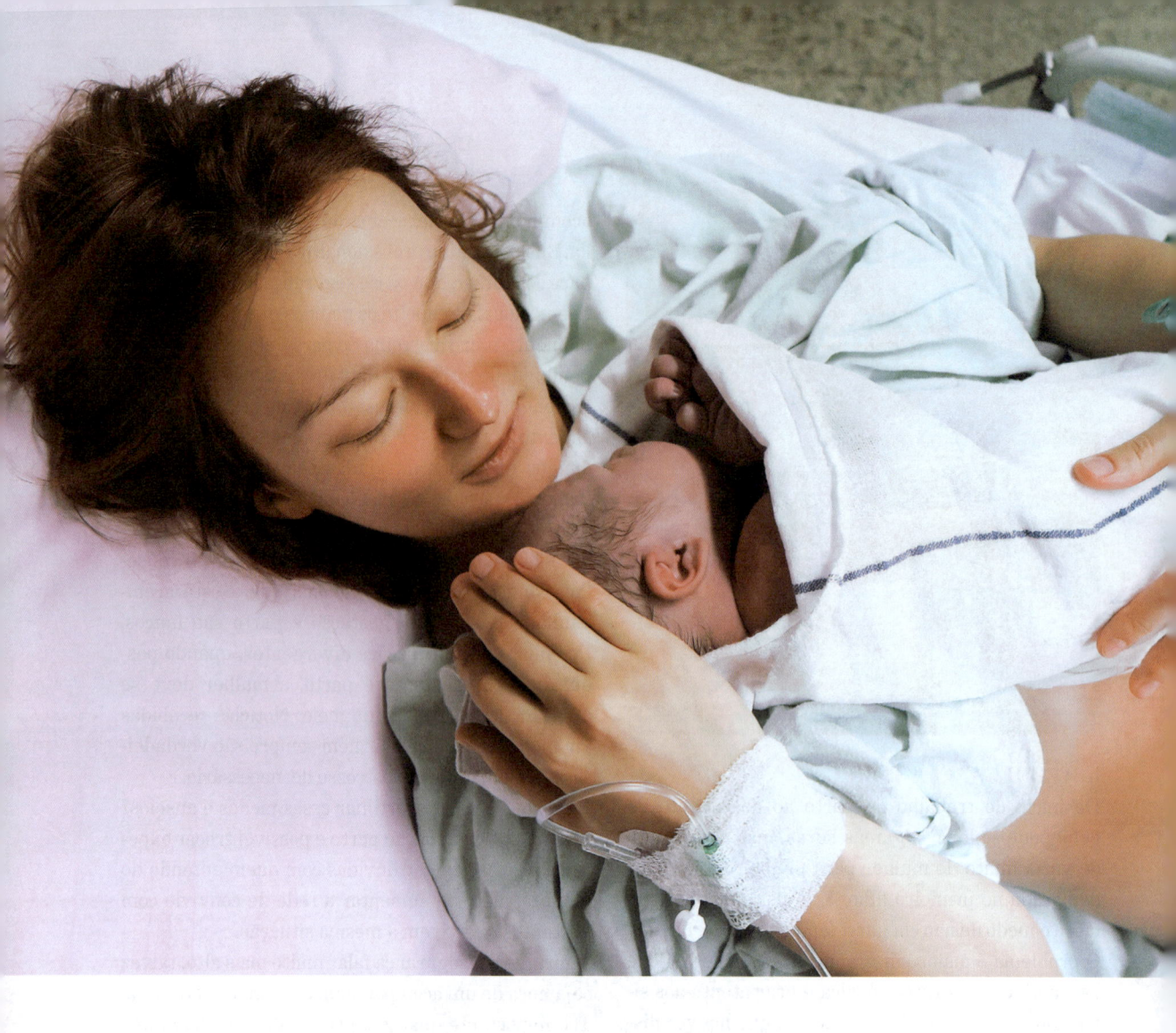

Parto **normal ou cesariano**

O nascimento de um filho é um evento único. Por isso, é preciso conhecer as vantagens e as desvantagens de cada tipo de parto para decidir a melhor forma de dar à luz

Uma gravidez costuma vir acompanhada de muitas dúvidas e decisões importantes. Para mães de primeira viagem, grande parte delas está relacionada ao tipo de parto a ser feito: normal ou cesárea?
Em meio a tantas discussões acaloradas sobre o tema, a escolha sobre a forma como o bebê virá ao mundo cabe à mãe, e o médico que acompanha a gestação deve respeitar esse desejo.
Embora cada profissional tenha a tendência de valorizar mais o procedimento com o qual tem mais experiência e habilidade, o especialista tem o dever ético de orientar a gestante sobre as vantagens e desvantagens do parto normal e da cesariana.

Cabe ao médico explicar como é cada tipo de parto, expondo os benefícios e riscos de cada um. Por outro lado, é importante que o acompanhamento da gestante seja feito por um médico com quem ela confie. A paciente deve saber se o profissional tem um perfil adequado ao que ela deseja. Nem todos os médicos estão preparados para uma cesariana ou parto normal. Ela deve perguntar de forma clara se haverá ajuda para fazer o tipo de parto que escolheu e também deve estar consciente que apesar do planejamento da escolha, na hora, pode haver a possibilidade de mudanças, casos do parto normal virar cesárea. Confira a seguir os benefícios e os riscos de cada tipo de parto:

PARTO NORMAL

Chamado de transpélvico, nele o nascimento é natural. A mulher entra em trabalho de parto e o bebê passa pelo canal vaginal após a mãe ter uma dilatação suficiente, que é de cerca de 10 centímetros. O primeiro sinal de que é chegada a hora do nascimento se dá quando a grávida expele uma secreção de cor amarronzada e traços de sangue, é o tampão de muco, que protege o colo do útero. O "sinal", como alguns médicos realmente chamam, alerta sobre a proximidade do parto, que pode acontecer rapidamente ou dentro de alguns dias. Desconforto na lombar e uma espécie de cólica, semelhante a menstrual, também são comuns.

Ainda no início do trabalho de parto, as mães podem sentir contrações leves e espaçadas. Porém, quanto mais frequentes e intensas elas forem é alerta de que é chegada a hora. E é em conjunto com as contrações espaçadas que o colo do útero começa a ficar mais fino e menor, dilatando. Justamente por conta da dilação o trabalho de parto pode demorar mais ou não. Uma dilatação lenta corresponde a cerca de meio a um centímetro a cada 2 a 3 horas. Quando a gestante dilata rápido, em 2 a 4 horas de

O que acontece entre as primeiras contrações até o parto

Cada mulher tem seu próprio tempo e características bem particulares nesse período. Veja o que, em geral, acontece com o corpo da futura mamãe durante a chegada de um filho:

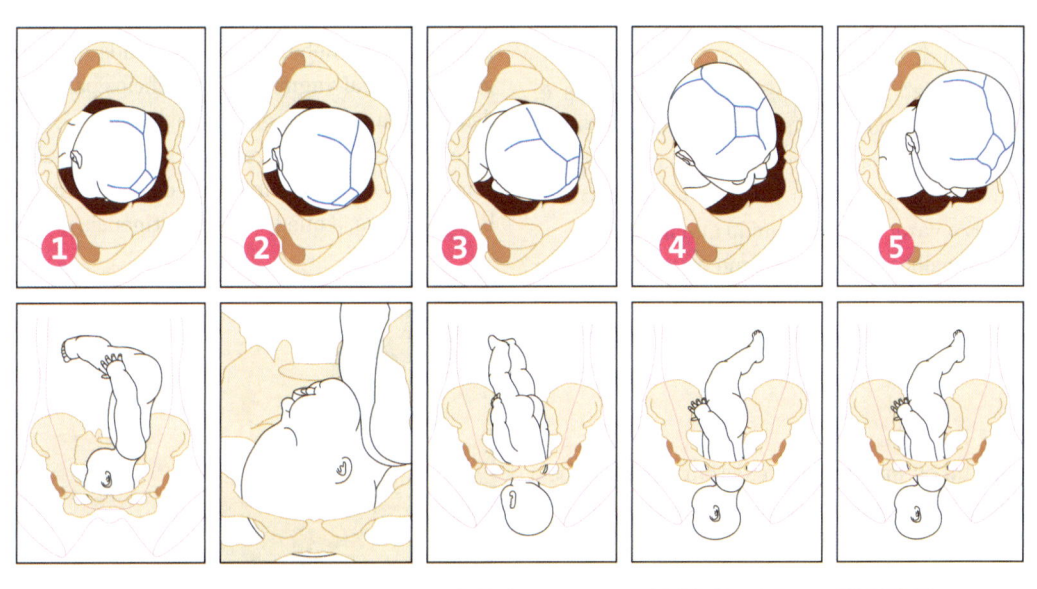

① PRONTO PARA NASCER
A essa altura, o bebê estará posicionado. O colo do útero inicia o processo de dilatação com 3 ou 4 cm.

② AS HORAS DA ESPERA
O parto entra na fase latente em que o útero contrai até dilatar 10 cm. Inicia-se a transição e vinda do bebê ao mundo de fora.

③ FORÇA DA GRAVIDADE
Aí o maior trabalho começa e é possível sentir a pressão da cabeça do bebê na região pélvia, entre as pernas da mãe.

④ MUITA CALMA NA HORA
O bebê começa a sair e pode ser que o médico peça que você controle a força, para que o trabalho seja lento e tranquilo.

⑤ PRONTO!
Em poucos segundo é possível ouvir o choro do bebê, o primeiro sinal de que tudo está bem. Logo menos será possível segurar seu filho nos braços.

O parto induzido ocorre quando a gravidez já alcançou seu termo, mas não há dilatação. A gestante recebe fármacos para acelerar as contrações uterinas e a dilatação do colo do útero, possibilitando o parto normal

trabalho de parto o bebê está pronto para nascer. É considerada ideal a dilatação com cerca de dez centímetros, tamanho este necessário para a passagem da cabeça do feto. No parto do primeiro filho, a dilatação tende a ser mais lenta, já no segundo em diante, como o corpo já entende o que está acontecendo, ela é mais rápida, porém, em ambos os casos não é possível mensurar o tempo exato e necessário entre as contrações e o parto em si.

Mas e a bolsa? Nem sempre ela estoura, mas é, sim um sinal importante para procurar o médico. O rompimento acontece quando a mãe sente um líquido turvo e com traços brancos descer entre as pernas. É o vazamento de líquido amniótico.

Todo o trabalho de parto, mesmo que o parto seja normal, pode ser feito com ou sem a aplicação de anestesia ou outras drogas, entre elas de indução. A escolha fica a critério da gestante.

O NASCIMENTO

No hospital ou maternidade existem algumas posições mais indicadas e preferidas para a chegada do bebê ao mundo por meio do parto normal. A semideitada, em que a mulher fica encostada na cama, com as pernas e os pés apoiados, facilita a saída da criança por gravidade.

Se a mãe preferir, ela pode ficar agachada, de cócoras com o apoio do companheiro atrás dando suporte. Apesar de o acesso médico ficar mais difícil, devido a proximidade com o chão, a criança nasce saudável e até mais rápido quando comparado à posição da mulher deitada.

Por meio do parto normal, sem anestesia, é possível também que o nascimento seja na água aquecida. A temperatura, que chega a 36°C, alivia as dores das contrações e permite um nascimento natural, sem risco de afogamento, pois nos 20 segundos depois do parto o bebê ainda respira pelo cordão umbilical.

BOM PARA A MÃE E O BEBÊ

Entre os benefícios do parto normal estão as menores chances de infecção, hemorragia e lesão de órgãos (bexiga, uretra, artérias e intestino) da mãe – já que não é feito um procedimento cirúrgico, tudo acontece de forma natural. A recuperação pós-parto é rápida e menos dolorida. Além disso, o útero volta mais rápido a seu tamanho normal e a mulher consegue a caminhar antes que na cesárea. O parto normal faz que haja liberação de ocitocina, um hormônio que contribui para a contração uterina e a descida do leite mais rápida. A perda de sangue é menor do que na cesariana. No parto normal, ela é de até meio litro. Na cesariana, a perda pode significar cerca de 1,5 litro de sangue.

Em relação ao bebê, há quem defenda que a passagem pelo canal vaginal traz benefícios para a imunidade e para a descompressão pulmonar.

Já entre as desvantagens do parto normal destacam-se a dor e a possibilidade de lesão em períneo, bexiga e ânus, o que leva à incontinência urinária.

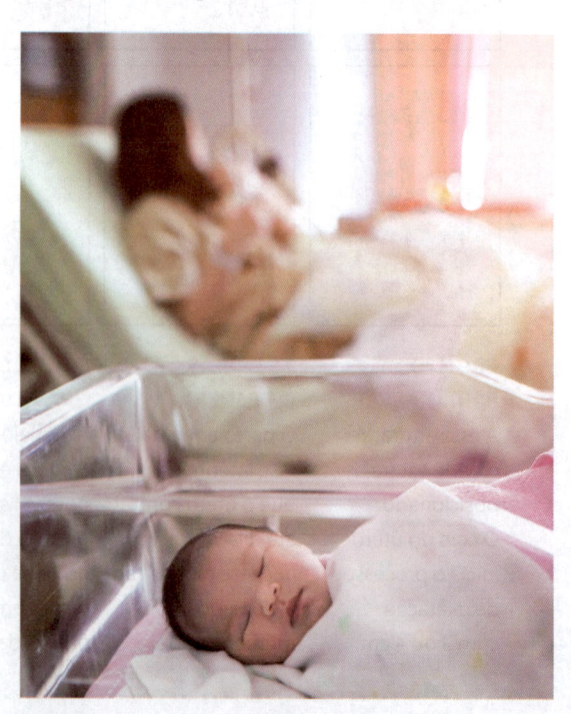

No entanto, a mulher que optar pelo parto normal deve estar ciente de que, se necessário, pode haver mudanças de planos. No trabalho de parto, pode ocorrer uma emergência obstétrica e evoluir para uma cesárea, em que há risco de infecção e hemorragias. Trabalhos de parto normal mal assistidos e partos difíceis podem trazer complicações ao recém-nascido, como traumas ósseos ou asfixia. Vale uma conversa franca com o médico antes de definir qual a melhor forma para a mãe e bebê, de vir ao mundo.

O BÉ-Á-BÁ DA CESARIANA

A cesárea, por sua vez, é um processo cirúrgico feito em ambiente hospitalar e conduzido por uma equipe multidisciplinar com cirurgião obstetra, anestesista, auxiliar de cirurgião, neonatologista, enfermeiras e auxiliar. Para o parto, a gestante recebe anestesia tipo raqui ou peridural para impedir a transmissão de dor no corpo para o cérebro. Livre da dor, são comuns sensações de movimentos e pressão ao tirar o bebê. Apesar da anestesia, a grávida ficará acordada e consciente durante todo o procedimento. A sedação dela não é indicada, pois isso sedaria também a criança. Logo depois da anestesia o médico insere uma sonda para esvaziar a bexiga. E então dá início ao parto em si, com a abertura da parede da barriga e do útero, um corte de 8 a 10 cm no sentido transversal, no baixo ventre. Toda a preparação e nascimento leva de 1 a 2 horas, enquanto o parto normal, geralmente da primeira gravidez, leva de 8 a 12 horas.

Assim que o bebê é retirado da barriga da mãe, o médico faz o corte do cordão umbilical e a criança passa por uma rápida avaliação pediátrica, para monitorar a respiração e os batimentos cardíacos. Enquanto isso, o obstetra retira a placenta da mãe e faz a sutura do útero e da pele cortada para possibilidade o nascimento.

A cesárea costuma ser indicada quando o bebê está em posições que dificultam o parto normal – como sentado ou com a face encaixada –, em caso de desproporção entre a cabeça da criança e a bacia da gestante e diante da existência de tumor ginecológico e quadro de incontinência, além de essa ser a opção e desejo da mulher, que pode escolher o dia do nascimento do filho, com base em datas predefinidas pelo médico.

> **3 Ds para uma cesárea**
>
> **1º DISTOCIA (PASSAGEM):** não há passagem ou dilatação suficiente; pode acontecer tanto pelo posicionamento quanto pelo tamanho do bebê – lembrando que é algo que não se pode saber antes de iniciar o trabalho de parto.
>
> **2º DEFICIÊNCIA DE OXIGÊNIO:** qualquer coisa que interfira na passagem de oxigênio da mãe para o bebê durante a gestação ou o trabalho de parto. Pode ser uma parada cardíaca materna, descolamento da placenta, compressão do cordão umbilical etc.
>
> **3º DOENÇAS:** pacientes com HIV sem controle, herpes durante o trabalho de parto, e nos casos de placenta prévia.

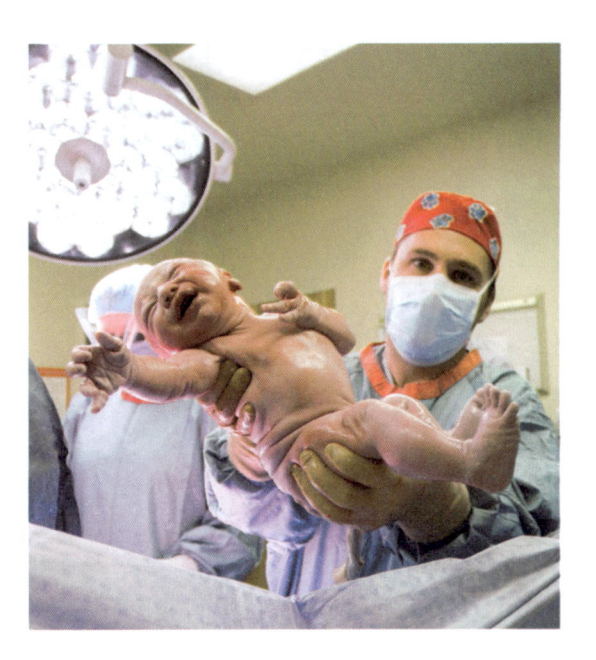

Um dos problemas da cesárea eletiva é que pode haver risco de prematuridade, já que os bebês ainda não estão prontos para nascer. Além de ser uma cirurgia

A escolha do parto deve considerar os benefícios para a mãe e para a saúde do bebê

mentos, como analgésicos e anti-inflamatórios, por até sete dias para amenizar o desconforto do corte. Como este tipo de parto é considerado uma operação, é preciso tomar cuidado com os movimentos abruptos nos primeiros dias. A mulher, por exemplo, está proibida de abaixar, pegar peso e dirigir por pelo menos 20 dias após a chegada do filho. Qualquer desconforto ou sangramento excessivo deve ser informado ao médico.

Entre as demais desvantagens também são colocadas a impossibilidade de realizar sucessivos nascimentos dessa forma, devido às cicatrizes no útero, considerando seguro para a mãe ter até três gestações. O risco de prematuridade do bebê é maior caso seja tirado do ventre antes do tempo.

POR QUE TANTAS CIRURGIAS?

Atualmente, a cesárea é a cirurgia mais realizada no mundo. No Brasil, a taxa de cesarianas chega ao patamar de 55% dos partos – sendo que o índice fica em 40% quando considerados os partos pelo Sistema Único de Saúde (SUS) e a 84,6% quando analisados os nascimentos promovidos por planos particulares de saúde –, segundo informações publicadas pelo Fundo das Nações Unidas para a Infância (Unicef). O dado coloca o País em segundo no ranking mundial com maior porcentagem de cesáreas, ficando atrás apenas da República Dominicana. O que deveria ser um parto somente em situações específicas, passou a ser o mais pedido.

O alto índice de cesáreas acendeu um sinal de alerta na Agência Nacional de Saúde, já que a Organização Mundial da Saúde (OMS) estima que de todos os partos realizados, a cesárea seria necessária somente em 10% deles. A própria OMS trabalha com um guia profissional em que ressalta que a cesárea eletiva pode salvar a vida da mãe e do bebê, mas somente quando indicada por razões médicas específicas, sendo contraindicada como a primeira e única opção. Na dúvida, converse com o seu médico e avalie a necessidade e motivos de uma cesárea.

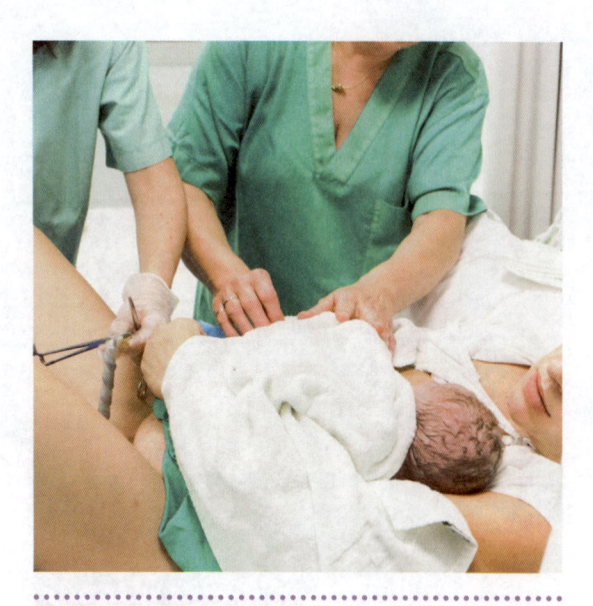

Comparando os dois tipos de parto

NORMAL	CESARIANA
Nascimento natural	Processo cirúrgico
Trabalho de parto	Agendamento do parto
Dilatação com dor	Ausência de dor
Menor risco de infecção	Risco de hemorragia
Menos dor no pós-parto	Mais dor no pós-parto
Recuperação rápida	Recuperação mais lenta

A possibilidade de agendar o nascimento após 39 semanas de gestação e sem estar em trabalho de parto é encarada como outra vantagem da cesariana. Outros pontos positivos são a ausência de dor durante o parto, o menor risco de sofrimento fetal e a possibilidade de impedir que a gestação ultrapasse 42 semanas, que também pode trazer problemas ao bebê.

SEM ESTRESSE, MAS COM RISCO

A cesariana ajuda a reduzir o estresse materno, por passar a ideia de um ambiente plenamente controlado. Evita situações de emergência e urgência, em que a equipe escolhida não consiga chegar. Já os riscos das cesarianas estão associados à maior dor no pós-parto, à recuperação mais lenta da mãe e ao aumento da chance de haver infecção, trombose, hemorragia e reações devido aos anestésicos. Na cesárea, após a cirurgia a mãe continua o uso de medica-

7 dúvidas esclarecidas sobre parto normal e cesárea

São muitas as questões que envolvem qual a melhor forma da criança vir ao mundo. A seguir confira as principais respostas dada pela medicina

1 Se o primeiro filho nascer de cesárea, os demais não poderão ser de parto normal?
MITO. Quem teve uma cesariana pode fazer um parto normal. Geralmente, os obstetras orientam as mulheres a esperarem pelo menos dois anos entre a cesariana e a gestação seguinte se a intenção é ter um parto normal, isso porque na cesárea o útero é cortado e suturado e uma cicatriz interna se forma. Nas contrações da próxima gravidez, o útero pode se romper e causar hemorragia interna. Mas vale lembrar que se a mulher teve mais que duas cesáreas, o parto normal é desaconselhável, nesta situação o risco de ruptura do útero é maior.

2 No parto normal não se aplica anestesia?
MITO. Durante o trabalho de parto a mulher pode optar por receber ou não a anestesia. Se inicialmente ela não quiser a anestesia e depois mudar de idea, não tem problema, a equipe médica estará pronta para atendê-la.

3 Depois da cesárea o sangramento é menor quando comparado ao parto normal?
MITO. A cesariana sangra mais do que o parto normal durante o procedimento. Às vezes, no parto normal pode sair um pouco mais de sangue pela vagina, porém, o parto normal faz com que a mulher sangre menos durante o parto.
Na cesárea, a mulher sangra mais durante o parto e pode sangrar menos pela vagina. No final das contas, o sangramento acaba sendo bem parecido, quase igual.

4 Quando o cordão umbilical está enrolado no pescoço do neném é caso de cesárea?
MITO. A cesariana só é indicada quando a grávida é portadora de doença cardíaca grave, o que pode ser verificado nos exames de rotina.
Quanto ao cordão umbilical, 95% dos bebês que têm o cordão enrolado em volta do pescoço podem nascer de parto normal, sim. A situação só fica mais complicada caso o cordão esteja no pescoço e enrolado em outra parte do corpo da criança.

5 Para a cesariana é preciso ficar de jejum antes e depois do parto?
VERDADE. Em uma cesárea de emergência, o médico vai fazer mesmo sem o jejum, mas se a cesárea for agendada, recomenda-se o jejum, como em qualquer outra cirurgia, para evitar que a mulher vomite durante o procedimento ou o ato anestésico, e corra o risco de aspirar esse vômito. É recomendado jejum de oito horas antes da cesariana e uma dieta bem leve depois.

6 Depois da cesárea o leite demora mais a sair quando comparado ao parto normal?
VERDADE. Na cesariana o leite tende a descer um pouco mais tarde, sim, devido à ação dos anestésicos e também porque o bebê não vai estimular tanto aquela mama para que o leite seja produzido, seja produzido, além de a criança nascer, em muitos casos, antes do trabalho de parto. Mas a situação não impede que a mãe ofereça uma alimentação exclusiva materna para a criança.

7 Bebês grandes impedem um parto normal?
DEPENDE. Durante o pré-natal o médido analisa a estrutura física do feto e da mãe para atender ao desejo da mulher, caso ele seja de parto normal. O que se sabe é que bebês com mais de quatro quilos e meio têm mais chances de nascer de cesárea para evitar complicações e colocar em risco a vida dele e esforços desnecessários da nova mamãe.

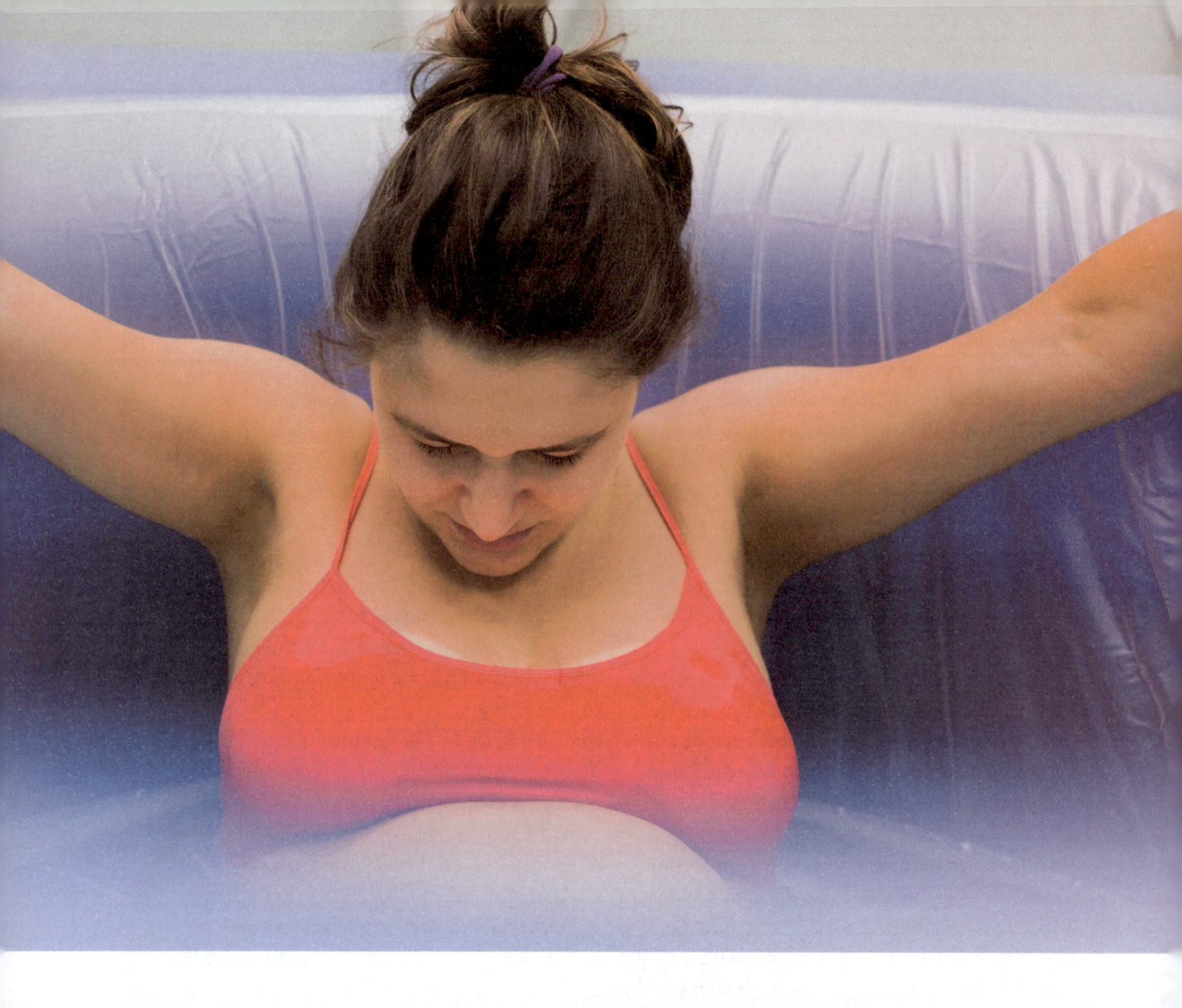

O que é um parto **humanizado**

O objetivo é conferir à mãe e ao bebê segurança e protagonismo e evitar cirurgias desnecessárias. Mas, a falta de informação ainda é considerada um desafio a ser superado e resolvido entre médicos e gestantes

Desde julho de 2016, a cesárea eletiva (com dia marcado) só pode ser realizada após 39 semanas de gestação. Segundo o Conselho Federal de Medicina (CFM), trata-se de uma resolução de "caráter ético", que busca assegurar a integridade do feto. Para a Organização Mundial da Saúde (OMS), o índice razoável de cesáreas é de até 15% dos nascimentos, mas 55,5% dos brasileiros vêm ao mundo por esse método, tornando o País o segundo com maior taxa no planeta.

As únicas e reais indicações para cesárea eletiva são mães com HIV positivo não controlado, mulher com herpes vaginal no momento do trabalho de parto e placenta prévia (quando a placenta se implanta na porção mais baixa da cavidade uterina, recobrindo o canal do parto e impedindo a passagem do bebê). Qualquer outro diagnóstico, inclusive os relacionados ao posicionamento do cordão umbilical da criança, não significa a realização de uma cesárea eletiva, pois esta pode levar à prematuridade, já que esses bebês ainda não estão prontos para nascer.

POR QUE ESPERAR?

Uma cesárea eletiva aumenta o risco de morte, desconforto respiratório e uso ainda maior de Unidade de Terapia Intensiva (UTI) neonatal. Além de a cesárea ser uma cirurgia que implica riscos de

Parto só a partir de 39 semanas

A cesárea eletiva nunca foi algo institucionalizado no Brasil, embora muitos médicos a fizessem. Nos prontuários, o diagnóstico é sempre sofrimento fetal ou outras 'urgências'. Mas agora a cesárea eletiva passa a ser institucionalizada.
Nesse sentido, essa solução, que por um lado é boa, já que os médicos terão de esperar o feto ficar um pouco mais maduro para realizá-la, também institucionaliza algo que nem sempre é tão benéfico, porque 39 semanas de gestação não significam que todos os fetos estão maduros o suficiente para nascer.

---

infecção, hemorragia, choque anafilático e outros problemas decorrentes da anestesia, assim como maior tempo de recuperação para a mãe. Quando o bebê está formado, ele emite sinais à placenta que, junto ao corpo da mãe, começa a mostrar que o momento do nascimento chegou.

A gestante, então, passa a sentir as contrações, que funcionam como um alerta para a criança também: liberam substâncias para o amadurecimento final do próprio organismo, como o hormônio corticoide, que age no pulmão. Nesse momento, há liberação de hormônios que estimulam a amamentação.

Algumas complicações podem acontecer no trabalho de parto, sim, e para isso existem a cesárea e outras intervenções. Elas podem evitar que mãe e bebê corram riscos durante o parto, assim como evitar o sofrimento fetal. Mas as estatísticas indicam que o índice de mulheres que vão necessitar dessas intervenções é baixo, de cerca de 15%, ou seja, são exceções, diferentemente do que o sistema de saúde atual tem realizado, o colocando em destaque pela grande quantidade de procedimentos sem a real necessidade. Se não for esse o caso, o nascimento pela vagina traz ainda outras vantagens para os dois, como o contato com as bactérias da mãe, favorecendo a formação do sistema imunológico do bebê.

UM NOVO OLHAR

Dentro desse cenário, surge outra proposta: o parto humanizado. Engana-se quem acredita que parto humanizado é aquele realizado por parteiras dentro de casa. Sim, o parto domiciliar tem sido considerado por um número maior de famílias, mas seu conceito gira em torno de três premissas. A primeira é o respeito à vontade da mulher, por meio de informação e participação dela em toda a decisão. A segunda é a melhor segurança possível para o parto, com base em evidências científicas atuais. E a terceira é o acompanhamento 24 horas de uma equipe transdisciplinar a serviço da mulher.

NO HOSPITAL TAMBÉM É VÁLIDO

O parto humanizado é aquele em que a mulher tem autonomia, segurança e acompanhamento 24 horas. Ele pode começar de forma natural, sofrer alguma intervenção, como analgesia, e chegar a uma cesárea, tudo com a necessária decisão da mulher. Cesárea não significa não ser humanizado, mas precisa estar dentro desses preceitos. No hospital também é válido, desde que siga os três preceitos: autonomia, segurança e disponibilidade da equipe. No entanto, nem todos os hospitais ou equipes médicas estão preparados para isso. Por esse motivo, a mulher deve fazer um plano de parto e buscar informações sobre como o hospital e a equipe trabalham durante o procedimento. É comum as pessoas confundem parto humanizado com aquele que acontece dentro da água ou sem anestesia. Porém, humanizar o parto é fazer com que o bebê e a mãe passem por esse processo da forma mais respeitosa possível. Por isso a importância de fazer o plano de parto: para ajudar a mulher a compreender o tipo de parto que deseja, e, a partir dessas informações, ir em busca da equipe e local que a atendam.

PÓS-PARTO

Assim que o bebê nasce, outros procedimentos do parto humanizado continuam a ser priorizados. Um deles é o contato pele a pele com a mãe, que fortalece o vínculo, regula a temperatura e favorece o sistema imunológico do recém-nascido. Esperar para entrar em trabalho de parto ainda favorece a amamentação, que chega a quase 100% de sucesso, sendo que na cesárea eletiva não chega a 50%.

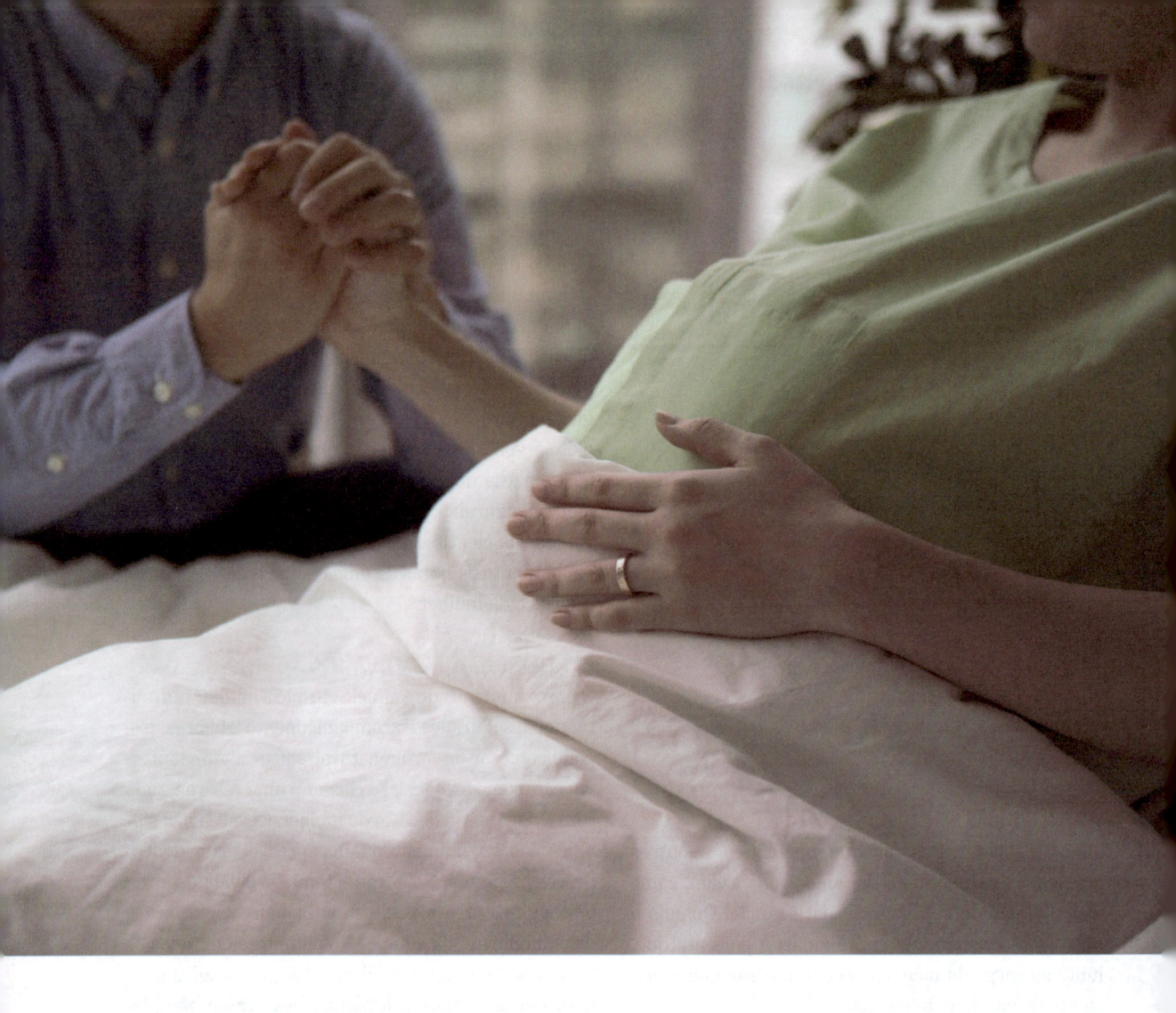

Imprevistos na hora do bebê nascer

Complicações nessa hora não são comuns e um pré-natal bem feito ajuda a reduzir os riscos de problemas que podem ocorrer durante o nascimento

Não importa o tipo de parto escolhido – cesárea ou normal –, o momento mais esperado de uma gestação pode vir acompanhado de contratempos. Mas, muita calma, eles não são frequentes e os médicos obstetras devem estar preparados para identificar essas situações com rapidez e executar as medidas necessárias para minimizar os riscos para a saúde da mãe e do bebê.

Entre os principais problemas que podem ocorrer ao longo do parto estão hemorragias, dificuldades relacionadas ao cordão umbilical, queda do batimento cardíaco do bebê, interrupção do trabalho de parto e quadro de convulsão decorrente de doença hipertensiva na gravidez. Entretanto, os casos mais delicados – que podem implicar em maior risco, inclusive com morte fetal ou materna – são uma exceção no universo de cerca de 3 milhões de partos realizados no Brasil anualmente. Para a maioria dos médicos, uma boa assistência pré-natal minimiza todas as possíveis complicações. Quanto melhor o pré-natal, menor o risco. Em toda consulta, o profisional de saúde deve verificar a pressão e o peso da gestante e avaliar o risco da gestação, dando as devidas orientações relacionadas à alimentação e a outros cuidados do dia a dia. Além de pedir e analisar exames que possam complementar o diagnóstico clínico.

QUADROS HEMORRÁGICOS

Quando eles acontecem durante e após o parto, têm diferentes causas e devem ser avaliados com precisão e em pouco tempo pelo médico para não oferecer consequências danosas à mãe. Grande perda de sangue geralmente ocorre no pós-parto e está associada à não contração espontânea do útero depois da saída do bebê (atonia uterina). Outra causa de hemorragia é o acretismo placentário, que é quando a placenta entra em uma camada do útero da mãe que já passou por mais de uma cesariana. É bem mais raro, mas os casos têm aumentado devido à elevada procura por cesáreas. Pode ocorrer ainda um descolamento da placenta e casos de placenta prévia (ela cobre a abertura interna do colo do útero).

Episódios de hemorragia costumam ser controlados com o uso de medicamento, algumas manobras que estimulam a contração uterina. Estima-se que de 5% a 10% dos partos se deparam com isso, com menos de 5% destes de complicações sérias.

O PROBLEMA DO CORDÃO

Embora se fale muito ao longo da gestação que é preciso cuidar para o cordão não ficar no entorno do pescoço do bebê – o que foge do controle de qualquer pessoa –, especialistas dizem que essa é uma preocupação exagerada. O que falam não costuma dar problema. Somente se o nó for forte pode trazer dificuldade, mas isso não é comum. Casos em que o cordão é muito curto – o que pode ocorrer entre 1% e 2% dos partos – são os que chamam a atenção dos médicos. Um cordão normal costuma ter cerca de 50 cm de comprimento (esta revista aberta), e os casos em que pode haver complicação têm entre 15 e 20 cm (pouco menos que a altura desta página). Esticar o cordão no processo de parto faz com que o fluxo sanguíneo seja reduzido, diminuindo a oxigenação do bebê. Sem tecnologia para mensurar o comprimento do cordão ao longo do pré-natal, o que dificulta um diagnóstico prévio, o caso costuma ser identificado somente na hora do parto. E isso – nem a constatação de cordão em volta do pescoço do bebê – não é necessariamente uma indicação para partir para uma cesariana. Essa necessidade deve ser avaliada pelo médico durante o parto, considerando o bem-estar e saúde da mãe e do seu filho.

TEMPO DO PARTO

Cerca de 10% dos trabalhos de parto iniciados têm chance de serem interrompidos durante o processo. A chamada distócia funcional ocorre quando as contrações do útero param. Na tentativa de contornar a situação, busca-se induzir o parto com medicamento e é solicitado que a gestante faça alguns exercícios para retomar o trabalho de parto. Caso não haja sucesso, para evitar sofrimento fetal, recorre-se à cesariana.

BATIMENTOS CARDÍACOS

Para reduzir as chances de distócia funcional a gestante deve estar atenta a alguns cuidados ao longo da gravidez: manter uma boa alimentação, praticar exercícios, aprender técnicas de respiração e controlar o peso. A redução do fluxo sanguíneo para o bebê e a consequente queda dos batimentos cardíacos e da oxigenação podem acarretar complicações como lesões cerebrais, convulsões e até a morte. Durante o trabalho de parto, os batimentos podem ser comprometidos devido a alterações clínicas ligadas ao cordão umbilical, sofrimento fetal, aumento da pressão arterial da mãe, entre outros. O indicado é que o batimento cardíaco do bebê seja monitorado – antes, durante e após as contrações. Se demorar para nascer, a cesárea pode ser a solução.

CONVULSÃO DA MÃE

Considerada um dos quadros mais graves que podem ocorrer ao longo da gestação, a eclâmpsia exige tratamento imediato. São convulsões decorrentes de doença hipertensiva identificada ao longo da gravidez. Trata-se de um caso em que a prioridade é a mãe e o nascimento da criança é o único tratamento. A situação coloca em risco a vida da mãe e do bebê, nela até o puerpério.

Prematuridade

A prematuridade pode ser considerada uma complicação decorrente de cesáreas mal agendadas, já que pode provocar o nascimento de um bebê que ainda não está com os pulmões preparados para respirar.

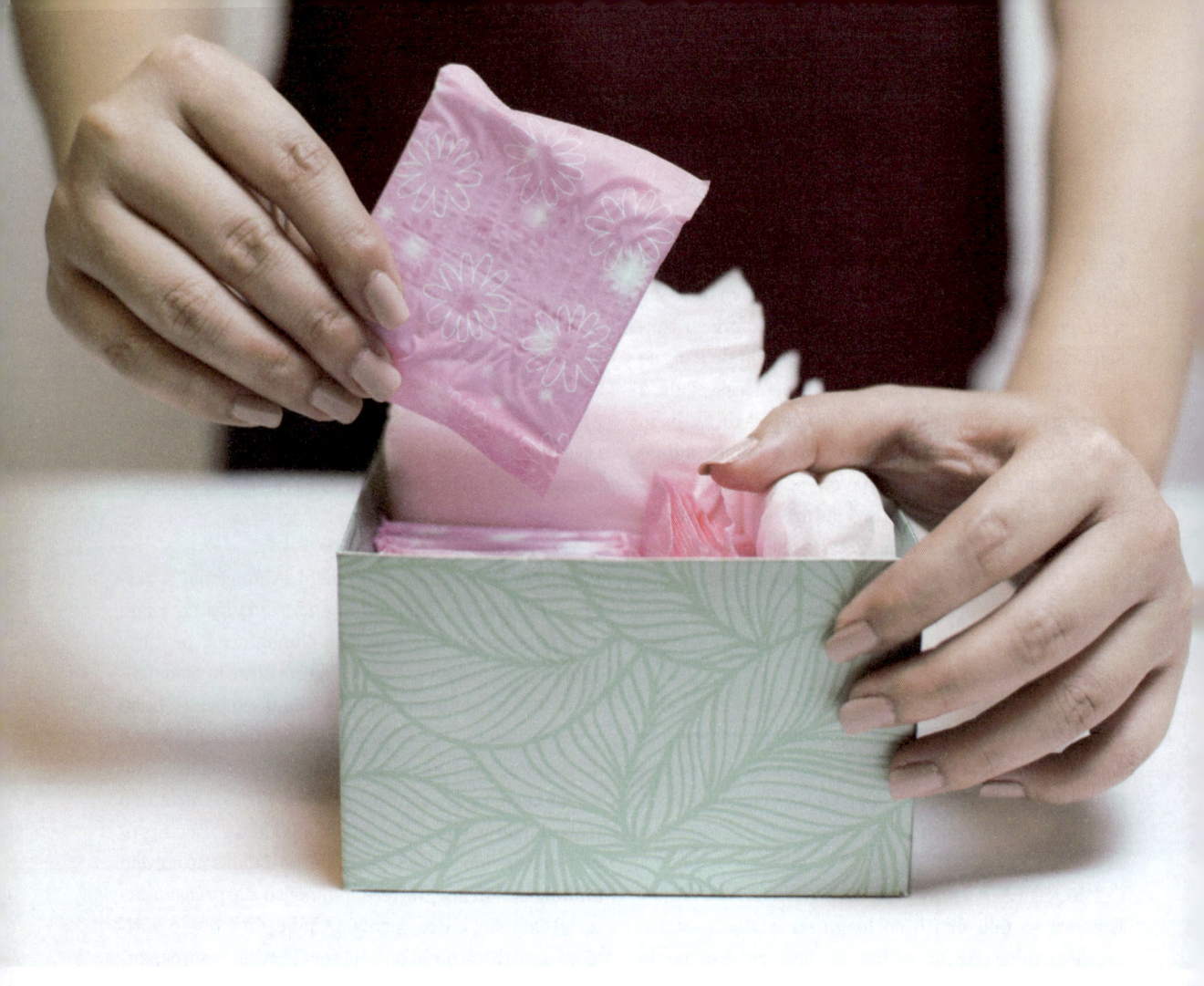

Hemorragia no pós-parto

Sangramento durante e após o parto é normal. O problema é quando não há contração do útero e o sangue não coagula. Saiba quando é preciso buscar ajuda médica para evitar complicações e proteger a saúde

O parto é uma caixinha de surpresas relacionadas ao bebê, à mãe e aos primeiros sinais da maternidade e da paternidade. Embora as descobertas agradáveis se sobreponham àquelas que geram certa preocupação, é importante que futuros pais estejam cientes sobre possíveis eventualidades. Por mais que a gestante tenha feito um pré-natal regular e esteja preparada para dar à luz, intercorrências podem aparecer. Uma delas é a hemorragia pós-parto, que costuma ser imprevisível e afeta 2% das mães.

Vale ressaltar que o sangramento durante o parto e no pós-parto é normal, assim como uma dor gerenciável. A razão do sangramento é porque os vasos uterinos que irrigam e nutrem a placenta ao longo da gestação são rompidos para que esta seja descolada e expelida após o nascimento. Esse processo é conhecido pelos médicos como dequitação.

De acordo com a Organização Mundial da Saúde (OMS), na hemorragia a mulher perde mais de meio litro (500 mililitros) de sangue após o parto. Quando há algo de errado, geralmente, ocorre nas primeiras 24 horas após o nascimento, quando é constatado que não há coagulação e os vasos e o útero não contraem o suficiente para cessar a perda de sangue. Essa falta de contração do útero é o principal motivo que leva ao quadro de hemorragia no pós-parto.

ÚTERO SEM CONTRAÇÃO

A insuficiência de contração do útero é chamada de atonia uterina, mais propensa a ocorrer em gestações de gêmeos, fetos grandes, gestantes com idade avançada, em longos trabalhos de parto ou partos do tipo prematuros. O útero está muito esticado ou em estado de cansaço. Porém, isso não tem relação com o tipo de parto escolhido pela mãe – natural ou cesárea. Contudo, os partos domiciliares são considerados pelos médicos os que oferecem maior risco já que situações como uma hemorragia exigem medidas rápidas por parte dos profissionais de saúde.

COMO SE RESOLVE

A principal recomendação é que a puérpera seja monitorada pela equipe hospitalar para que o problema seja identificado e evite que ele se agrave.

A vigilância da contração uterina por meio de palpação abdominal permite identificar a situação precocemente. Além disso, segundo a OMS, todas as mulheres devem receber na fase final do parto um fármaco hormonal, chamado uterotônico, para estimular esse processo. O medicamento mais indicado é a ocitocina, podendo ser usado o misoprostol como segunda opção. Estima-se que o manejo adequado pode prevenir cerca de 60% de hemorragia pós-parto.

Diante de um quadro hemorrágico, algumas opções podem interromper o sangramento. Entre elas estão a ligadura das artérias do útero e uma compressa dentro da cavidade uterina. Outra alternativa é o uso do balão de Bakri, inflado dentro do útero para tentar comprimir os vasos e estancar o sangramento.

Nas situações mais graves, a cirurgia de retirada do útero – histerectomia puerperal – torna-se a última alternativa. Enquanto existe risco de atonia, a puérpera fica no centro cirúrgico.

NÃO SE PREOCUPE

Depois do parto e descartada a atonia uterina, a mulher continua a ter um fluxo vaginal parecido com a menstruação – mas não confunda, esse sangramento não tem nada a ver com ela. Trata-se da loquição, que costuma ocorrer até o 40º dia após o parto, enquanto o útero ainda está voltando ao seu tamanho e posições normais. Ao longo desse período, a secreção vai mudando de cor de acordo com o avanço da cicatrização dos vasos uterinos. Sai de um vermelho intenso para um vermelho mais escuro, para um tom amarelado e finalmente incolor até ficar ausente. A nível de comparação, o sangramento do primeiro dia após o parto equivale geralmente ao segundo dia do ciclo menstrual, mais intenso.

ATENÇÃO AO BEBÊ E AO ÚTERO

Depois da alta hospitalar, o risco de haver uma complicação desse tipo é baixíssimo. Contudo, os especialistas alertam as mulheres para que mantenham atenção ao cheiro da secreção eliminada. Um odor mais forte – fugindo do cheiro característico do sangue puerperal – pode ser o sinal de uma infecção local ocasionada pela proliferação de bactérias no útero. Nesses casos, a indicação é procurar seu ginecologista para que avalie o tratamento mais apropriado. O médico também deve ser acionado quando a coloração avermelhada da loquiação prolonga-se por mais de duas semanas ou tenha um volume muito expressivo, o que pode indicar a presença de fragmentos de placenta no útero.

Causas de perda excessiva de sangue

A hemorragia não é a única causa de sangramento no pós-parto. Veja outras fatores desencadeadores:

LACERAÇÃO DOS TECIDOS DO CANAL VAGINAL - É o rompimento de artérias importantes da vagina no processo de parto. A solução é cirúrgica.

TROMBOFILIA - Mulheres com maior risco de entupimento de veias devido aos coágulos podem ter o sangramento prolongado porque usam medicamentos anticoagulantes.

EPISIOTOMIA - Trata-se da incisão feita na região do períneo para ampliar o canal de parto.

RETENÇÃO DE RESTOS PLACENTÁRIOS - Pode ser identificado quando o fluxo decorrente da cicatrização do útero mantém-se avermelhado por mais de duas semanas. É indicado procurar um especialista.

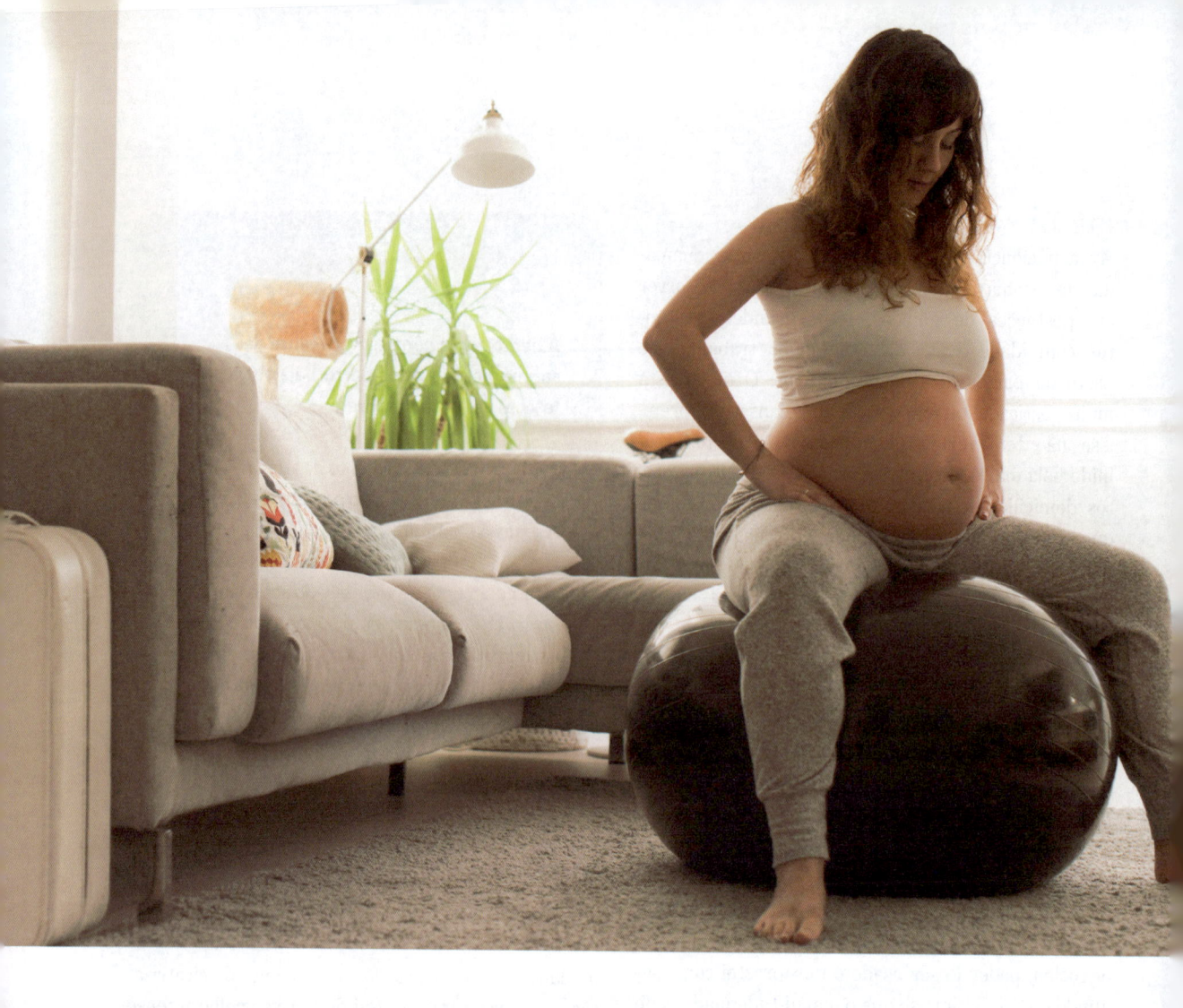

Mais conforto durante o trabalho de parto

No início o incômodo é similiar a uma cólica menstrual. Mas aos poucos a dor aumenta e diminui os intervalos sem desconforto. Saiba como amenizar a dor do parto normal com maneiras simples e naturais

Um dos principais medos relacionados ao parto normal é a intensidade da dor desde o início do trabalho de parto até o nascimento do bebê. Apesar de algumas mulheres associarem o episódio como o pior desconforto já sentido, nem sempre é assim.
A dor, de modo geral, é um aviso do organismo de que algo não está bem. Músculos sobrecarregados e inflamações são os principais gatilhos para um desconforto. Mas quando o assunto é o parto, a história muda um pouco. O nascimento de um bebê está bem distante de ser uma doença que cause um incômodo, ele é um fenômeno fisiológico e natural que a maioria das mulheres está apta a suportar.

Quanto ao nível da dor, apesar de ser conhecida como intensa, varia muito de gestante para gestante. Algumas realmente a descrevem como "a pior já sentida" e outras como "suportável" e aqui, diversos fatores estão em jogo, desde a sensibilidade de cada mulher, ao medo e tensão sentidos no momento. Inclusive uma mesma gestante pode ter experiências bem diferentes com o nascimento de cada filho. De modo geral, é importante que a mulher esteja preparada para sentir uma emoção nova, incomparável, que vai além da intensidade da dor física. Do resto, para ajudar nesse desafio e controlar a ansiedade é fundamental se manter informada sobre

todos os processos que irão acontecer que envolve o nascimento do bebê e contar com uma ajuda extra de profissionais de saúde e familiares, antes mesmo de entrar na sala de parto.
Saiba a seguir o que dá certo para aliviar os desconfortos e acalmar as gestantes.

O PORQUÊ DA DOR

O parto é dividido em três etapas que inclui a dilatação, expulsão do bebê e por fim, expulsão da placenta. Na dilatação há início as contrações decorrente da abertura do colo do útero. Semelhante a uma cólica menstrual, a dor vai e volta várias vezes e costuma durar entre 6 e 12 horas, com intervalos de desconforto cada vez menores e dor mais intensa. Esse processo de evolução do desconforto indica a chegada do bebê. A boa notícia é que tão logo nasce a criança, ela para. Sim, a dor é passageira. Nesse tempo, o aconselhado é a gestante fazer atividades simples, ali no hospital ou maternidade mesmo, conforme se sentir preparada para realizá-las.

Com a dilatação completa é hora de trazer a criança para o mundo de fora. A dor é decorrente da pressão nos órgãos pélvicos pela cabeça do bebê que irá passar pela vagina. A pulsão pode durar de 20 a 40 minutos com intervalos de dor. Depois do nascimento a mulher expulsa a placenta, mas esse incômodo é mais tranquilo, similar a uma cólica menos intensa. Qualquer desconforto extra nos primeiros dias após o parto é o útero expulsando restos de sangue e da placenta quando o parto foi cesárea.

ALÍVIO NATURAL

Entre as indicações, a mais importante para lidar com a dor do trabalho de parto é realizar movimentos leves. A caminhada ajuda a fortalecer as contrações e torná-las mais regulares e auxilia no posicionamento e descida do bebê do útero. O nascimento ocorre mais rápido e diminui o tempo de trabalho de parto e da dor. O tempo de caminhada e a localização dependem do tamanho do desconforto. Mas saiba que andar ao redor da cama ou ir e vir até a porta do quarto é válido como movimento na hora de menor desconforto. Caso a grávida tenha condições, ela pode caminhar pelo corredor do quarto, desde que acompanhada.
A massagem, por sua vez, já é conhecida por ajudar a relaxar e diminuir a tensão muscular no dia a dia de qualquer pessoa, agora imagina os benefícios que ela pode trazer na hora do parto?

A prática pode ser feita pelo parceiro ou acompanhante e muito mais do que se preocupar com técnica, o que vale é a intenção. Só o contato das mãos com a pele da grávida ajuda a diminuir o estresse, levando à sensação de prazer.

A região mais indicada para receber a massagem são as costas. Com movimentos circulares suaves, alivia a dor, pois melhora o fluxo sanguíneo e a oxigenação dos tecidos. Para facilitar o deslizar das mãos, pode-se usar óleos naturais, que estimulam os tecidos sensoriais, ou um creme hidratante sem fortes fragrâncias e da preferência da gestante.

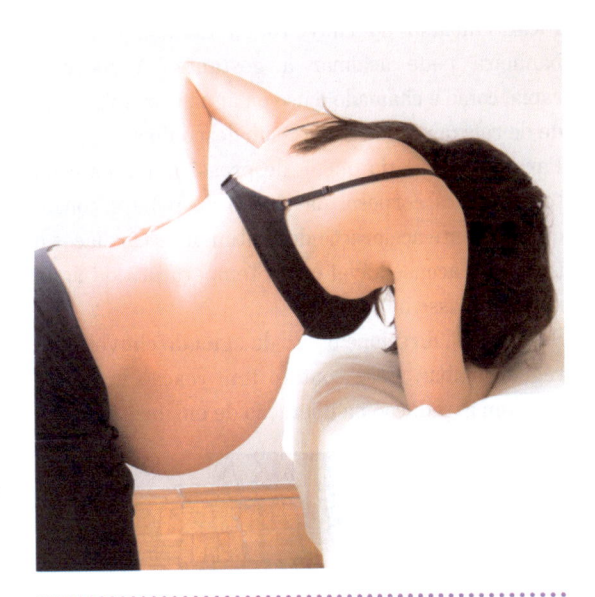

Posições que diminuem a dor

Ficar nessas posturas por alguns minutos pode trazer conforto para a gestante.
• Em pé e apoiada em outra pessoa, abrace o seu pescoço;
• Sentada no chão com as pernas abertas, dobre as costas em direção ao chão;
• Em quatro apoios, faça força com os braços, como se estivesse empurrando o colchão ou o chão para baixo;
• Pratique movimentos rotativos sobre a bola suíça;
• Ajoelhe com o corpo inclinado sobre almofadas ou bolas suíças.

Apesar da boa sensação de conforto, é comum a grávida optar por momentos de massagem e outros não. Isso não significa que o contato esteja ruim, é que faz parte do processo de lidar com a dor.

Outro cuidado simples e que ajuda é mudar constantemente de posição na cama ou na cadeira. Evite ficar na mesma posição por mais de uma hora e não se deite com as costas retas. Sente-se em diferentes posições para identificar qual a auxilia no relaxamento durante a contração. Se possível ou disponível na maternidade, experimente sentar até em uma cadeira de balanço. Para algumas gestantes, o movimento suave de ir para frente e voltar para trás diminui o estresse.

CONFORTO QUE VEM DA ÁGUA

Ficar embaixo do chuveiro ou deitada em uma banheira pode acalmar a gestante. A hidroterapia, como é chamado o uso da água com a finalidade de relaxar, ajuda a lidar com desconfortos.

Para que não haja queda de pressão, aumento da temperatura corporal da mãe e do bebê e consequentemente aceleração dos batimentos cardíacos e tontura é aconselhável que a temperatura da água não ultrapasse os 37°C.

Se possível, direcione o jato da água do chuveiro na região lombar. Esse contato tem reação instantânea com a redução na liberação de enzimas como as catecolaminas e aumento de endorfinas, diminuindo a ansiedade e relaxando a paciente.

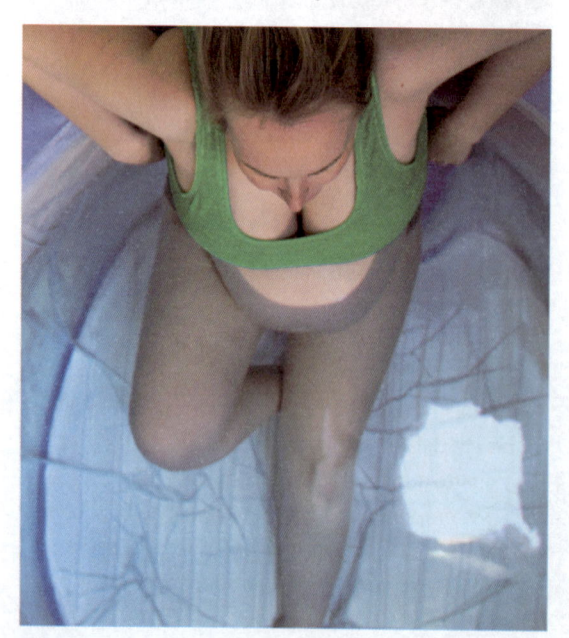

Caso o hospital não tenha uma banheira disponível ou a grávida não consiga ficar em pé no chuveiro, ação semelhante tem o uso de bolsa de água quente. Nesta hora o marido ou acompanhante pode ajudar a gestante a manter a bolsa em uma temperatura sempre agradável.

Durante todos esses cuidados não se esqueça da respiração, ela tem um papel importante. Pausada e lenta, auxilia na diminuição da ansiedade. Durante as contrações, deve-se respirar lenta e profundamente para oxigenar melhor o corpo da mãe e do bebê. Evite aquela respiração tipo cachorrinho - curta e ofegante. Ao se concentrar na respiração, puxe o ar pelo nariz, enchendo o peito, e solte o ar aos poucos pela boca. Repita esse movimento sempre que necessário para controlar o desconforto e a ansiedade comuns no parto.

SOM E LUZ QUE ACALMAM

Em busca de uma posição confortável e concentrada na respiração, alguns detalhes no ambiente completam o cenário de relaxamento. A música, para aquelas que gostam, pode tirar o foco da dor.

A escolha do gênero deve ser a critério da gestante, afinal, nem todas se acalmam com música clássica, por exemplo. Escolha as canções preferidas ainda durante a gestação, elas podem ser as mesmas que a grávida colocava para o bebê ouvir ainda na barriga. Deixe o som em um volume mais baixo e agradavél, como fundo de todo o cenário do parto.

Quanto a luz do ambiente, se possível, diminua a iluminação fechando as entradas de luz natural. Essa sensação mais escura tende a diminuir a ativação do neocórtex, região associada ao raciocínio e à inteligência, contribuindo para que a gestante se sinta mais relaxada.

O banho morno ou o uso de uma bolsa de água quente na região lombar amenizam o desconforto do trabalho de parto

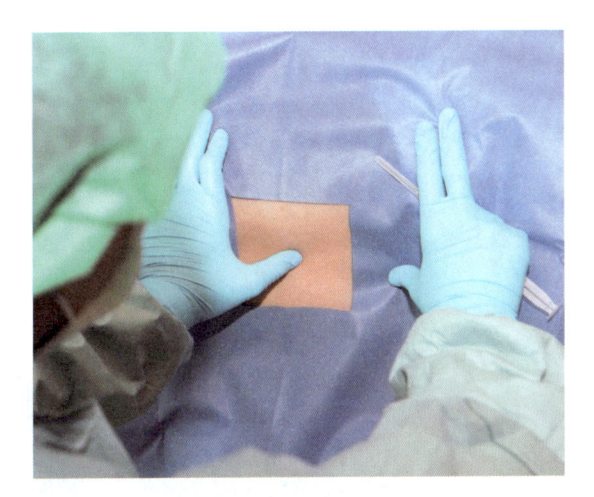

AJUDA EXTRA

Além das indicações naturais citadas, há quem prefira um reforço extra de técnicas liberadas para o quadro, como a acupuntura e a hipnose.

A acupuntura, usada na medicina tradicional chinesa, consiste na colocação e manipulação de agulhas em pontos específicos do corpo. Na hora do parto, os pontos mais indicados são as mãos, os pés e as orelhas. E apesar do relato de algumas mães no alívio da dor, e na liberação médica, não há muitos estudos sobre o assunto. Não existe uma definição exata sobre como a acupuntura reduz a dor. As teorias mais aceitas acreditam que a técnica bloqueia certos impulsos nervoso ou então estimula a liberação de analgésicos naturais conhecidos como endorfinas. O único cuidado com a acupuntura é ter por perto um profissional experiente no assunto.

Já a hipnose, uma variação da meditação, pode trazer mais segurança, tranquilidade e tirar o foco da dor. A hipnose resgata a simplicidade do parto e relaxa a gestante.

Porém, caso a grávida se identifique ou tenha curiosidade em conhecer sobre a hipnose, o ideal é que o treinamento comece bem antes do nascimento do bebê. Para aprender a se concentrar e relaxar a musculatura durante o trabalho de parto.

RESPEITE SEUS LIMITES

Se mesmo utilizando algumas dessas dicas a dor for mais forte do que o esperado, a gestante pode optar por medicamentos ou anestesia. Entre os remédios, um relaxante pode ser usado desde que pedido pela grávida, assim como a anestesia. A anestesia realizada durante o trabalho de parto é a epidural. A medicação é injetada, após a punção, no espaço peridural e é um procedimento rápido e pouco doloroso. Pode ser realizada infusão contínua de medicação desde o trabalho de parto até o nascimento. A anestesia não bloqueia os movimentos nem a capacidade de sentir as contrações e não impede a mulher de realizar os puxos durante a expulsão fetal.

Entre tantas opções para lidar com o desconforto durante o parto normal, a verdade é que a gestante precisa conhecer um pouco sobre cada decisão, para experimentar e descobrir qual irá trazer o alívio necessário. Ou, conforme a intensidade e duração do parto, mudar o percurso e optar para o que é melhor para ela e para o bebê.

Inspira e expira!

No trabalho de parto, a respiração ajuda a poupar a energia da gestante e garante boa oxigenação do bebê, deixando-o livre do estresse do nascimento. Para isso, mantenha uma respiração ritmada. Inspire profundamente e devagar e expire, soltando o ar em pequenos trancos. Se preferir, conte 1, 2 e 3 na inspiração e solte em 1, 2, 3 e 4. Não há problema que entre uma contração e outra a respiração fique mais superficial. O que deve ser evitado é a respiração rápida, similiar à de alguém assustado.
Quando estiver difícil inspirar e expirar somente pelo nariz, solte o ar pela boca. Se der vontade, vocalize algum som ao respirar.

Deixe o quarto com uma iluminação mais baixa, coloque uma música relaxante, controle a respiração. Se preciso, mude de estratégia, não tem problema

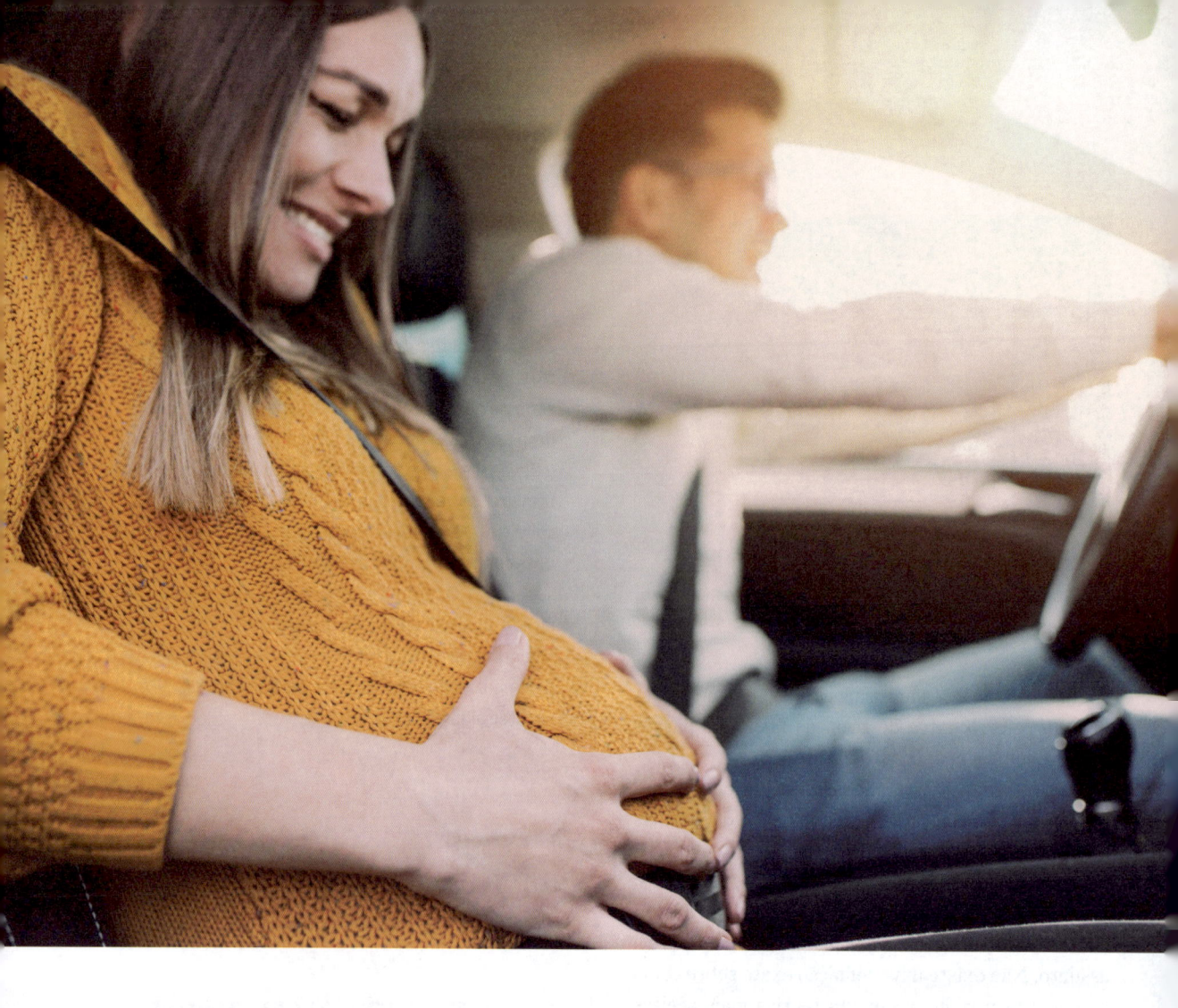

Guia do dia do nascimento

Se esta é a sua primeira vez, veja aqui o que acontece no momento mais esperado (e às vezes temido!) da sua gestação. Conhecer todas as etapas deixa a gestante mais tranquila e o pai, mais preparado

A gravidez pode ser definida como a espera de nove meses para o grande dia: o nascimento do bebê. Enquanto a mãe curte as últimas semanas com o barrigão, ela sente a ansiedade em conhecer o próprio filho. Com uma data aproximada definida para o parto, muitos outros sentimentos aparecem, entre eles o medo e a dúvida, afinal, o que vai acontecer durante o parto? Será como nos filmes ou não?
Para responder todas as questões, a grávida deve se preparar - com ajuda do médico - para o grande dia. A seguir confira pontos importantes. E o principal, não é motivo para pânico a gestante e o bebê estarão acompanhados da equipe médica.

PREPARAÇÃO NATURAL

Entre a 37ª e a 38ª semana a gestante irá sentir uma pressão na parte de baixo da barriga, é a "queda do ventre", relacionada a redução do líquido amniótico e acomodação da cabeça do bebê na bacia. Devido à posição da criança, que se prepara para nascer, a mãe pode sentir ainda um desconforto na lombar. Paralelo à situação, tem início a abertura do canal do colo uterino para a passagem do feto. Essa adaptação pode resultar em um corrimento leve, mucoso, amarelado ou sanguinolento que estava contido na região que surge até 15 dias antes do parto. Esse tampão impedia o contato de bactérias com o útero.

A BOLSA ESTOUROU!

Ao contrário do que Hollywood nos ensinou, o rompimento da bolsa não significa o nascimento imediato. Se a rotura das membranas ocorrer fora do contexto de trabalho de parto, o tempo para o nascimento será algo muito variável, de horas a dias. Se ocorrer durante o processo, geralmente ainda demoram cerca de 2 a 3 horas até o bebê nascer.

É importante, porém, observar a cor do líquido expelido quando a bolsa estoura: ele deve estar transparente como a água ou esbranquiçado. Estar com a cor vermelha é literalmente um sinal de alerta, pois significa a presença de sangue.

CONTRAÇÕES PARA QUE TE QUERO!

O que determina a proximidade do parto são as contrações, que é o esforço que o útero faz para que o bebê saia de dentro dele. A dor começa de cima para baixo e é mais forte em cima. Ela tem duração de 50 segundos até 1 minuto e 20 segundos.

A hora do parto se aproxima conforme o intervalo entre as contrações vai diminuindo. A mãe está pronta quando sua vagina está dilatada o suficiente para a passagem do bebê, o que é avaliado pelas enfermeiras durante todo o processo.

POR FALAR EM DILATAÇÃO

Assim que as contrações deixam de ser aleatórias e se tornam regulares começa a dilatação do colo do útero até o colo se desfazer em um processo chamado esvaecimento, apresentando consistência gelatinosa. No início a dilatação é lenta e leva de seis a oito horas para chegar a quatro ou cinco centímetros. Depois, dilata cerca de 1 centímetro por hora até o colo ficar com consistência gelatinosa. Com a dilatação do canal, o feto começa a avançar para o nascimento. É a fase de expulsão. O trabalho voluntário da mulher começa quando o bebê já desceu pelo canal de parto, tendo que comprimir os músculos abdominais e fazer força para expelir o feto.

É importante observar a cor do líquido expelido quando a bolsa estoura: se ele for vermelho, trata-se de um sinal de alerta

Feito o parto, o útero diminui e precipita o descolamento da placenta, expelida do corpo da mãe, junto com outras membranas pela dilação. Nesta fase, conhecida como período de Greenberg, que corresponde à primeira hora depois da saída da placenta, é preciso atenção devido o risco de hemorragia. A região do períneo, em pouco tempo, retoma a elasticidade de antes.

COM HORA MARCADA

Mulheres que marcaram cesarianas não estão livres das contrações. E caso a mulher comece a senti-las antes da hora marcada, com ou sem rompimento da bolsa, o melhor é correr para o hospital e ligar para seu obstetra. Se esse não for o caso, é só chegar no

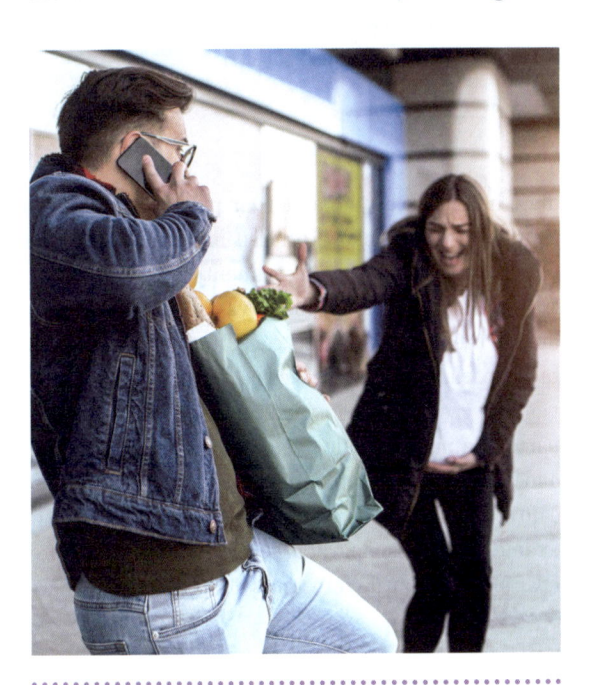

Seis sinais do início do trabalho de parto

1. Cólicas parecidas com as menstruais acima do osso púbico.
2. Pressão ou dor na pélvis, coxas ou virilha.
3. Dor seca na lombar ou pressão nas costas.
4. Cólicas intestinais ou diarreia.
5. Aumento do corrimento vaginal.
6. Líquido aquoso, corrimento rosado ou marrom, ou sangue saindo pela vagina.

> **Quando o parto normal pode vir a ser uma cesárea**
>
> Algumas vezes, por mais que a mãe queira um parto normal, é preciso recorrer a uma cesariana de emergência. Entenda os principais motivos:
> • O médico pode verificar que há muito sangramento, ou seja, uma hemorragia.
> • Alguns bebês simplesmente não conseguem passar pela pélvis da mãe, ou por serem muito grandes ou por não haver dilatação suficiente.
> • Para nascer, é preciso que o bebê fique com a cabeça para baixo no útero; se ela estiver para cima, tem de ser uma cesariana.

dia e hora marcados e aguardar pelo procedimento com seu médico; não é preciso haver dilatação ou movimentação do útero. Geralmente o médico obstetra avalia (por meio do toque vaginal) as condições do colo uterino em todas as consultas no final da gestação, para identificar se o colo é 'favorável' ao parto vaginal, caso contrário verificar a melhor opção de parto. Na maternidade, além de checar a dilatação, o médico avalia os batimentos cardíacos da gestante e do feto, por meio de cardiotocografia, assim como o exame de ultrassonografia, se necessário, para verificar o bem-estar do feto antes de nascer.

REAÇÕES NATURAIS

É normal que a mãe fique ansiosa na hora do parto, e alguns imprevistos podem acontecer. A dor, por exemplo, e a dificuldade em lidar com ela, pode fazer com que a mulher tenha náuseas e até vomite na sala de operação. O mesmo acontece com quem tem dores nos rins, por exemplo. Isso também pode ocasionar tremedeiras, e o esforço abdominal pode fazer com que a mulher libere fezes ou urina no fim do trabalho de parto. Apesar de que antes as mulheres se descompensavam mais neste momento. Hoje, tem-se uma condução de trabalho de parto.

Mesmo se a escolha do parto for pelo normal, a mulher pode optar pelo uso da anestesia para minimizar os desconfortos

NÃO QUERO SENTIR DOR!

Mesmo que a escolha tenha sido parto normal, o comum é que eles sejam feitos com o uso de anestesia. Existem três tipos. A primeira é a raquidiana, que bloqueia completamente a sensibilidade e a movimentação do umbigo para baixo, e é a preferência para cesarianas. Depois a peridural, usada principalmente em partos normais, que bloqueia a sensibilidade dolorosa, mas permite sensibilidade à pressão e proporciona um pouco da força abdominal. E também tem a anestesia local, dada onde passará o bebê.

E DEPOIS QUE NASCEU?

Antes de ir para o berçário, o recém-nascido tem o primeiro contato com a mãe. Momento de grande emoção para ela e o pai, que na maioria da vezes está acompanhando o parto. Afinal, foram nove meses para ver e ter contato com o filho. Depois o bebê passa por um olhar clínico dos médicos.

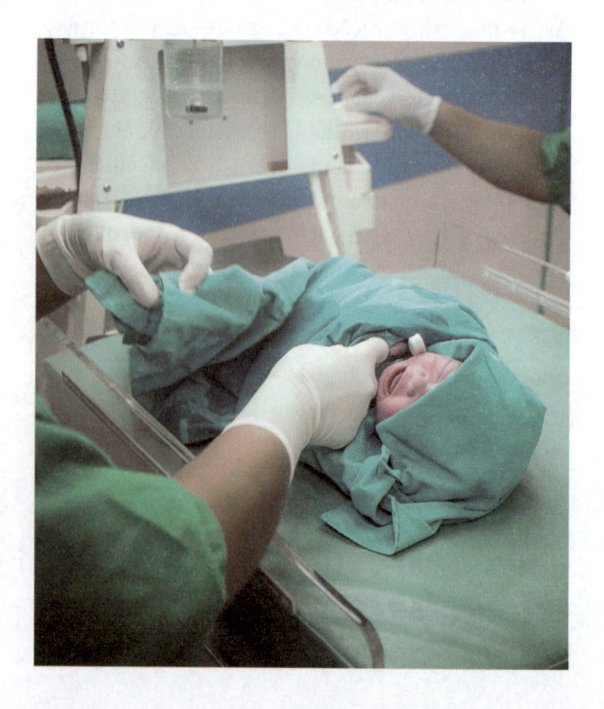

Há a verificação de sinais vitais bons, como frequência cardíaca, respiração, e perfusão sanguínea – que compõem a nota do Apgar, além do exame clínico para confirmar que não há alterações físicas.

Também se verifica se o palato (ou céu da boca) está fechado e pode-se fazer uma aspiração do pulmão e do estômago.

Já na mãe, após o nascimento, o útero diminui de volume e precipita o descolamento da placenta.

No parto normal, a placenta é eliminada entre 10 a 15 minutos após o nascimento do bebê. Caso não aconteça, em até 20 minutos o médico irá retirá-la. Quando o deslizamento da placenta é central, o que acontece na maioria do pós-parto, sai primeiro a placenta e depois um coágulo de sangue. Caso o deslocamento seja lateral, a ordem muda, sai primeiro o coágulo de sangue e na sequência a placenta.

Ainda na sala de parto o especialista verifica se o útero da mulher está bem contraído e se é preciso fazer alguma sutura para evitar complicações. Antes de voltar para o quarto, ela é encaminhada para recuperação pós-anestésica (RPA), em que fica em observação por cerca de duas horas. No período também é avaliado o risco de hemorragia.

Quanto ao bebê, o ideal é que volte o quanto antes para a mãe, para receber o aleitamento materno. Nessa hora uma enfermeira ou médico pode auxiliar a mãe para posicionar o filho para a primeira pega do seio.

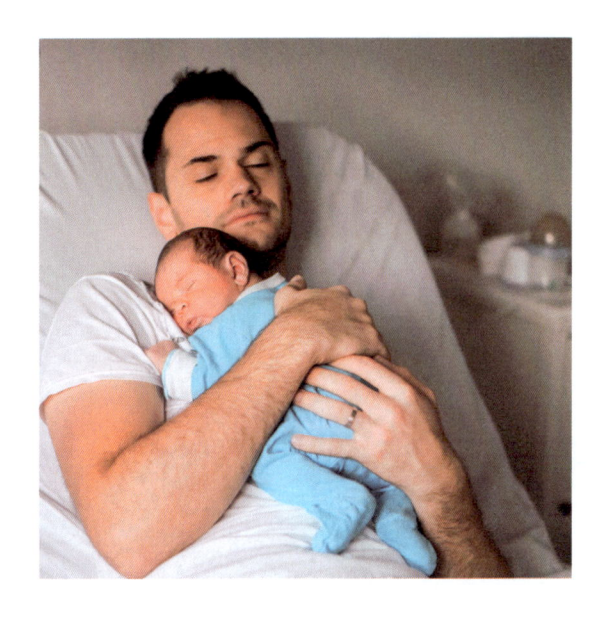

Na sala de parto o pai deve apoiar e tranquilizar a gestante. Já com os filhos nos braços pode acompanhar o bebê até o berçário

A PARTICIPAÇÃO DO PAI

A lei garante que a gestante tenha direito a um acompanhante de livre escolha durante o trabalho de parto, o parto e o pós-parto, sem pagar nenhuma taxa por isso, seja no sistema público ou no privado. O marido pode desempenhar este papel desde que se sinta confortável e possa passar tranquilidade e apoio à mãe e ao bebê. Assistir ao parto é uma maneira de estreitar a relação entre o casal e o filho que acaba de nascer. Além disso, o pai pode ficar como responsável por cuidar da parte burocrática que envolve a internação e o nascimento.

Na sala de parto, ele deve apoiar a gestante com palavras de tranquilidade, incentivo e afeto, jamais criticar ou menosprezar a dor. O pai também pode acompanhar os procedimentos médicos – que foram avisados antes pelos especialistas ou são explicados na hora. Já com o filho em mãos, pode-se acompanhar o bebê até o berçário enquanto recebe os primeiros cuidados.

No quarto, um pai prestativo e atento às necessidade da mãe e do filho é fundamental.

Reações alérgicas no dia seguinte

Infelizmente, a anestesia pode causar reações alérgicas nas mães. É comum, por exemplo, a reclamação de coceiras pelo corpo no dia seguinte ao parto.

A queixa se manifesta principalmente no peito, pescoço, cabeça e ponta do nariz, mas deve passar em um dia. Há ainda a possibilidade da manifestação de outras reações, como tremedeira e enjoo, que passam em uma hora mais ou menos. Se isso acontecer, avise seu médico, pois alguns medicamentos podem aliviar esses incômodos.

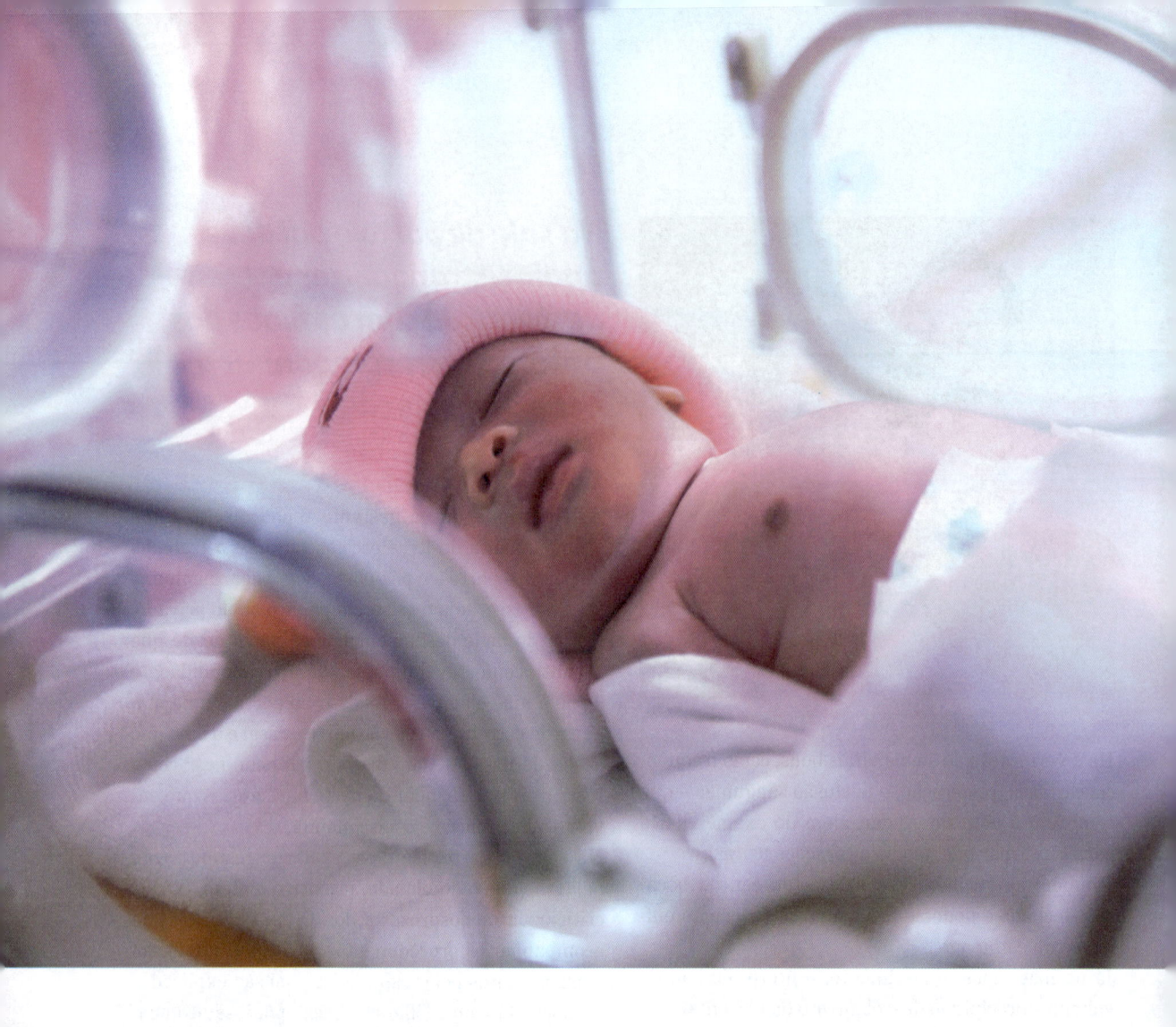

Bebês a termo e **prematuros**

A partir da idade gestacional na hora do parto, a criança pode ser classificada em uma ou outra condição. Conheça os riscos e cuidados com a mãe e o recém-nascido em cada situação

Segurar o filho nos braços é o momento mais esperado ao longo da gravidez. Enquanto para algumas mulheres esse sonho só se realiza depois de nove meses, para outras ele se antecipa um pouco. Há casos de parto aos sete meses, por exemplo. E nessa mudança, esperada ou não, de datas é preciso atenção à saúde da criança.

É considerado um bebê "a termo" aquele que nasce a partir da 39ª semana. Há alguns anos o bebê que nascia a partir de 37 semanas recebia essa mesma consideração, mas com base em novas pesquisas houve revisão da definição do tempo ideal para o bebê nascer, considerando menores chances daqueles problemas relacionados à prematuridade.

Essas duas semanas a mais na barriga, em que a mãe precisa conter a ansiedade, tendem a diminuir as chances de problemas respiratórios, de visão e audição na criança.

Quando há rompimento da bolsa ou contrações e o bebê tende a nascer entre 37 e 39 semanas, o médico dificilmente irá tentar continuar a gravidez, isso porque o bebê já está pronto para vir ao mundo com saúde nesse tempo.

Do outro lado da balança, ou melhor, do tempo, está a gravidez que passa de 41 semanas. O que não é ideal para a saúde da criança.

No Brasil, nascem quase 300 mil prematuros por ano

OS BEBÊS PREMATUROS

Há alguns apressadinhos que insistem – por diversos motivos – em vir ao mundo antes do esperado. São os bebês prematuros. O recém-nascido é considerado prematuro ao ter menos de 37 semanas de idade gestacional. Os quadros de prematuridade são classificados em três tipos: o tardio (entre 34 e 37 semanas), intermediário (28 e 34) e o extremo (nascimento em menos de 28 semanas).

Segundo a Organização Mundial da Saúde (OMS), no Brasil, por ano, nascem quase 300 mil prematuros, número que coloca o País na 10ª posição no ranking mundial de prematuridade. A preocupação quanto a prematuridade são os riscos à saúde do bebê. Os prejuízos que a prematuridade traz extrapolam as questões cognitivas e comportamentais. É, de fato, um problema de saúde pública. Entre os prematuros, 59% são casos de prematuridade espontânea – os casos em que não foi possível prevenir. E o restante (41%) é de prematuros provocados.

Segundo os mesmos dados da OMS, no Brasil, a cada 30 segundos, morre um bebê ou uma criança por complicações relacionadas ao parto prematuro.

Mas o bebê não decidi sozinho vir antes ao mundo. Diversas causas estão relacionadas a prematuridade, como: bolsa rota/ruptura prematura de membrana, hipertensão crônica e/ou pré-eclâmpsia, síndrome de Hellp, insuficiência istmo-cervical, deslocamento prematuro da placenta, placenta prévia, malformações uterinas e fetais, infecções uterinas, gestação múltipla e o próprio procedimento da fertilização *in vitro*. O obstetra deve sempre fazer o acompanhamento de perto da gestante para ajudar a prevenir o parto prematuro. Motivo este em que se aumentam a frequência de idas ao médico no final do terceiro trimestre de gestação. Além disso, há mulheres que estão fora do risco e podem passar por isso. Com o acompanhamento médico do pré-natal, é possível minimizar os perigos da chegada antecipada do bebê.

Há situações ainda em que o diagnóstico é desconhecido, ao qual atribui-se o que se chama de causa idiopática. Em todos esses casos, a cirurgia cesariana é a melhor indicação. Ao entrar em trabalho de parto prematuro, com menos de 34 semanas, tenta-se inibir o nascimento com medicamentos e repouso, mas quando há urgências tanto materna quanto fetal o parto é a melhor solução.

O trabalho dos médicos, no parto prematuro, é um desafio. Minimizar as complicações de curto prazo e evitar as complicações de longo prazo, para permitir que o recém-nascido e a família tenham uma boa qualidade de vida.

Após o nascimento, o prematuro passa pelos mesmos cuidados do bebê a termo - tem suas funções vitais checadas -, mas geralmente ele fica um período maior de tempo sob cuidados médicos, às vezes só para um acompanhamento detalhado.

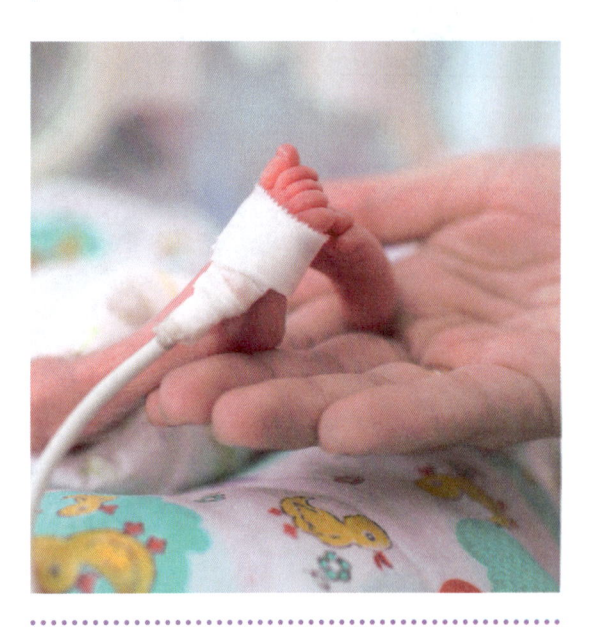

Classificação ao nascer

NASCIMENTO A TERMO

A termo inicial - 37 semanas até 38 semanas e 6 dias
A termo - 39 semanas até 40 semanas e 6 dias
A termo tardio - 41 semanas até 41 semanas e 6 dias
Pós-termo - 42 semanas ou mais

NASCIMENTO PREMATURO

Tardio - entre 34 e 37 semanas
Intermediário - entre 28 e 34 semanas
Extremo - menos de 28 semanas

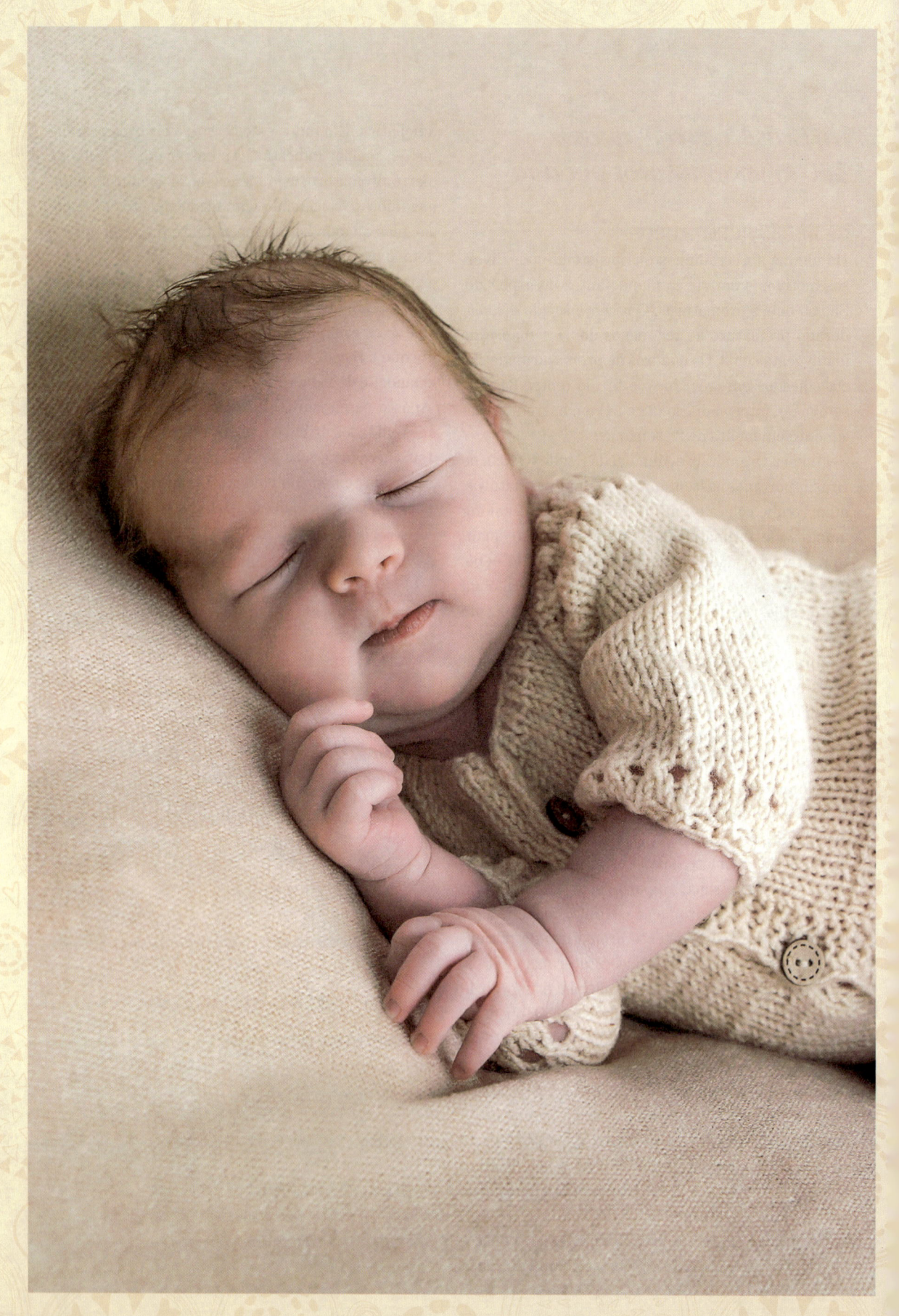

Capítulo 8

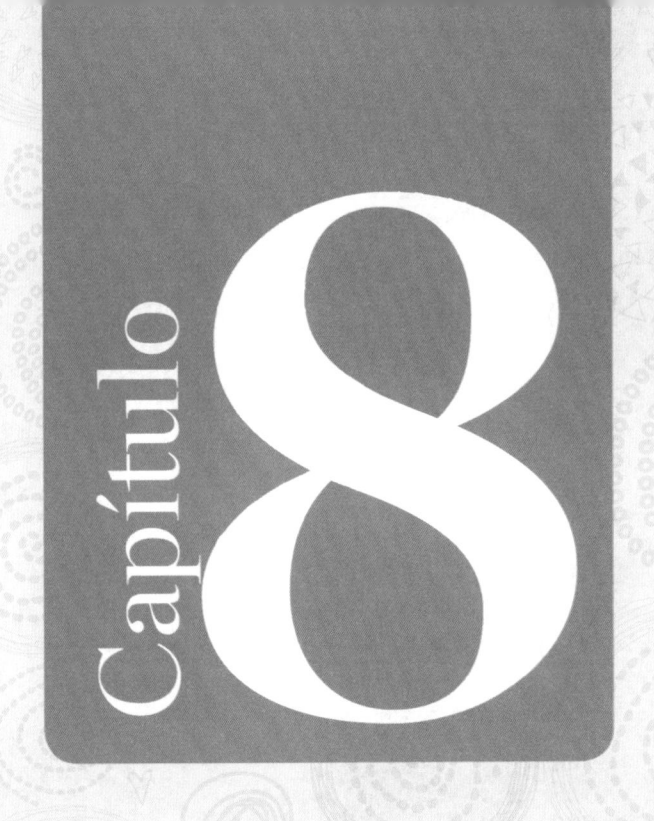

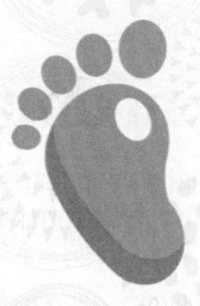

Cuidados com o recém-nascido

Segurar pela primeira vez o filho nos braços é uma emoção indescritível. Tão logo o parto, os laços maternos ficam mais estreitos e é preciso conhecer e entender a criança, assim como a nova rotina da casa. Aprenda a melhor maneira de cuidar do pequeno

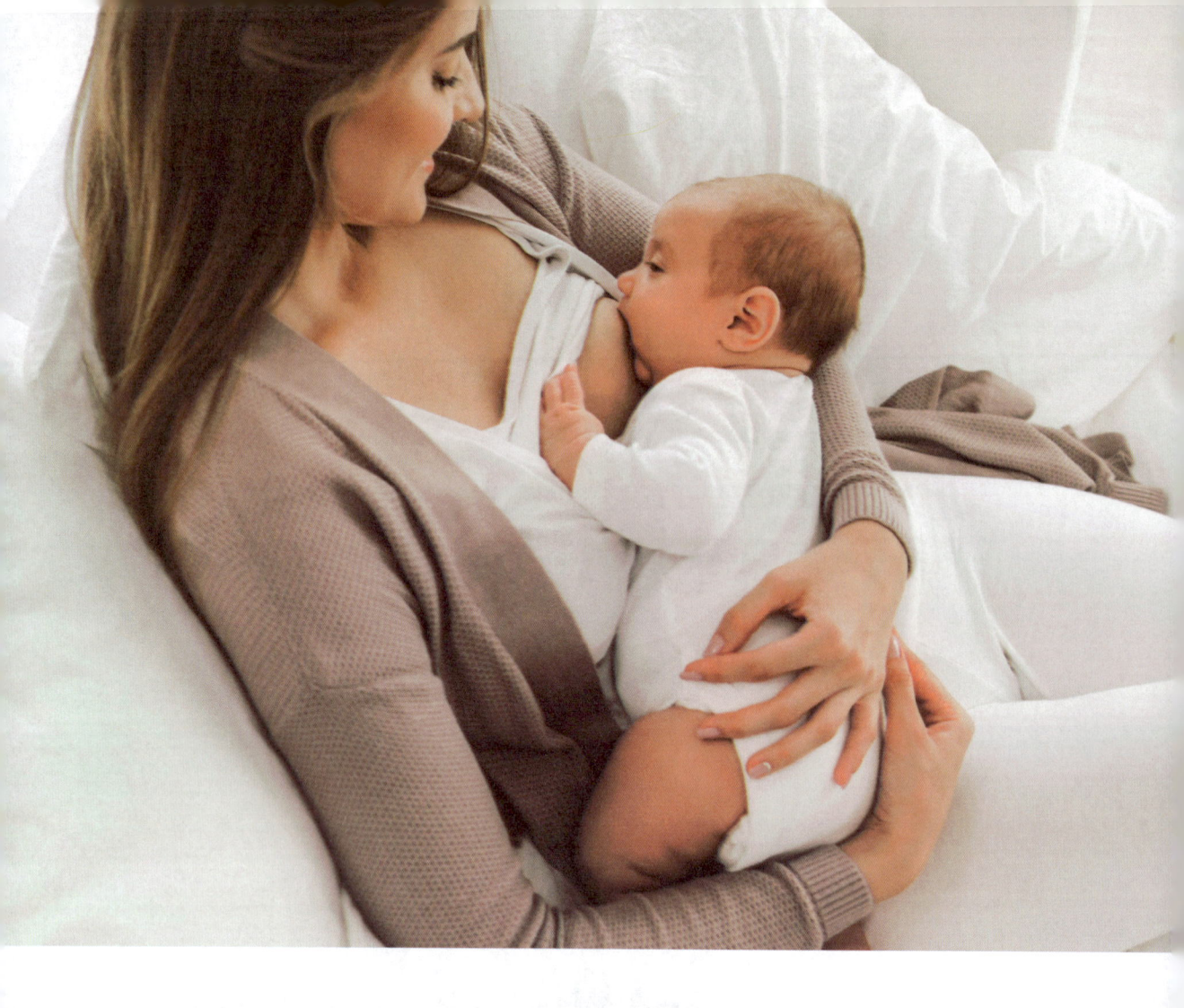

Amamentação sem dor

Algumas medidas, antes e depois do parto, ajudam a mãe a amamentar corretamente e evitam as dores. Entre elas, destaca-se o preparo da pele e a forma certa de oferecer o seio para a pega do bebê

Amamentar é um ato natural, porém não quer dizer que seja assim, tão simples. Os primeiros momentos desse ritual podem ser frustrantes, mesmo depois de seguir o passo a passo e toda a orientação médica. Mas, não desista. Toda mulher, a menos que haja uma orientação médica contrária e explícita - quando há chance de transmitir doença ou substância que possa passar para o leite e prejudicar o bebê, são as mais pontuais - pode amamentar, independentemente do tamanho ou do tipo de mamilo.

As situações mais temidas são as fissuras e a dor. E estas são mesmo as causas responsáveis pelo alto índice de desistência da amamentação. Porém, isso só acontece quando o bebê suga de forma inadequada, pressionando apenas os mamilos, ao invés de sugar as aréolas. Para superar o medo e saber como evitar os desconfortos, aprenda a cuidar dos mamilos antes mesmo do parto.

CONHEÇA SEU CORPO

A futura mãe deve, ainda durante a gravidez, observar seus seios para saber qual é o seu tipo de mamilo. Eles são classificados como normais, compridos, planos ou invertidos. E a mesma mulher pode ter tipos diferentes em cada mama. Dependendo da própria anatomia, poderá haver maior ou menor dificuldade em amamentar, mas nada que impeça o aleitamento materno, às vezes só é preciso se adaptar.

Sobre a preparação do seio, na verdade ela acontece de forma bem natural, com o desenvolvimento dos ductos mamários e das células produtoras de leite, que graças a maior irrigação sanguínea fazem os seios cresceram ao longo dos nove meses de gestação.

O primeiro sinal diferente nos seios é a sensibilidade, que aparece normalmente na 6ª e 7ª semana de gestação. As aréolas também tendem a ficar mais escuras graças ao aumento da vascularização no local. E esta nova coloração segue até o bebê deixar de mamar no peito.

É comum na gestação, os tubérculos de Montgomery (que são umas bolinhas nos mamilos), conhecidas como glândulas produtoras de gordura, ficarem mais salientes, mas tudo está dentro das mudanças esperadas. Já no terceiro trimestre haverá gotinhas de leite, é o colostro dando sinais de que o parto está próximo. Em meio a tantas mudanças naturais, os cuidados extras são mais simples do que se imagina.

PREPARANDO OS SEIOS PARA AMAMENTAR

Em casa, a gestante deve manter a boa higiene dos seios e dos mamilos lavando a região apenas com água. Sabonetes, cremes ou óleos não são necessários, já que os mamilos têm hidratação natural que previne sua rachadura. É interessante, ao longo da gestação, a grávida mudar o tipo de sutiã. Os mais confortáveis, de algodão e alças largas, devem ganhar o lugar daqueles com aros. Os sutiãs de amamentação podem ser usados a partir do terceiro trimestre, para a futura mamãe se adaptar ao novo modelo, mas lembre-se que do sétimo para o nono mês haverá mudança no tamanho das mamas. Deixar a região arejada, durante o dia a dia, pode diminuir os riscos do aparecimento de fissuras ou infecções fúngicas. Quanto a tomar sol nos mamilos, a prática já foi contraindicada, mas, desde que seja por apenas 15 minutos e antes das 10h e depois das 16h, pode ajudar na resistência. O uso do protetor solar é indicado apenas para os seios, sem contato com aréolas ou mamilos.

Massagear os seios, a partir do quarto mês de gestação, fazendo pressão até o mamilo, facilita que a

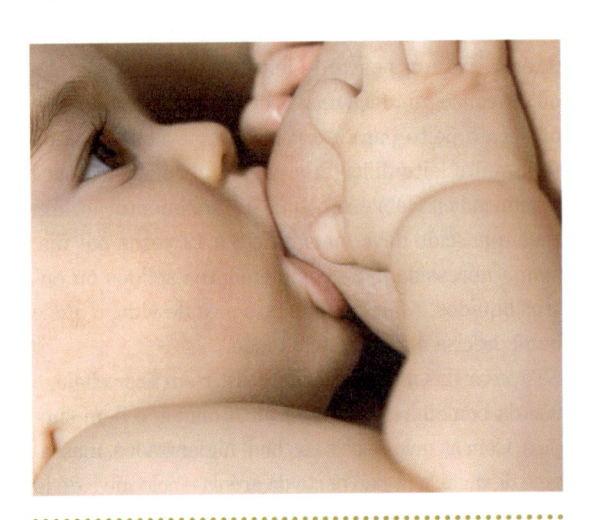

Manter a hidratação em dia garante que não falte leite para dar de mamar

Amamentar na prática

A PEGA ADEQUADA - Posicione o recém-nascido perto do seio. Espalhe um pouco de leite no mamilo, para facilitar que o bebê saiba onde pegar. Para uma amamentação correta, o bebê deve abocanhar toda a aréola ou boa parte dela. A língua e a parte inferior do lábio devem chegar primeiro a mama.

PARA SOLTAR - Ao final da mamada a mãe pode deslocar a mama para o lado, desencaixando os lábios do bebê. Dá para chamar a atenção do pequeno para que ele distraia e solte o peito ou introduzir, com cuidado, o dedo na boca dele para que solte o seio.

A arte de aleitamento

- Escolha um local silencioso
- Procure ficar tranquila
- Sente-se comodamente, com um apoio
- Use roupas que liberem os movimentos
- Posicione o bebê e sua boca de frente para a mãe e o mamilo
- O bebê deve abocanhar o mamilo e a aréola, isso evita que o bico do seio apresente fissuras e também facilita as mamadas.

região fique mais saliente e o bebê consiga uma pega mais rápida para sugar o leite.

Mas as especialistas são unânimes em dizer que ninguém está sozinha nessas novas descobertas. O profissional de saúde está à disposição e deve ser consultado em caso de qualquer tipo de dúvida, inclusive sobre se aquelas indicações vindas das vovós são válidas ou não.

PREVINA-SE DOS DESCONFORTOS

As rachaduras e fissuras são as inimigas da mãe que deseja amamentar. Antes mesmo que elas apareçam é possível se prevenir. A umidade tende a deixar a pele mais frágil, com isso, se o sutiã estiver molhado de leite, troque-o. Use somente peças bem secas.

Se o peito estiver muito cheio e dolorido é sinal de que a criança não está dando conta de tanta produção de leite. O bom que com o tempo isso irá se ajustar. Até lá tire um pouco de leite com uma bombinha ou, se conseguir, faça uma ordenha manual, e depois ofereça o peito para a criança. Dar o peito quando tem muito leite dificulta a pega e abre espaço para machucados. Sobre a rotina de amamentação, um recém-nascido deve mamar de 8 a 12 vezes por dia, sem a necessidade de complementos sólidos ou outros líquidos. Afinal, até o sexto mês de vida, o que o bebê precisa é só do leite da mãe.

Se apesar das mamas o peito insistir em ficar cheio, o uso da bombinha, para esvaziar a mama, é bem simples. Com as mãos e os seios bem higienizados, massageie devagar a região perto da aréola e coloque o dedo ao redor dela, pressionando até sair o leite.

Na próxima vez que oferecer o peito ao bebê, lembre-se de fazer o revezamento, evitando que o leite empedre. A dica das especialistas é que o bebê mame até o seio esvaziar, pois é no final da mamada que tem mais índices de gordura, o que gera aquela sensação de saciedade, evitando que ele chore na sequência.

Não se desespere quando surgir um obstáculo. Peça ajuda a um profissional de saúde e, se necessário, recorra a bancos de leite ou fórmulas

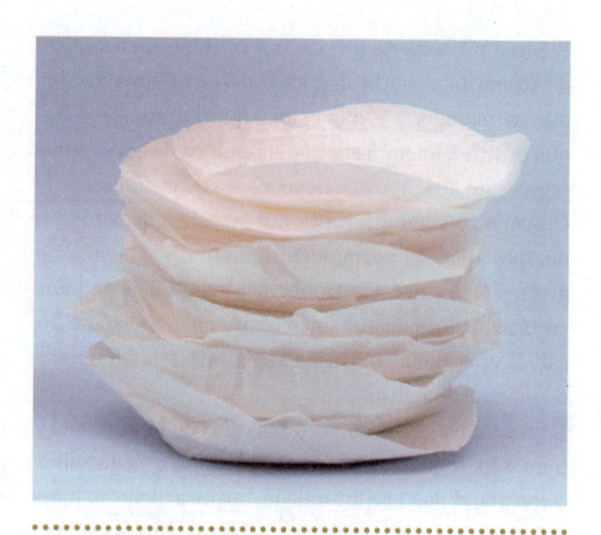

Acessórios que vão facilitar a amamentação

Para amamentar, de modo geral, não é preciso nada, porém, alguns apetrechos contribuem para o conforto da mãe e do bebê no início dessa nova etapa. Entre os mais indicados estão:

SUTIÃ DE AMAMENTAÇÃO - ele deve ser comprado só no final da gestação, já que os seios vão aumentar de tamanho até lá. Entre as vantagens da peça está: ser mais confortável que os demais, garantir boa sustentação das mamas e ter uma abertura frontal, o que facilita amamentar em qualquer situação. Na compra, prefira os de tecido macios e sem detalhes.

ALMOFADA DE AMAMENTAÇÃO - posicionar o bebê de um jeito que ele faça a pega correta do seio é o primeiro passo para garantir o aleitamento materno. As almofadas em meia-lua ou travesseirinhos ajudam, no início, a encontrar essa melhor acomodação entre o corpo do bebê e a mama. Coloque a almofada no colo, do braço ou ao lado do corpo.

ABSORVENTE PARA OS SEIOS - muitas vezes, antes mesmo de iniciar a amamentação a mulher precisa adquirir o absorvente para os seios. E usá-lo desde então por todo o período que tiver leite. O acessório, ajuda a manter a roupa sequinha e sem manchas. Nas farmácias é possível encontrar absorvente descartável ou lavável.

Posições para a amamentação

TRADICIONAL
Esta é provavelmente a primeira posição ensinada às mães de primeira viagem

TRANSVERSAL
Segure o bebê com o braço oposto à mama. Com a outra mão, posicione o peito

INVERTIDA
Com o corpo do bebê na lateral. Posição é indicada para amamentar gêmeos

DEITADA OU RECLINADA
Apoiando a cabeça no travesseiro, a barriga da mãe fica em contato com a barriga do bebê

DEITADA DE LADO
Boa opção para quem passou pela cesárea. No caso de recém-nascido, apoie uma das mãos embaixo da cabeça dele.

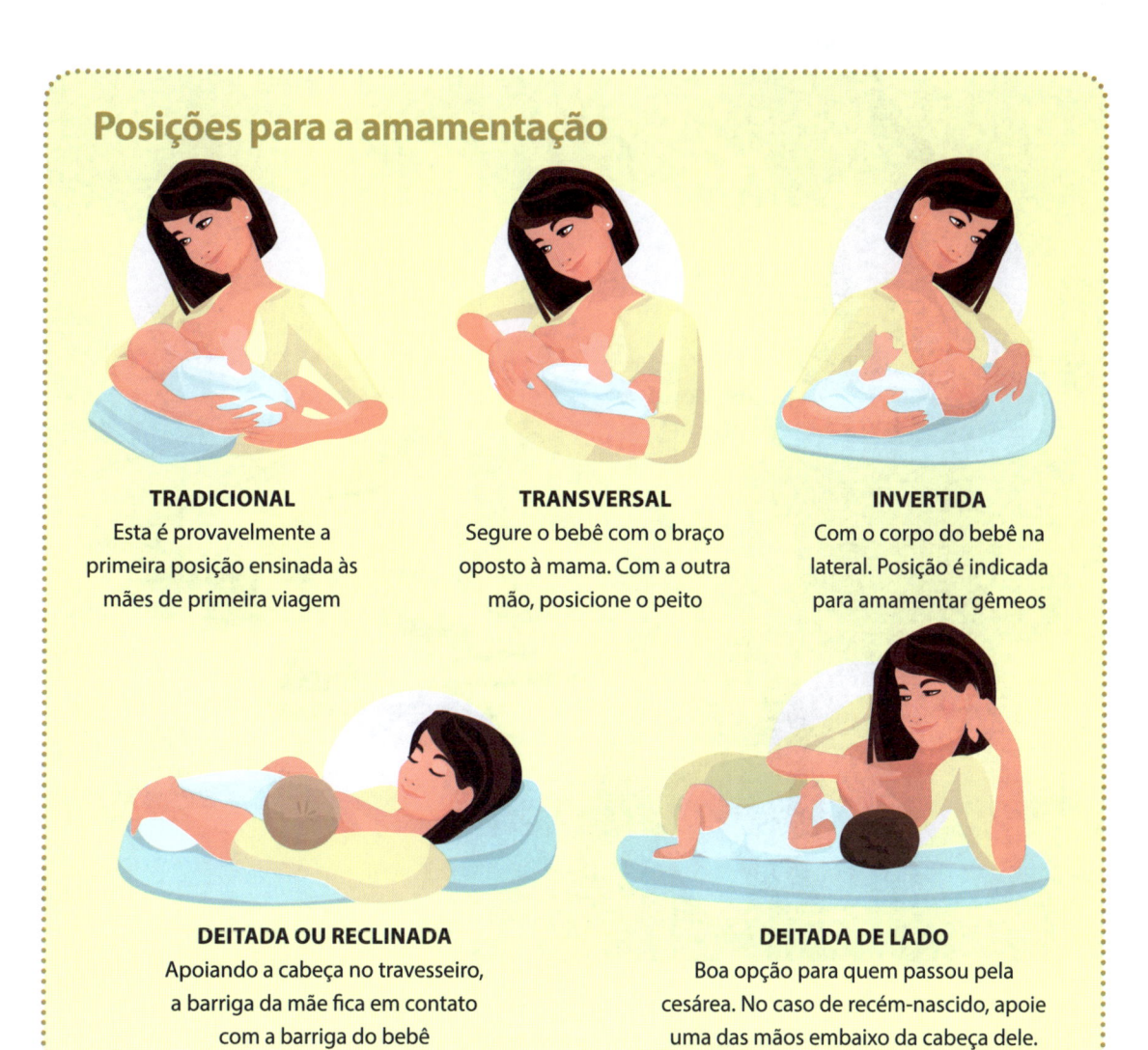

Se mesmo ao adotar todas essas medidas houver rachaduras ou fissuras, há pomadas próprias, que devem ser indicadas pelo médico, que aliviam o desconforto e não impedem a amamentação.

Outra dica é que na hora da amamentação a mãe escolha um lugar tranquilo e esteja focada apenas em alimentar seu filho, esse detalhe faz toda a diferença para que o bebê consiga fazer a pega correta.

QUANDO O MELHOR É EVITAR

Por falar no assunto, se na hora do desânimo der vontade de testar novas alternativas, lembre-se que essa nem sempre é uma boa ideia. Esfoliar os seios com bucha vegetal, por exemplo, chegou a ser indicação para engrossar a pele e prevenir as rachaduras. Porém, a ação pode ter reação contrária e render pequenas lesões, impedindo a amamentação. Hidratar o seio com o próprio leite também não tem comprovação de que dá certo e em vez de benefícios, se houver rachaduras o açúcar e a gordura do líquido tendem a contribuir para a proliferação de bactérias. Neste caso, só é indicado passar o leite nas aréolas no momento que o bebê for mamar, como um chamariz para que ele localize o seio.

Quanto ao uso de chupetas e protetores de mamilos de silicone eles podem confundir o bebê e depois aumentar a dificuldade na pega do mamilo natural, que é bem diferente.

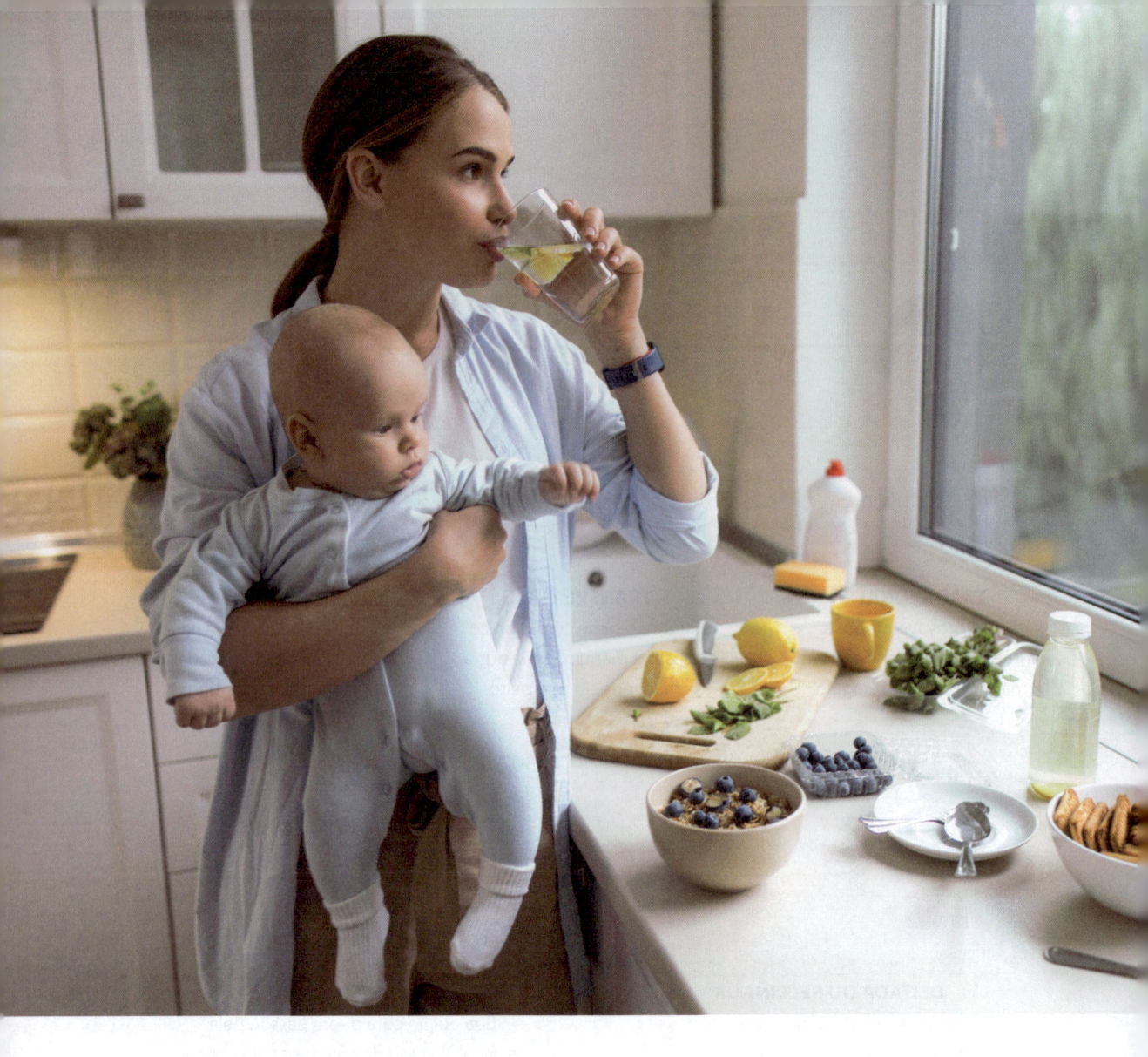

O que fazer após o parto

Não é só o bebê que precisa de atenção, entender e ficar alerta ao processo de recuperação da mãe é importante para manter a boa saúde de todos

Com o nascimento de um filho é normal que toda a atenção da família se volte para a criança. Conhecer as características dela, entender as necessidades e confortá-la quando preciso passam a ser prioridade entre os pais. Mas, em meio a tantas novidades é preciso ter um espaço para se dedicar aos cuidados da saúde da mulher que se tornou mãe.

O período após o parto, chamado antigamente de quarentena e o atual puerpério, é o momento de transformações físicas e psicológicas intensas e muito rápidas na vida delas. A fase exige cautela em algumas questões, tudo em nome da boa saúde.

O QUE ACONTECE NO CORPO

Durante a gestação, o corpo da mulher muda em muitos aspectos devido à ação hormonal. No pós-parto, os hormônios vão retornando aos poucos ao normal, e o corpo tende a tentar voltar ao estado pré-gestacional e restabelecer o equilíbrio.

Na prática, a primeira transformação é sentida na balança com a perda de peso. Logo no início, a saída do bebê, líquido amniótico e placenta há perda de 5 kg a 7 kg. A maior diferença física se concentra na região do abdome, mas este permanece inchado pelos próximos 30 a 40 dias, tempo necessário para que o útero volte ao tamanho natural. E por falar em útero, ele é o responsável pela loquiação, o sangramento após o parto. A secreção vaginal começa vermelha e passa progressivamente para uma coloração mais escura, depois vira amarelo-clara e branca até se tornar transparente.

Enquanto a nova mamãe lida com a situação, ela pode notar uma flacidez na região da barriga que às vezes não existia. Como a barriga murcha rapidamente, demanda tempo para que a pele se readapte ao novo corpo que a gestação levou nove meses para esculpir. Mas não é preciso entrar em desespero, tão logo liberada a prática de atividade física as formas antigas voltam.

O tamanho dos seios é outro detalhe que chama a atenção, principalmente das mães de primeira viagem. Entre três a cinco dias após o parto o volume das mamas costuma dobrar. É a preparação natural para a maratona de amamentação.

Paralelo às transformações físicas há mudanças emocionais. A queda brusca de hormônios logo após o parto tende a provocar desânimo e cansaço, acompanhados de tristeza e insegurança. Esse estado fica por cerca de 15 dias e é chamado *baby blues*. Tão logo os hormônios voltem aos níveis considerados ideais, a disposição e a alegria reinam novamente. Entretanto, caso não haja nenhum sinal de melhora em duas semanas, é preciso conversar com o médico para descartar a possibilidade de depressão pós-parto.

CADA PARTO UM CUIDADO

Além das situações descritas acima, que acontecem com todas as mulheres logo após o parto, existem particularidades daquelas que optaram por determinado procedimento. Um exemplo é a cesárea. Nele, para o nascimento do bebê, é preciso fazer um corte de 10 a 12 centímetros abaixo da barriga, naquela região que a calcinha e o biquíni podem cobrir. Tão logo a saída do bebê, o local é fechado com alguns pontos. Nos dias seguintes nota-se uma secreção que sai do corte que precisa ser bem higienizado. Justamente por ser uma cirurgia, a mulher pode sentir dificuldade e desconforto para realizar algumas tarefas nos primeiros dias após o parto, situação passageira. Os pontos só serão retirados, caso não caiam antes, depois de 10 a 15 dias do parto, até lá é preciso evitar levantar ou carregar peso.

Porém, os cuidados com a higiene seguem por mais três semanas, tempo ideal para finalizar o processo de cicatrização. Quanto ao parto normal, você já deve ter ouvido falar que a recuperação é mais rápida. O retorno a atividades de rotina realmente é em tempo menor, assim como o risco de infecção pós-parto. Caso haja alguma cicatriz, ela será na região perineal por laceração ou episiotomia, quando necessário. Os cuidados são os mesmos que na cicatriz da cesárea: lavar bem a região e secar após o banho.

A VOLTA DA ANESTESIA

Independentemente do tipo de parto, a anestesia pode trazer alívio da dor, mas resultar em algumas reações depois do nascimento. Entre os efeitos da medicação estão prurido, queda de pressão, tremores e náuseas. São efeitos considerados normais e fáceis de tratar. Existem casos mais complexos, porém mais raros, é verdade, como a cefaleia pós-raquianestesia - que é uma dor de cabeça importante –, alterações de sensibilidade – parestesias – e dor em membros inferiores.

CONSULTA DE ROTINA

Com a saúde em dia e a alta hospitalar, a nova mamãe deve evitar a prática de exercício físico, não ter relações sexuais nos próximos 30 a 40 dias e agendar uma visita ao ginecologista entre 7 a 15 dias. Nessa consulta são avaliados: as cicatrizes e retirada dos pontos quando necessário, a involução uterina, a loquiação e as mamas. Se tudo estiver como previsto, nos dias seguintes, aos poucos a vida volta a rotina e com saúde.

Adote hábitos saudáveis após o parto

- Cuide das mamas para evitar fissuras;
- Mantenha a higiene da região íntima. Devido ao sangramento, troque o absorvente a cada 4 horas, no máximo;
- Evite esforço físico e relações sexuais por 30 a 40 dias;
- Não use drogas, álcool ou tabaco;
- Tenha uma alimentação saudável e equilibrada;
- Consuma de 2 a 3 litros de água por dia.

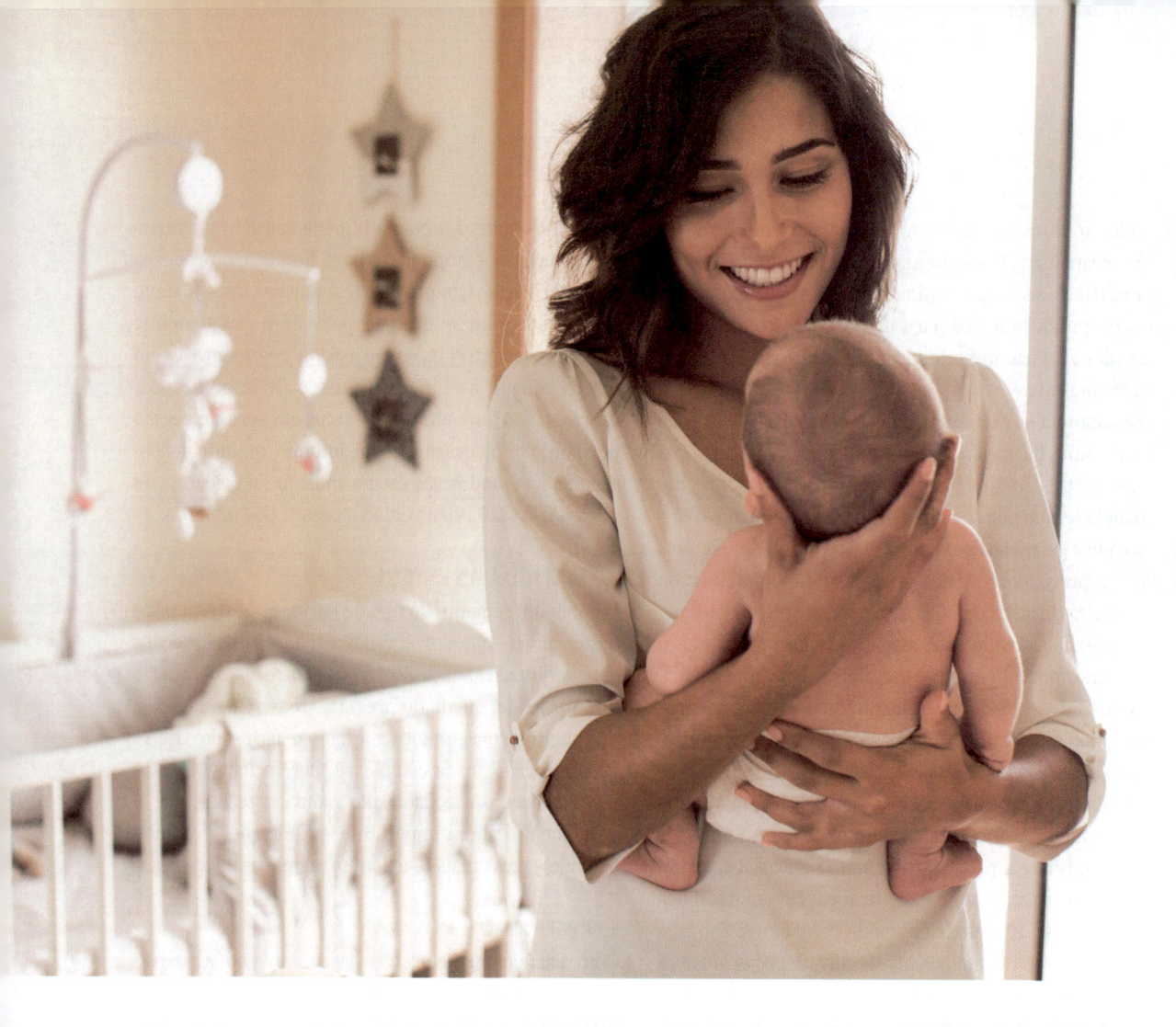

A saúde do bebê nos primeiros dias

Ao nascer o recém-nascido passa por, pelo menos, cinco testes; conheça a função de cada um deles e demais detalhes da triagem neonatal

Depois do parto, o recém-nascido é recepcionado pelo pediatra neonatologista. O médico é o responsável por fazer uma avaliação física no bebê ali mesmo na sala de parto, baseada nas características da criança, no histórico da gestação e, cenário do nascimento. Esse primeiro exame verifica como foi a transição de uma vida intrauterina para a extrauterina.

Sem sinais importantes, o bebê pode receber o carinho da mãe, por alguns minutos, até o pediatra o encaminhar para um berço, onde manterá a temperatura do pequeno e fará a limpeza das secreções que ficaram do parto.

Depois desse processo, novos exames clínicos, estes bem mais detalhados, fazem parte da rotina do bebê entre as próximas 12 e 24 horas. Essa avaliação mais criteriosa logo nas primeiras horas de vida é fundamental para garantir a boa saúde do bebê da infância à vida adulta. Diagnosticar doenças raras, de origem genética, nos bebês, antes mesmo da sua manifestação clínica, é poder oferecer tratamento adequado e melhorar a qualidade de vida da criança e da família.

TRIAGEM NEONATAL E COMPLEMENTOS

No Brasil, toda criança tem direito a fazer cinco testes gratuitos após o nascimento. São os chamados exames da triagem neonatal que incluem: teste do pezinho, teste do olhinho, teste da orelhinha e do coraçãozinho. Além do teste da linguinha. Pode ser feito ainda o teste do quadril.

Embora esse último não faça parte do protocolo obrigatório, ele tem sua importância nessas primeiras horas de vida e já entraram na rotina da maternidade. O teste do quadril é útil para o diagnóstico precoce das doenças relacionadas à displasia do desenvolvimento do quadril. Ele é feito de forma delicada, com o bebê sem roupas, em um ambiente aquecido, com movimentos de abrir e fechar e de rotação do quadril. Com alterações no exame, o bebê é encaminhado para outros específicos e avaliação com especialista, como ortopedista infantil.

Outro teste disponível é a Triagem para Imunodeficiências Primárias (IDP). Não incluído no protocolo, ele é uma opção extra para os pais. O teste é realizado por meio da coleta do sangue no mesmo momento da coleta para a amostra do teste do pezinho. As imunodeficiências primárias são deficiências em algum setor do sistema imunológico de origem genética que aumenta a suscetibilidade de infecções. As anormalidades incluem mais de 300 patologias, entre elas infecções de repetição, doenças autoimunes, doenças alérgicas e o câncer. Este teste permitirá instituir o tratamento precocemente, necessário para reduzir a elevada morbimortalidade deste grupo de doenças.

RESULTADOS TRANQUILIZAM OS PAIS

Pensar que o recém-nascido vai passar por tantos exames logo nas primeiras horas de vida gera uma angústia nos pais de primeira viagem.

Alguns testes, como o do pezinho – em que algumas gotinhas de sangue são retiradas do calcanhar da criança – são os que mais preocupam. Mas não motivos para aflição. O teste do pezinho é feito no pé por ser uma região bastante irrigada do corpo, o que facilita o acesso ao sangue para a coleta da amostra. Apesar de muitos bebês chorarem durante o exame, a picadinha no calcanhar é muito importante para dar as melhores condições de desenvolvimento para as crianças. Esse não é um exame que traz riscos ao bebê. Muito pelo contrário, é rápido, pouco invasivo e até bem menos incômodo do que a coleta com seringa em uma veia no bracinho. Quanto aos demais testes, eles também são indolores e com resultados importantes para a criança. A seguir, conheça como é feito cada teste e quais as patologias que podem ser identificadas.

TESTE DO PEZINHO

O exame gratuito do SUS detecta até seis patologias, sendo elas: fenilcetonúria, hipotireoidismo congênito, fibrose cística, anemia falciforme, hiperplasia adrenal congênita e deficiência de biotinidase. Versões ampliadas, disponíveis em alguns planos de saúde ou convênio, identificam, além dos diagnósticos acima, a deficiência de G6PD, galactosemia, leucinose e toxoplasmose congênita. Uma terceira opção é teste do pezinho expandido ou avançado, capaz de detectar até 48 doenças, disponível apenas em laboratórios, hospitais e maternidades particulares.

COMO É FEITO - Através de um furinho no calcanhar do recém-nascido se extrai uma gota de sangue para o exame. A escolha do local de coleta se deve pela região ser rica em vasos sanguíneos, de modo que o procedimento ocorre rapidamente. Em caso de alteração no resultado, o recém-nascido é reconvocado para fazer um novo exame e confirmar ou excluir a doença.

QUANDO FAZER - O Ministério da Saúde orienta que o teste seja feito entre o 3º e 5º dia de vida do bebê. Quanto mais rápido identificada e tratada a doença, maior a possibilidade de se evitar sequelas, como a deficiência mental, comportamento autista, entre outras complicações.

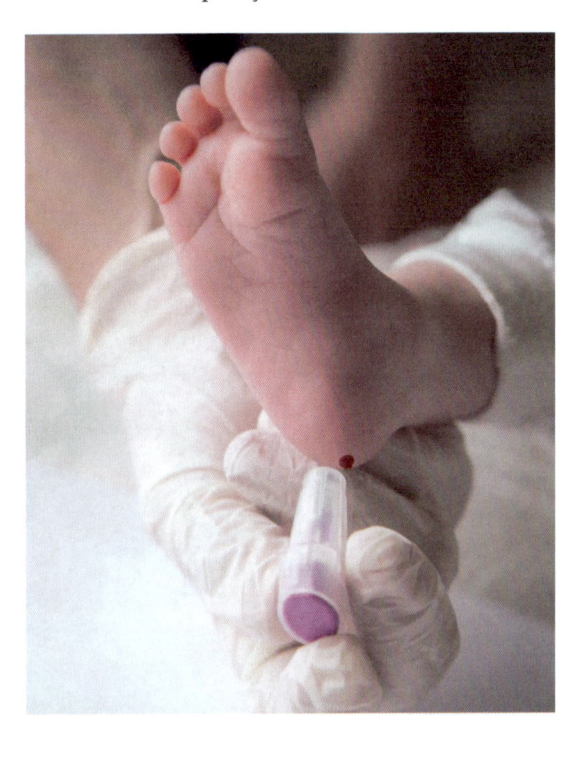

Os testes das primeiras horas de vida da criança são assegurados por lei. Coração, olho, orelha e sangue são avaliados para descartar possíveis patologias infantis

TESTE DO OLHINHO

O exame faz parte da triagem neonatal, realizado de graça pelo SUS. Ele pode detectar alterações que atrapalhem a visão, obstruindo o eixo visual, como catarata, glaucoma congênito e um tipo raro de câncer, prevenindo a cegueira. Identificar alterações precocemente possibilita tratamento a tempo de a criança desenvolver uma visão normal ou sem grandes dificuldades de enxergar.

COMO É FEITO - Rápido, simples e indolor, a recomendação é que o pediatra realize o teste logo após o nascimento ou na primeira consulta de acompanhamento. Para o exame, ele aponta uma lanterna que emite um feixe de luz no olho do recém-nascido. Essa luz deve refletir em tom de vermelho. Alterações na estrutura ou reflexo de uma cor diferente em um ou nos dois globos oculares são sinais de alerta.

QUANDO FAZER - O primeiro exame é realizado ainda na maternidade, de preferência tão logo o nascimento. Depois, nas consultas regulares, os olhos continuam a ser avaliados de acordo com a frequência que o pediatra achar necessária. Identificada alteração, a criança é encaminhada a um médico especialista, o oftalmologista. Quanto antes iniciar o tratamento, melhor será o resultado e menor o comprometimento da visão.

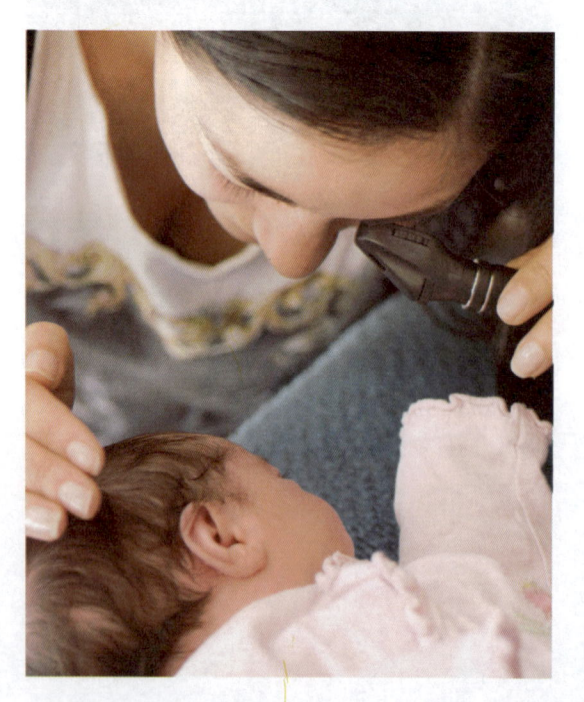

TESTE DA LINGUINHA

Tem como objetivo diagnosticar e indicar o tratamento precoce das limitações e alteração no tecido que se estende da língua até a cavidade inferior da boca, a popular língua presa. Com a identificação precoce é mais fácil prevenir problemas de amamentação, pelo comprometimento nas funções de sugar, engolir e mastigar, e do desenvolvimento da fala.

O próprio bebê pode dar sinais de que tem a língua presa, como aqueles que mordem o bico do seio da mãe ou quando não conseguem colocar a língua para fora ou, quando o fazem, é em formato de coração.

COMO É FEITO - O teste é bastante simples. Com as mãos, o pediatra pressiona e movimenta o freio da língua verificando o frênulo. A avaliação permite diagnosticar casos mais severos de língua presa e, se preciso, dar o pique na língua ainda na maternidade.

QUANDO FAZER - Nas primeiras 48 horas após o nascimento. Depois é preciso seguir um protocolo até o 6º mês de vida. Apesar de o teste da linguinha ser obrigatório, alguns pediatra, questionam a real necessidade, já que a avaliação faz parte da avaliação básica.

TESTE DA ORELHINHA

Também chamado de triagem auditiva, é obrigatório desde 2010 na rede pública de saúde. O teste visa identificar deficiências auditivas congênitas a tempo de não prejudicar o desenvolvimento infantil.

COMO É FEITO - Indolor, é realizado com o bebê dormindo, em sono natural, a partir de 48 horas de vida. O pediatra coloca uma sonda com um microfone minúsculo na orelha da criança com o objetivo de produzir um efeito sonoro e captar o seu retorno. O teste dura de 5 a 10 minutos e não machuca.

QUANDO FAZER - A triagem auditiva deve ser

feita entre o segundo e terceiro dia de vida do recém-nascido. Caso a criança não nasça em ambiente hospitalar, o teste precisa ser realizado antes que ela complete 3 meses de vida. A audição é um dos sentidos fundamentais para o desenvolvimento da criança. O bebê começa a ouvir por volta do quinto mês de gestação através do corpo da mãe.

TESTE DO CORAÇÃOZINHO

No Brasil, problemas no coração correspondem a terceira maior causa de morte em recém-nascidos. Por isso, a importância em diagnosticar o quanto antes alterações que tenham chances de tratamento.

COMO É FEITO - Simples e indolor, o teste mede a oxigenação do sangue e os batimentos cardíacos do recém-nascido por meio de um oxímetro, similar a uma pulseirinha que é colocada no pulso e no pé do bebê. Com o resultado dá para identificar irregularidades na circulação e doenças cardíacas silenciosas. Quando há alterações no teste, o recém-nascido é encaminhado para um ecocardiograma para confirmar ou não o diagnóstico e assim ser encaminhado para um centro de tratamento específico, se necessário.

QUANDO FAZER - O teste do coraçãozinho deve ser realizado pelo pediatra ainda na maternidade, quando ele tiver entre 24h e 48h de vida. Indolor e rápido, o resultado é indispensável para o pequeno e pode complementar um diagnóstico já previsto durante o acompanhamento do pré-natal.

Quando necessário, a criança poderá ser encaminhada para um especialista para confirmar o resultado e dar início ao tratamento indicado.

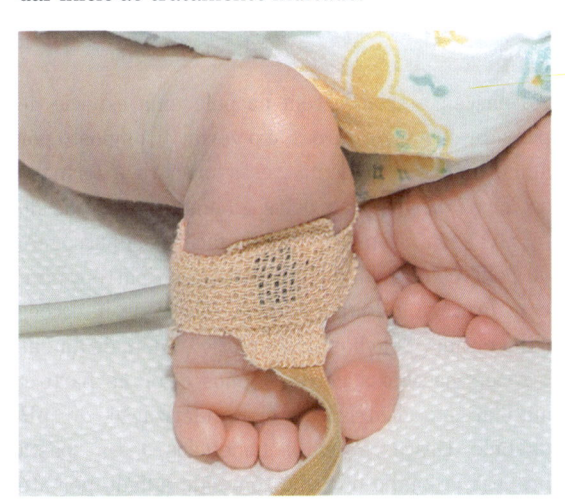

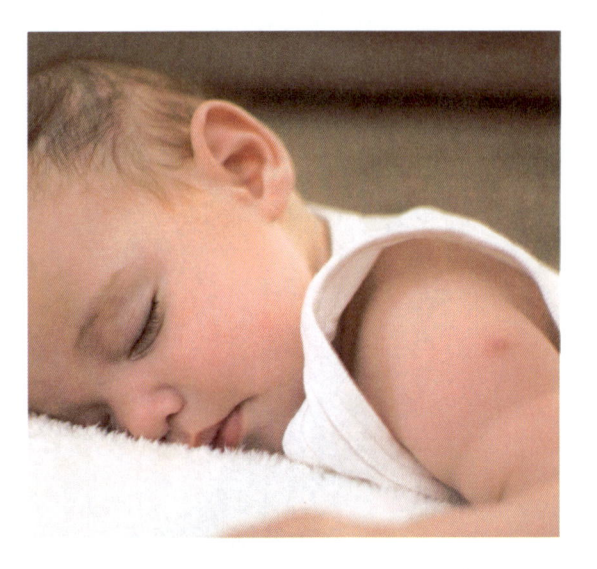

Vacina BCG e Hepatite B

Elas podem ser aplicadas ainda na maternidade.
A vacina BCG, que protege contra a tuberculose, e a vacina contra hepatite B, estão na lista do Programa Nacional de Imunizações, do Ministério da Saúde, e devem ser aderidas por todas as crianças, afinal, são as primeiras proteções que elas recebem.
A BCG é aquela vacina aplicada por via intradérmica, no braço direito, local onde quase sempre fica uma pequena cicatriz.
A imunização evita a contaminação por tuberculose, doença altamente contagiosa que além dos pulmões, pode afetar os rins, ossos e meninges – membranas que envolvem o cérebro.
Já a vacina contra a hepatite é aplicada no músculo da coxa do bebê e dificilmente deixa cicatriz.
A infecção da hepatite B é grave e acometed o fígado. A vacina é sua principal forma de prevenção.
Sendo ambas motivo de choro para os pequenos e aflição das mães, são elas que devem ficar atentas para confirmar se a criança tomou ou não as doses enquanto ainda estava na maternidade.
Caso a resposta seja negativa, não tem problema, ela deve procurar por um posto de saúde entre a primeira e segunda semana de vida para aplicar as duas doses.
A eficácia da vacina é garantida e só com a imunização de todos é possível diminuir os casos das duas patologias e garantir mais saúde para o recém-nascido.

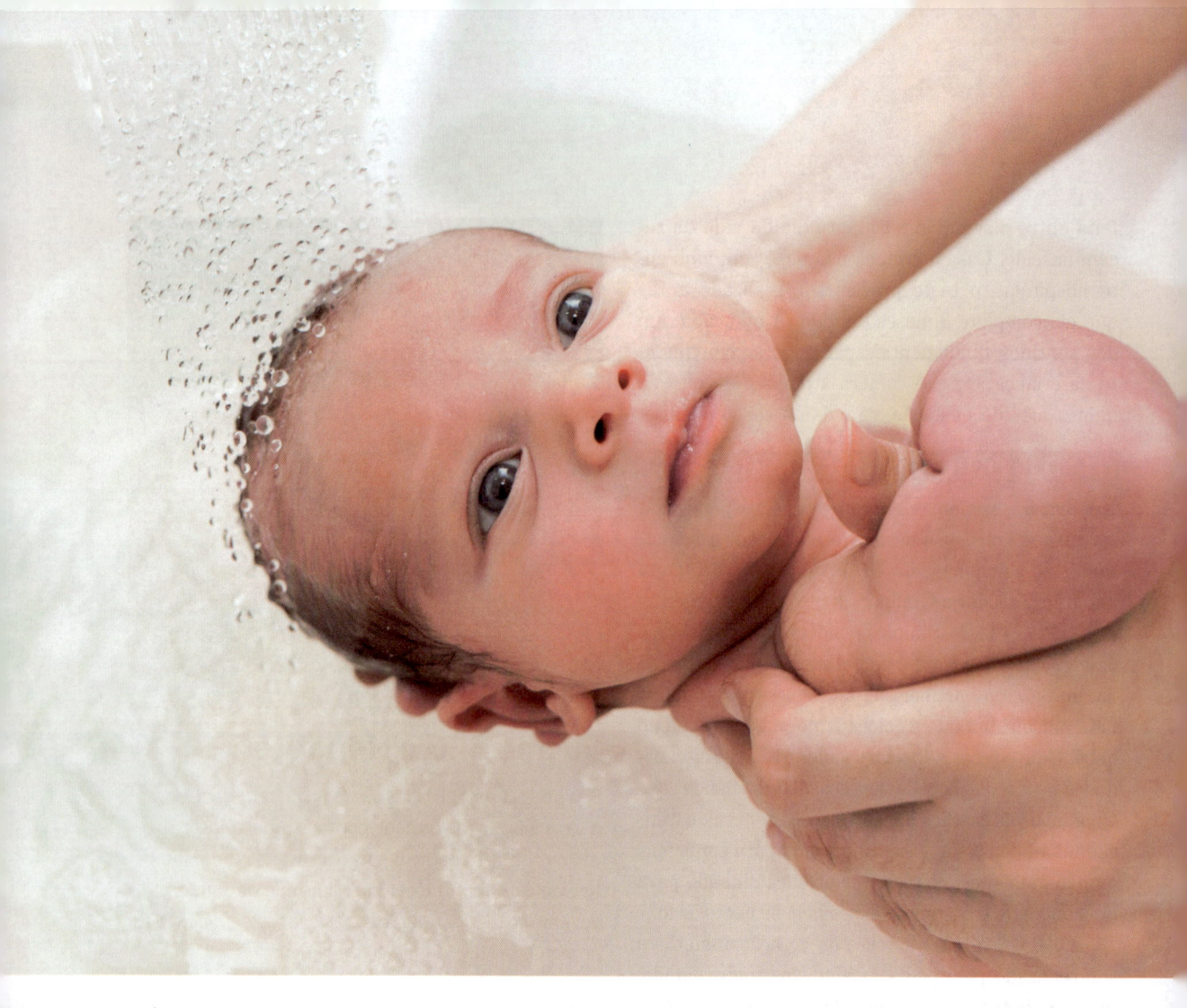

É hora de dar banho

Nem sempre esta é uma tarefa fácil, mas aos poucos, os pais e o recém-nascido vão se sentir mais seguros e se divertir com a água

São muitas as questões que os pais, principalmente os de primeira viagem, tem dúvidas. E uma delas com certeza é a hora do banho. Limpar a criança, ainda pequena e frágil e que às vezes está chorando, parece uma tarefa bem complicada, mas na verdade é tudo questão de prática. A cada banho a relação tende a ficar mais fácil e as mãos mais ágeis para segurar e fazer a higiene da criança, até que chega o momento mais esperado por todos, aquele em que o bebê vai adorar entrar na água.

Para que todo esse processo seja benéfico para a criança é preciso seguir alguns cuidados, bem simples, fáceis e importantes.

A PROTEÇÃO NATURAL

Ao nascer, a criança tem na pele uma espécie de pasta branca e gordurosa, é o vérnix. Composto por água, lípidos e proteínas, essa mistura é formada ao longo da gestação pelas glândulas sebáceas do feto. O vérnix tem a função de facilitar a passagem do bebê pelo canal vaginal na hora do parto e também protegê-lo, diminuindo os riscos de infecções transmitidas pelo líquido amniótico. Além de ajudar o recém-nascido a perder menos calor no parto e auxiliar na cicatrização e regularização do pH da pele. Graças a tantos benefícios dessa "pasta branca", o banho do bebê tem sido adiado por até

> **Antes do banho, se o bebê estiver com a fralda suja, limpe a região com lenço umedecido ou algodão molhado, só depois o coloque na banheira. Esse cuidado evita que a água fique contaminada**

24 horas depois do parto e substituído por uma limpeza, esta mais simples. A proteção do vérnix já é comprovada pela ciência.

No entanto, o banho após o parto é aconselhável nos casos de a mãe ser soropositivo para HIV ou se tiver uma infecção genital ou no líquido amniótico. Aí sim o bebê toma banho o mais rápido possível.

HIGIENE E O COTO UMBILICAL

Passadas as 24 horas e liberado o primeiro banho a atenção se volta à higienização do coto umbilical. A parte do cordão umbilical que fica presa ao bebê demora alguns dias para cair, até lá o pequeno deve tomar apenas um banho por dia para evitar que a região fique úmida, o que propicia o desenvolvimento de infecções. Já depois que o coto cair, se for a rotina da casa, estão liberados até dois banhos diários. A rotina pode ser dividida em um banho no período da manhã e o outro à noite, mais relaxante, antes de dormir. Porém, sempre em um horário em que a temperatura ambiente esteja mais quente.

O RITUAL DA LIMPEZA

Antes mesmo de levar o recém-nascido à banheira os pais devem deixar tudo preparado para este momento. A água deve estar em torno de 37°C – morna. Para testar a temperatura use o punho, antebraço ou para ser mais exato, o termômetro.

Não é preciso mais do que 5 cm de água para higienizar o recém-nascido e evitar que ele escorregue ou, por acidente, acabe engolindo esta água. Com a criança sentada na banheira a água não pode passar acima da cintura dela. Tenha por perto também uma toalha, o sabonete e o xampu, caso o bebê já tenha cabelo. Fralda, roupinha e pente completam a lista. Os produtos de higiene devem ser próprios para a faixa etária deles, como sabonete hipoalergênico ou de pH neutro. A pele do recém-nascido é muito sensível.

Ao colocar o bebê na banheira é aconselhável que o adulto passe o braço esquerdo pelas costas do recém-nascido e prenda a mão embaixo do braço esquerdo da criança. A cabeça dele deve ficar apoiada no antebraço do cuidador. Esta posição mantém o recém-nascido seguro e evite que ele escorregue.

Comece o banho lavando o rosto, aos poucos molhe o restante do corpo. Cuidado para não cair água dentro do ouvido ou do nariz. Atenção para higienizar bem a área genital, da fralda, e as dobras na parte de trás dos joelhos, pescoço e coxas.

Os primeiros banhos devem ser rápido. Não assuste se o bebê chorar no início, lembre-se, ele está vivendo uma situação nova (e estranha). Acalmar a criança, acariciando e conversando, pode ajudar. Afinal, logo ele aprenderá a gostar da água.

Quando houver a necessidade de mais de um banho por dia – depois que cair o coto umbilical –, o indicado é que apenas um dos banhos seja com sabonete. O outro só com água morna para não tirar a proteção natural e ressecar a pele do bebê, predispondo a dermatites alérgicas.

Toda cautela é importante na hora do banho, por isso a criança jamais deve ser deixada sozinha na banheira, mesmo quando conseguir ficar sentada. Caso os pais não se sintam confiantes, no começo, podem pedir a ajuda dos avós ou da babá. Mas calma que aos poucos essa relação se torna mais prazerosa para o pequeno e tranquila para os pais.

Para o banho, tenha sempre à mão:

- Água morna;
- Toalha;
- Sabonete hipoalergênico ou de pH neutro;
- Algodão (para limpar os olhos e rosto)
- Cotonete e álcool 70° para limpar o coto umbilical;
- Fralda;
- Troca de roupa

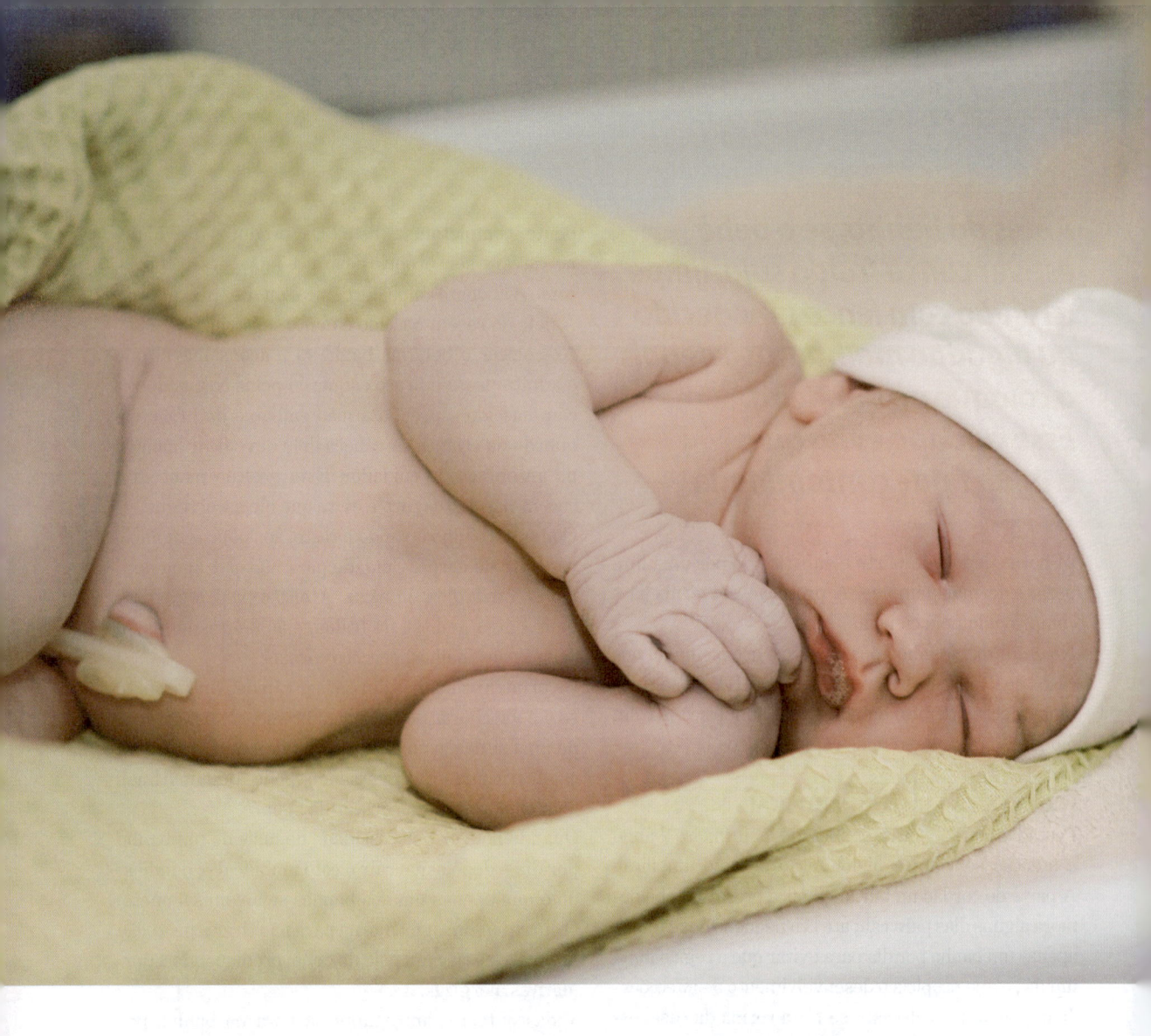

Cuidados com o **cordão umbilical**

O último laço físico entre a mãe e o bebê fica preso à criança nos primeiros dias de vida; saiba como limpar o coto

O cordão umbilical se forma na quinta semana de gestação e desde então, literalmente, une a mãe ao bebê até o nascimento. Esse laço é responsável pelo transporte de nutriente e oxigênio necessários a vida do bebê e só é rompido minutos após o parto.
Segundo o Ministério da Saúde o clampeamento, ou seja, o corte do cordão umbilical deve ser feito de um a três minutos após o nascimento, tempo que ele para de pulsar, desde que o bebê apresente boa vitalidade. Aqui a orientação vale tanto parto normal quanto o cirúrgico. Esse intervalo é indicado para que mesmo respirando, a criança continue a receber oxigênio e nutrientes da mãe.

O corte é um procedimento indolor em que se deixa de 2 a 3 cm do cordão umbilical preso ao recém-nascido. O coto é um resto do cordão umbilical que ficou aderido ao bebê. Não tem inervação, não tem vascularização, portanto não dói! Ele não faz parte do bebê e, sim, é um resto do cordão da mãe.
Nas primeiras horas de vida o coto umbilical parece ser gelatinoso, mole e tem cor branca-azulada, mas ao longo dos dias tende a ficar escuro e seco. É comum o coto ficar preso ao bebê por 7 a 21 dias até cair. Só depois que o coto cai que no local se forma uma feridinha que demora mais sete a 10 dias para cicatrizar e ficar apenas o umbigo.

Coto deve ser higienizado a cada troca de fralda e na hora do banho. Região precisa permanecer seca e não pode receber pressão para evitar infecções

COM ATENÇÃO, MAS SEM MEDO

Apesar do medo e da aflição em causar desconforto no bebê, o coto é um tecido morto, que não dói. Desta forma, não é preciso ter receio durante a limpeza. A Caderneta de Saúde da Criança orienta que o coto seja higienizado com álcool 70%, encontrado facilmente nas drogarias. É preciso limpar a área a cada troca de fralda e após o banho, isso até que o coto pare de sangrar e caia. Antes da limpeza, os pais ou o responsável devem lavar as próprias mãos com água e sabão neutro para evitar infecções, e então, com a ajuda de algodão, fralda de pano ou haste com algodão, retirar as secreções e secar a região do coto. É importante fazer a limpeza em toda a volta do umbigo. Caso seja expelido um pouco de sangue ou secreção transparente do coto, não há nenhum risco à criança. Depois da higienização a região não precisa nem deve ser coberta.

Aquelas dicas antigas de cobrir o coto com faixa ou moeda para evitar que o umbigo fique saltado não têm embasamento científico e surtem efeito negativo, aumentando o risco de infecção, lesões ou irritação da pele do bebê que ainda é muito sensível. Quanto a fralda, posicione para que ela fique abaixo do coto, evitando o contato dele com fezes e xixi.

Adotados os cuidados indicados, com o passar dos dias o coto umbilical vai secar, ficar escuro e cair, sozinho. Geralmente, no local, fica uma pequena ferida, que cicatriza em até dez dias e deixa lugar ao umbigo, que pode inchar e vazar um pouco nos primeiros dias. Pode surgir também uma protuberância na região, chamada hérnia umbilical, que geralmente desaparece antes da criança completar 5 anos.

Há casos, porém, em que é preciso investigar o coto. Se durante a higienização o bebê der sinais de desconforto ou dor, o médico deve ser informado.

É preciso procurar orientação também nos casos em que o coto ou a região estiver vermelha ou com sinal de onfalite – uma infecção bacteriana do umbigo.

Se o coto cair antes dos sete dias ou outro extremo, demorar mais de 21 dias para se soltar do bebê, pode ser sinal de hipotireoidismo.

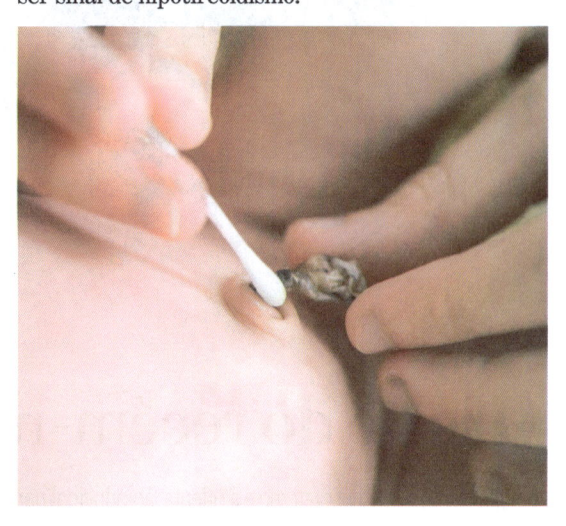

Dicas simples e úteis para higienizar o cordão umbilical

- Antes de higienizar o bebê, o adulto deve lavar as mãos com água e sabão neutro;
- A limpeza da região deve ser feita a cada troca de fralda ou logo após o banho;
- Remova todos os resíduos úmidos que se formam em volta do coto. Utiliza um algodão;
- Garanta que a área fique arejada, isso ajuda que ele seque mais rápido;
- Evite fazer pressão na região, seja durante a higienização ou ao vestir a criança com fralda ou roupa;
- Não tente remover o coto, para o bem-estar do bebê, ele deve cair sozinho.

Sinais de alerta

- Mau cheiro, vermelhidão, secreção com pus e inchaço na região do coto;
- Febre, desinteresse para mamar ou quando o bebê fica quieto demais.

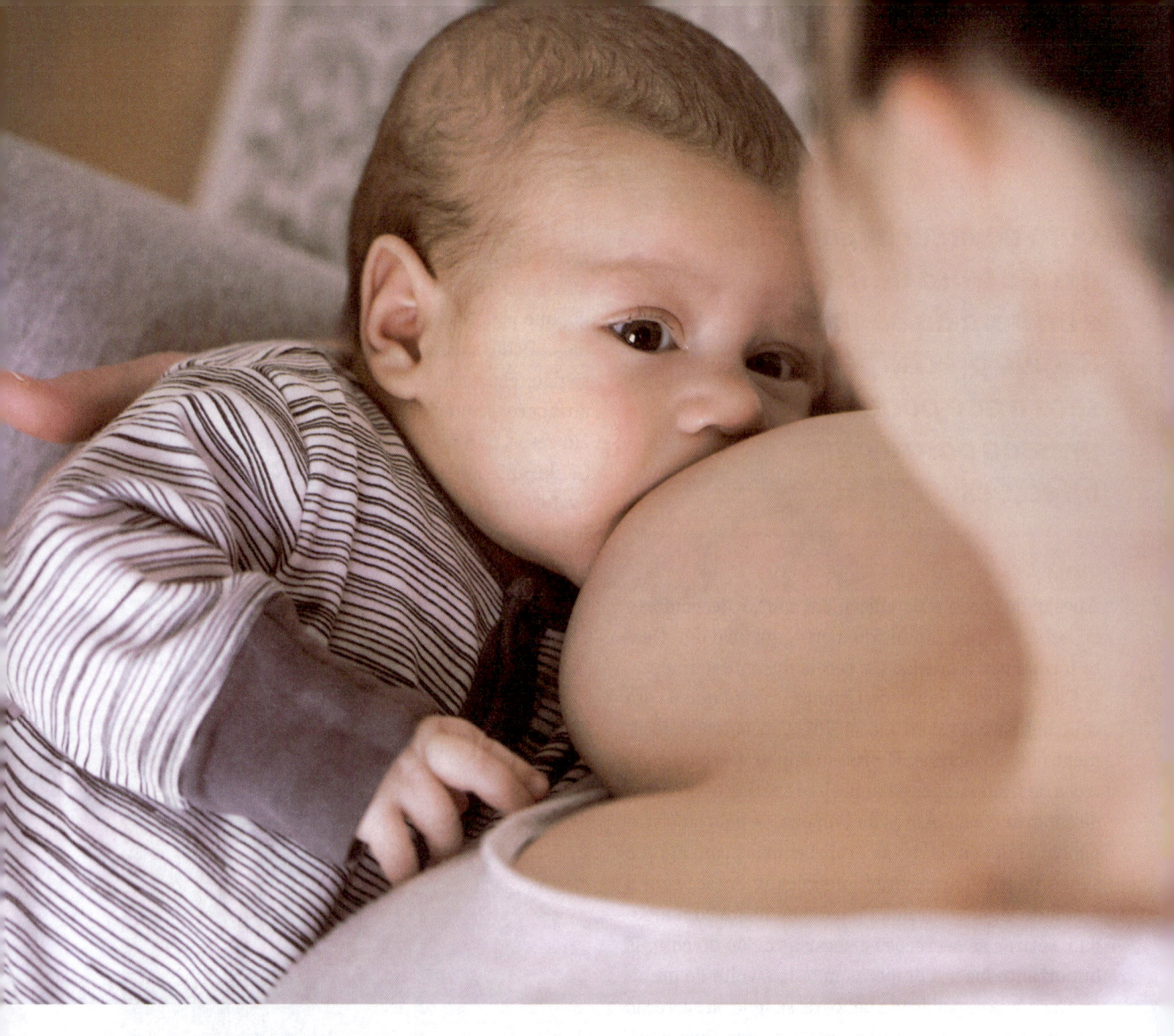

O leite do recém-nascido

O aleitamento exclusivo materno é a orientação principal para todas as crianças. Mas se precisar de ajuda, escolha bem o que vai entrar no cardápio do seu filho

Amamentar um bebê com leite materno é um ato de amor que estabelece um vínculo incrível entre mãe e filho, mas muito além disso, oferece a alimentação ideal para o desenvolvimento saudável do pequeno. No entanto, nem todas as mulheres conseguem dar de mama e diversos são os motivos de impedimento. Vale afirmar que este fato não é comum, e são suas causas: ansiedade materna, interferência de terceiros na amamentação, mastites ou doença. Situações como fissuras e empedramento do leite também podem fazer com que a mãe tenha que complementar a amamentação nos primeiros dias e, em alguns casos, realizar novas tentativas o quanto antes.

Algumas mulheres ainda precisam voltar ao trabalho e o fim da licença-materna no Brasil não condiz com o fim do período indicado para a amamentação. A Organização Mundial da Saúde (OMS) recomenda o aleitamento materno exclusivo até o bebê completar seis meses. Depois disso inicia-se a introdução de outros alimentos. No entanto, as mães que trabalham têm somente quatro meses de licença para esse fim, possível causa de abandono do aleitamento exclusivo materno. Quando possível, elas podem tirar o leite e deixar para o bebê quando não estiverem em casa, senão é preciso conversar com o pediatra para dar início a uma alimentação complementar.

QUANDO COMPLEMENTAR

Em alguns casos pode ser necessário complementar o leite com alguma fórmula industrializada. E isso não precisa ser um drama para a família. Mas é importante lembrar que o leite materno apresenta funções que vão além da nutrição. Ele atua na diminuição da incidência de vômitos e diarreia no bebê, fortalece o sistema imunológico do pequeno e pode até mesmo proteger contra o diabetes tipo 1, segundo estudos. No entanto, mulheres que estão com alguma doença infecciosa podem precisar ficar sem dar de mamar. Existem casos em que a mãe é orientada a não amamentar seu filho, como mulheres infectadas pelo vírus HIV e em uso de medicações que sejam prejudiciais para os bebês, como os imunossupressores e alguns hormônios.

NUTRIÇÃO EM JOGO

Você já deve ter ouvido falar que o leite materno é único, afinal, ele é muito difícil de ser imitado. Para ter uma ideia do que isso representa, ao longo do período de amamentação o leite passa por três transformações. Nos cinco primeiros dias de aleitamento, a mulher produz o colostro para atender todas as necessidades do recém-nascido. Apesar de ter menos

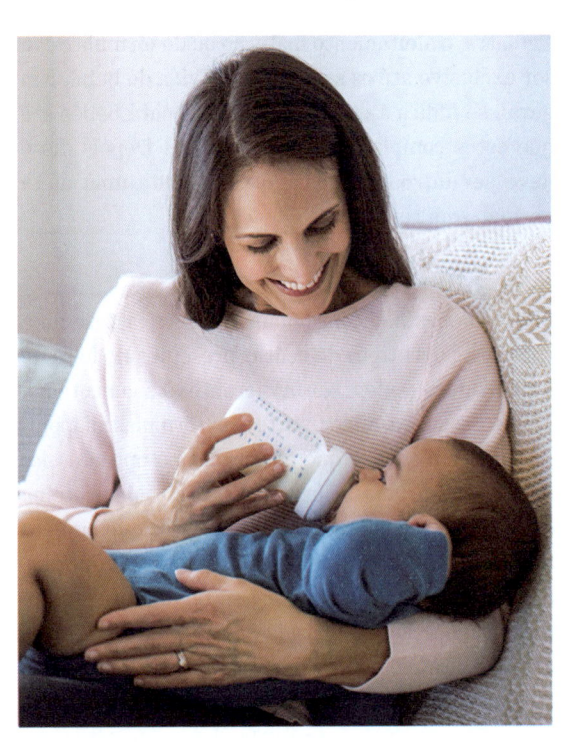

> *O leite materno é mais benéfico, mesmo no menor volume possível. A produção pela mãe acontece enquanto o bebê mamar*

nutrientes e gordura que as próximas fases do leite, ele é rico em proteínas e anticorpos. É tamanho seu benefício que chega a ser reconhecido como a "primeira vacina do recém-nascido", pois além de alimentar, protege contra doenças.

A maturação do leite acontece aos poucos e recebe o nome de leite de transição, produzido entre o colostro e o leite maduro. Rico em gordura e lactose, o volume de proteínas e probióticos diminui. Esta fase vai do sexto a aproximadamente o 15º dia após o parto e é marcada por mamas mais cheias, firmes e pesadas.

Depois de duas semanas o leite está maduro e chega a seu estágio final e definitivo até o desmame da criança. Aqui, o líquido contém todos os nutrientes necessários para o desenvolvimento físico e cognitivo do bebê, com proteínas, lipídios, carboidratos, vitaminas e minerais, como ferro, cálcio e zinco.

Além dessas mudanças, o leite se adapta ao longo da mamada. No começo ele parece acinzentado e é rico em proteína, lactose, vitaminas, minerais e água. O leite que surge no final da mamada parece mais branco porque contém mais gordura. A gordura fornece mais da metade da energia do leite materno. Essa gordura tem relação com a saciedade do bebê, o que faz com que ele demore mais para querer se alimentar novamente. Por causa dessa adaptação do leite é indicado que a mãe não interrompa a mamada, deixando que a criança decida quando parar e assim tenha acesso a todos esses nutrientes e se sinta satisfeita no final.

No entanto, se for necessário oferecer o leite comprado para o bebê, ele também terá nutrientes indispensáveis para a saúde do pequeno, desde que o pediatra faça a orientação da melhor fórmula para cada fase da vida deles.

De qualquer maneira, o leite materno se mostra mais completo, sendo sempre a primeira opção para as mães.

Mães infectadas pelo vírus HIV e em uso de medicações que sejam prejudiciais para os bebês são orientadas a não amamentar

ainda mamar. Muitas vezes, dar a fórmula e continuar ofertando o peito ajuda a mãe a produzir mais leite, o que pode fazer com que o leite artificial se torne desnecessário.

Levando tudo isso em conta, é importante que toda substituição e complementação ao leite materno seja feita apenas com a supervisão de um pediatra ou com o acompanhamento de um nutricionista especializado em alimentação infantil.

Mas para que você vá até o médico um pouco mais preparada, veja a seguir as opções de fórmulas existentes para os bebês:

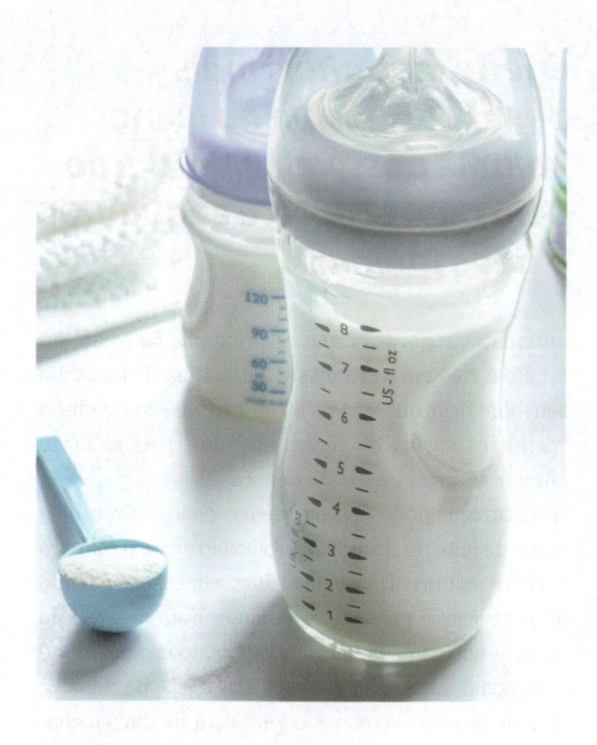

VOLTAR A PRODUZIR LEITE

Muitas mulheres podem deixar de produzir leite por diversos motivos, entre eles o estresse. Nesses casos, estimular a mamada pode driblar o quadro e fazer com que o leite e sua produção voltem ao normal.

Mas, como fazer isso se o peito já secou? A solução pode estar em um processo chamado relactação com a fórmula indicada pelo pediatra. As fórmulas são oferecidas por meio de um fino tubo, uma sonda, conectado ao mamilo. Dessa forma, o bebê está praticando o mesmo processo do aleitamento materno, o que aumenta a produção de leite da mãe e também diminui o desmame precoce. Também é uma forma de a mãe se sentir novamente conectada a seu bebê, apesar de também ser possível ter um contato próximo com ele com o uso de mamadeira. O kit é simples de ser obtido, podendo ser comprado em farmácias.

AJUDA ESPECIALIZADA

É mais benéfico o oferecimento de leite materno, mesmo no menor volume possível, do que a decisão de não oferecê-lo. Além disso, vale recordar que a produção pela mãe é um dos muitos fatores que estão diretamente relacionados ao fato de o bebê

O QUE MUDA NA ALIMENTAÇÃO?

O esquema alimentar do bebê que recebe a fórmula como complemento é o mesmo da criança que mama no peito: livre demanda ou com intervalo de no máximo três horas. Segundo a Sociedade Brasileira de Pediatra, o aleitamento materno ou de fórmula deve ser exclusivo até os seis meses de vida do bebê. Em geral, se indica a oferta de fórmulas para bebês até que estes completem 1 ano de idade. Depois disso deve ser introduzida progressivamente uma dieta normal, sem restrições.

E SE O BEBÊ FOR INTOLERANTE...

Muitos bebês não conseguem digerir a lactose ou a galactose, dois tipos de açúcar presentes no leite de vaca. Alguns podem ser intolerantes à sua proteína. Nesses casos, a maior parte das fórmulas disponíveis contém soja, o que as torna uma opção às famílias vegetarianas. Elas são compostas de proteína de soja que são submetidas a processos que aumentam a digestão e biodisponibilidade de minerais. Alguns deles (zinco, magnésio e ferro) apresentam menor absorção em virtude da presença de fatores como os fitatos, que se ligam ao ferro e reduzem a biodisponibilidade. Porém crianças com alergia à proteína do leite podem ser alérgicas à soja também. Nesses casos, os profissionais de saúde acompanham a adaptação e podem lançar mão das fórmulas em que a proteína é submetida ao processo de hidrólise. Por serem fórmulas mais completas, apresentam um alto custo e, em geral, tem um sabor menos agradável ao paladar do bebê.

POSSO OFERECER LEITE DE VACA DESDE CEDO?
Ele nunca é uma opção para complementar o leite materno. E só deve ser ofertado após o primeiro ano de vida, quando o bebê desenvolve enzimas capazes de absorver suas proteínas. Além disso, o leite de vaca não é recomendado por ser pobre em nutrientes importantes para a criança: ferro, vitamina C, complexo B e ômega 3. Vale lembrar que este tipo de leite, apesar de ser consumido pela maioria dos adultos, nas crianças pode causar intolerância a lactose, por isso a recomendação tardia.

SÓ RECÉM-NASCIDOS
As fórmulas para eles têm como base o leite de vaca, mas ele é altamente modificado para que suas proteínas possam ser absorvidas pelos pequenos. A quantidade de gorduras também é alterada. Existe uma preocupação específica com os ácidos graxos como o ômega 3, que são gorduras importantes para o desenvolvimento do sistema nervoso central e com os probióticos que ajudam a colonizar o trato digestivo do bebê. Além disso, há o acréscimo de vitaminas e minerais para se assemelhar ao leite materno.

FÓRMULAS: DE PARTIDA
As fórmulas de partida também são feitas com leite de vaca, mas sua composição é bastante alterada para ser oferecida aos bebês de até 6 meses de idade. Elas possuem uma quantidade de energia próxima àquela do leite materno, e parte da gordura do leite é substituída por óleos vegetais, o que faz com que ofereçam ácidos graxos essenciais, bem como aminoácidos essenciais.

Tais fórmulas costumam ter maior teor de vitaminas, minerais, carboidratos, proteínas e gorduras, afinal eles são mais difíceis de serem absorvidos na fórmula do que no leite materno.

DÊ SEGUIMENTO
Indicada a partir dos 6 meses de idade. Nessa época, o bebê começa a ter uma necessidade diferenciada de nutrientes, como as vitaminas A, C e D e zinco. O ferro é o principal nutriente, pois ocorre a redução gradual de reservas no organismo do bebê. O diferencial nesta fórmula é um maior teor de ferro.

E ANTIRREGURGITAMENTO
Bebês com refluxo podem ser beneficiados com ela. Elas possuem um agente espessante, que a torna mais densas e mais difícil de retornar para o esôfago. De modo geral, são usadas quando as técnicas para evitar o refluxo não funcionam, como deitar o bebê logo após a mamada.

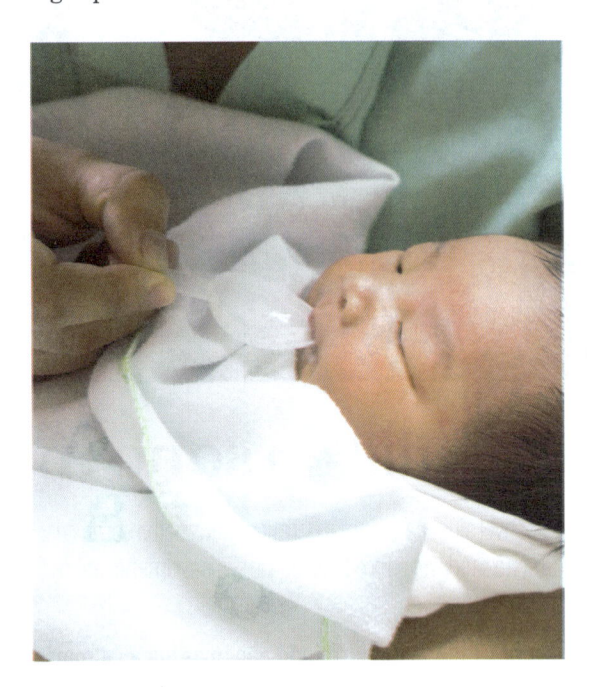

Colheres e copos são aliados
A mamadeira parece ser ideal para oferecer fórmulas, mas quando o bebê ainda vai consumir leite materno, ela pode dificultar o pequeno a sugar o leite no peito. A sucção na mamadeira é fácil, então eles podem abandonar o leite materno. Prefira oferecer a fórmula em colheres ou copinhos próprios, que permitem uma absorção fácil, mas sem sucção.

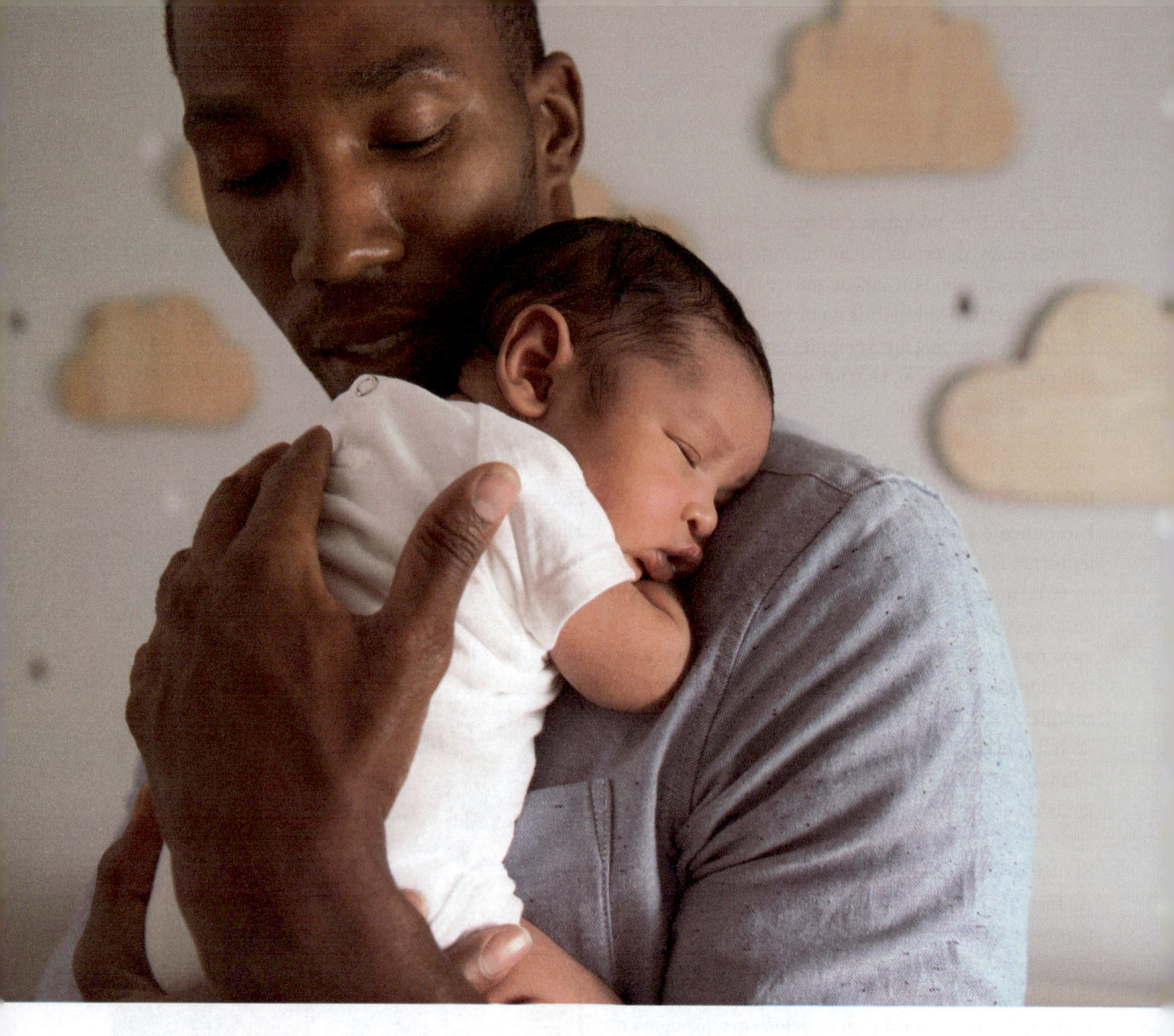

O ritual do **sono infantil**

É possível ajudar a criança a dormir melhor. Saiba como criar uma rotina de sono saudável para o bebê desde seu nascimento até os 5 anos

Quem vê um bebê dormindo não imagina a calmaria que a cena traz para os pais. Isso porque o sono infantil, ou melhor, a falta dele é um dos pesadelos que perturbam toda a família. Porém, enquanto as noites em claro preocupam, o excesso de sono está longe de ser um alívio. Para entender de vez o que se passa em cada noite dos pequenos e como encontrar um equilíbrio saudável nas horas dormidas é preciso conhecer as fases do sono do nascimento até os 5 anos e saber o que pode trazer de volta as noites serenas de todos da casa.

Preocupar-se com o sono dos filhos é tão importante quanto focar na alimentação e na boa higiene.

As horas dormidas na infância contribuem para o crescimento, a manutenção da saúde, a maturação do sistema nervoso central e o desenvolvimento de mecanismos de memória, regulação emocional e atenção, além de dar uma ajuda extra nos primeiros aprendizados. Em contrapartida, o sono insuficiente traz prejuízos, levando a desordem na saúde, do comportamento, do bem-estar e interferindo até no peso das crianças - aqui tanto para mais quanto para menos, depende do impacto na saúde deles.

Mas não é apenas a quantidade de horas dormidas que deve ser avaliada é preciso dormir com qualidade. Um sono de qualidade para os pequenos é

É comum o recém-nascido dormir de 14 a 17 horas por dia, despertando a cada três ou quatro horas. Essa rotina de sono só muda a partir do quarto mês de vida

similar ao dos adultos, é aquele que não é fragmentado, em que a criança consegue adormecer sozinha, sem que ninguém a faça dormir. É um sono mais longo e reparador, e a criança acorda bem, tranquila e feliz no dia seguinte.

O DORMIR NOS PRIMEIROS DIAS

Enquanto o sono parece um assunto fácil na teoria, na prática requer uma dose a mais de paciência e dedicação. Entre os pequenos pode-se dizer que os recém-nascidos são de longe os mais dorminhocos, e esse sono todo segue até o terceiro mês de vida. Segundo a Fundação Nacional do Sono, organização americana especializada no assunto, é comum o bebê dormir de 14 a 17 horas por dia, despertando a cada três ou quatro horas.

Esse dorme e acorda acontece porque a criança, até os 3 meses, não produz melatonina, hormônio regulador do sono, e não consegue diferenciar o dia da noite. A fonte de melatonina no período vem do leite materno. Aí não tem jeito, os pais precisam se adaptar. Já a partir do quarto mês a rotina começa a mudar e os bebês passam a dormir um pouco menos, de 12 a 15 horas por dia. Dividindo, ficaria uma soneca de manhã (1 hora), outro cochilo após o almoço (de 1 a 2 horas) e outro no final da tarde (de 1 ou 2 horas), acrescentando o sono noturno, com despertar de duas a três vezes. É a deixa para os pais estabelecerem hábitos de sono saudáveis, pois os bebês dormem à noite por cinco ou mais horas seguidas.

DO PRIMEIRO AO QUINTO ANO

O amadurecimento biológico dos meses seguintes vem acompanhado de menos sono e mais interação social. Isso significa que ao completar 1 ano, até os 3, a criança dorme entre 11 e 14 horas e perde o interesse

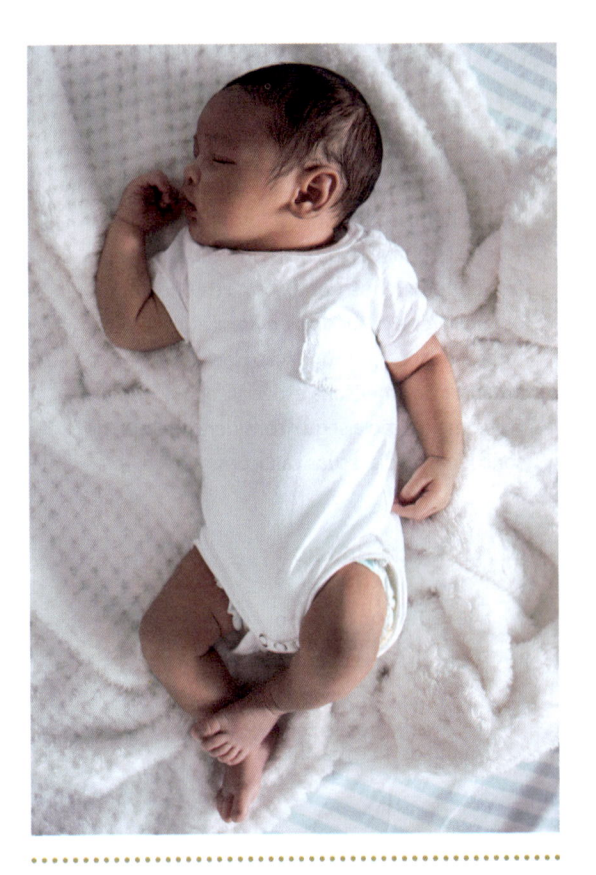

Sonecas são bem-vindas

Apesar dos sonos mais longos à noite, as sonecas não devem ser abolidas na infância. É verdade que há mães que preferem manter a criança acordada e ativa durante todo o dia com a intenção de que ela durma a noite inteira. Mas esse é um mero engano. "Dormir exausto pode ser prejudicial, tornando os bebês mais agitados, com dificuldade para relaxar, se acalmar e ter sono", alerta a neuropsicóloga Déborah.

Por isso, a indicação da soneca é quase obrigatória. "A soneca é importante porque a criança tem necessidade de sono maior do que o adulto", resume a neuropediatra Letícia.

Esse cochilo diurno pode variar de 40 minutos a duas horas, dependendo do metabolismo de cada um. Letícia pontua que o equilíbrio entre soneca e sono noturno se dá quando um não atrapalha o outro. Uma dica é proibir cochilos depois das 16h, regra que não se encaixa para os recém-nascidos e bebês, que ainda mesmo dormindo no finalzinho da tarde terão sono à noite.

Quantas horas a criança precisa dormir?

A maioria dos pais sabe que os filhos precisam dormir bem, mas é comum surgirem dúvidas sobre a quantidade de horas indicada para cada fase dos pequenos. Como forma de orientar os familiares e os médicos, o Brasil adota as recomendações da Fundação Nacional do Sono, organização americana especializada no tema. A recomendação a seguir considera o tempo de sono ideal no dia e suas variações.

RECÉM-NASCIDO (0 A 3 MESES)
Tempo de sono recomendado: entre 14 e 17 horas
Horas de sono aceitáveis: mínimo de 11 e máximo de 19 horas

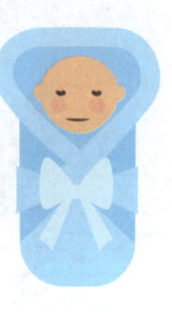

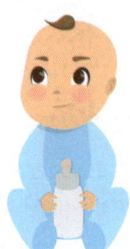

BEBÊS (4 A 11 MESES)
Tempo de sono recomendado: entre 12 e 15 horas
Horas de sono aceitáveis: mínimo de 10 e máximo de 18 horas

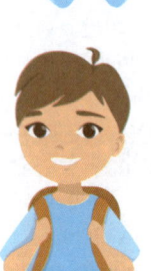

CRIANÇAS (1 A 2 ANOS)
Tempo de sono recomendado: entre 11 e 14 horas
Horas de sono aceitáveis: mínimo de 9 e máximo de 16 horas

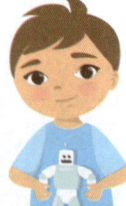

PRÉ-ESCOLAR (3 A 5 ANOS)
Tempo de sono recomendado: entre 10 e 13 horas
Horas de sono aceitáveis: mínimo de 8 e máximo de 14 horas

pelas sonecas, porém uma ou duas devem ser mantidas. Por falar nisso, elas diminuem ainda mais até os 5 anos de idade. Já o tempo de sono noturno aumenta e bastante. Os pais podem levar os pequenos pra cama entre 19h e 21h, por exemplo, e despertar às 6h ou 8h.

Apesar de a Fundação Nacional do Sono divulgar a quantidade recomendada de horas dormidas, os pais devem observar qual a real quantidade de sono que vai atender às necessidades do filho. É preciso observar o humor, pois se a criança não dorme direito fica irritada; o crescimento, já que o hormônio do crescimento é secretado durante o sono; e as infecções, uma vez que sono insuficiente pode prejudicar as defesas do organismo.

O MEDO DO DESPERTAR NOTURNO

Você já se perguntou por que o recém-nascido acorda várias vezes à noite? Pois é, isso é normal para a criança até os 5 anos de idade, com ou sem soneca diurna. Fome, necessidade de trocar a fralda, frio, calor ou só para ter certeza de que alguém está por perto constam entre os principais motivos.

Se para os pequenos é algo comum, para os pais é aí que o sono vira pesadelo. Afinal, o que fazer para a criança pegar no sono novamente?

A primeira orientação é verificar as necessidades básicas listadas acima. O passo seguinte é apenas observar se o bebê consegue voltar a dormir sozinho. Conversar com ele em tom suave e tocá-lo traz o sono de volta e evita que ele desperte de vez.

Mas, quando o choro noturno não cessa, uma opção é embalar a criança ou amamentar até que ela fique sonolenta. Porém é contraindicado manter o embalo

Manter a criança acordada e ativa durante todo o dia com a intenção de que ela durma a noite inteira não é boa estratégia. Dormir exausto deixa o pequeno mais agitado e com dificuldade para se acalmar e pegar no sono

Nos três primeiros meses de vida o recém-nascido pode dormir de 11 a 19 horas por dia. A partir dos quatro meses o tempo de sono diminui aos poucos

até que a criança pegue no sono. Pode-se criar uma dependência e, ao acordar no meio da noite, [o bebê] vai precisar desse estímulo para voltar a dormir. Embora não seja um consenso entre os profissionais, muitos afirmam que a partir dos 6 meses os pais podem demorar um pouco mais para prestar assistência, fazendo isso de propósito.

Deixar a criança acordada por três minutos sozinha aumenta as chances de ela voltar a dormir sem intervenção dos pais e diminuir as intercorrências durante à noite. Mas se o choro não passar é preciso verificar o motivo.

DORMIR BEM SE APRENDE

Todo esse processo do despertar noturno é um gatilho para lembrar que é preciso ensinar o filho a dormir. Instintivo é dormir derrubado pelo cansaço. O relaxar, parar para se desligar das coisas e adormecer é uma habilidade aprendida e um marco no desenvolvimento neurológico da criança.

Para garantir a independência dos pequenos, os pais, desde cedo, devem adotar hábitos que levem o bebê a entender que precisa dormir e qual a hora certa de ir para a cama, conforme o hábito da família. Por falar nisso, os pais devem proporcionar um ambiente aconchegante e criar uma rotina é fundamental. Evitar refeições duas antes antes do horário previsto para dormir, evitar estímulos visuais - televisão, celular, tablet -, deixar o quarto em silêncio e mais escuro são fundamentais para o pequeno entender que à noite chega. No entanto, tem outros sinais bem mais naturais que os próprios pequenos dão de que é preciso uma pausa. Choro, caretas, bocejo, semblante mais sério e coceira nos olhos são indícios de que a canseira chegou e é hora de ir para o berço. Boa-noite!

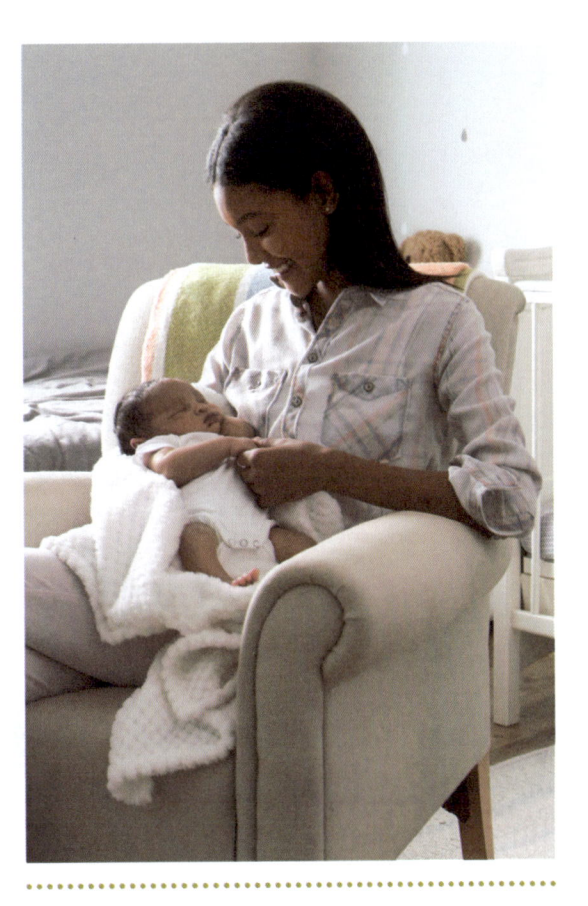

Faça a sua parte

ABAIXE A LUZ. Desde bebê, perto da hora de dormir, deixe o ambiente mais calmo, baixe a luminosidade e evite estímulos.

A POSIÇÃO CERTA. No berço, coloque a criança de barriga para cima e evite travesseiros.

CUIDE DA ALIMENTAÇÃO. Se precisar amamentar ou trocar o bebê, faça-o sem estímulos ou luz direta. Para crianças maiores, ofereça lanches leves à noite.

PREPARE UM RITUAL. Crie uma rotina de sono do bebê: tomar banho, colocar o pijama, escovar os dentes, ir para a cama e ler uma história funciona bem.

TENHA HORÁRIOS DEFINIDOS. Complete essa lista adotando horário para deitar e para levantar. Nada de distrações. Proíba o uso de eletrônicos ao menos uma hora antes de a criança ir dormir.

ESTIMULE DURANTE O DIA. Procure manter a criança ativa e ocupada em atividades prazerosas enquanto ela estiver acordada.

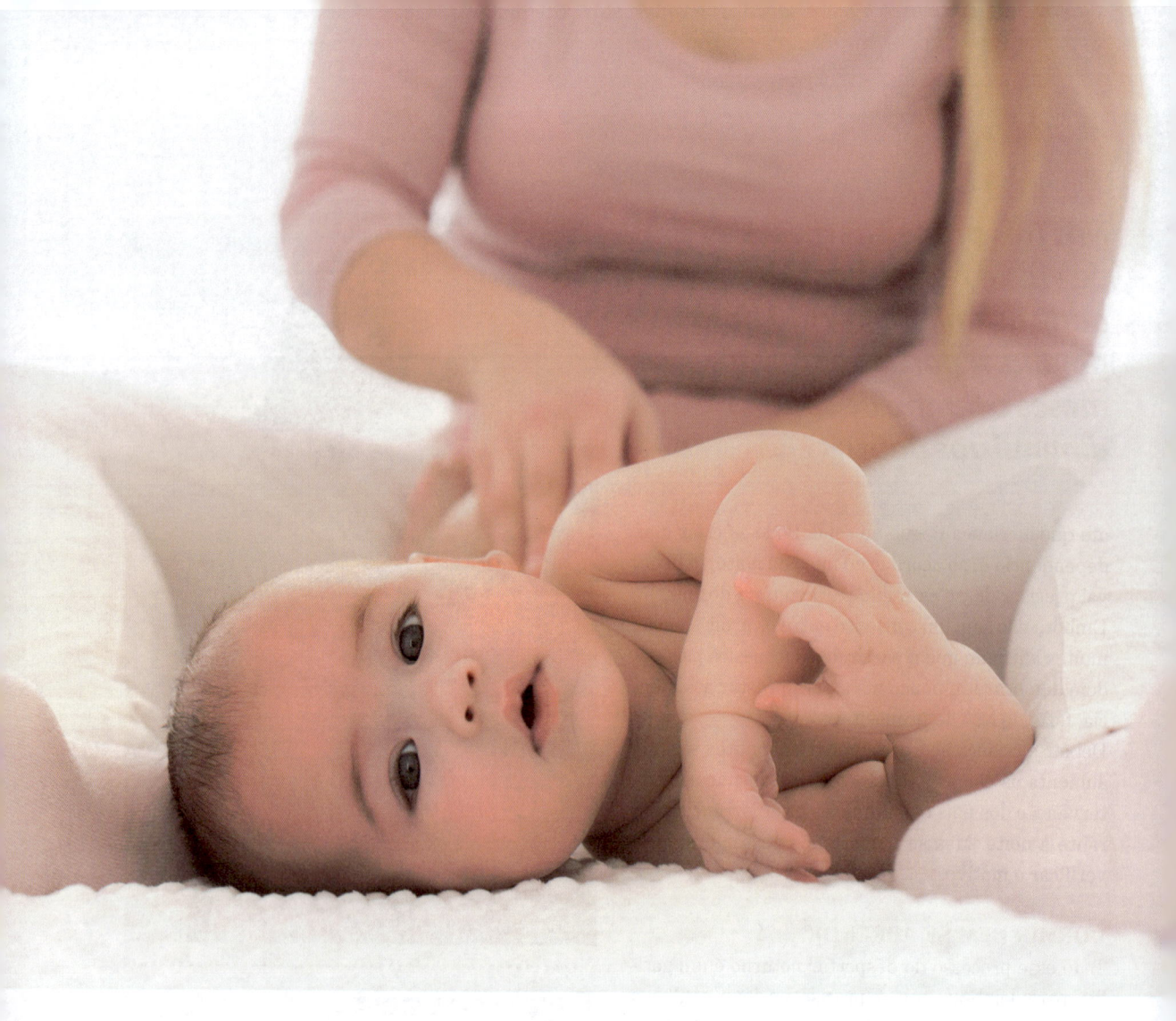

Guia de massagem para bebês

Praticar exercícios de shantala pode ajudar a acalmar a criança e melhorar o bem-estar, além de estreitar o vínculo com os pais

A shantala é uma técnica de massagem milenar que ajuda o bebê a relaxar, previne cólicas, melhora a insônia, o desenvolvimento motor, facilita a digestão e a circulação e, acima de tudo, estreita o vínculo entre pais e filhos. Na prática, trata-se de uma massagem em que a prioridade é o toque. Além dos benefícios físicos, esse contato ajuda a estreitar os vínculos com os filhos. Quando as crianças nascem, comunicam-se por meio da linguagem corporal: mostram desconforto por meio das pernas chacoalhando, dos bracinhos agitados. Elas falam com o corpo, e a massagem é onde os pais podem falar a língua dos pequenos. Por meio da shantala dá para conhecer melhor seus bebês, o que os incomoda, o que gostam ou não.

DICAS PARA MASSAGEAR

A sequência da shantala é sempre no sentido do peito para os pés, e o rosto fica por último. Isso porque a região é muito sensível e só pode ser tocada depois que o bebê já estiver suficientemente relaxado. Em cada parte do corpo, os movimentos são orientados do centro para fora e de cima para baixo. Em geral, começa-se a massagear a criança pelo lado esquerdo.

Os toques devem ser sempre lentos e suaves quando o objetivo da shantala é o relaxamento, e mais rápidos e intensos quando o intuito é estimular o bebê.

De qualquer forma, nenhum dos objetivos exige que se faça muita pressão com as mãos, já que o pequeno é muito frágil. Durante a shantala o bebê deve estar sem

As crianças falam com o corpo, e massageá-las é uma forma de se comunicar com elas e entender do que gostam

roupinha, por isso mesmo é importante que ela seja aplicada em um local com temperatura agradável, sem correntes de vento ou incidência de sol forte. Esse cuidado é fundamental para que a criança não fique vulnerável a doenças. Para colher todos os benefícios da massagem, utilize um óleo para as mãos deslizarem melhor sobre a pele do bebê.

QUANDO COMEÇAR?
É aconselhado que a shantala seja feita apenas depois do primeiro mês de vida. Já os bebês que nasceram prematuramente devem ser preservados por mais tempo. Para saber quando é o momento ideal de começar, faça o seguinte cálculo: quando seu bebê completaria 1 mês se tivesse nascido a termo (entre a 38ª e a 41ª semana de gestação)? A partir dessa data, se o desenvolvimento dele estiver normal e não houver contraindicação por parte do pediatra, já pode fazer a massagem tranquilamente aproveitando seus benefícios.

DE OLHO NOS CUIDADOS
Alguns cuidados devem ser tomados antes da shantala. Primeiro é preciso entender que a massagem é preventiva. Ela ajuda o bebê a não ter cólicas, por exemplo, mas pode não servir para amenizar o sintoma quando a criança já estiver sentindo dor. Ela não deve ser feita quando o bebê está doente ou com dor. Ninguém gosta de ser massageado quando não está se sentindo bem, não é mesmo? Também não é aconselhável acordá-lo para fazer massagem. A intenção é que seja algo muito prazeroso para a criança.

Se for possível fazer uma sessão por dia, ótimo. Mas é preciso se adequar à rotina da família. Se não dá para ser todo dia, faça dia sim, dia não. O importante é tentar manter uma rotina. Outra dúvida comum é sobre o horário em que a shantala deve acontecer. O fim do dia é o mais indicado, porque o bebê vai relaxar e dormir. Mas tem mãe que prefere fazer durante o dia, especialmente quando o filho dorme bem à noite, mas tem

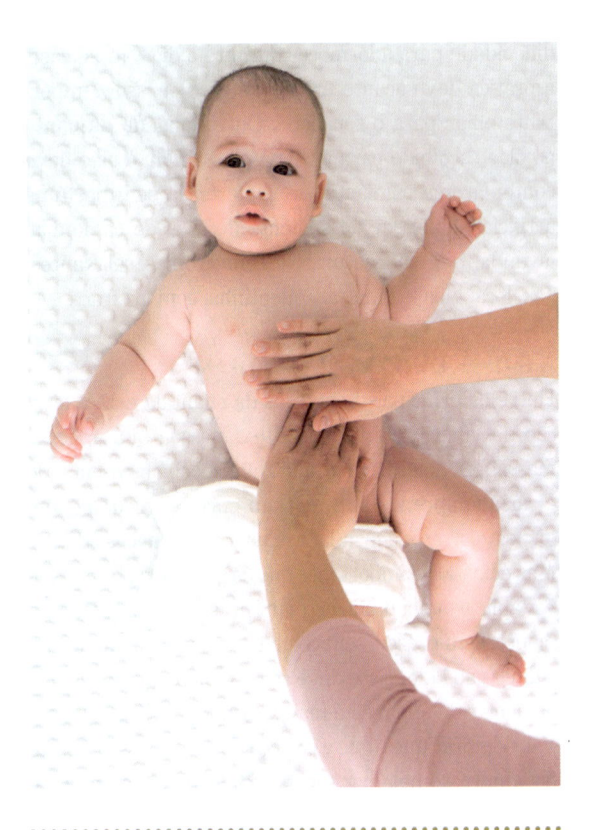

Prepare-se para a shantala

• Escolha um ambiente calmo e de temperatura agradável, nem frio nem quente;

• Retire anéis, pulseiras, relógio ou qualquer outro acessório da mãe ou do bebê que possa causar incômodo ou machucar;

• Use óleos de boa qualidade. As misturas caseiras, neste caso, devem ser evitadas, pois podem irritar a pele sensível do bebê, além do risco de intoxicação caso, por acidente, entre em contato com a boca ou olhos do pequeno;

• Durante a massagem, evite contato do óleo no nariz, umbigo ou orelhas da criança. Essas são áreas mais suscetíveis a infecções;

• Lembre-se sempre de fazer movimentos leves e mais lentos se o objetivo for relaxar;

• Após a massagem, o banho completa o ritual de relaxamento. Aproveite o momento para enxaguar bem o bebê e retirar todo o óleo da pele, usado na shantala. Se por acaso ficar resíduos, ao longo do tempo, ele pode ter relação com alergias e irritações de pele.

dificuldade para adormecer durante o dia. Nesse caso, a prática deve acontecer de manhã. Por isso é importante olhar para o seu bebê. Outro cuidado é quanto ao óleo escolhido para usar na massagem: o óleo deve conter aroma calmante, de preferência sem perfume artificial. Pode ser de semente de uva, de camomila, lavanda, que são naturais e têm aromas relaxantes. Já o local ideal é uma sala quentinha, com luz fraca.

A IMPORTÂNCIA DO VÍNCULO

Entre os principais benefícios da shantala está a criação de vínculo entre o bebê e a pessoa que aplica a massagem nele. Uma criança que recebe esse cuidado e carinho aprende que tem um porto seguro, alguém disposto a aconchegá-la e suprir suas necessidades. Mas é bastante importante que os pais, ou a pessoa que vai aplicar a shantala, estejam presentes naquele momento, sem pressa, sem celular, sem estar falando com a amiga ao lado. Esse deve ser um momento exclusivo do bebê e de quem está massageando.

Vale lembrar que o que a criança aprende nesse contato fica impresso nela por toda a vida. Quando a família é um lugar de segurança e afeto, a criança sente. E isso é passado para ela por meio de uma relação de presença. Por isso, estar presente no momento, sem pensar ou se preocupar com mais nada, é essencial.

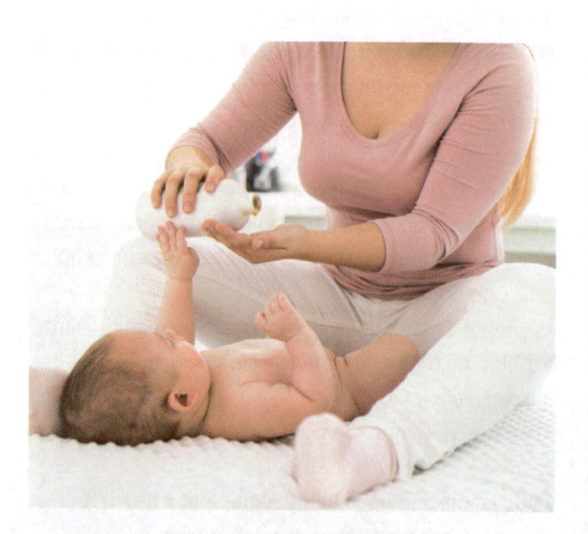

Escolha um óleo natural e aplique a massagem em uma sala quente, com pouca luz

Banho para completar o relaxamento

Depois da shantala, a água elimina as últimas tensões do bebê. Confira dicas de como fazer este banho.

1 Pegue um balde novo, que será usado apenas para essa finalidade. Hoje existem baldes feitos especialmente para o uso com bebês (fabricados com formato e textura apropriados, mais estáveis e de material não tóxico).

2 Coloque água em temperatura de banho e encha o balde de modo que, quando a criança entrar, fique imersa na altura do peito.

3 Ajuste o balde no chão e sente-se próximo dele, também no chão. Assim o bebê se sentirá mais seguro com você por perto.

4 Coloque a criança no balde e não pare de segurá-la em hipótese alguma. Se seu filho for maior e não precisar de sustentação, segure o balde com as mãos.

5 Deixe o bebê curtindo o banho de imersão até a água esfriar. Se ele pedir para sair antes, vale respeitar a vontade do pequeno e ir aumentando o tempo de permanência dele na água aos poucos, sem estresse ou choros.

Os melhores óleos para a massagem

ÓLEO DE SEMENTE DE UVA - alto poder de hidratação, é recomendado pela pureza e fácil absorção;

ÓLEO DE SEMENTE DE CAMOMILA - relaxante, contribui para acalmar a criança, age contra a apatia e a insônia;

ÓLEO DE LAVANDA - também aliado dos bons sonhos, a lavanda age contra distúrbios do sono e controla a ansiedade.

Ao comprar, prefira as embalagens menores, assim sempre terá um óleo mais novo. Deixe o vidro em um lugar arejado e longe da luz solar. Atente-se ao prazo de validade.

PASSO A PASSO DA SHANTALA

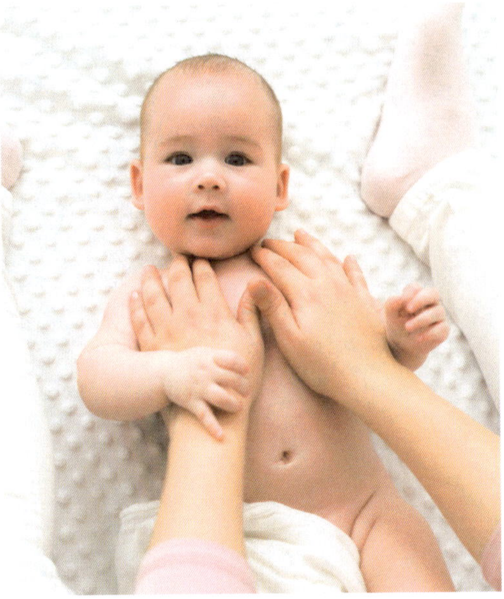

PEITO - A massagem deve começar pela região peitoral. Posicione as suas mãos, com as palmas viradas para baixo e os dedos unidos, sobre o centro do peito do bebê. Em seguida, deslize uma delas para cada lateral, simultaneamente e fazendo uma leve pressão, em direção às axilas do pequeno. Retorne à posição inicial. Repita mais duas vezes. Durante o movimento, tenha em mente que você está ampliando a capacidade torácica e respiratória do seu filho.

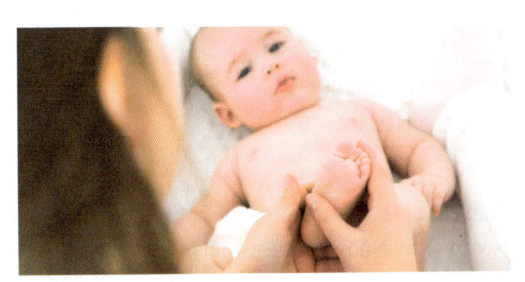

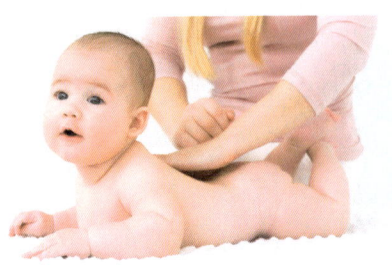

COSTAS - Coloque o bebê de bruços, atravessado, com a cabeça dele voltada para o lado esquerdo de seu corpo. Deslize as suas mãos, posicionadas em sentido perpendicular às costas do bebê, num gesto de vaivém. Repita mais duas vezes. O movimento relaxa e estimula a circulação.

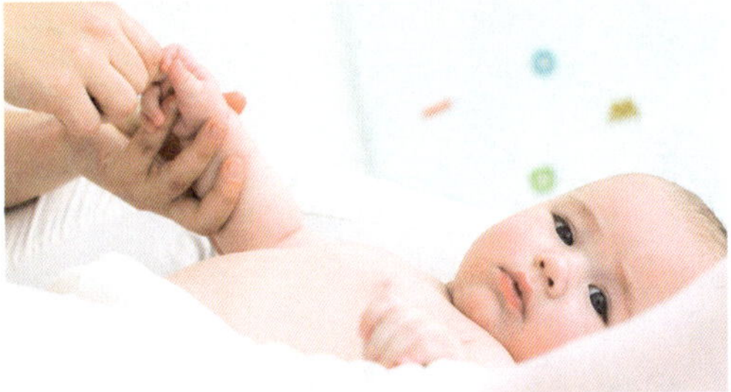

BRAÇOS - Com uma das mãos, segure o braço esquerdo do bebê na altura do punho, estique-o delicadamente em sua direção. Com a outra mão, envolva o braço dele na altura do ombro, como um bracelete, e deslize até o punho do pequeno. O movimento desenvolve consciência corporal.

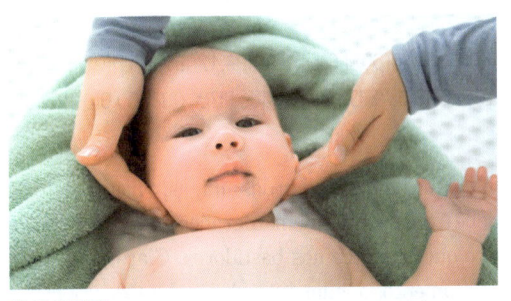

PERNAS - Com a mão esquerda, segure delicadamente o tornozelo esquerdo do bebê, esticando a perna dele em sua direção. Com a mão direita, envolva suavemente a perna do pequeno na altura da virilha. Em seguida, deslize a mão direita até o tornozelo dele, massageando toda a região. Assim, você promove o equilíbrio do seu filho.

ROSTO - Para despertar os cinco sentidos da criança, deite-a de frente para você, apoiada sobre as suas pernas. Em seguida, com as pontas dos dedos, toque o bebê, partindo da testa, para a região dos olhos, depois bochecha e por fim o queixo. Repita mais duas vezes, delicadamente.

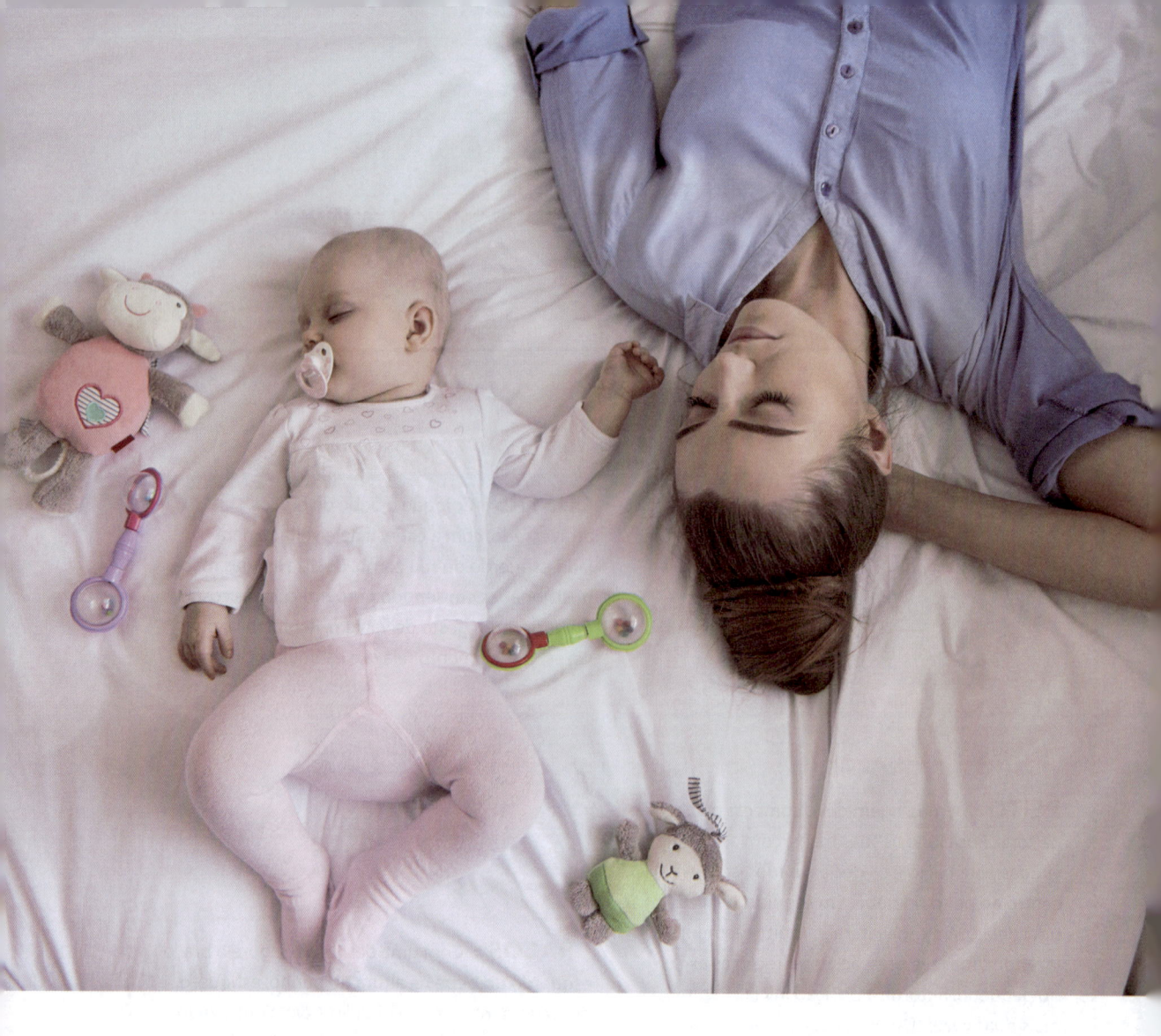

A vida dos pais após a chegada do filho

Tudo muda: o corpo, a casa, a rotina. O nascimento de um filho traz uma mistura de novas emoções para os pais. Saiba o que fazer, quando procurar ajuda e como reorganizar a família

Em filmes ou no Instagram das amigas, o nascimento de um bebê é um evento cinematográfico, mas nem sempre se vê o que acontece nos bastidores. Claro que existe o encantamento, o amor incondicional, as descobertas, mas a maternidade real pressupõe encarar também um período nem sempre fácil: o puerpério. É aquela fase do pós-parto que dura em torno de cinco a seis semanas em que a mulher passa por diversas modificações.
O corpo precisa desse tempo para voltar ao que era antes, afinal, na gravidez, o útero aumenta bastante e os outros órgãos precisam se ajustar com a nova condição.

Sem contar os hormônios, que sofrem uma verdadeira reviravolta. Não é de se estranhar, portanto, que os pais não estejam radiantes o tempo todo com a chegada do filho, o que não significa, de jeito nenhum, falta de amor. Paralelo a tudo isso, a chegada do bebê e as exigências de cuidado provocam uma reorganização afetiva e da rotina da casa, sendo um convite para reavaliação das prioridades. Um bebê pede atenção e cuidados. E, por mais que os pais se preparem para sua chegada - seja do primeiro ou segundo filho, apenas o encontro efetivo dirá como vai ser.

BATEU UMA TRISTEZA

Quem ainda não teve filhos pode achar surreal a ideia de que os pais tenham momentos de tristeza com a chegada do tão sonhado bebê. Mas é mais comum do que se pensa, e não há nada de errado nisso. Afinal, a vida mudou. A rotina que você tinha antes não existe mais: o tempo livre, os banhos demorados, o jantar elaborado, a casa sempre limpa e organizada... Sem falar na sensação comum de que não vamos dar conta do recado. O nome dado a essa tristeza passageira é *baby blues*. Não é depressão, é uma condição mais branda, que ocorre até duas semanas após o parto, com leves alterações de humor, nas quais o orgulho, a coragem e o amor pelo bebê são alternados entre as preocupações com possível incapacidade de criá-lo, choros, sono interrompido, receios normais da nova vida.

Para o diagnóstico é preciso cautela dos profissionais de saúde, para não correr o risco de tratar um *baby blues* como depressão e fazer uso de medicamentos sem a real necessidade. Lembre-se, trata-se de uma reação esperada. Muitas vezes, apenas uma conversa com um psicólogo, um apoio de amigos e familiares, uma orientação ajudam, sem a necessidade de acompanhamento médico psiquiátrico. Agora, se os sinais começarem a se estender e evoluir para uma depressão pós-parto, aí sim é preciso seguir o tratamento indicado pelo profissional de saúde, sendo que muitas vezes pode incluir terapia e medicamentos específicos.

O baby blues é uma reação esperada após o nascimento do bebê. Muitas vezes, apenas uma orientação já ajuda a mulher, sem que precise de acompanhamento médico. Agora, se a situação começa a se estender e evolui para a depressão pós-parto, aí é preciso um tratamento com remédios

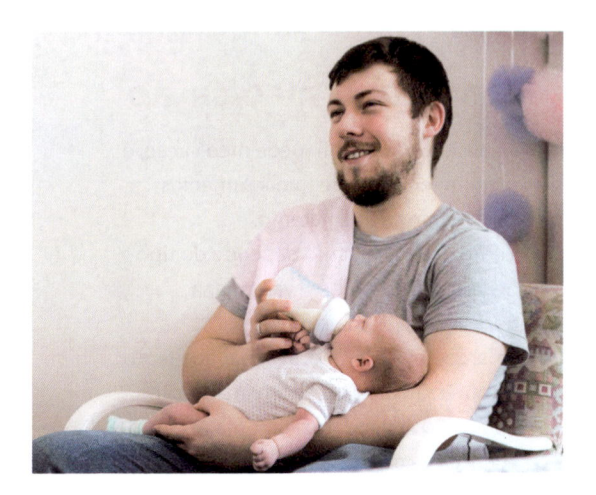

Dá para prevenir?

Completamente e com garantias, não. Mas há maneiras de diminuir as chances de esses problemas acontecerem. Confira algumas dicas:

- Busque o máximo de informações possível sobre o parto. Procure fontes seguras, faça um bom pré-natal, focado não apenas nos exames, mas na aquisição de informações com seu médico.
- Tente melhorar seu estilo de vida ainda na gestação, com ações como ginástica, terapia, meditação e alimentação.
- Divida as responsabilidades e aproveite as sonecas do bebê para descansar. Se sentir que a privação do sono está puxada, é possível tirar o leite para o pai amamentar.
- Faça atividade física. Essa é comprovadamente uma ótima maneira de melhorar sintomas de doenças psiquiátricas, uma vez que ajuda a liberar endorfinas, que favorecem a sensação de bem-estar. Até mesmo uma caminhada com o carrinho do bebê já é benéfico.
- Peça e aceite ajuda. Alguém pode visitar e dar uma mão na limpeza da casa, no almoço, no cuidado com o bebê.
- Não se compare! A autoestima nunca é favorecida quando a gente começa a se comparar com outras pessoas. A mulher vai ser a melhor mãe possível para o seu bebê, não precisa ficar se comparando com outras mães.
- Compartilhe suas angústias. A maternidade é muitas vezes uma vivência solitária, e o sentimento de solidão pode piorar a depressão. Se possível, converse com mães que estejam passando pela mesma fase e divida suas inseguranças.

> ### O medo da medicação
>
> Quando o tratamento pede medicação, é comum ter receio de tomar remédios que afetem o leite materno.
> Como o medicamento depende do tipo de depressão, também vai variar a necessidade de interromper a amamentação ou não. Sabe-se que tanto a depressão prejudica a amamentação como não amamentar aumenta as chances de depressão. Muitos antidepressivos mostram-se seguros, mesmo aparecendo no leite. Já em outros casos [como quando há necessidade de usar sais de lítio, por exemplo], é melhor considerar a interrupção do aleitamento. Os métodos não farmacológicos devem ser considerados sempre, no entanto, interromper a medicação ou permitir que a depressão progrida é muito mais perigoso para a mãe e o seu bebê. Sempre consulte um especialista!

A TÃO TEMIDA DEPRESSÃO

Ela não aparece de repente, nem de um dia para o outro. Aliás, pode dar sinais ainda durante a gravidez. Os quadros de depressão pós-parto são em sua maioria continuação de uma depressão que já existia na gestação e que passou a se apresentar de uma forma piorada - tanto pela situação, quanto pela negligência dos cuidados com a saúde mental lá atrás, especialmente devido a correria do dia a dia. Cerca de 50% dos casos começam na gravidez. Então, é preciso ficar atento se a mãe já teve algum histórico antes ou casos na família e avisar o obstetra antes de o bebê nascer.

O quadro é mais acentuado que o *baby blues* e tem sintomas insistentes e mais intensos. Entre eles estão: sentimento de desesperança, de menos-valia, choro com tristeza profunda, desconexão com o bebê, dificuldade para tomar decisões, perda de interesse em coisas antes apreciadas, alterações do apetite, exaustão permanente, irritabilidade, muita ansiedade em relação ao bebê, dificuldade de se concentrar, vontade de sumir.

Em casos mais graves, a mulher pode ter sentimentos bem negativos em relação ao bebê e até desejar ferir-se ou ao filho. Por isso, é bom buscar ajuda profissional tão logo identificados comportamentos e pensamentos diferentes, lembrando que o problema pode aparecer mais intenso já no pós-parto ou até 12 meses depois e não acontece só com a chegada do primeiro filho, com o segundo também é comum.

POR QUE ACONTECE

A depressão pós-parto tem diversas motivações. A genética se combina com fatores ambientais e acontecimentos vitais. E, no caso da gestação e do período pós-parto, a interrupção da produção de hormônios da placenta (HCG) e a queda da progesterona e do estrogênio deixam a mulher mais vulnerável. Assim que a placenta é retirada, já há uma queda abrupta dos hormônios que estavam circulando na mulher. Além disso, de três a quatro dias após o nascimento a enzima monoaminoxidase-A aumenta no cérebro e acaba "quebrando" neurotransmissores, como serotonina, dopamina e noradrenalina, que são responsáveis pela sensação de bem-estar. Então, se esse funcionamento foi afetado, a pessoa vai se sentir inicialmente triste e pode correr o risco de ficar deprimida. Mas não dá para colocar tudo na conta dos hormônios. Sabe-se que a condição socioeconômica, a relação do casal, suporte familiar ruim, preocupações com a profissão e dificuldade com o aleitamento são fatores desencadeantes ou de piora do quadro.

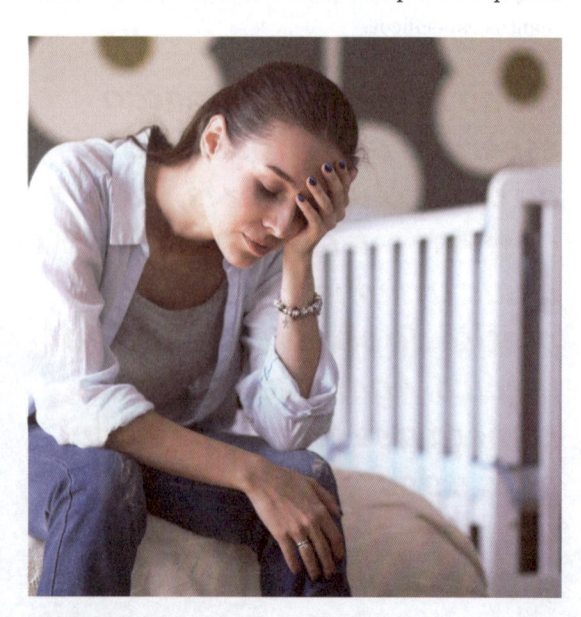

REDE DE APOIO

Já dizia um provérbio africano: "É preciso uma aldeia para educar uma criança". Isso não engloba somente a educação em si, mas também mostra a importância de uma rede de apoio nos cuidados de um filho desde que ele nasce. E os pais também não deveriam ser deixados de lado nesse processo. Tanto na gestação quanto no puerpério, eles deveriam encontrar e construir um espaço de compartilhamento. Conversar sobre dificuldades, medos e incertezas é uma forma de estreitar a relação entre o casal e lidar com a situação. Compartilhar essas mesmas dúvidas com os pais ou amigos próximos que já vivenciaram o período pode trazer alívio e fazer com que se veja a situação sob novas perspectivas.

Entretanto, é bom saber que a rede de apoio não anula completamente a possibilidade da depressão pós-parto e nem do seu tratamento, embora ela possa aliviar bastante o peso e dificuldades da nova fase da família. Da mesma forma, não se deve achar que a melhor estrutura irá prevenir a depressão pós-parto. Muitas vezes, a culpa por não ter do que reclamar pode cair como um piano nas costas da nova mãe e ser mais um motivo para não aceitar os sintomas e tratamento contra a doença. Mas quanto melhor a estrutura, mais fácil será cobrir as tarefas.

HOMEM TAMBÉM PODE SOFRER

Os novos papais também podem ser acometidos pela depressão, até porque também encaram os dilemas do novo papel, acompanhado das responsabilidades. Muitas vezes, podem ser vistos erroneamente como coadjuvantes que não têm com que se preocupar, já que não amamentam. Mas isso não é verdade.

Mais ou menos 10% dos pais vão ter algum tipo de depressão nesse período após o nascimento do bebê e até 18% terão algum tipo de transtorno de ansiedade.

> **A ideia de que a mãe é obrigada a estar 100% feliz com a chegada do filho só acentua a sensação de inadequação, podendo piorar o cenário da depressão pós-parto**

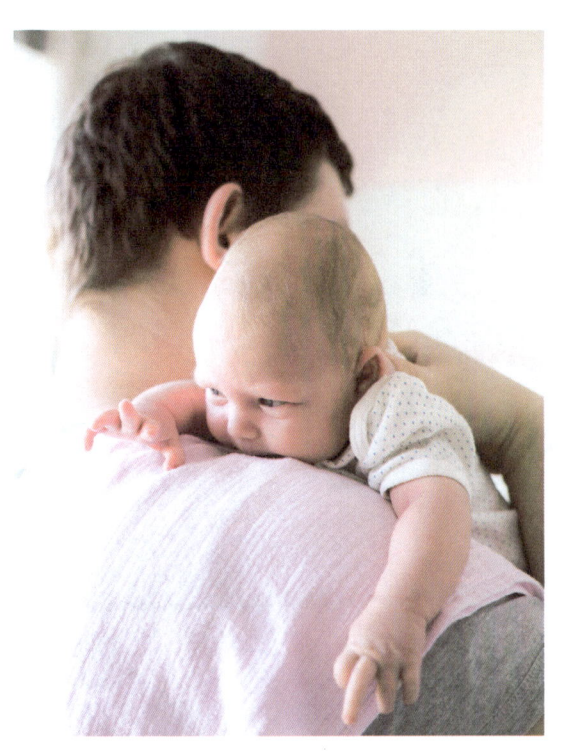

O pai também passa pela privação de sono e fica um tempo longe do trabalho, o que acaba aumentando a ansiedade. Ainda existe a dificuldade de entender seu novo papel e a dúvida se vai ser um pai competente. Muitos relatam sentir o peso do aumento das responsabilidades, do suporte que precisa dar para a esposa, se questiona como vai dar conta de prover uma boa vida para a criança.

O homem, assim como a mulher, deve procurar ajuda profissional e, se necessário, fazer um acompanhamento com terapia ou medicamento. Com tantas mudanças na família é fundamental que o pai esteja ao lado da esposa e nova mãe para aprenderem juntos a lidar com a chegada do primeiro ou segundo filho.

COMO FICA O BEBÊ

O vínculo entre a mãe o filho pode ficar comprometido por um curto período, até que as coisas voltem ao normal. Nessa fase, é importante ter sempre alguém por perto para ajudar nos cuidados com o pequeno, desde alimentação a higiene. Mas a mãe não deve ser privada de exercer suas funções, ela pode apenas realizá-las acompanhada ou com uma ajuda extra.

Tão logo a mãe se recupera, a relação com o filho fica cada vez mais estreita e saudável.

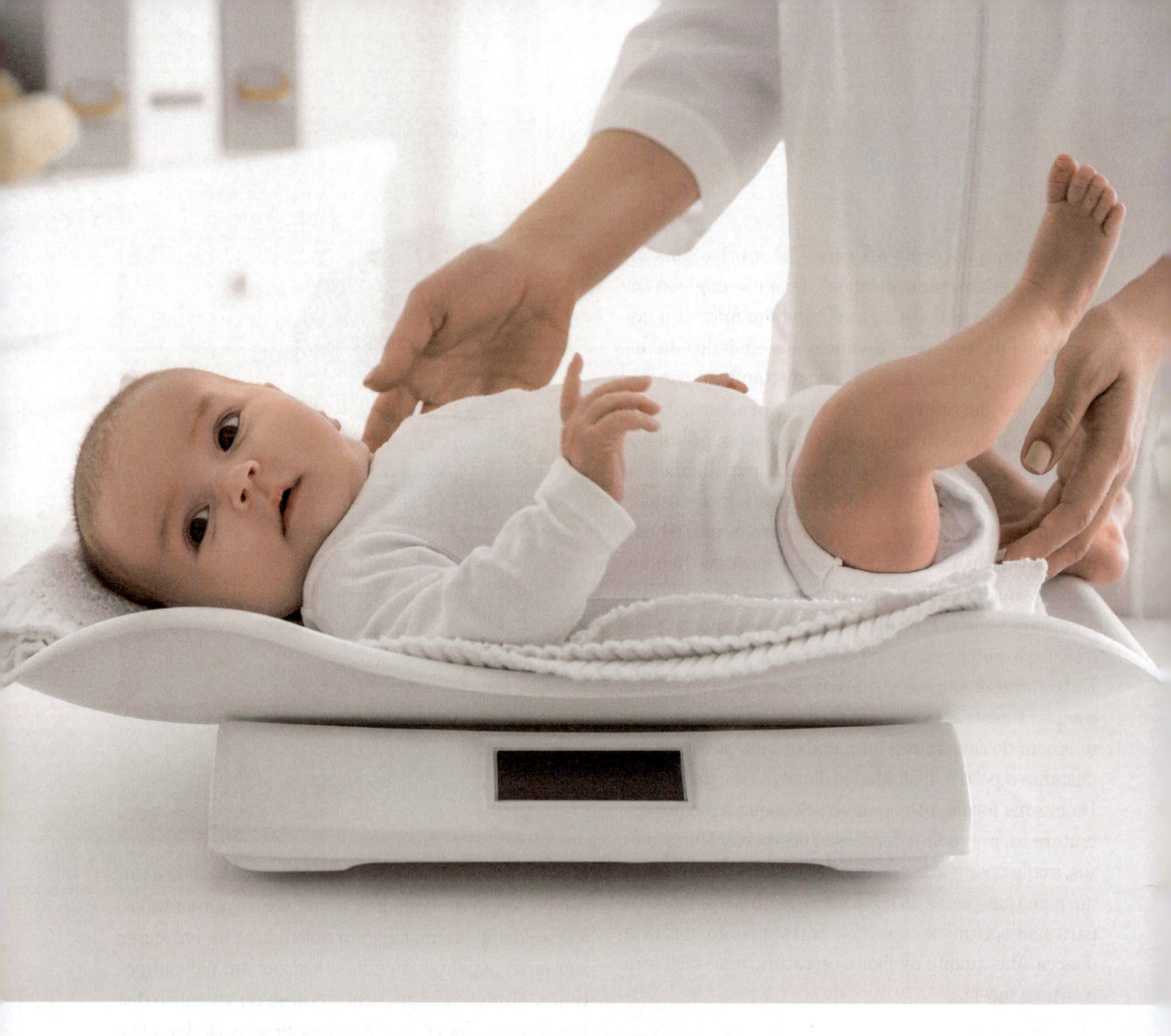

As primeiras consultas do pequeno

Relação entre os pais e o pediatra deve começar ainda na gestação
e seguir ao longo da infância para acompanhar desenvolvimento físico e emocional

O pediatra está presente na vida do bebê desde o primeiro minuto em que ele chega ao mundo, afinal, o profissional faz parte da equipe médica do parto. É ele o responsável por avaliar e checar os sinais vitais dos pequenos nas primeiras horas e também realizar os testes obrigatórios – pezinho, orelhinha, coraçãozinho e olhinho – para descartar ou identificar o quanto antes patologias que precisam ser acompanhadas ou tratadas mais de perto.

Mas é fora da maternidade ou do hospital que esse vínculo do médico com a família e a saúde do bebê fica cada vez mais estreito.

O Ministério da Saúde orienta que a primeira consulta após a alta hospitalar do recém-nascido seja agendada no prazo de uma semana. Também chamada de consulta de puericultura, nela são avaliadas cerca de 18 características da criança, entre elas o médica avalia aspectos físicos, como a coloração da pele, presença de malformações, intensidade do choro, aparência da língua, ouvido, olhos, umbigo e órgãos genitais. O pediatra realiza também alguns movimentos de rotação com as perninhas do bebê, chamados de "manobra de Ortolani" para verificar se não há sinal de luxação congênita de quadril.

A partir desse primeiro contato são feitas medidas do perímetro cefálico, torácico, altura e peso do bebê.

E esse acompanhamento segue para preencher o gráfico de evolução da criança seguindo as curvas de crescimento internacionais consideradas ideais.

São avaliados ainda o estado vacinal, o desenvolvimento neuropsicomotor, a capacidade visual, quantidade e qualidade do sono e os cuidados domiciliares dispensados à criança. Sim, esta é uma consulta bem mais demorada, porém fundamental para a saúde. E diferentemente de uma visita tradicional ao médico, em que há uma queixa específica por parte do paciente, aqui a análise é feita de diversos aspectos sem problema aparente. Este também é o momento dos pais tirarem todas as dúvidas que surgiram nos primeiros dias de contato com o bebê, o que é normal, principalmente referente a alimentação dos pequenos.

A partir desse verdadeiro *check-up* detalhado, sem nenhuma alteração grave identificada, seguem as consultas de rotina. Já mais tradicionais, elas acompanham o desenvolvimento da criança, a situação vacinal, qualidade da alimentação e queixas, caso tenham. Nesse contato inicial, na maioria das vezes, apenas a análise clínica é suficiente.

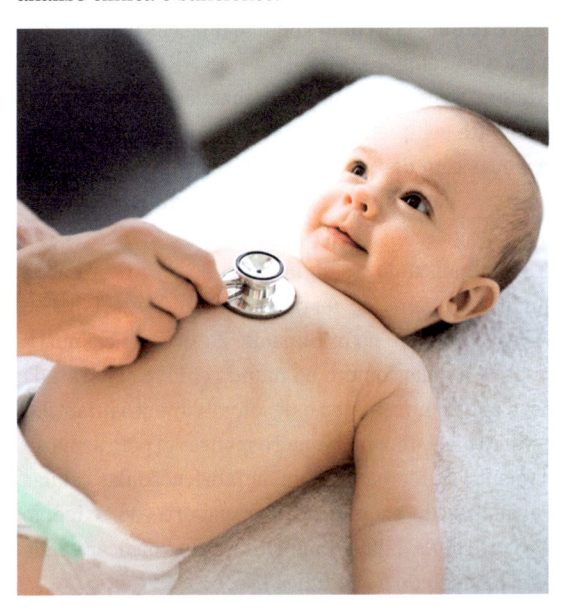

O check-up pediátrico consiste no cuidado com a saúde física e mental da criança a partir do nascimento

Exames sem lágrimas

Apesar de toda essa rotina de consultas e exames ser fundamental para prevenir doenças e garantir a boa saúde das crianças, os pais sabem muito bem que nem sempre essa é uma tarefa fácil. Se a expectativa é de filhos tranquilos e calmos no consultório e no laboratório, a realidade tende a ser bem diferente.

Para evitar choros é indicada que a primeira atitude dos pais seja buscar profissionais que tenham empatia e afeto com os pequenos, assim o convívio fica mais simples.

Certos médicos costumam ter a sala de espera decorada com motivos infantis e brinquedos que ajudam a distrair os pequenos, assim como laboratórios de exames com uma equipe especializada no atendimento infantil.

Conforme o desenvolvimento e entendimento das crianças, a conversa deve ser franca sobre a importância de cuidar da saúde. No geral, as famílias tendem a guardar segredos sobre o dia da coleta de exames e só mostrar aos pequenos na hora H. Isso gera insegurança. Lembre-se de durante a semana que antecede a coleta de exames, os pais introduzam a conversa, mostrando de maneira lúdica como é importante descobrir se tudo está no lugar certo e funcionando. Comparar os brinquedos de montar ao corpo humano e dizer que cada parte é fundamental para o funcionamento, fazendo elo com as consultas e exames.

Aproveitando os brinquedos, os pais podem mostrar em bonecas como será a consulta ou os procedimentos realizados.

Atenção, ameaçar psicologicamente a criança, oferecer brindes ou passeios em troca do bom comportamento não vale! Assim como usar no dia a dia frases do tipo 'se você não obedecer vou te levar ao médico' ou 'vou te dar uma injeção'. Essas associações ficam no subconsciente infantil criando barreiras para a realidade.

Para finalizar, as profissionais são unânimes em apontar que é preciso dar o exemplo. Mostrar como a família é corajosa e consciente quando o assunto é saúde.

AGENDA DE CONSULTAS

Seguindo a orientação do Ministério da Saúde, a ida ao pediatra deve se repetir com a seguinte frequência de visitas: 1º mês, 2º mês, 4º mês, 6º mês, 9º mês e 12º mês. Contando com a primeira consulta, na primeira semana de vida, no total são sete.

Esse contato é importante para continuar as avaliações iniciais e verificar o desenvolvimento do bebê ao longo do primeiro ano de vida.

Geralmente até completar 12 meses, apenas os exames clínicos são suficientes para o pediatra avaliar o estado de saúde geral do pequeno. Em caso de dúvida sobre um diagnóstico ou para descartar uma patologia, entram em cena os testes laboratoriais.

A lista aqui depende de vários fatores, entre eles idade da criança, a existência ou não de sintomas e o histórico familiar de doenças.

O QUE MUDA DEPOIS DO PRIMEIRO ANO

Nesta fase é comum o pediatra realizar o teste clínico e pedir mais alguns testes laboratoriais. O mais popular é o hemograma completo. Por meio da coleta da análise do sangue dá para diagnosticar uma série de patologias, como anemia, doenças autoimunes e até a leucemia.

Alguns grupos infantis realizem o hemograma anual até completar 5 anos de idade, sendo eles: as crianças com dietas pobres em ferro, como as vegetarianas, com quadros recorrentes de infecções ou hemorragias.

Ainda analisando o sangue do bebê o pediatra pode sugerir o exame de ferritina, que indica a falta ou excesso de ferro no organismo. Essa carência nutricional é a mais comum no mundo e deve ser tratada para não comprometer o desenvolvimento infantil.

A ferritina é uma proteína responsável pelo armazenamento de ferro que atua na fabricação das células vermelhas do sangue e no transporte do oxigênio para as células, daí a importância de verificar se ela está cumprindo a sua função.

O Ministério da Saúde recomenda um calendário de consultas que começa na primeira semana de vida

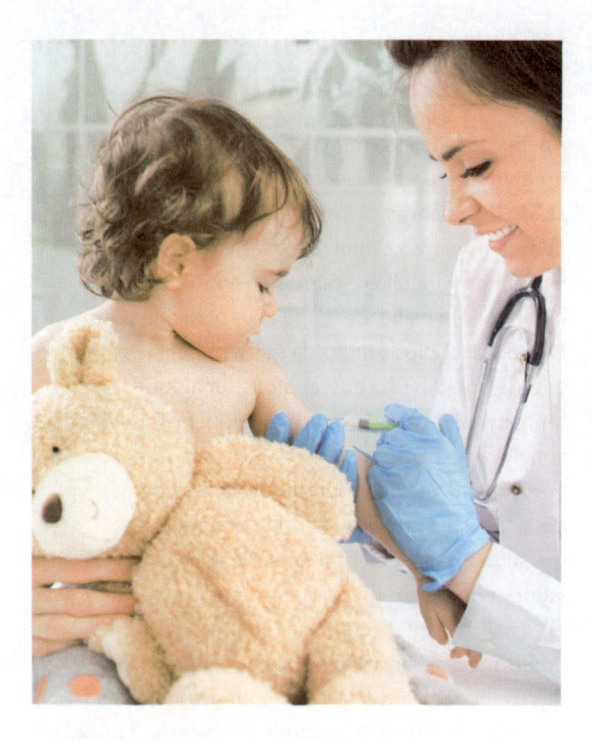

De quanto em quanto tempo ir ao pediatra?

Ministério da Saúde recomenda um calendário de consultas que deve ser seguido pelos pais e facilita o pediatra a identificar precocemente algumas patologias.

Sete consultas são indicadas no primeiro ano de vida da crianças, sendo elas: 1ª semana de vida, no 1º mês, 2º mês, 4º mês, 6º mês, 9º mês e 12º mês.

Entre 1 e 2 anos de vida a frequência nas visitas ao consultório é bem menor. Duas no ano – 18º mês e 24º mês – são suficientes.

A partir delas os pais devem levar os pequenos pelo menos uma vez ao ano no pediatra. A sugestão é marcar a visita sempre próximo ao aniversário das crianças, desta forma não se corre o risco de perder a data ou ficar muito espaçada.

No entanto, quando houver alguma queixa infantil deve-se agendar uma consulta e, mesmo assim, manter a de rotina.

Perfil lipídico tem início aos dois anos idade e deve ser repetido a cada três a cinco anos

A lista dos exames do primeiro ano segue com outro teste bastante comum, o de urina. O xixi pode indicar a presença de infecções principalmente se a criança estiver com quadro de febre, irritação, vômitos, diarreia ou desaceleração do crescimento.

Já o exame parasitológico de fezes conclui essa primeira bateria de testes. Ele tem a função de apontar, ou não, a presença de parasitoses intestinais que causam as famosas verminoses. A indicação vira de rotina somente em crianças que vivem em áreas de maior prevalência de parasitoses ou com sintomas relacionados.

A PARTIR DOS DOIS ANOS

Sem grandes alterações nos resultados acima, a criança só repetirá os testes ao completar dois anos. No entanto, o *check-up* aí ganha um novo destaque, o perfil lipídico, que avalia os níveis de colesterol, HDL, triglicerídeos e LDL.

Recomenda-se pesquisar o perfil lipídico em crianças com pais ou avós que tiveram doença cardiovascular precoce – antes de 55 anos para homens e 65 anos para mulheres – ou de pais com níveis de colesterol total acima de 240mg/dl. O rastreamento tem início aos 2 anos e deve ser repetido a cada três a cinco anos, segundo indicação do Ministério da Saúde.

Do mais, o bom estado de saúde do bebê o libera de novos exames e o *check-up* só precisa ser refeito ano após ano. Tendo sempre em foco a história clínica do paciente e o resultado de possíveis outros exames necessários indicados.

MAIS IDADE, NOVOS MÉDICOS

Se até aqui todas as consultas devem ser feitas só com o pediatra, a partir dos 4 anos aumenta o leque de especialistas visitados. Isso porque a criança precisa de novos testes, esses com oftalmologista, fonoaudióloga e cardiologista. Deverão ser solicitadas avaliações oftalmológicas e de audiometria. Se a crianças estiver em atividade esportiva regular, orienta-se o *check-up* cardiológico que inclui o raio X do tórax e um eletrocardiograma.

Sobre a triagem audiológica com audiometria, ela pode ser feita até os 6 anos, mesmo sem queixas de dor ou incômodo no ouvido ou com o resultado normal do teste da orelhinha, feito logo após o nascimento.

As avaliações dos anos seguintes seguem a lista dos exames do primeiro ano de vida, tendo alterações só entre os 8 e 9, devido a necessidade de mais um raio X. Para acompanhar e avaliar a idade óssea e o desenvolvimento da puberdade.

É HORA DE IR AO MÉDICO

Seguir a agenda de consulta dos pequenos é fundamental para a saúde deles, mas chega uma hora que é preciso de um reforço das idas ao médico. As exceções acontecem quando o pediatra orienta para que haja um acompanhamento mais de perto ou em casos inesperados. É hora de procurar o médico, fora da consulta de rotina, quando a criança tiver febre contínua próxima aos 39°C, dor persistente, inchaço, inflamação ou dificuldade de realizar movimentos naturais depois de uma queda ou ainda se surgir manchas vermelhas pelo corpo com edema de lábio, língua e falta de ar. Aqui, a rotina vira emergência pediátrica.

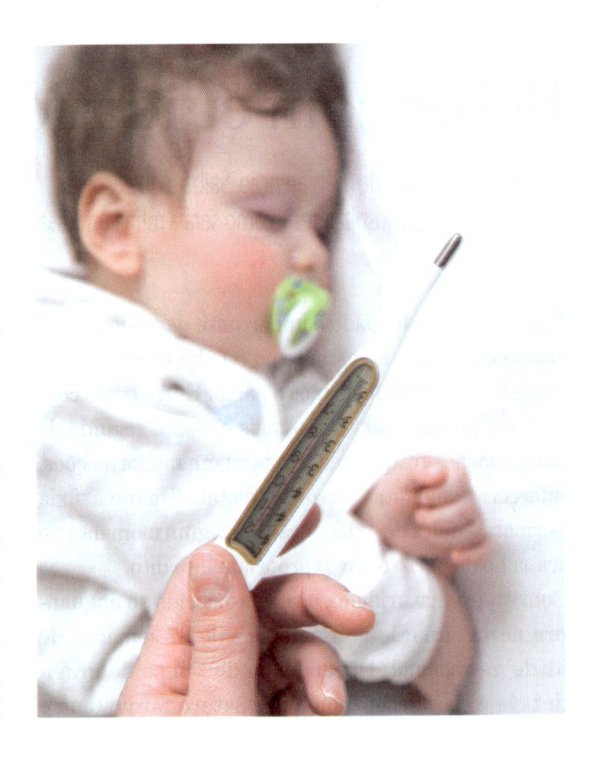

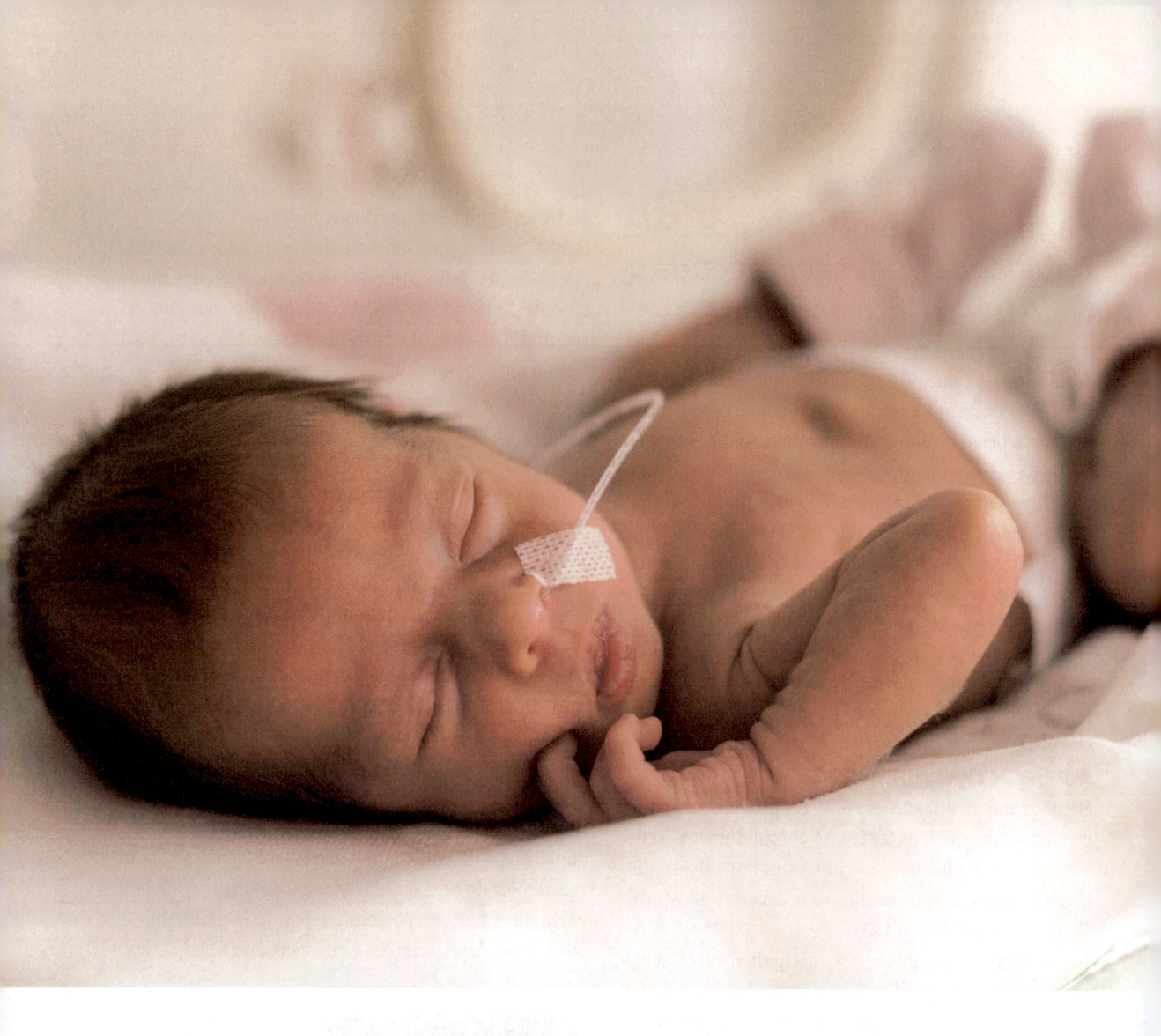

Bebês com **cuidados especiais**

Prematuros precisam de mais atenção. Saiba o que esperar dos procedimentos hospitalares e como será a rotina em casa

Um pré-natal adequado é importante para identificar situações em que a gestante ou o bebê precisarão de cuidados especiais logo após o parto. Entre essas condições a prematuridade é a mais comum, seguida de outras menos frequentes. Há também malformações, infecções congênitas, erros do metabolismo e asfixia perinatal – falta de oxigenação em algum momento do trabalho de parto e parto propriamente dito.

Sobre a prematuridade, o recém-nascido se enquadra nesta situação ao ter menos de 37 semanas de idade gestacional. Dependendo do tempo de gravidez ele é classificado como prematuro tardio (entre 34 e 37 semanas), prematuro intermediário (28 e 34) e prematuro extremo (menos de 28 semanas). Cada um exigindo controle de exames com mais frequência.

OS PRIMEIROS CUIDADOS

Tratando-se de bebê prematuro, a atenção começa tão logo o parto. Depois do nascimento, o médico verifica respiração, batimento cardíaco e circulação sanguínea. Terminada a avaliação, o bebê pode ou não ser encaminhado para a Unidade de Terapia Intensiva (UTI) neonatal, conforme a classificação e necessidade de cada recém-nascido.

Um começo delicado

Os bebês prematuros enfrentam grandes desafios nos primeiros dias de vida, já que o corpo ainda não atingiu seu completo desenvolvimento. Saiba o que há de diferente:

• Falta de sucção e deglutição pode dificultar a alimentação e ganho de peso;
• Pele fina causa maior perda de calor e água;
• Cérebro frágil tem alto risco de lesões e sangramentos, o que pode levar a atrasos em seu desenvolvimento cognitivo;
• Visão pode ficar danificada pelo crescimento anormal;
Por causa dos pulmões ainda prematuros, pode haver problemas respiratórios e infecções;
• Anemia e a falta de células vermelhas no sangue são comuns entre os nascimentos prematuros.

Apesar de ser motivo de preocupação para algumas mães, é na UTI neonatal que o pequeno estará protegido. Os cuidados incluem monitorização dos diversos aparelhos como, por exemplo, respiratório. No caso dos prematuros, o pulmão está imaturo, não está pronto para respirar sozinho. Geralmente precisam de algum tipo de suporte ventilatório. Outros bebês não conseguem se alimentar pelo seio materno, por exemplo. Estes precisam ser alimentados por sonda gástrica inicialmente. Sendo assim, nesta ala específica do hospital a criança poderá ficar em uma incubadora para manter a temperatura corpórea adequada, poderá receber suporte ventilatório e de oxigênio, ter a frequência cardíaca monitorada e receber suporte nutricional intravenoso ou via oral.

Os procedimentos em uma UTI e a necessidade de acompanhamento multidisciplinar variam conforme cada circunstância clínica. Podem fazer parte da equipe, por exemplo, médicos neonatologistas, enfermeiras, fisioterapeutas, fonoaudiólogos e psicólogos. Com o avanço da tecnologia na medicina, o bebê tem grandes chances de sobreviver e se desenvolver, independentemente de quão prematuro for. Quanto à recuperação, não existe um prazo definido. O prematuro extremo, por exemplo, com idade gestacional menor que 30 semanas e com peso inferior a 1 kg pode ficar internado de 90 a 120 dias.

HORA DE DEIXAR O HOSPITAL

E quando chega o momento de ir para casa? Ansiedade e medo se misturam. Por um lado, o alívio da família de finalmente poder apresentar ao filho o quarto que o casal preparou com tanto amor e, por outro, a preocupação de lidar com um bebê, às vezes, muito frágil. Porém, para receber alta, o prematuro deverá apresentar boas condições de saúde, entre elas: manter temperatura corpórea estável ao ambiente – em torno de 36 °C ou 36,5 °C; pesar mais que 1,9 kg – esse critério varia de acordo com o serviço hospitalar –; ter respiração regular e boa sucção, no seio ou na mamadeira. Já a mãe recebe treinamento para saber como agir na amamentação, aprende a maneira correta de segurar o bebê, trocar as fraldas e recebe orientações gerais para a higienização. Ter o apoio da família por perto, especialmente nos primeiros dias, aumenta a segurança dos pais de primeira viagem.

BEM-VINDO AO LAR

A extensão dos cuidados hospitalares deve chegar ao ambiente familiar. O bebê precisa de atenção especial principalmente para as mamadas. Depois do aleitamento as mães devem aguardar até que o bebê arrote ou esperar entre cinco e dez minutos em decúbito elevado no colo, caso não haja arroto. Esses são os descuidos mais elevados e que não devem acontecer. As mães devem evitar, ainda, nos dois primeiros meses após a alta, que o bebê tenha contato com visitas, afinal, o risco de viroses e gripes é alto. Uma conversa explicando para os amigos e familiares a situação é válida. É fundamental prestar atenção a imunidade do bebê prematuro, ela é mais comprometida, aumentando os riscos de enfermidades. Além de ter cuidado na hora do banho, utilizando apenas sabonete neutro e fazendo a troca de fraldas após cada mamada. A ida ao pediatra deve ser agendada para a primeira semana após a alta hospitalar para avaliar o desenvolvimento e o crescimento mensal. Dependendo da condição motora e cognitiva da criança, pode ser que ela precise de acompanhamento com outros especialistas, como neurologista, fonoaudiólogo e oftalmologista, mas esta não é uma regra.

Cada bebê tem seu tempo para esse cuidado extra. Porém, na maioria das vezes, os dois primeiros anos são de atenção mais intensa.

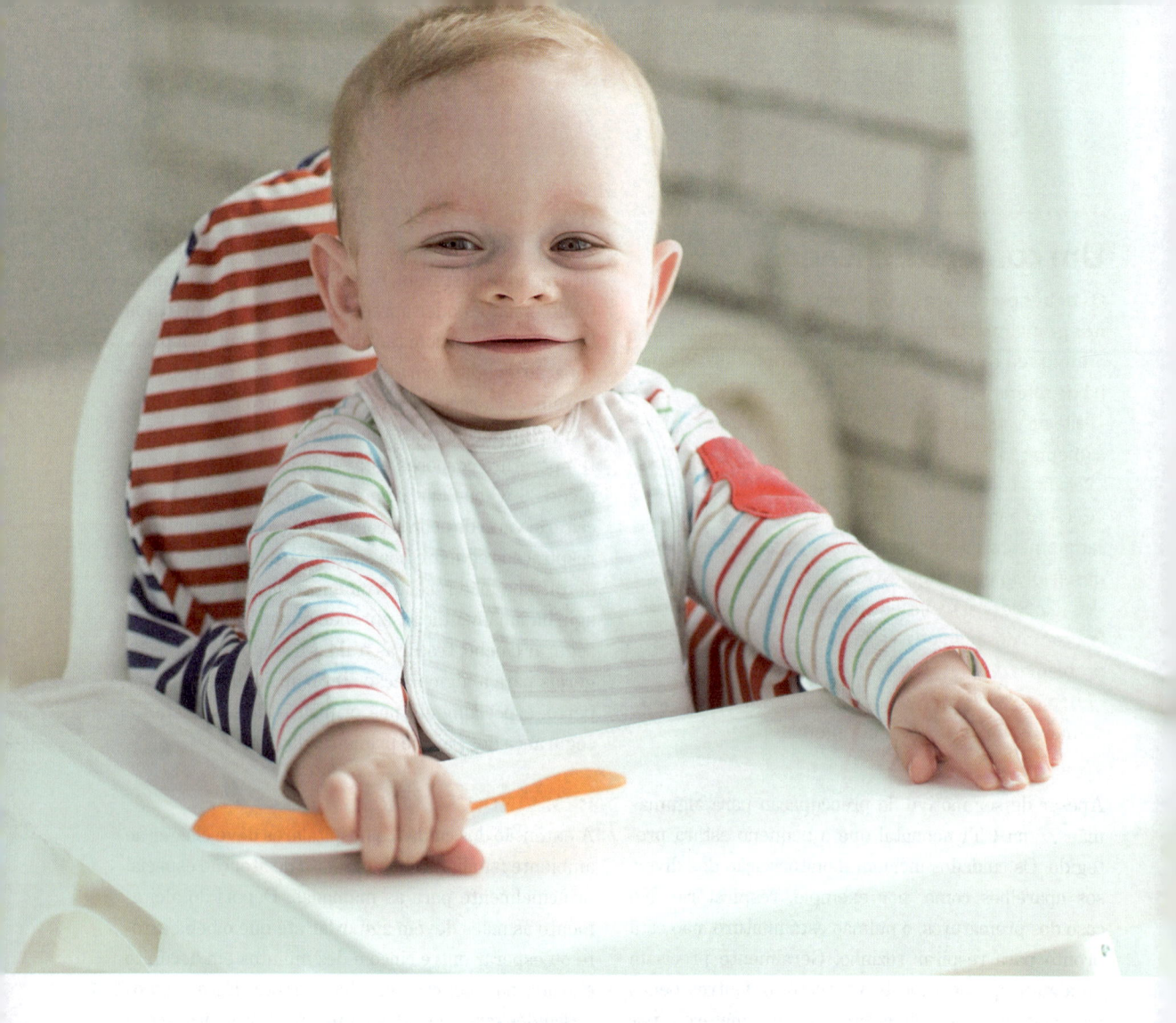

11 dicas para a melhor introdução alimentar

Depois dos seis meses de vida é preciso pensar no cardápio; especialistas ajudam nas escolhas certas

São seis meses exclusivos de aleitamento materno para só então chegar a hora de conhecer novos sabores. Esta é a recomendação da Organização Mundial da Saúde (OMS) e também da Ministério da Saúde (MS) quando se fala em introdução alimentar.

Apesar de essa já ser a atitudes de muitas mães, a orientação passou a valer em 2001 e ainda gera muita insegurança, principalmente entre as grávidas de primeira viagem. Afinal, será que só o leite materno é suficiente para suprir todas as necessidades nutricionais do recém-nascido? E depois, qual alimento apresentar primeiro para a criança? O doce ou o salgado?

Para começar, sim, o leite da mãe é capaz de garantir a saúde dos pequenos até os seis meses de vida sem acrescentar outros líquidos ou sólidos. Depois desse período não significa que o leite não possa ser oferecido, é que junto devem vir novos alimentos para o bebê crescer forte e saudável. Para responder de vez a essas e outras questões envolvendo a introdução alimentar, confira as recomendações de nutrólogos e nutricionistas e saiba como preparar o cardápio do seu filho para as próximas refeições. Vale lembrar que os pais dão o exemplo à mesa, com uma alimentação saudável e balanceada.

1. A CONSTRUÇÃO DO PALADAR

É antes mesmo de vir ao mundo que os bebês têm o primeiro contato com os sabores. Isso porque pesquisas mostram que a mãe que tem uma dieta diversificada gera filhos mais abertos a novas experiências gustativas. A explicação seria que no último trimestre da gravidez, o feto engole pequenas quantidades do líquido amniótico, que pode ter levemente o sabor de substâncias presentes nos alimentos que a mãe ingeriu E essa relação com o paladar se estende pelo período de amamentação também. Se a mãe comer bastante cenoura, por exemplo, o filho desenvolverá gosto pelo alimento. Por isso, da gestação ao aleitamento materno a mãe deve investir em alimentos saudáveis e nutritivos.

2. O PRIMEIRO ALIMENTO

Após o nascimento, a Organização Mundial da Saúde (OMS) e o Ministério da Saúde (MS) são unânimes em recomendar o aleitamento materno como alimento único e exclusivo a ser oferecido até os seis meses de vida – podendo seu consumo ser estendido até 2 anos ou mais, como forma de complemento.
Essa refeição exclusiva nos primeiros meses se dá porque o leite da mãe tem todos os nutrientes necessários para garantir o desenvolvimento do bebê, sem a necessidade de outros alimentos, sejam eles sólidos ou líquidos, como água, sucos ou chás.
Profissionais da saúde até apontam que oferecer algo além do leite materno, nesse período, pode prejudicar a absorção de nutrientes como o ferro e o zinco e atrapalhara a amamentação exclusiva.
É importante os pais acatarem a orientação da OMS e do MS porque ela leva em conta a formação da criança. Esta data (de seis meses) é para que o bebê esteja com seu desenvolvimento pronto, tanto o neuropsicomotor – sentar sem apoio –, quanto o oral – rolar o alimento na boca esboçando mastigar –, e o sistema digestório – enzimas prontas para receber alimentos diferentes do líquido para digeri-los.
A exceção do aleitamento exclusivo existe nos casos em que a mãe não consegue amamentar e nem tirar o leite para dar depois – seja por motivo de saúde ou pela volta ao trabalho. Aqui é preciso conversar com o pediatra para definir a escolha da melhor fórmula para o bebê.

A primeira refeição do dia do seu filho sempre deve ser o leite materno. Até os seis meses de vida o leite da mãe é capaz de suprir todas as necessidades nutricionais do bebê

3. CONHECENDO OS ALIMENTOS

Só depois do sexto mês de vida do bebê é orientada a introdução de novos alimentos, complementando o aleitamento, até então exclusivo materno.
As crianças podem comer de tudo, desde que os alimentos sejam naturais. Na lista para montar o cardápio tem frutas, legumes, verduras, carnes, leguminosas e carboidratos. Quanto mais fresco, melhor. Apesar do receio de alguns pais em oferecer tais alimentos às crianças – por elas não terem dentição –, nesta fase os pequenos já estão prontos para simular uma mastigação e sentir diferentes sabores e texturas, o que pode ser feito por meio dos alimentos amassados. Outro item essencial e que não pode faltar no cardápio é o leite materno. O aleitamento, segundo a OMS, deve ser estendido como complemento alimentar até os 2 anos de idade ou mais, conforme escolha da mãe.

4. USE E ABUSE DOS SABORES

A introdução alimentar é a melhor época para apresentar os sabores mais diversos à criança. Isso porque até os 2 anos de idade os pequenos não costumam ser resistentes. Varie os alimentos observando as preferências de consistência, forma de preparo e temperos que seu filho mais gosta. Apresente os pratos de maneira agradável, abuse do colorido e das texturas próprias para a idade. Quanto a qual alimento oferecer primeiro, na verdadeira na degustação infantil não há regra do que vem antes, mas uma dica é começar com frutas, como a banana e a maçã, e depois dar início a experimentação de outros alimentos e introduzir a papinha mais salgada, porém livre de temperos industrializados. Quanto mais natural, melhor.

O papa ideal

Para ter uma alimentação saudável e equilibrada é preciso ficar de olho na escolha dos ingredientes. A seguir, se inspire em nutrientes que devem ser oferecidos às crianças e confira seus benefícios.

CARBOIDRATO
Fornece aporte energético e acelera o desenvolvimento do bebê
O que oferecer? Cereais, como arroz, macarrão, farinhas, aveia e quinoa. Tubérculos, como batata, mandioca, inhame e cará.

PROTEÍNAS
Responsável pela formação de músculos, cabelos e pelo
O que oferecer? Proteína animal, como carne vermelha, frango, peixe. Proteína vegetal, ovo, feijão, ervilha, lentilha, soja, grão-de-bico.

LEGUMES
Fonte de fibras, carboidratos, vitaminas e minerais completa o cardápio infantil
O que oferecer? Abobrinha, chuchu, vagem, cenoura, batata e tomate.

VERDURAS
Ajuda a regular o intestino
O que oferecer? Couve, espinafre, brócolis, acelga, almeirão e repolho.

FRUTAS
Contêm água, vitaminas, proteínas, sais minerais e frutose, contribuindo para a redução de doenças crônicas e reforçando o sistema imunológico.
O que oferecer? Mamão, banana, maçã, pera, laranja e pêssego. Prefira as frutas orgânicas e ofereça o alimento *in natura*.

5 AMASSADO, BATIDO OU AOS PEDAÇOS?

A dúvida de como oferecer o alimento às crianças surgiu após o método BLW (em inglês *baby-led-weaning*) se disseminar na internet, com bebês segurando, comendo e gostando de alimentos naturais, como brócolis e laranja. O objetivo deste método é oferecer pedaços, fatias ou tiras de alimentos naturais a criança para despertar o interesse delas e gerar autonomia. O bebê pode pegar com as mãos, sentir diferentes texturas e o sabor de cada alimento individualmente. Enquanto alguns pais já adotaram esta forma de introdução alimentar, aqui não existe certo ou errado, afinal, vai da escolha de cada família. Mas, o ideal é iniciar a alimentação com a tradicional papinha amassada e mudar a consistência aos poucos, passando para o pastoso e depois, sim, para os pedaços. Só o que não pode – em nenhuma fase – é bater a comida no liquidificador, mixer ou peneirar. Essa "facilidade" desestimula a mastigação. Porque mesmo sem os dentes, a língua faz essa função.

6 TEMPERO SAUDÁVEL

É interessante que os pequenos comam o mesmo cardápio dos pais, com ressalva na quantidade de sal. A OMS fala que crianças a partir dos 2 anos de idade podem ingerir até dois gramas de sal por dia (uma colher de chá). Antes disso, não tem indicação, mas o que todos sabem é que o sal tem um sabor "amargo" na saúde como um todo. Desta forma, faça a substituição do sal por temperos mais naturais, com cebola, cebolinha, salsinha, manjericão e alho. Já quando for preciso complementar o prato com óleo, prefira o que contém ômega-3, como o de soja, canola ou azeite de oliva.

7 É HORA DE COMER!

O leite materno deve sempre ser o café da manhã da criança. Novos sabores estão liberados a partir do lanche da manhã. Na hora de montar o cardápio siga uma sequência: café da manhã com leite materno – café do meio do dia com fruta – almoço com papinha salgada – café da tarde com leite materno – jantar com papinha salgada e leite materno à noite. Lembrando que as refeições devem ser feitas a cada 3 horas, com exceção de bebês que têm fome mais cedo, a cada 2 horas. Sobre as frutas, o indicado é raspar ou amassar a polpa, já a papinha salgada pode ser preparada com legumes, verduras, cereais e carne, similar a uma refeição de adulto. O único detalhe fica na hora de servir. O melhor é deixar os alimentos separados no prato para que desde cedo as crianças conheçam o sabor de cada preparo. Mas e a quantidade? Não se assuste, é pouca mesmo! Na primeira semana o bebê come muito pouco, às vezes duas colheres de sopa. Depois vai aumentando para 2/3 de uma xícara de 250 ml dos 7 aos 9 meses. Passa para 3/4 da xícara de 250 ml até 11 meses e com 12 meses chega aos 250 ml.

8 INSISTIR OU DESISTIR?

Se ao oferecer um alimento o bebê cuspir, calma, não se desespere e nem desista de primeira! Pelo contrário, tente novamente, afinal, a introdução alimentar é assim mesmo, lenta e gradual. Mas a insistência não pode ser feita de qualquer maneira e nem vir acompanhada de frases, como "se você não comer esta fruta não vai sair da mesa". O ideal é esperar de três a cinco dias e apresentar o mesmo alimento de um jeito diferente. Por exemplo, se for um legume, tente nas opções ralada, em pedaços, cru e cozidos, além de oferecer sozinho ou combinado com um prato já aceito pela criança. Aos poucos o sabor conquista os pequenos. Já quando a recusa for da refeição inteira, como o almoço ou o jantar, a dica é não trocar o cardápio. Aguarde de 30 a 60 minutos e ofereça novamente, sem demonstrar irritação, ansiedade ou preocupação.

9 DOCE PODE?

Se para alguns adultos é impossível viver sem, quando criança não é preciso ter pressa para apresentar esse sabor. O açúcar aumenta os níveis de hormônios como a dopamina e a serotonina, que causam uma sensação momentânea de bem-estar. Esse estado de excitação passa rapidamente e a pessoa sente vontade de comer mais açúcar, que pode levar ao vício. Por isso, o açúcar é indicado somente após os 2 anos de idade, sendo que a falta dele não vai trazer nenhum prejuízo para os pequenos, muito pelo contrário. E mesmo quando liberado o consumo, ele tem ressalvas. Afinal, ingerido em excesso aumenta as chances de obesidade e diabetes. Sendo assim é preciso ficar atento a bolachas, recheadas ou não, pratos doces e o consumo de chocolate.

10 O BICHO-PAPÃO DA COZINHA

Na hora da refeição é comum o personagem mais conhecido da cultura popular infantil invadir o cardápio, não em forma de fantasma, mas, sim, de alimentos industrializados. Eles passam uma falsa sensação de que são práticos, mas muitos deles não são nada saudáveis. Aqui todos devem ser evitados, como pão integral, suco de frutas, bolachas, salgadinhos, refrigerantes e frituras. Lembre-se: quanto antes a criança ingerir esses alimentos, maiores são as chances dela desenvolver na infância ou na vida adulto doenças como obesidade, colesterol alto, hipertensão e diabetes.

11 BONS MODOS À MESA

Os filhos aprendem muito com os pais, inclusive como comer e se comportar à mesa. Quando a criança senta-se à mesa e vê seus pais se alimentando de forma adequada, com frutas, verduras e legumes, isso a encoraja a consumir estes alimentos. Para integrar os pequenos ainda mais nesse universo de paladares, é aconselhado que eles participem da compra ou do preparo de algumas refeições. Ver que a cenoura é cor de laranja, sentir a textura de sua casca, comprá-la e observar a preparação dela pode despertar o interesse. E na hora da refeição é fundamental que todos estejam atentos ao alimento, nada de distrações como televisão, celular ou tablet.

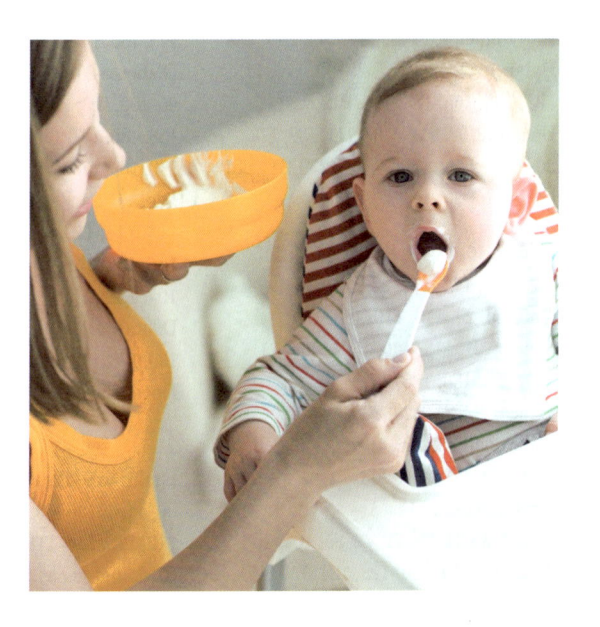

Índice remissivo

A

Aborto 22, 26, 32, 33, 38, 91, 99, 100, 110, 114, 115, 119, 123, 130, 132, 133, 134, 135, 136, 137, 138, 139, 148, 149, 179
Academia 50, 51, 53
Acne 33, 78, 80
Ácido fólico 19, 28, 109, 110, 119, 130, 154, 181, 182
Água 14, 20, 25, 67, 71, 77, 79, 85, 94, 96, 101, 103, 110, 112, 121, 124, 145, 146, 149, 154, 159, 164, 180, 181, 182, 183, 185, 194, 199, 206, 209, 217, 221, 226, 227, 229, 231, 240, 251, 253, 254
Aids 91
Álcool 27, 35, 96, 123, 132, 133, 134, 135, 154, 221, 227, 229
Alergia 87, 89, 121, 133, 183, 232
Alongamento 51, 53, 55, 56
Amamentação 44, 79, 84, 85, 96, 97, 99, 102, 110, 132, 133, 150, 155, 199, 216, 217, 218, 219, 221, 224, 230, 231, 244, 251, 253
Anemia 26, 67, 116, 120, 128, 129, 130, 143, 147, 149, 153, 164, 182, 223, 248, 251
Anestesia 38, 39, 175, 189, 190, 194, 195, 197, 199, 207, 210, 211, 221
Asma 86, 87, 88, 89, 121, 133
Azia 9, 77, 114, 146, 184, 185

B

Baby blues 71, 174, 221, 243, 244, 254
Balança 44, 49, 71, 102, 109, 110, 119, 135, 153, 155, 183, 190, 212, 220
Banho 73, 93, 94, 95, 97, 111, 130, 173, 206, 221, 226, 227, 229, 237, 239, 240, 251

C

Cabelo 46, 78, 80, 97, 102, 114, 115, 130, 145, 172, 177, 227
Cafeína 27, 110, 119, 123, 154
Cálcio 101, 113, 120, 130, 146, 171, 181, 182, 183, 185, 231
Câncer 22, 31, 129, 223, 224
Caminhada 51, 52, 56, 67, 145, 146, 159, 172, 173, 205, 243
Carboidrato 254
Cardápio 24, 25, 71, 72, 85, 101, 103, 112, 113, 119, 120, 123, 124, 130, 151, 152, 153, 154, 155, 158, 159, 160, 164, 165, 180, 181, 183, 185, 230, 252, 253, 254, 255
Cesárea 51, 99, 105, 119, 167, 170, 175, 189, 190, 192, 194, 195, 196, 197, 198, 199, 200, 201, 203, 205, 210, 221
Cigarro 35, 38, 44, 85, 109, 111, 132, 133, 134, 154
Circulação 20, 67, 68, 69, 70, 72, 73, 75, 101, 120, 133, 134, 154, 158, 165, 171, 178, 183, 225, 238, 241, 250
Congelamento de embriões 36
Consulta 18, 19, 21, 29, 44, 71, 73, 89, 92, 95, 102, 114, 115, 127, 147, 149, 166, 176, 179, 189, 200, 221, 224, 246, 247, 248, 249
Contrações 48, 49, 51, 95, 100, 104, 105, 144, 147, 172, 175, 178, 179, 185, 193, 194, 197, 199, 201, 205, 206, 207, 209, 212
Coombs indireto 22, 128
Coração 44, 46, 47, 49, 70, 71, 72, 73, 84, 94, 108, 111, 112, 113, 114, 127, 147, 156, 162, 170, 171, 173, 178, 224, 225
Cordão umbilical 73, 111, 114, 115, 135, 153, 171, 174, 177, 179, 180, 194, 195, 197, 198, 200, 201, 227, 228, 229
Coto 227, 228, 229
Crosta láctea 95

D

Depressão 31, 33, 50, 61, 62, 63, 64, 65, 111, 135, 139, 174, 191, 221, 243, 244, 245
Diabetes 20, 35, 44, 50, 65, 71, 76, 82, 83, 85, 100, 103, 110, 116, 117, 120, 123, 128, 133, 135, 137, 139, 151, 156, 157, 158, 159, 163, 165, 178, 179, 183, 231, 255
Dieta 9, 24, 38, 73, 83, 85, 97, 102, 110, 113, 118, 119, 121, 122, 123, 152, 153, 155, 158, 159, 164, 180, 181, 182, 183, 197, 232, 253
Dilatação 30, 70, 72, 73, 82, 87, 137, 138, 139, 178, 193, 194, 195, 196, 205, 209, 210
Doce 142, 252, 255

E

Embrião 9, 12, 15, 19, 23, 28, 29, 35, 36, 44, 45, 46, 60, 67, 108, 109, 110, 111, 112, 113, 114, 118, 137, 138, 154, 166
Endometriose 29, 32, 35, 104
Enjoo 13, 14, 15, 46, 77, 98, 99, 103, 112, 113, 115, 185, 211,
Espermatozoides 24, 25, 26, 27, 28, 29, 30, 31, 35, 36, 38, 39, 104, 109,
Estirão de crescimento 170, 171
Estrias 47, 48, 79, 78, 81, 112, 145
Estrogênio 14, 91, 97, 109, 143, 152, 244
Exame 13, 17, 20, 21, 22, 23, 29, 30, 31, 32, 36, 38, 39, 43, 45, 47, 100, 113, 114, 115, 127, 128, 129, 130, 131, 142, 143, 145, 147, 149, 151, 150, 157, 167, 171, 172, 175, 176, 177, 178, 179, 210, 211, 222, 223, 224, 248, 249
Exame de sangue 13, 17, 23, 113, 114, 128, 130, 139, 147, 157, 165, 171, 179
Exame de urina 23, 133, 149
Exercícios 44, 50, 51, 54, 55, 66, 67, 75, 89, 101, 137, 159, 188, 221

F

Fadiga 14, 44, 46, 65, 111, 154
Fator RH 22, 128
Família 9, 12, 15, 17, 18, 27, 29, 34, 35, 38, 42, 43, 61, 64, 89, 96, 98, 99, 113, 117, 121, 131, 138, 142, 151, 172, 175, 176, 177, 179, 191, 213, 220, 222, 231, 234, 237, 239, 240, 242, 244, 245, 246, 247, 251, 254
Ferritina 130, 248
Fertilidade 24, 25, 27, 26, 29, 30, 31, 32, 33, 35, 36, 37, 38, 104
Fertilização in vitro 35, 36, 213
Feto 14, 22, 26, 43, 44, 45, 46, 47, 48, 63, 64, 70, 71, 80, 81, 82, 86, 87, 88, 105, 107, 108, 110, 111, 112, 113, 114, 117, 118, 119, 120, 121, 123, 126, 128, 129, 130, 131, 132, 133, 134, 135, 136, 137, 138, 139, 142, 143, 144, 145, 146, 147, 149, 150, 151, 153, 154, 155, 157, 158, 165, 166, 167, 170, 172, 173, 174, 175, 176, 177, 178, 179, 180, 182, 194, 197, 198, 199, 208, 209, 210, 226, 253

G

Gêmeos 14, 71, 116, 117, 143, 174, 203, 219
Genética 19, 33, 63, 78, 88, 89, 117, 121, 137, 138, 143, 222, 223, 244
Gestação múltipla 67, 77, 129, 213

H

Hemorragia 105, 120, 164, 167, 194, 196, 197, 199, 201, 202, 203, 209, 210, 211
Hemorroida 73, 112, 181
Hepatite B 21, 91, 127, 128, 143, 150, 179, 225
Hipertensão 44, 50, 67, 68, 76, 100, 110, 120, 123, 144, 157, 158, 159, 163, 165, 176, 213, 255
Hiperglicemia 20, 157, 158

I

Imunização 130, 150, 151, 225
Inchaço 14, 48, 51, 68, 69, 70, 71, 72, 73, 75, 77, 103, 146, 147, 162, 163, 165, 172, 229, 249
Influenza 127, 150
Inseminação intrauterina 36
Introdução alimentar 252, 253, 254, 255

L

Leite 22, 25, 27, 45, 47, 49, 85, 91, 95, 96, 97, 99, 110, 113, 121, 124, 125, 131, 133, 144, 153, 154, 158, 160, 161, 181, 182, 183, 185, 194, 197, 216, 217, 218, 219, 230, 231, 232, 233, 235, 243, 244, 252, 253, 254
Libido 27, 62, 65, 90, 91, 97, 105
Linha nigra 47, 79, 145

M

Mama 13, 95, 98, 99, 100, 145, 197, 216, 217, 218, 219, 230, 232
Massagem 67, 68, 69, 190, 205, 206, 238, 239, 240, 241
Meias elásticas 73, 112, 171
Melasma 78
Menstruação 13, 15, 17, 25, 26, 33, 42, 43, 44, 45, 96, 105, 109, 111, 203
Mioma 32, 138

O

Ovário policístico 27, 33, 137, 156

P

Papanicolau 20, 129
Parto humanizado 198, 199
Parto induzido 194
Parto normal 51, 91, 100, 101, 105, 130, 147, 165, 167, 172, 174, 175, 190, 192, 193, 194, 195, 196, 197, 204, 207, 210, 211, 221, 228
Pele 9, 15, 23, 31, 33, 46, 47, 48, 62, 67, 68, 70, 71, 72, 73, 78, 79, 80, 81, 93, 94, 96, 101, 103, 111, 112, 115, 143, 145, 146, 154, 171, 174, 175, 195, 199, 205, 216, 218, 219, 221, 226, 227, 228, 239, 246, 251
Placenta prévia 67, 115, 166, 167, 195, 198, 201, 213
Pós-parto 50, 61, 71, 91, 96, 97, 101, 123, 139, 155, 159, 163, 165, 181, 194, 196, 199, 201, 202, 203, 211, 220, 221, 242, 243, 244, 245
Pré-eclâmpsia 9, 19, 65, 67, 69, 87, 103, 116, 120, 130, 134, 147, 149, 158, 162, 163, 164, 165, 172, 178, 179, 185, 213
Pré-natal 13, 17, 18, 19, 21, 23, 41, 42, 50, 60, 64, 65, 91, 92, 103, 112, 113, 114, 116, 126, 127, 128, 131, 143, 144, 147, 148, 162, 164, 166, 167, 177, 179, 188, 189, 190, 191, 197, 200, 201, 202, 213, 235, 243, 250
Primeiro trimestre 13, 19, 44, 54, 61, 67, 103, 107, 108, 110, 113, 119, 122, 127, 128, 129, 130, 135, 148, 151, 162, 182, 184
Probióticos 82, 83, 84, 85, 231, 233

R

Recém-nascido 21, 82, 85, 89, 93, 94, 95, 96, 123, 128, 129, 145, 150, 153, 170, 175, 179, 195, 199, 210, 212, 213, 215, 217, 218, 219, 222, 223, 224, 225, 226, 227, 230, 231, 235, 236, 237, 246, 250, 252
Remédio 64, 77, 129, 190

S

Salto alto 74, 75
Sarampo 105, 130
Seios 15, 44, 45, 46, 47, 48, 49, 79, 103, 109, 110, 111, 112, 113, 145, 147, 216, 217, 218, 219, 221
Segundo trimestre 14, 19, 21, 44, 52, 54, 61, 67, 91, 123, 141, 142, 148, 149, 150, 152, 153, 155, 181
Sexagem fetal 114, 131
Sexo 44, 45, 47, 90, 91, 102, 105, 108, 113, 115, 131, 143, 144, 145, 172, 184
Shantala 238, 239, 240, 241
Sífilis 21, 128, 150, 151, 179
Sono 13, 14, 44, 47, 65, 69, 71, 91, 93, 94, 97, 98, 110, 112, 113, 147, 153, 171, 173, 174, 183, 224, 234, 235, 236, 237, 240, 243, 245, 247
Sono infantil 134

T

Terceiro trimestre 19, 21, 45, 48, 54, 61, 68, 100, 108, 114, 153, 155, 167, 169, 171, 173, 177, 179, 180, 181, 182, 183, 184, 213, 217
Teste da linguinha 222, 224
Teste da orelhinha 222, 224, 249
Teste do coraçãozinho 225
Teste do olhinho 222, 224
Teste do pezinho 222, 223
Toxoplasmose 103, 123, 127, 129, 137, 149, 150, 179, 223
Trabalho de parto 67, 69, 91, 100, 105, 117, 128, 135, 138, 157, 165, 174, 175, 179, 191, 193, 194, 195, 196, 197, 198, 199, 200, 201, 204, 205, 206, 207, 209, 210, 211, 213, 250
Trombose 67, 71, 73, 77, 123, 133, 196

U

Ultrassonografia 23, 32, 35, 39, 111, 138, 151, 157, 167, 177, 178, 210
Útero 12, 13, 14, 20, 23, 27, 28, 29, 32, 35, 36, 39, 42, 49, 71, 72, 73, 75, 82, 85, 87, 90, 91, 96, 97, 99, 101, 103, 104, 105, 108, 109, 110, 111, 112, 114, 116, 117, 119, 129, 135, 137, 138, 139, 143, 144, 145, 146, 147, 149, 151, 154, 155, 165, 166, 167, 171, 172, 173, 174, 175, 176, 177, 178, 184, 183, 194, 195, 196, 197, 201, 202, 203, 205, 208, 209, 210, 211, 220, 221, 242

V

Vacina 21, 88, 105, 112, 127, 128, 130, 147, 150, 190, 225, 231
Varizes 30, 70, 72, 73, 77, 83, 101, 112, 147
Vasectomia 37, 38
Viagem 77
Vício 132, 133, 134, 135, 255

Consultores

GINECOLOGISTAS E OBSTETRAS
Adolfo Wenjaw Liao, especialista em medicina fetal
Adriana Waissman
Alberto D'Auria
Alberto Guimarães
Alessandra Fernandez, especialista em gestação de alto risco, Clínica Por Ellas
Alexandre Pupo, do Hospital Sírio--Libanês e do Hospital Albert Einstein
Alexandre Silva e Silva, especialista em oncologia ginecológica
Andréia Montenegro
Antonio Paulo Stockler
Arícia Galvão Giribela
Assumpto I. Junior, diretor da Fertility - Centro de Fertilização Assistida
Braulio Zorzella, obstetra
Carlos Afonso Maestri, e mastologista
Caroline Alexandra Pereira de Souza
Daniela Alves da Cruz Gouveia, do Hospital Albert Einstein
Daniel S. Zylbersztejn, urologista, especialista em reprodução humana
Domingos Mantelli
Edilson Ogeda, do Hospital Samaritano
Edson Borges Junior, especialista em reprodução humana
Erica Mantelli
Fabiane Sabbag Corrêa
Fernanda Nastri
Guilherme Loureiro Fernandes
Gustavo Kröger, especializado em reprodução e gravidez de alto risco
Jonathas Borges Soares, especialista em reprodução assistida
Juliana Amato, especializada em reprodução humana
Juvenal Barreto Borriello de Andrade
Karina Tafner
Luiz Fernando Dale, especialista em reprodução humana
Luiz Fernando Leite, obstetra do Hospital e Maternidade Santa Joana
Marcelo Burlá
Marcio Coslovsky, especialista em reprodução humana
Maria Cecília Erthal, diretora-médica do Vida – Centro de Fertilidade
Mariana Rosario, mastologista
Marianne Pinotti, voluntária do Instituto Horas da Vida
Mariano Tamura
Marina Andres, da BP - A Beneficiência Portuguesa de São Paulo
Patrícia Gonçalves
Patrícia Varella
Paula Bortolai
Paulo Gallo de Sá, diretor médico do Vida – Centro de Fertilidade
Renato de Oliveira, especialista em Reprodução Humana
Ricardo Luba, especialista em reprodução humana
Roberto Messod Benzecry
Rodrigo Castro
Rosane Rodrigues, especialista em reprodução humana
Rosiane Mattar
Sheldon Botogoski
Silvia Herrera, coordenadora médica do Salomão Zoppi Diagnósticos
Wagner Barbosa Dias

PEDIATRAS
Alice D'Agostini Deutsch
Felipe Monti Lora, do Hospital Infantil Sabará, de São Paulo
Flavia Maria Damiani, pediatra voluntária do Instituto Horas da Vida
Graziela Lopes del Bem, neonatologista do Hospital e Maternidade São Luiz
João Paulo Becker Lotufo, coordenador do Projeto Antitabágico do Hospital Universitário da Universidade de São Paulo
Julied Jaruzo dos S. de Barros e Silva
Letícia Soster, neuropediatra e diretora da Associação Brasileira do Sono
Loretta Campos
Nelson Douglas Ejzenbaum, neonatologista
Renato Santos Coelho
Sylvio Renan Monteiro de Barros
Thais Bustamante, neonatologista da Sociedade Brasileira de Pediatria
Virgínia Weffort, presidente do Departamento Científico de Nutrologia da Sociedade Brasileira de Pediatria

NUTRICIONISTAS E NUTRÓLOGOS
Alessandra Coelho Rizzi, do Hospital Infantil Sabará
Andrea Stingelin Forlenza
Angélica da Costa Matte
Bruna Rafaella Faria
Clarissa Fujiwara
Daniela Fagioli Masson
Denise Carreiro
Fernanda Ferreira Corrêa
Gabriel Cairo, nutrólogo
Isabel Jereissati, nutrição materno-infantil
Juliana Dragone
Luciana Novaes, nutrição materno-infantil
Mayra Correa
Paula Brandão
Paula Crook, nutrição infantil
Rosana Farah
Tamara Mazaracki, nutróloga

PSICÓLOGOS
Adriana T. Nogueira, psicoterapeuta
Déborah Moss, neuropsicóloga
Patrícia Bader, coordenadora de serviços de psicologia da Rede D'or São Luiz
Patricia Lomonaco
Selma Torres, psicopedagoga
Yuri Busin

OUTRAS ESPECIALIDADES
Alexandre Cardoso, pneumologista
Alex Meller, urologista da Universidade Federal de São Paulo
Cinthia Calsinski, enfermeira obstetra da Universidade Federal de São Paulo
Damaris Ortolan, dermatologista da Sociedade Brasileira de Dermatologia
Felipe Gaia Duarte, endocrinologista
Francisco Carnevale, radiologista da Carnevale Radiologia Intervencionista Ensino e Pesquisa
Gizele Monteiro, personal gestante
Lenita Zajdenverg, endocrinologista e professora adjunta da Faculdade de Medicina da Universidade Federal do Rio de Janeiro
Lister Salgueiro, andrologista e especialista em reprodução assistida da Clínica Fértilis
Luiz Antonio Granja, endocrinologista
Luiz Scocca, psiquiatra e médico do Hospital das Clínicas da Faculdade de Medicina da Universidade de São Paulo
Marcos Mônico Neto, fisioterapeuta
Maria de Fátima Emerson, alergista
Maria Fernanda C. J. Caliani, psiquiatra
Marinella Holzhausen, professora de odontologia da Universidade de São Paulo
Patrícia Bueno, professora de pilates
Paula Lopes, gastroenterologista
Philip Wolff, embriologista
Raquel Xavier, doula
Regis Severo, fisioterapeuta
Ricardo Nahas, ortopedista
Roberta Gabriel, educadora física
Roberto Quintana, fisioterapeuta especialista em reeducação postural global (RPG) e pilates
Rodrigo L. Pagani, urologista e andrologista do Hospital Sírio-Libanês
Salmo Raskin, geneticista e professor da Pontifícia Universidade Católica do Paraná
Sandra Cristina Genaro, professora de Nutrição da Universidade do Oeste Paulista
Sérgio Klepacz, psiquiatra do Hospital Samaritano
Vanessa Marques, fisioterapeuta